Springer
Milano
Berlin
Heidelberg
New York
Barcelona
Hong Kong
London
Paris
Tokyo

Angelo Sghirlanzoni • Amerigo Boiardi

La terapia dei tumori cerebrali maligni dell'adulto e del bambino

Con la collaborazione di
M. Eoli
A. Salmaggi
A. Silvani

Springer

Istituto Nazionale Neurologico "Carlo Besta"
Istituto di Ricovero e Cura a Carattere Scientifico di Diritto Pubblico
20133 Milano - Via Celoria, 11 - Tel. 02/23941 - Fax 02/70638217

ANGELO SGHIRLANZONI
Responsabile Formazione e Aggiornamento
Divisione di Neurologia Clinica
Dipartimento di Neuro-oncologia
Istituto Nazionale Neurologico "C. Besta"
Milano

AMERIGO BOIARDI
Responsabile della Divisione e del Dipartimento di Neuro-oncologia
Istituto Nazionale Neurologico "C. Besta"
Milano

I Curatori e gli Autori desiderano ringraziare Schering-Plough per il sostegno fornito nella realizzazione di questo volume

Un ulteriore ringraziamento a Barbara Pedrotti e ad Anna Riccardi di Springer-Verlag Italia per la cura e l'intelligente competenza con le quali hanno seguito la preparazione di questo volume

In copertina:
© Vassily Kandinsky, "Disegno astratto" (1916)
by SIAE 2002

Springer-Verlag Italia
una società del gruppo BertelsmannSpringer Science+Business Media GmbH

http://www.springer.it

ISBN 88-470-0183-8

Progetto grafico della copertina: Simona Colombo, Milano
Fotocomposizione: Graphostudio, Milano
Stampa: Centro Grafico Ambrosiano, Milano

SPIN: 10880224

Presentazione

Curare oggi un paziente affetto da neoplasia cerebrale richiede conoscenze che appartengono a campi differenti del sapere medico, quali la biologia molecolare, l'oncologia, la neurologia, la radiologia, la farmacologia, la neurochirurgia.

Spesso per i tumori del sistema nervoso centrale non esistono linee guida o trattamenti di provata efficacia; la loro localizzazione determina sintomi, comportamenti biologici, problematiche terapeutiche che li distinguono dalle altre neoplasie. La loro elevata frequenza nei giovani e giovanissimi genera problemi etici, familiari e sociali estremamente complessi.

Se oggi la neuroradiologia fornisce dati indispensabili per l'identificazione delle lesioni cerebrali, per una corretta impostazione diagnostica è altrettanto essenziale che i reperti radiologici siano interpretati alla luce del contesto clinico; se la moderna neurochirurgia rappresenta il principale strumento di cura dei tumori cerebrali, la scelta dell'approccio più adatto e la terapia dell'eventuale recidiva si basano anche su dati di biologia molecolare e vanno integrate e corroborate dalla valutazione delle potenzialità della radio- e della chemioterapia.

Benché l'efficacia delle cure nei tumori cerebrali sia ancora problematica, negli ultimi tempi si è però assistito allo sviluppo delle potenzialità terapeutiche, che sono ormai del tutto palesi per i linfomi cerebrali primitivi e gli oligodendrogliomi, e la sopravvivenza dei pazienti affetti da neoplasie encefaliche maligne è senza dubbio aumentata. In Italia mancano esempi di monografie recenti che cerchino di affrontare da un moderno punto di vista i problemi terapeutici posti dalle neoplasie cerebrali.

Anche per questi motivi ho il privilegio di presentare questo volume che riempie un vuoto nella letteratura medica italiana; è completo, ben curato dal punto di vista scientifico, iconografico ed editoriale. Questa opera, fortemente voluta da tutti i Colleghi della Divisione di Neuro-oncologia Medica del nostro Dipartimento di Neuro-oncologia, è frutto di una attività di anni di ricerca clinica, che qui vede la sua finalità nel trasferire le conoscenze elaborate nei diversi settori a chiunque si occupi di tumori cerebrali, sia neuro-oncologo, oncologo medico, radioterapista, neurochirurgo o pediatra.

L'apporto di esperti abituati a mettere in comune le proprie conoscenze rappresenta uno strumento cruciale per costruire una strategia terapeutica orientata al paziente, basata sulle prove scientifiche dell'evidenza.

È quindi con soddisfazione e con il senso d'orgogliosa appartenenza che questo libro stimola ulteriormente in tutti noi, che lo presento all'attenzione ed alla critica della comunità scientifica italiana ed internazionale, convinto che sarà strumento di lavoro utile e probabilmente indispensabile per quanti affrontano le problematiche del paziente affetto da una neoplasia del sistema nervoso.

Ferdinando Cornelio
Direttore del Dipartimento di Neuroscienze Cliniche
Istituto Nazionale Neurologico "C. Besta", Milano

Indice

Elenco degli Autori

M.R. Balestrini
Divisione di Neurologia dello Sviluppo
Istituto Nazionale Neurologico "C. Besta", Milano

L. Bissola
Laboratorio di Neuro-oncologia e Terapia Genica
Istituto Nazionale Neurologico "C. Besta", Milano

A. Bizzi
Divisione di Neuroradiologia
Istituto Nazionale Neurologico "C. Besta", Milano

A. Boiardi
II Divisione di Neurologia
Dipartimento di Neuro-oncologia
Istituto Nazionale Neurologico "C. Besta", Milano

H. Brem
Department of Neurological Surgery, and
Department of Oncology,
Johns Hopkins School of Medicine, Baltimore (MD), USA

G. Broggi
Dipartimento di Neurochirurgia
Istituto Nazionale Neurologico "C. Besta", Milano

M.G. Bruzzone
Divisione di Neuroradiologia
Istituto Nazionale Neurologico "C. Besta", Milano

M. Casazza
Servizio di Neurofisiopatologia
Istituto Nazionale Neurologico "C. Besta", Milano

M.L. Chiapparini
Dipartimento di Neuroradiologia
Istituto Nazionale Neurologico "C. Besta", Milano

R. Cozzi
Divisione di Endocrinologia
Ospedale Niguarda, Milano

F. DiMeco
II Divisione di Neurochirurgia
Istituto Nazionale Neurologico "C. Besta", Milano

I. Dones
Dipartimento di Neurochirurgia
Istituto Nazionale Neurologico "C. Besta", Milano

M. Eoli
II Divisione di Neurologia
Dipartimento di Neuro-oncologia
Istituto Nazionale Neurologico "C. Besta", Milano

L. Farina
Divisione di Neuroradiologia
Istituto Nazionale Neurologico "C. Besta", Milano

L. Fariselli
Divisione di Radioterapia
Istituto Nazionale Neurologico "C. Besta", Milano

P. Ferroli
Dipartimento di Neurochirurgia
Istituto Nazionale Neurologico "C. Besta", Milano

G. Filippini
Unità di Neuroepidemiologia
Istituto Nazionale Neurologico "C. Besta", Milano

G. Finocchiaro
Laboratorio di Neuro-oncologia e Terapia Genica
Istituto Nazionale Neurologico "C. Besta", Milano

A. Franzini
Dipartimento di Neurochirurgia
Istituto Nazionale Neurologico "C. Besta", Milano

M.L. Fumagalli
Divisione di Radioterapia
Istituto Nazionale Neurologico "C. Besta", Milano

S. Giombini
Dipartimento di Neurochirurgia
Istituto Nazionale Neurologico "C. Besta", Milano

G. Lasio
Divisione di Neurochirurgia
Istituto Nazionale Neurologico "C. Besta", Milano

S. Lodrini
Divisione di Neurochirurgia
Istituto Nazionale Neurologico "C. Besta", Milano

M. Marchetti
Dipartimento di Neurochirurgia
Istituto Nazionale Neurologico "C. Besta", Milano

C. Marras
Dipartimento di Neurochirurgia
Istituto Nazionale Neurologico "C. Besta", Milano

M. Massimino
Divisione di Oncologia Pediatrica
Istituto Nazionale dei Tumori, Milano

I. Milanesi
Divisione di Radioterapia
Istituto Nazionale Neurologico "C. Besta", Milano

L. Montanini
Laboratorio di Neuro-oncologia e Terapia Genica
Istituto Nazionale Neurologico "C. Besta", Milano

A. Olivi
Department of Neurological Surgery, and
Department of Oncology,
Johns Hopkins School of Medicine, Baltimore
(MD), USA

G. Petrangolini
Divisione di Neurochirurgia
Istituto Nazionale Neurologico "C. Besta", Milano

T. Piepoli
Laboratorio di Neuro-oncologia e Terapia Genica
Istituto Nazionale Neurologico "C. Besta", Milano

B. Pollo
Divisione di Neuropatologia
Istituto Nazionale Neurologico "C. Besta", Milano

P. Rizzo
Divisione di Neurochirurgia
Istituto Nazionale Neurologico "C. Besta", Milano

A. Salmaggi
II Divisione di Neurologia
Dipartimento di Neuro-oncologia
Istituto Nazionale Neurologico "C. Besta", Milano

M. Savoiardo
Divisione di Neuroradiologia
Istituto Nazionale Neurologico "C. Besta", Milano

A. Sghirlanzoni
Dipartimento di Neuro-oncologia
Istituto Nazionale Neurologico "C. Besta", Milano

A. Silvani
II Divisione di Neurologia
Dipartimento di Neuro-oncologia
Istituto Nazionale Neurologico "C. Besta", Milano

C.L. Solero
II Divisione di Neurochirurgia
Istituto Nazionale Neurologico "C. Besta", Milano

P. Tunici
Laboratorio di Neuro-oncologia e Terapia Genica
Istituto Nazionale Neurologico "C. Besta", Milano

L.G. Valentini
II Divisione di Neurochirurgia
Istituto Nazionale Neurologico "C. Besta", Milano

S. Visintini
II Divisione di Neurochirurgia
Istituto Nazionale Neurologico "C. Besta", Milano

L. Venturini
Laboratorio di Neuro-oncologia e Terapia Genica
Istituto Nazionale Neurologico "C. Besta", Milano

CAPITOLO 1

Epidemiologia descrittiva: possibili fattori causali

G. Filippini

I Registri tumori nei Paesi occidentali

Negli Stati Uniti sono disponibili quattro banche centralizzate di dati sui tumori.

Il *Central Brain Tumor Registry (CBTRUS)* raccoglie i dati dei tumori maligni e benigni del sistema nervoso forniti dai Registri di popolazione di 14 Stati americani [1]. I dati più recenti si riferiscono agli anni 1992-1997 [2].

Il programma *Surveillance, Epidemiology, and End Results (SEER)*, affidato al National Cancer Institute e iniziato nel 1973, raccoglie i dati di incidenza e di sopravvivenza solo dei tumori maligni da 11 Registri di popolazione e da altri tre Registri supplementari, raggiungendo una copertura del 14% della popolazione americana [3]. I dati più recenti si riferiscono agli anni 1994-1998 [4].

Il *National Program Cancer Registries (NPCR)* del National Center for Disease Control and Prevention (CDC) è stato stabilito nel 1992 e attualmente supporta i Registri di 45 Stati, 3 Territori e il Registro del distretto della Columbia. Include solo i tumori maligni [5].

Il *National Cancer Data Base (NCDB)* è una banca dati promossa dall'American College of Surgeons (ACOS) e dall'American Cancer Society (ACS) nel 1990. Raccoglie i dati di incidenza e di follow-up dei tumori da 1500 ospedali in 50 Stati americani. L'inclusione dei tumori maligni è completa in quanto è obbligatoria per l'accreditamento dell'ospedale, mentre l'inclusione dei tumori benigni è parziale perché è su base volontaria. Questa banca dati include circa il 60% dei pazienti oncologici negli Stati Uniti [6].

In Europa, i Registri dei tumori sono attivi in quindici Paesi. Nell'Europa settentrionale (Inghilterra, Danimarca, Norvegia, Finlandia e Svezia) sono stati organizzati Registri di popolazione dell'intero territorio nazionale negli anni 1940-1960, gestiti da strutture centrali o da sistemi regionali. Nei Paesi dell'Europa meridionale l'epidemiologia dei tumori si è sviluppata solo a partire dagli anni '70. Registri delle dimensioni di una città, di una provincia e più raramente di una regione sono stati avviati tra gli anni '70 e '80 in Italia, Francia, Spagna, Svizzera. Ciascuno di questi paesi si è dotato di una rete campionaria costituita da punti di osservazione con proporzioni di copertura della popolazione nazionale variabili tra il 10% e il 50%. L'iniziativa di avviare Registri nei paesi dell'Europa meridionale è nata da motivazioni scientifiche spontanee di singoli clinici, patologi, epidemiologi e medici. Solo successivamente i Registri sono entrati a far parte di programmi di sorveglianza dei tumori di livello nazionale (Francia) o regionale (gli altri Paesi). I dati più recenti forniti dai Registri europei si riferiscono al periodo 1990-1997 [7].

In Italia, i Registri sono sorti a partire dagli anni '70; sono attualmente tredici, coprono circa il 15% della popolazione nazionale e includono solo i tumori maligni. I dati più recenti si riferiscono al periodo 1988-1992 [8].

Il Registro tumori dell'Istituto Nazionale Neurologico "Carlo Besta" include tutti i tumori del sistema nervoso, benigni e maligni, primitivi e secondari, diagnosticati dal 1

Gennaio 1997. Tutti i casi sono seguiti con un follow-up attivo per l'analisi della recidiva del tumore e della sopravvivenza dei pazienti. Pur non essendo un Registro di popolazione, il Registro dell'Istituto C. Besta è la più grande banca di dati prospettici esistente in Italia [9].

I Registri utilizzano come principali fonti di informazione le cartelle cliniche di ricovero, la scheda di dimissione ospedaliera, gli archivi dei referti istologici e citologici, i certificati di morte.

Per la codifica della sede e dell' istologia del tumore, i Registri utilizzano la Classificazione Internazionale delle Malattie (CIM-9) [10] e il sistema per l'Oncologia (CIM-O per gli anni 1977-1991; CIM-O-2, seconda versione, dal 1992) [11, 12]. La CIM è predisposta per la codifica delle cause di morte e delle diagnosi di dimissioni ospedaliere. I tumori del sistema nervoso, al capitolo 2, sono organizzati come segue: 191 e 192, maligni primitivi; 225 benigni, 237.5-237.9, a comportamento incerto; 239.6 e 239.7, di natura non specificata. La CIM-O è basata su un doppio asse classificativo, topografico e morfologico. Tutti i tumori del sistema nervoso possono essere classificati in CIM-O attraverso un codice a 10 cifre: topografia, morfologia, comportamento (valutato sulla base della diagnosi morfologica in: 0, benigno; 1, incerto se benigno o maligno; 3, maligno primitivo; 6, maligno metastatico; 9, maligno, incerto se primitivo o metastatico) e grado di differenziazione. Il sistema CIM-O è stato sviluppato per gli scopi dell'epidemiologia dei tumori, mentre la CIM-9 viene mantenuta in ragione della sua universalità, perché consente il confronto internazionale e il linkage con i dati di mortalità.

La classificazione dei tumori della Organizzazione Mondiale della Sanità (riportata in Appendice 1) utilizza i codici morfologici della CIM-O.

Sia CIM-9 che CIM-O-2 sono utilizzate nel Registro dell'Istituto C. Besta per la codifica della sede e dell'istologia del tumore.

Incidenza e mortalità

Tumori primitivi maligni degli adulti

I tumori del sistema nervoso sono circa l'1% di tutti i tumori degli adulti. Le incidenze riportate nei Registri europei (includono solo tumori maligni: CIM-9 191 e 192), per il periodo 1990-1997, variano tra 7 e 11 per 100 000/anno nei maschi e tra 5 e 13 nelle femmine (Fig. 1) [13]. Il rischio più elevato si riscontra nei paesi Scandinavi.

In Italia, le incidenze fornite dai Registri per il periodo 1988-1992 variano tra 7 e 12 nei maschi e tra 4.5 e 9.5 nelle femmine (Fig. 2) [8]. Nella provincia di Ragusa, il rischio risulta basso per tutti i principali tumori, ad esclusione dei tumori del labbro, dei sarcomi dell'osso e dei tumori dell'occhio, per i quali si osservano le incidenze più alte del Paese. Questo Registro soddisfa i criteri di qualità richiesti e si può escludere che il basso valore di incidenza dei tumori del sistema nervoso possa attribuirsi ad una sotto-registrazione sistematica dei casi. Al contrario, nel Nord-Est dell'Italia si osserva una incidenza elevata, fra le maggiori in Europa, in entrambi i sessi e in particolare negli individui di sesso femminile.

Negli Stati Uniti, il programma SEER, che include solo tumori maligni, per il periodo 1994-1998 riporta un'incidenza di 7.1 per 100 000/anno nei maschi e di 4.9 nelle femmine [4]; mentre il Registro CBTRUS, che include tumori maligni e benigni, per il periodo 1992-1997, riporta una incidenza di 11.8 nei maschi e 11.0 nelle femmine [2]. Nel SEER le incidenze risultano diverse tra le razze/etnie e il rischio risulta significativamente superiore nei bianchi non ispanici rispetto a tutti gli altri (Tab. 1).

La variabilità dei valori di incidenza tra le diverse aree geografiche e tra le razze/etnie può essere in parte spiegata da una diversa disponibilità di tecnologie diagnostiche, di servizi assistenziali e da criteri diversi di registrazione dei tipi istologici, ma può in parte riflettere una reale differenza di rischio fra le diverse popolazioni.

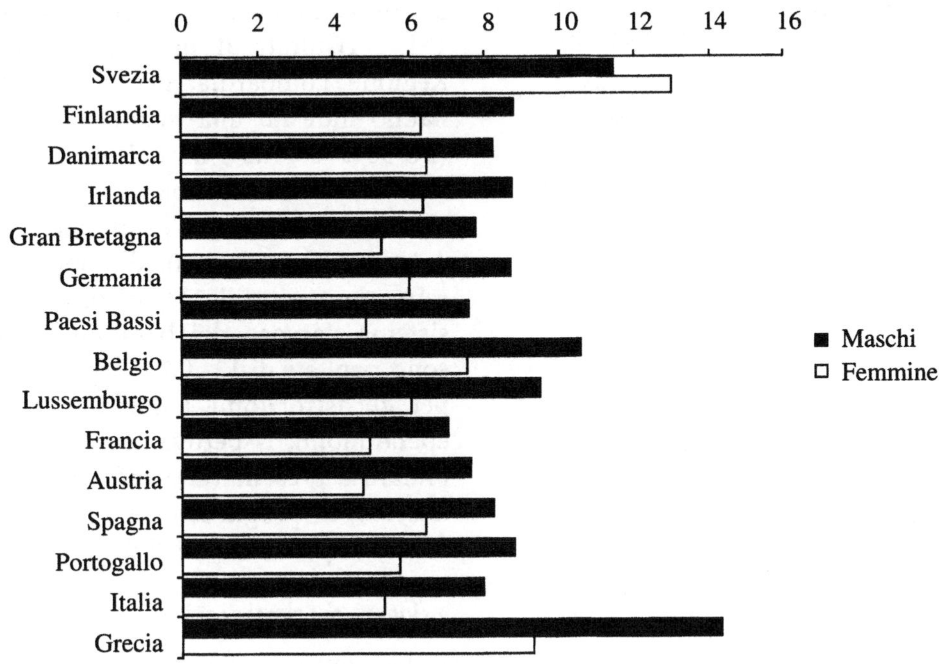

Fig. 1. Unione Europea 1990-1997. Incidenza dei tumori maligni del sistema nervoso (ICD-9 191-192) nei 15 Registri europei. Incidenza standardizzata sulla popolazione europea 1996 (per 100 000 persone/anno). Incidenza media per 100 000 persone/anno: maschi 8.4, femmine 5.9

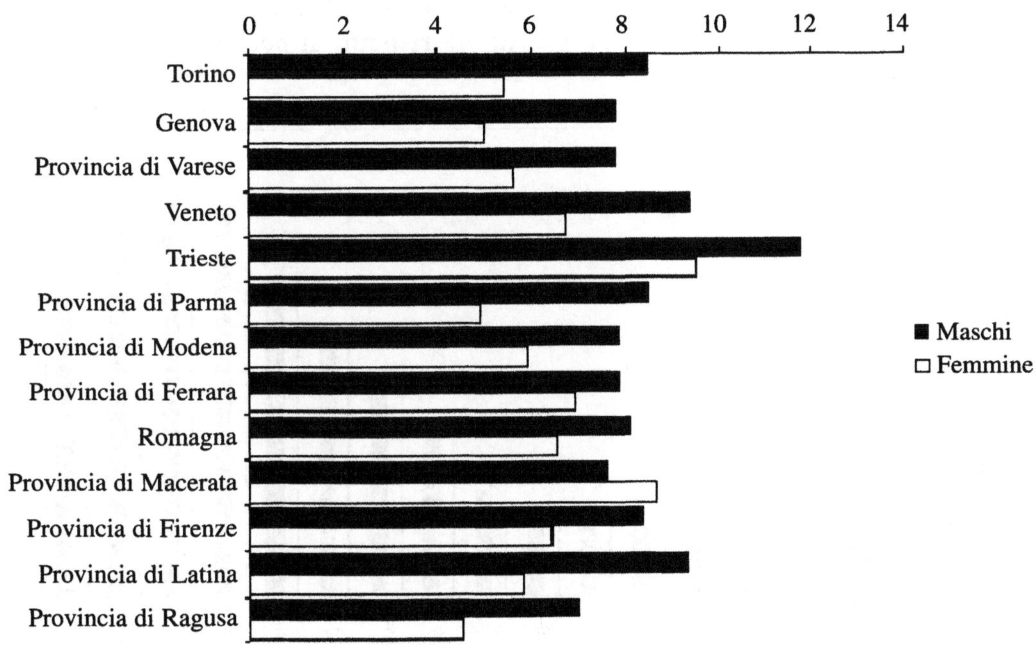

Fig. 2. Italia 1988-1992. Incidenza dei tumori maligni del sistema nervoso (ICD-9 191-192) nei 13 Registri italiani. Incidenza standardizzata sulla popolazione italiana 1981 (per 100 000 persone/anno). Incidenza media per 100 000 persone/anno: maschi 8.1, femmine 6.7

Tabella 1. SEER. Tumori del sistema nervoso (CIM-9 191-192): incidenza per razza/etnia e sesso

Razza/ Gruppo etnico	Incidenza per 100 000/anno (1992-1998)		
	Totale	Maschi	Femmine
Tutte	5.9	6.9	4.9
Bianchi	6.4	7.5	5.4
Ispanici	4.5	5.0	4.0
Non-ispanici	6.7	8.0	5.6
Africani-Americani	3.8	4.3	3.3
Asiatici/Isole Pacifico	3.4	4.0	2.9
Indiani d'America/ Nativi dell'Alaska	2.0	2.8	-
Ispanici	4.2	4.7	3.7

Tumori dell'infanzia

Il 20%-25% dei tumori dei bambini (0-14 anni) origina nel sistema nervoso con una incidenza compresa tra 2 e 3.5 per 100 000/anno; i valori sono compresi tra 2 e 4 nei maschi e tra 2 e 3 nelle femmine [2, 4, 8, 13]. I risultati di un nostro studio nella Regione Lombardia, negli anni 1988-1993, hanno indicato una incidenza media di 4.0 (LC 95%=3.6-4.5), 4.5 nei maschi e 3.4 nelle femmine. I maschi sono risultati a maggior rischio delle femmine in tutte le classi di età. Astrocitomi (35%) e medulloblastomi (18%) rappresentavano il 53% di tutti i tumori del sistema nervoso dei bambini. Le incidenze sono risultate di 1.4, 0.7, 0.6 per 100 000/anno per gli astrocitomi, i medulloblastomi e gli ependimomi, rispettivamente. I tumori dell'infanzia presentavano differenze di sede, di istotipo, di prognosi e di risposta al trattamento rispetto ai tumori degli adulti [14].

Incidenza per classi di età

I dati SEER mostrano una distribuzione bimodale con un primo picco tra 0 e 15 anni e un secondo picco tra 70 e 85 anni. L'incidenza aumenta progressivamente con l'età e diminuisce dopo gli 80 anni (Fig. 3).

Negli anni più recenti, 1994-1998, le incidenze risultano più elevate in tutte le classi di età rispetto al periodo precedente, 1975-

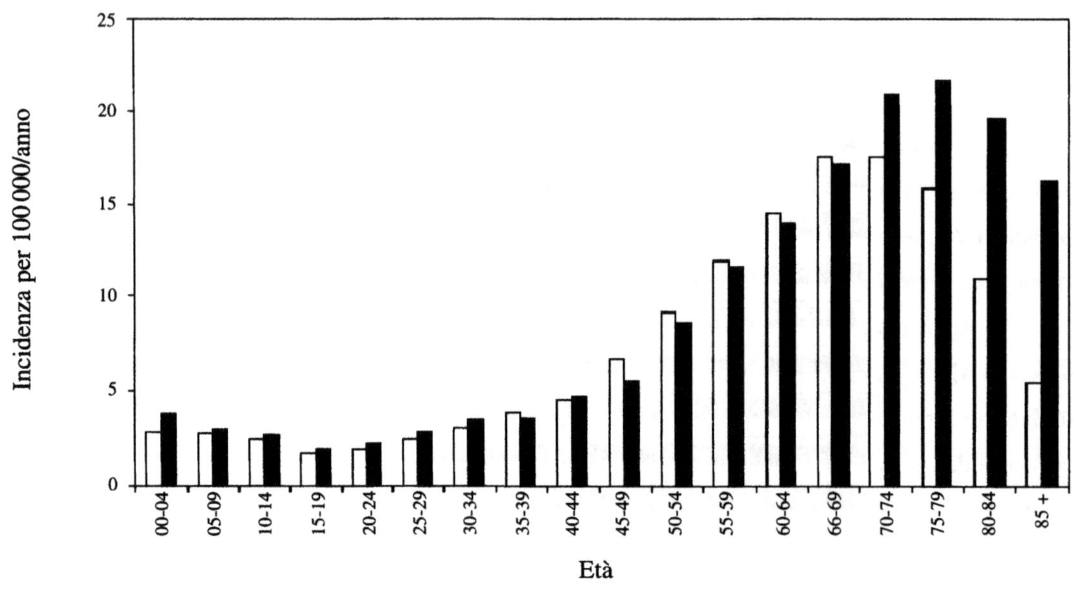

Fig. 3. SEER 1975-1979 (□) e 1994-1998 (■). Tumori maligni primitivi del sistema nervoso. Incidenza per classi di età

1979. Particolarmente significativa risulta la crescita dell'incidenza nelle persone di età superiore a 70 anni, con valori di tre volte superiori nelle persone di oltre 85 anni (16.2 nel 1994-1998 rispetto a 5.5 nel 1975-1979) (Fig. 3) [4].

Mortalità per classi di età

Nei bambini il 30% delle morti per tumore è causato dai tumori del sistema nervoso, questi sono anche tra le prime dieci cause di morte per tumore negli adulti. La distribuzione della mortalità per età è sovrapponibile alla distribuzione dell'incidenza (Fig. 4) [4].

Tendenze temporali

L'incidenza è aumentata in tutte le classi di età a partire dagli anni '70 fino agli anni '90 e si è poi stabilizzata. La mortalità è stata in continua riduzione nei bambini a partire dagli anni '70, in continua crescita negli anziani fino agli anni '90 e si è poi stabilizzata [4].

Tendenze temporali analoghe a quelle riportate negli Stati Uniti sono state osservate anche nei Registri italiani, anche se le incidenze in Italia sono disponibili solo per il periodo 1983-1992 (Fig. 5) [8].

Legler e coll. [15] attribuiscono le variazioni temporali di incidenza e di mortalità al diverso utilizzo di tecnologie diagnostiche negli anni. Secondo questi Autori, i miglioramenti ottenuti nella diagnosi dei tumori e nell'assistenza agli anziani sarebbero le cause principali degli aumenti di incidenza e di mortalità osservati nei Registri di tutti i Paesi occidentali. Tuttavia, l'ipotesi di un reale aumento di incidenza e di mortalità negli ultimi cinquant'anni non è stata definitivamente esclusa (Fig. 6) [15, 16].

Tumori maligni secondari

I Registri non li includono. Mediante una ricerca bibliografica condotta su MEDLINE (1970-2001) ed EMBASE (1988-2001), abbiamo individuato cinque studi di popolazione che riportano l'incidenza delle metastasi al sistema nervoso. Queste rappresentano il 50% dei tumori maligni del sistema nervoso. L'incidenza è compresa tra 3 e 16 casi per 100 000/anno, aumenta con l'età e raggiunge valori più elevati rispetto all' incidenza dei tumori primitivi a partire dai 55 anni (Fig. 7).

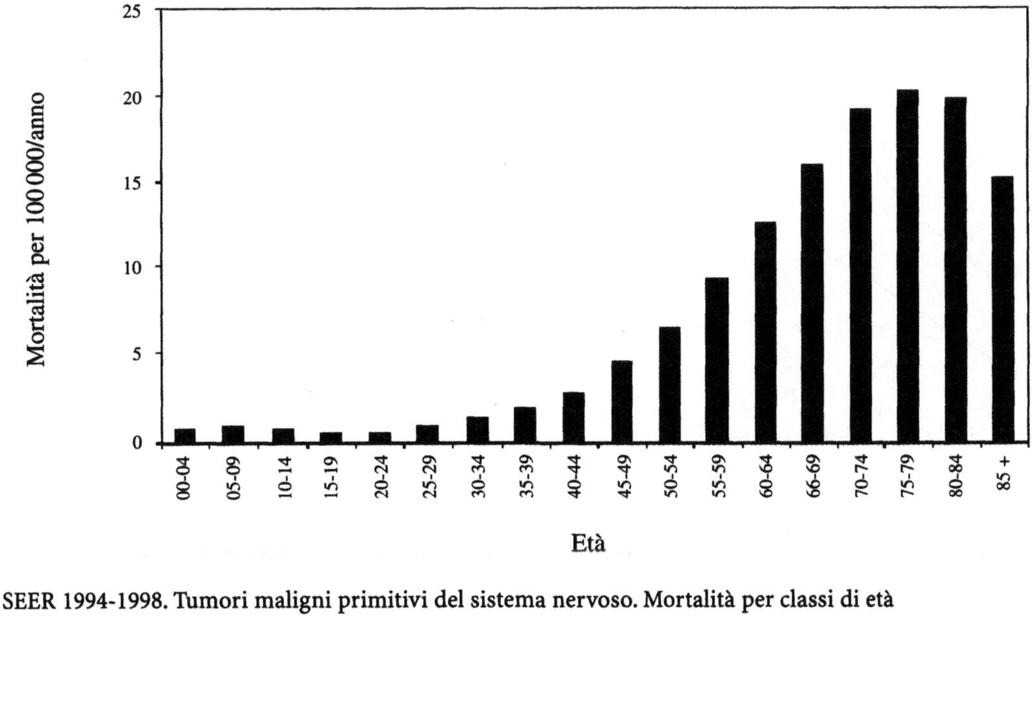

Fig. 4. SEER 1994-1998. Tumori maligni primitivi del sistema nervoso. Mortalità per classi di età

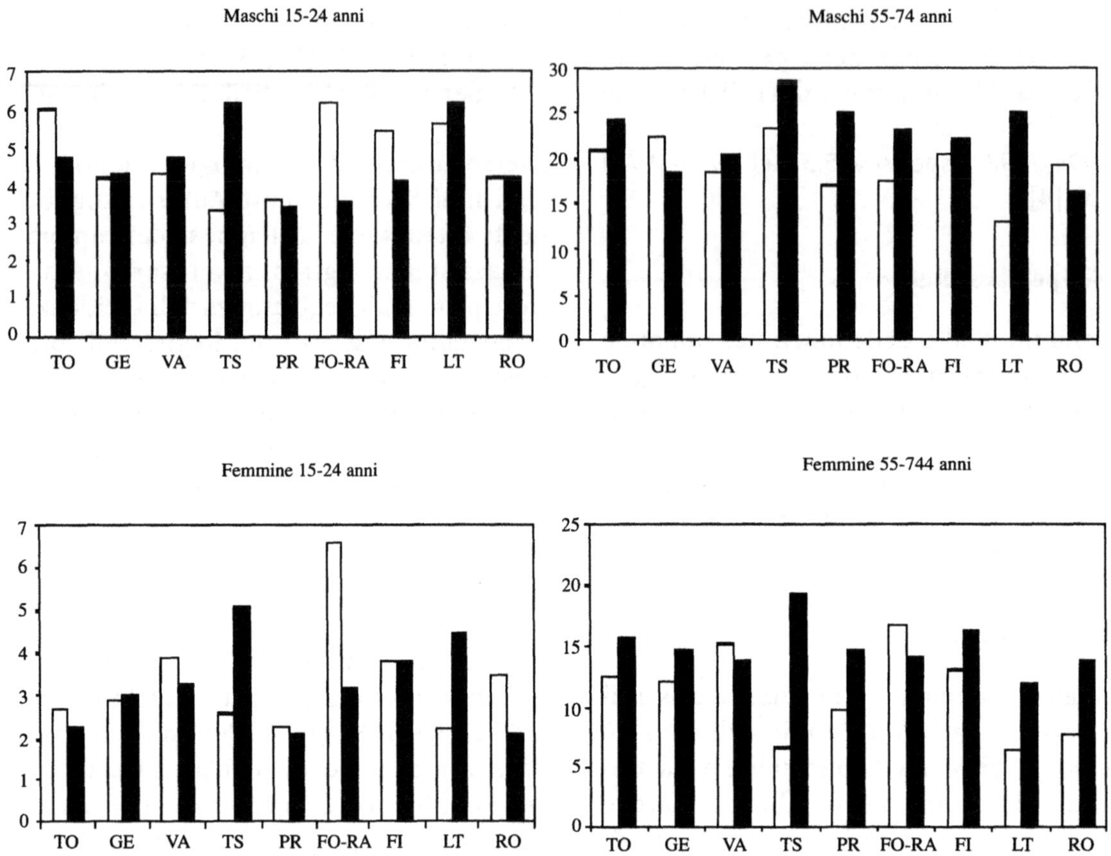

Fig. 5. Registri italiani 1983-1992. Tumori maligni primitivi del sistema nervoso. Incidenza per 100 000/anno in maschi e femmine comprese nelle fasce d'età di 15-54 e 55-74 anni, nei due periodi 1983-1987 (□) e 1988-1992 (■)

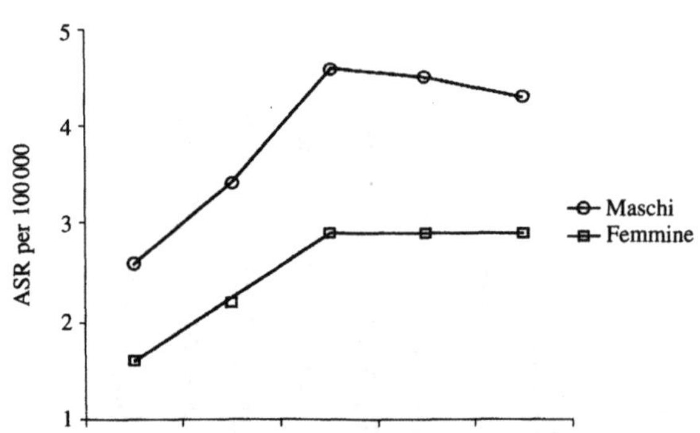

Fig. 6. Italia 1970-1994. Mortalità per tumore maligno primitivo del sistema nervoso. Tassi standardizzati per età sulla popolazione mondiale per 100 000 (ASR)

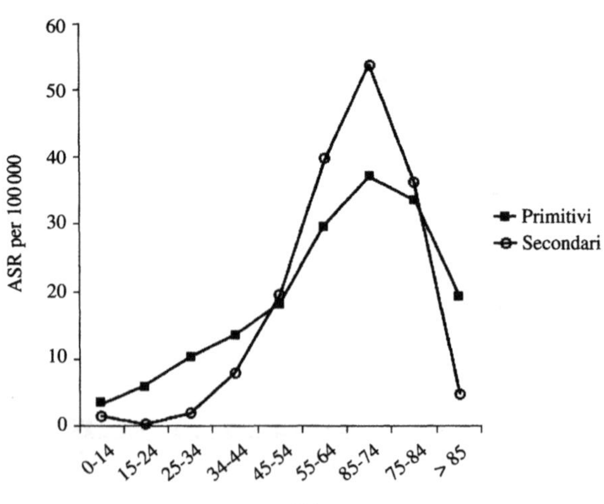

Fig. 7. Incidenza specifica per età dei tumori primitivi e secondari del sistema nervoso

Le sedi primitive più frequenti sono i carcinomi dell'apparato respiratorio (50%), la mammella (15%) e il melanoma (10.5%). Il tumore primitivo resta ignoto nel 10-20% dei casi. La carcinomatosi meningea risulta associata alle leucemie, ai linfomi, ai carcinomi della mammella, al melanoma, ai carcinomi del polmone e dell'apparato gastrointestinale.

Tipi istologici secondo la Classificazione della Organizzazione Mondiale della Sanità

I dati epidemiologici riportati di seguito si riferiscono agli istotipi più frequenti [17].

Nei Registri italiani la proporzione dei tumori verificati istologicamente è del 60%, i tumori benigni e le metastasi non sono inclusi (Fig. 8).

Tumori astrocitari

Rappresentano più del 60% dei tumori maligni primitivi intracranici e la loro incidenza è compresa tra 5 e 7 casi per 100 000/anno.

Gli astrocitomi di basso grado (25% di tutti gli astrocitomi intracranici) hanno la maggior incidenza tra i 30 e i 40 anni; il 10% insorge prima dei 20 anni, il 60% tra i 20 e i 45 e il 30% oltre i 45 anni. Il rapporto M:F è di 1.2:1. La sopravvivenza media dopo l'intervento chirurgico è tra 6 e 8 anni, ma vi è una notevole variabilità individuale. Le cause della loro progressione a un istotipo anaplastico sono poco conosciute.

L'astrocitoma anaplasico è più frequente tra i 40 e 50 anni e il rapporto M:F è di 1.9:1. Il glioblastoma è il tumore maligno primitivo più frequente; rappresenta il 12-15% di tutti i tumori intracranici e il 50-60% di tutti gli astrocitomi. La sua incidenza è compresa

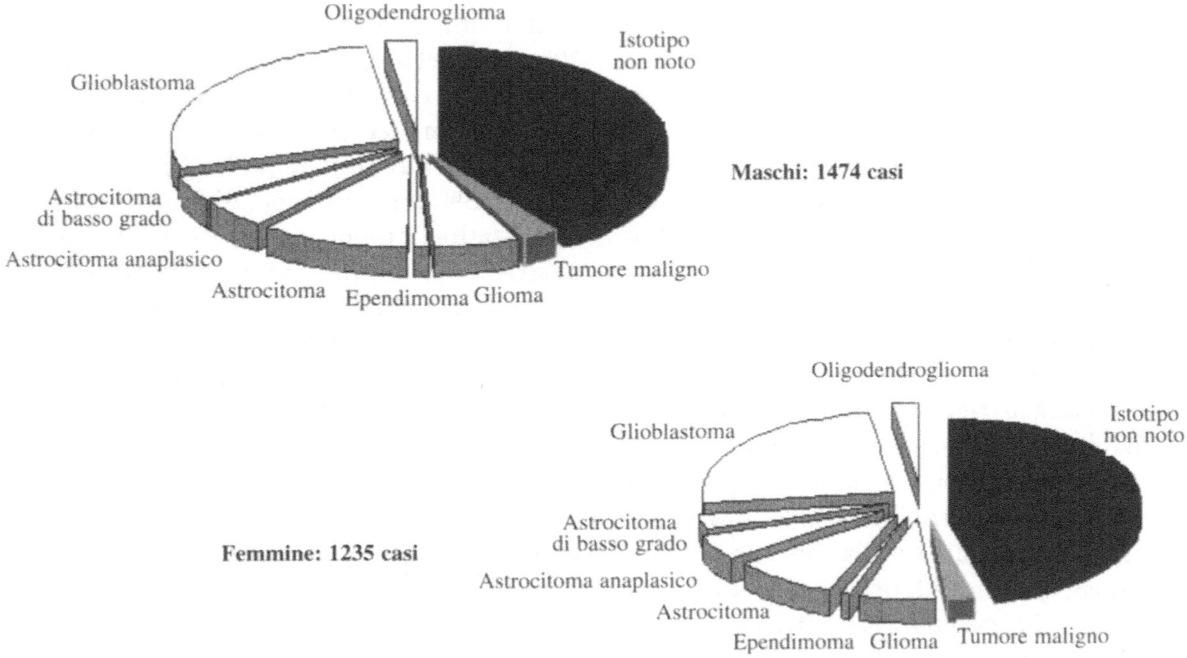

Fig. 8. Registri italiani 1988-1992. Tumori del sistema nervoso: proporzione di istotipi

tra 2 e 3 casi per 100 000/anno, aumenta con l'età fino a raggiungere i massimi valori tra i 65 e gli 85 anni; il rapporto M:F è di 1.5:1. I fattori prognostici più importanti per la sopravvivenza sono rappresentati dall'età, dal grado di proliferazione cellulare e dalla radicalità dell'intervento chirurgico.

Il glioblastoma a cellule giganti, una variante rara, rappresenta meno dell'1% di tutti i tumori intracranici e il 5% dei glioblastomi. Interessa anche i bambini, con maggior frequenza i maschi, e possiede una prognosi migliore del glioblastoma.

Il gliosarcoma rappresenta circa il 2% dei glioblastomi, prevale nei maschi (M:F=1.8:1) tra i 40 e i 60 anni.

L'astrocitoma pilocitico è il glioma più frequente nei bambini, con un'incidenza in entrambi i sessi compresa tra 0.5 e 0.6 casi per 100 000/anno. La prognosi è buona quando l'asportazione chirurgica del tumore è totale.

Lo xantoastrocitoma pleiomorfico è un istotipo raro, rappresenta meno dell'1% di tutti i tumori astrocitari. Interessa sia i bambini che gli adulti giovani senza differenze tra i sessi.

Tumori oligodendrogliali

L'incidenza è compresa tra 0.3 e 0.4 casi per 100 000/anno con massimi valori tra i 40 e i 60 anni e un rapporto M:F di 2:1. Circa il 6% degli oligodendrogliomi insorge nell'infanzia e nell'adolescenza ad un'età media di 10 anni, quando il tumore è sopratentoriale, e di 7 anni, quando è sottotentoriale. I valori di sopravvivenza riportati in letteratura sono variabili: la mediana è compresa tra 4 e 10 anni, la sopravvivenza a 1 anno compresa tra 38–75% e a 5 anni tra il 19–59%. Fattori prognostici favorevoli sono la giovane età alla diagnosi, la radicalità dell'asportazione chirurgica e la radioterapia effettuata dopo un'asportazione incompleta. La presenza degli antigeni PCNA (proliferating cell nuclear antigen) e Ki-67 può fornire ulteriori informazioni prognostiche. La frequenza dell'istotipo anaplasico varia tra il 20% e il 54% di tutti i tumori oligodendrogliali e ha una maggior frequenza nei maschi adulti (M:F=1.5:1). La sopravvivenza mediana è compresa tra 3.5 e 4 anni, a 5 anni è il 41% e a 10 anni il 20%.

Tumori misti

La frequenza degli oligoastrocitomi di basso grado (II) è compresa tra il 2% e il 19% dei gliomi sopratentoriali. Sono più frequenti nei maschi con un rapporto M:F di 1.2:1. La sopravvivenza risulta del 58% a 5 anni e del 32% a 10 anni. Fattori prognostici favorevoli sono la giovane età, l'intervento chirurgico e la radioterapia postchirurgica. L'oligoastrocitoma anaplasico, che rappresenta circa il 5% dei tumori misti, ha una prognosi sfavorevole, con una sopravvivenza a 5 anni del 35% e a 10 anni del 9%.

Ependimomi

Sono il 50-60% dei gliomi spinali, il 6-12% di tutti i tumori intracranici nei bambini, il 30% in quelli di età inferiore a tre anni. L'incidenza è compresa tra 0.5 e 0.6 casi per 100 000/anno ed è analoga in entrambi i sessi. L'ependimona anaplasico giustifica circa il 25% di tutti gli ependimomi intracranici. I fattori prognostici non sono del tutto chiariti. I bambini hanno sopravvivenze inferiori a quelle degli adulti: 35% a 3 anni e 19% a 5 anni, se il tumore è di basso grado (II), e 0%, se è anaplasico. La sede del tumore e la radicalità dell'intervento sono fattori prognostici importanti anche per questi tumori.

Tumori dei plessi corioidei

L'incidenza è di solo 0.03 casi per 100000/anno, ma questi tumori sono i più frequenti (10-20%) nel primo anno di vita. Il rapporto papilloma:carcinoma è di 5:1; l'80% dei carcinomi dei plessi insorge nei bambini. La sopravvivenza post-chirurgica dei pazienti con papilloma è dell'80% a 5 anni, mentre la prognosi dei carcinomi è infausta.

Gangliocitomi e gangliogliomi

Rappresentano lo 0.4% di tutti i tumori del sistema nervoso centrale e l'1.3% di tutti i tumori intracranici. L'età media alla diagnosi è compresa tra gli 8 e i 25 anni e il rapporto M:F è compreso tra 1.1:1 e 1.9:1.

Tumori neuroectodermici primitivi (PNET)

Sono tumori embrionali maligni del sistema nervoso centrale: il medulloblastoma è il più frequente e il meglio caratterizzato, la sua incidenza è compresa tra 0.5 e 0.7 casi per 100 000/anno, con un valore massimo nelle classi di età 0-4 e 5-9 anni. L'80% dei medulloblastomi degli adulti si riscontra tra i 20 e i 40 anni e circa il 65% dei pazienti sono maschi. Nei bambini con medulloblastoma la sopravvivenza a 5 anni è aumentata al 50-70% negli ultimi trent'anni in seguito al miglioramento dei trattamenti.

Schwannomi

L'incidenza di questi tumori dei nervi cranici e periferici è compresa tra 0.8 e 0.9 casi per 100 000/anno e la maggior frequenza si riscontra nelle classi di età compresa tra i 30 e i 60 anni, senza differenza tra i sessi. Sono tumori benigni a lenta crescita e a prognosi favorevole. Nei pazienti con neurofibromatosi di tipo 2, rappresentano il tipo istologico più frequente.

Neurofibromi

Sono tumori frequenti, presenti come unici o multipli nella neurofibromatosi tipo 1 (NF1). Ne sono colpiti tutte le età ed entrambi i sessi. Sono tumori benigni, ma possono progredire verso un istotipo maligno nella NF1.

Meningiomi

Sono il tipo istologico benigno più frequente del sistema nervoso. L'incidenza, compresa tra 4 e 6 casi per 100 000/anno, cresce con l'età e raggiunge i massimi valori tra i 50 e i 70 anni. Nei bambini sono rari, costituendo solo l'1-2% di tutti i tumori intracranici. I meningiomi rappresentano circa il 20% di tutti i tumori del sistema nervoso nei maschi e il 38% nelle femmine, con un rapporto M:F di 1:2. Il 90% è benigno, mentre il 10% include istotipi atipici e maligni. Questi ultimi sono più frequenti nei maschi. Il rischio di recidiva è risultato associato all'istotipo, 7-20% per i benigni, 29-38% per gli atipici e 50-78% per i maligni. I fattori predittivi di una prognosi infausta sono l'assenza dei recettori per il progesterone, un indice mitotico superiore a 6 e il grado di malignità.

Linfomi primitivi maligni

In questi ultimi anni l'incidenza è in crescita; risulta attualmente compresa tra 0.3 e 0.4 casi per 100 000/anno nella popolazione generale e tra 4 e 5 casi per 100 000/anno nei pazienti con AIDS. I linfomi non-Hodgkin provocano un interessamento secondario del sistema nervoso nell'8-27% degli adulti e nel 50% dei bambini. I linfomi primitivi interessano tutte le classi di età con un picco di incidenza tra i 50 e i 70 anni e un rapporto M:F di 3:2. Fattori prognostici favorevoli includono la localizzazione singola del tumore, l'assenza di una condizione di immunodeficienza, l'età inferiore ai 60 anni e un valore di Karnofsky superiore a 70. La sopravvivenza mediana dei pazienti con AIDS è di 2-6 mesi dalla diagnosi, mentre gli altri pazienti possono raggiungere i 13 mesi con trattamenti multipli.

Tumori germinali

Questi tumori originano da cellule germinali totipotenti che sono migrate dall'endoderma del sacco vitellino verso le gonadi o altre sedi, tra cui il sistema nervoso. I dati relativi ai tumori germinali maligni, inclusi nei Registri europei per il periodo 1985-1989, sono stati riassunti in un articolo pubblicato recentemente [18]. Questi tumori sono intracranici e midollari. Prevalgono nei maschi e il rapporto M:F aumenta con l'età fino a raggiungere il valore di 2.2:1 dopo i 10 anni. Più del 50% insorge dopo i 10 anni di età. La sopravvivenza varia in funzione del sesso e dell'età. La prognosi è infausta quando il tumore insorge nel primo anno di vita, 7 degli 8 bambini diagnosticati in questa fascia di età sono deceduti entro un anno dalla diagnosi. La sopravvivenza a 5 anni risulta leggermente migliore per le femmine (72%, LC 95%=56-84) che per i maschi (64%, LC 95%=51-76) [18].

Craniofaringiomi

L'incidenza è compresa tra 0.05 e 0.25 casi per 100 000/anno, in entrambi i sessi. I craniofaringiomi costituiscono il 5-10% dei tumori intracranici nelle persone di età inferiore ai 20 anni. La sopravvivenza senza recidiva a 10 anni è compresa tra 60-93%. La radicalità dell'intervento chirurgico è il fattore prognostico più importante, mentre l'efficacia della radioterapia sul tumore residuo è controversa.

Registro tumori dell'Istituto "Carlo Besta"

Al 30 Giugno 2001, nel Registro sono inclusi 2391 casi di cui 86% verificati istologicamente e che comprendono il 52% di tumori maligni, il 43% di tumori benigni e il 5% di tumori atipici. I tipi istologici più rappresentati sono i meningiomi (20%), seguiti dai glioblastomi (14%), gli astrocitomi anaplastici (11%), i neurinomi (9%), gli astrocitomi di basso grado (6%) e gli adenomi dell'ipofisi (8%). Le metastasi rappresentano il 7% di tutti i tumori inclusi nel Registro. Complessivamente, le proporzioni dei diversi tipi istologici nel Registro dell'Istituto "C. Besta" sono simili a quelle riportate nel Registro americano di popolazione CBTRUS [2].

Sopravvivenza dei pazienti affetti da tumore del sistema nervoso

In Europa, i dati più completi e aggiornati sulle sopravvivenze dei pazienti con tumore sono forniti dallo studio Eurocare-2, cui hanno partecipato i Registri di Islanda, Finlandia, Svezia, Danimarca, Gran Bretagna, Scozia, Olanda, Francia, Spagna, Italia, Svizzera, Germania, Austria, Slovenia, Slovacchia, Polonia ed Estonia. Lo studio ha interessato tre milioni e mezzo di persone con una diagnosi di tumore, osservate tra il 1985 e il 1989 e appartenenti ai 17 paesi partecipanti [19].

La sopravvivenza relativa[1] per tumore maligno del sistema nervoso è risultata diversa da Paese a Paese: ad un anno è superiore al 40% nei Paesi del Nord e Centro Europa, mentre scende al di sotto del 35% non solo in Estonia e in Slovacchia, ma anche in Danimarca, Gran Bretagna e Scozia. La sopravvivenza relativa riflette la qualità dell'assistenza sanitaria del Paese, ma i fattori che influiscono su questi risultati sono molteplici; fra questi, i mezzi diagnostici a disposizione, la reale possibilità di accesso del paziente alle strutture sanitarie, l'adeguatezza delle cure (Tab. 2).

La sopravvivenza rimane bassa negli anziani (10% e 7% a 1 e a 5 anni dalla diagnosi), mentre è migliore nei giovani (74% e 45% a 1 e a 5 anni dalla diagnosi) (Fig. 9).

Negli Stati Uniti si è ottenuto un modesto miglioramento della sopravvivenza a 5 anni nei bambini (dal 58%, nel 1975-1984, al 63%, nel 1986-1995), nei i giovani (dal 48% al 55%) e negli adulti (dal 12% al 16%), mentre la prognosi per le persone di età superiore ai 65 anni non si è modificata (dal 4% al 5%) [4].

[1]Sopravvivenza relativa è il rapporto tra la sopravvivenza osservata nei pazienti e la sopravvivenza attesa in un gruppo di popolazione generale simile in tutto ai pazienti all'inizio del follow-up fuorché nella malattia.

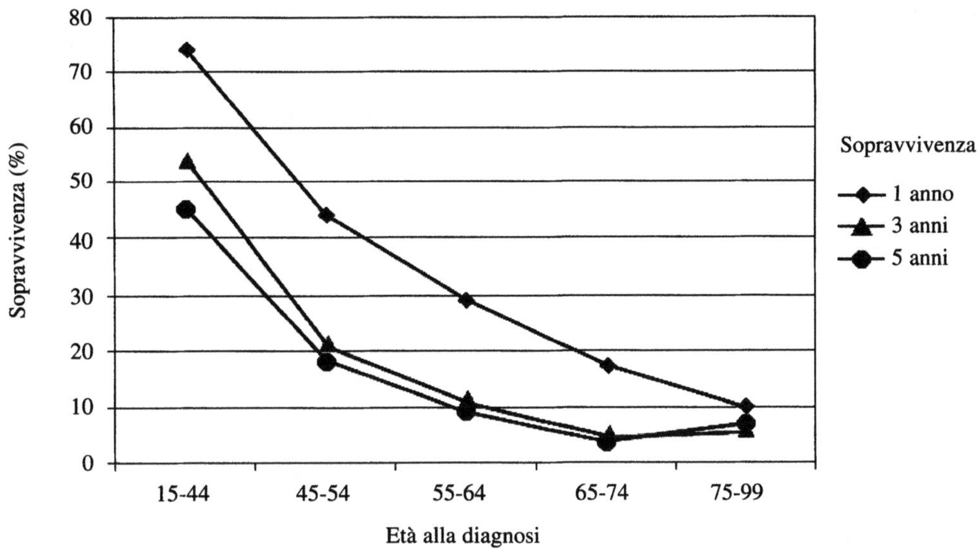

Fig. 9. Tumori maligni primitivi del sistema nervoso. Eurocare 1985-1989. Sopravvivenza relativa (%) per età

Nel nostro studio condotto nella Regione Lombardia, la sopravvivenza dei bambini con un tumore maligno del sistema nervoso è risultata del 68% e del 66%, rispettivamente a 5 e a 8 anni dalla diagnosi, in netto miglioramento rispetto al decennio precedente. Il tipo istologico del tumore si è dimostrato il fattore prognostico principale nel condizionare la sopravvivenza, che a 5 anni dalla diagnosi è risultata l'81% per gli astrocitomi, il 62% per gli ependimomi e il 43% per i medulloblastomi [14].

Tabella 2. Eurocare 1985-1989. Tumori maligni primitivi del sistema nervoso: sopravvivenza

Paese	Sopravvivenza relativa standardizzata per età (%)			
	Maschi		Femmine	
	1 anno	5 anni	1 anno	5 anni
Danimarca	33.6	17.5	35.1	22.8
Gran Bretagna	32.2	15.3	33.3	18.0
Estonia	29.5	8.3	36.6	17.3
Finlandia	42.6	21.1	46.3	22.0
Francia	46.9	-	44.0	18.5
Germania	42.2	19.5	38.1	25.9
Italia	38.5	17.5	41.4	20.6
Scozia	27.6	12.0	28.9	12.6
Slovacchia	31.2	-	29.2	-
Spagna	34.9	17.1	33.2	17.5
Svezia	45.5	14.8	43.4	23.6
Europa	38.2	16.7	37.9	19.9
(LC 95%)	36.4-40.2	15.1-18.4	35.9-40.1	18.1-22.0

LC 95%, limiti di confidenza al 95%

Tabella 3. Registro tumori dell'Istituto Nazionale Neurologico "Carlo Besta". Rischi relativi di morte in 166 pazienti con glioblastoma intracranico

	No. di pazienti	Rischio relativo (LC 95%)	*p*
Età alla diagnosi			
15-44 (riferimento)	20	1	-
45-54	41	1.57 (0.85-2.92)	0.15
55-64	76	2.03 (1.11-3.70)	0.02
65+	29	3.66 (1.83-7.33)	0.002
Sede del tumore			
Una sede	103	1	-
Più di una sede	60	1.86 (1.28-2.69)	0.001
Intervento chirurgico			
Totale	75	1	-
Subtotale	35	1.02 (0.65-1.59)	0.93
Biopsia stereotassica	17	3.13 (1.69-5.77)	0.0003
Intervento, NAS	39	0.87 (0.56-1.34)	0.52
Radioterapia			
Sì	123	1	-
No	43	2.03 (1.35-3.05)	0.0007
Chemioterapia			
Sì	123	1	-
No	43	1.28 (0.85-1.92)	0.24

NAS, non altrimenti specificato; *LC 95%*, limiti di confidenza al 95%

L'analisi della sopravvivenza dei pazienti con glioblastoma, inclusi nel Registro dell'Istituto "C. Besta", ha indicato che i fattori prognostici più importanti sono rappresentati dall'età, dal numero delle lesioni, dalla radicalità dell'intervento chirurgico, dai trattamenti radiante e chemioterapico (Tab. 3).

Conclusioni

Negli anni '70 e '80, l'incidenza dei tumori del sistema nervoso è cresciuta in tutte le classi di età e in tutti i Paesi occidentali, la mortalità è diminuita per le persone di età inferiore a 65 anni, ma è stata in continua crescita per le persone al di sopra di questa età. Negli anni '90 le incidenze si sono stabilizzate in tutte le classi di età con l'esclusione degli anziani di oltre 85 anni, nei quali l'incidenza è tuttora in crescita. La mortalità continua a diminuire, anche negli anni '90, nei giovani e non sembra aumentare ulteriormente nella popolazione anziana.

L'incidenza e la mortalità mostrano andamenti diversi nelle varie classi di età in base alla sede anatomica ed al tipo istologico del tumore.

Il miglioramento della diagnosi e dei trattamenti nei pazienti anziani fornisce la spiegazione più probabile della crescita dell'incidenza e della mortalità osservata negli ultimi trent'anni.

La sopravvivenza dei bambini e dei giovani adulti con un tumore maligno del sistema nervoso è migliorata negli ultimi quindici anni, mentre la prognosi per le persone di età superiore ai 65 anni rimane infausta, con un valore di sopravvivenza inferiore al 20% ad un anno dalla diagnosi.

I fattori prognostici più importanti per la sopravvivenza risultano essere l'età, la sede e il tipo istologico del tumore, la radicalità dell'intervento chirurgico, i trattamenti palliativi di radioterapia e chemioterapia.

Bibliografia

1. www.cbtrus.org
2. CBTRUS (2001) Statistical report: primary brain tumors in the United States, 1992-1997. www.cbtrus.org/reports.htm
3. www.seer.cancer.gov
4. SEER (2001) Cancer statistics review 1973-1998. www.seer.cancer.gov.
5. www.cdc.gov/cancer/npcr/register.htm
6. www.facs.org/dept/cancer/ncdb/
7. European network of Cancer Registries (ENCR): www-dep.iarc.fr/encr.htm
8. Associazione Italiana Registri Tumori (1997) I dati di incidenza dei Registri Tumori 1988-1992. In: Zanetti R, Crosignani P, Rosso S (eds) Il cancro in Italia. Il Pensiero Scientifico Editore, Roma
9. Filippini G (1999) Cancer Registry of the Istituto Nazionale Neurologico "C. Besta". Neuro-oncology 2:35
10. World Health Organization (WHO) (1977) Manual of the International Statistical Classification of Diseases, Injuries, and Causes of Death, vol. 1, ninth revision. Geneva
11. World Health Organization (WHO) (1976) ICD-O, International Classification of Diseases for Oncology. Geneva
12. Percy C, Van Holten V, Muir C (1999) ICD-O, International Classification of Diseases for Oncology, 2nd edn. World Health Organization (WHO), Geneva
13. Parkin DM, Whelan SL, Ferlay J, Raymond L, Young J (1997) Cancer incidence in five continents, vol. VII. In: International Agency for Research on Cancer. IARC Scientific Publications No. 143, Lyon
14. Farinotti M, Ferrarini M, Solari A, Filippini G (1998) Incidence and survival of childhood CNS tumours in the Region of Lombardy, Italy. Brain 121:1429-1436
15. Legler JM, Gloeckler Ries LA, Smith MA, Warren JL, Heineman EF, Kaplan RS, Linet MS (1999) Brain and other central nervous system cancers: recent trends in incidence and mortality. J Natl Cancer Inst 91:1382-1390
16. Segal G (2000) Brain and other central nervous system cancers: recent trends in incidence and mortality. J Natl Cancer Inst 92:77
17. World Health organization (WHO) (2000) Pathology and genetics of tumours of the nervous system. Kleihues P, Cavenee WK (eds), IARC, Lyon
18. Kramàrovà E, Mann JR, Magnani C, Corraziari I, Berrino F and the EUROCARE working group (2001) Survival of children with malignant germ cell, trophoblastic and other gonadal tumours in Europe. Eur J Cancer 37:750-759
19. Berrino F, Capocaccia R, Estève J, Gatta G, Hakulinen T, Micheli A, Sant M, Verdecchia A (1999) Survival of cancer patients in Europe: the EUROCARE-2 Study. IARC Scientific Publications No. 151, Lyon

CAPITOLO 2

Epidemiologia analitica: prevalenza e incidenza

G. Filippini

Fattori di rischio e causalità in epidemiologia

L'epidemiologia studia la distribuzione dei fattori di rischio nelle popolazioni mediante due tipi di studio: caso-controllo e coorte. Il fondamento del metodo caso-controllo consiste nel ricercare in che cosa differiscano persone sane e malate, mentre gli obiettivi dello studio di coorte sono di individuare i "fattori di rischio", che identificano alcuni individui come più suscettibili alla malattia e di verificare se tali fattori siano anche cause capaci di spiegare perché alcuni soggetti si ammalano mentre altri rimangono sani e pertanto possano essere utilizzati per la prevenzione [1].

Gli epidemiologi formulano ipotesi sulle cause dei tumori che siano valutabili in modo pragmatico a livello di popolazione e che possano essere rimosse o ridotte con appropriati interventi di prevenzione, possibilmente anche a livello del singolo individuo. Su questo modo di intendere la causalità in epidemiologia vi è consenso tra un buon numero di autori [2-4]. L'eziologia multifattoriale dei tumori non costituisce un ostacolo alla ricerca delle loro cause, ma richiede modelli idonei per l'indagine, in particolare l'adozione del concetto di determinante di malattia, definito come un fattore di rischio capace di influenzare il verificarsi di una malattia [2].

Secondo l'Agenzia Internazionale per la Ricerca sul Cancro (IARC) "*...una relazione causale fra l'esposizione ad un agente e l'insorgenza di un tumore nell'uomo è presente quando tale relazione sia stata osservata in studi nei quali il ruolo della variabilità casuale, delle distorsioni e del confondimento possano essere esclusi con ragionevole confidenza*" [5]. I criteri della IARC sono esplicitati chiaramente e ciò permette al lettore di decidere se condividere o no le conclusioni raggiunte. Inoltre, la IARC pone una grande attenzione all'aderenza ai dati epidemiologici e sperimentali e adotta criteri che vengono periodicamente aggiornati in base all'avanzamento delle conoscenze scientifiche.

Di seguito sono presentati i risultati di una revisione della letteratura sui fattori di rischio per i tumori del sistema nervoso, condotta secondo i criteri suggeriti dalla IARC. La letteratura è stata identificata attraverso una ricerca in MEDLINE dal 1966 al 2000, completata con una ricerca in Science Citation Index e EMBASE. È stata inoltre consultata una recente pubblicazione scientifica della stessa IARC sui fattori di rischio dei tumori del sistema nervoso dell'infanzia, i cui risultati sono sintetizzati in Tabella 1 [6].

Sostanze cancerogene per animali di laboratorio

La capacità di produrre tumori maligni del sistema nervoso nei roditori è massima per molte sostanze cancerogene, quando esse vengono somministrate al feto per via transplacentare o in epoca perinatale, più che durante la vita adulta. Il sistema nervoso dei roditori risulta estremamente sensibile all'azione dei cancerogeni durante lo sviluppo embrionale e fetale. Inoltre, il tipo istologico del tumore è determinato dalla fase di sviluppo del sistema nervoso al momento dell'esposizione al cancerogeno [7]. Gli studi sperimentali hanno dimostrato che l'esposi-

Tabella 1. Fattori di rischio per i tumori dell'infanzia

Fattori con evidenze sufficienti
Neurofibromatosi (tipo 1) nel bambino
Sclerosi tuberosa nel bambino
Sindrome di Gorlin nel bambino
Sindrome di Turcot nel bambino
Eccesso di tumori emopoietici e linfatici nei fratelli
Leucemia come principale secondo tumore primitivo
Esposizione *in utero* a raggi-X per obiettivi diagnostici (studi precedenti)
Fattori con evidenze parziali
Dieta della madre in gravidanza (livelli alti di NOC nei cibi)
Supplementazioni vitaminiche in gravidanza (protettivo)
Peso corporeo alla nascita > 4 kg (astrocitomi)
Fattori con evidenze inconsistenti
Gruppo etnico
Stato socioeconomico
Eccesso di tumori nei familiari esclusi i fratelli
Esposizione del bambino a raggi-X per obiettivi diagnostici
Esposizione residenziale a campi elettromagnetici
Esposizione professionale del padre a campi elettromagnetici
Esposizione *in utero* o dopo la nascita a pesticidi
Professione paterna
Contatto dopo la nascita con animali domestici o agricoli
Tonsillectomia nel bambino
Dieta del bambino
Fumo della madre in gravidanza
Fumo del padre
Esposizione *in utero* o dopo la nascita a fumo di tabacco
Età della madre al parto
Ordine di genitura
Assunzione materna di barbiturici, antistaminici, diuretici, ormoni in gravidanza
Anestesia generale durante la gravidanza
Malformazioni congenite nel bambino
Traumi cranici dopo la nascita
Fattori con evidenze in uno o due studi, non indagati ulteriormente
Assunzione materna di folati durante la gravidanza (PNET) (protettivo)
Sofferenza neonatale e trattamenti correlati nel bambino
Fattori con evidenze sufficienti ad escludere il rischio
Età del padre

NOC, N-nitroso composti; *PNET*, tumori primitivi neuroectodermici

zione transplacentare del ratto agli N-nitroso composti (NOC), nitrosamine e nitrosamidi, provoca l'insorgenza di tumori del sistema nervoso nella progenie. Tumori sono stati indotti anche nel topo e nel criceto per somministrazione di N-etil-N-nitrosourea alla madre in gravidanza. Gli effetti risultano indipendenti dalla via di somministrazione (sottocutanea, intraperitoneale, endovena, orale o per inalazione), tuttavia il periodo di trattamento è fattore cruciale; gli effetti cancerogeni si realizzano infatti solo per somministrazione dal decimo giorno della gravidanza fino al parto [8]. Nel ratto, anche l'esposizione del padre, prima dell'accoppiamento, provoca l'insorgenza di tumori nella progenie [9].

Molti dei composti cancerogeni per il sistema nervoso dei roditori e di altre specie sono sostanze il cui meccanismo di cancerogenesi consiste in una alchilazione delle basi puriniche del DNA cellulare. La suscettibilità individuale all'azione cancerogena di questi composti è determinata dal livello di attività dell'enzima alchiltransferasi [10]. Appartengono a questo gruppo i NOC, gli azoalcani, le idrazine, gli arildialchiltriazeni, il metilmetansolfato, il dimetilsolfato e l'acrilonitrile [11].

Altre sostanze cancerogene per i roditori e che trovano utilizzo industriale sono gli idrocarburi aromatici, il cloruro di vinile, gli uretani, gli ossidi di propilene e di etilene.

Le radiazioni ionizzanti rompono le catene di DNA e causano l'insorgenza di glioblastomi nelle scimmie [12, 13].

Risultati degli studi epidemiologici

Gli studi epidemiologici possono fornire indicazioni su una possibile associazione tra l'esposizione dell'uomo a sostanze cancerogene e l'insorgenza di un tumore, purché siano soddisfatte alcune condizioni, tra cui:

1. possibilità di dare allo studio una dimensione adeguata;
2. durata del follow-up, compatibile con i tempi di latenza dei tumori umani;
3. disponibilità di sistemi informativi per identificare gli esposti;
4. disponibilità di indicatori biologici di suscettibilità individuale;
5. determinazione di eventuali esposizioni cancerogene concomitanti e possibilità di tenerne conto nell'analisi delle osservazioni.

Queste condizioni non sono del tutto soddisfatte negli studi epidemiologici dei tumori del sistema nervoso disponibili in letteratura. Tuttavia, esiste una buona base scientifica per non distinguere tra cancerogeni umani e sostanze corredate da sufficienti indizi di cancerogenicità per l'uomo.

Radiazioni ionizzanti

L'esposizione a radiazioni ionizzanti è un fattore di rischio certo per i tumori del sistema nervoso.

Gli effetti della esposizione a basse dosi (1-2 Gy) sono stati dimostrati nei bambini trattati con radioterapia per la tinea capitis. I risultati di alcuni studi, condotti in Israele su più di 10 000 persone trattate negli anni tra il 1948 e il 1960, hanno evidenziato un rischio elevato di meningiomi da radioterapia e l'esistenza di una relazione dose-risposta (Tab. 2) [14, 15]. Dati che confermano questa associazione provengono anche dagli Stati Uniti [16]. I meningiomi causati da radioterapia a basse dosi interessano prevalentemente soggetti giovani, presentano uguale frequenza negli individui di sesso maschile e femminile e possono avere caratteri istologici atipici, in quanto mostrano alti indici proliferativi, molteplicità di sede e spiccata tendenza alla recidiva.

Un aumento del rischio di astrocitomi di basso grado e anaplastici, di glioblastomi e di meningiomi è stato riportato anche in

Tabella 2. Radioterapia per tinea capitis e rischio di tumori del sistema nervoso [14,15]

	No. di soggetti irradiati	No. di Controlli Popolazione	Fratelli	RR (LC 95%)
Tumore				
Tutti i tumori del sistema nervoso	60	8	5	6.9 (4.1-11.6)
Gliomi	7	2	2	2.6 (0.8-8.6)
Meningiomi	19	2	1	9.5 (3.5-25.7)
Neurinomi	22	0	1	33.1 (9.4-116.5)
Persone-anno	283 930	285 786	142 023	
Soggetti	10 834	10 834	5392	
Sesso				
Maschi	39	6		9.8 (5.0-20.0)
Femmine	21	7		4.4 (2.4-9.6)
Luogo di nascita				
Israele	5	2		3.7 (0.8-17.2)
Africa	38	6		9.4 (4.6-19.0)
Asia	17	5		5.3 (2.2-13.0)
Età al trattamento radiante (anni)				
0-4	14	3		8.6 (3.0-24.1)
5-9	30	5		7.4 (3.3-16.6)
10-15	16	5		5.7 (2.3-13.9)
Intervallo tra trattamento radiante e diagnosi (anni)				
5-9	6	2		4.5 (1.0-19.3)
10-14	10	4		3.8 (1.4-11.0
15-19	20	3		10.0 (3.8-26.7)
20-24	17	2		12.8 (4.1-39.6)
>24	7	2		5.2 (1.3-21.4)
Dose media calcolata				
0 Gy	9			1.0
1.20 Gy	6			3.4
1.35 Gy	7			4.1
1.55 Gy	10			5.2
2.65 Gy	8			21.1
3.54 Gy	2			10.2

RR, rischio relativo; *LC 95%*, limiti di confidenza al 95%

seguito a radioterapia sul sistema nervoso per la profilassi della leucemia linfatica acuta, in particolare nei bambini al di sotto dei 5 anni. Il rischio è risultato aumentato di 22 volte e la frequenza è stata del 2.5% per i bambini trattati [17, 18].

L'uso delle radiazioni ionizzanti a scopo diagnostico in gravidanza è stato associato ad un aumento del rischio di astrocitomi e di medulloblastomi nei bambini dopo la nascita. Questo dato è stato confermato da molteplici studi condotti in paesi diversi negli anni '50-'60, quando le dosi utilizzate a scopo diagnostico erano elevate; in seguito alla riduzione dell'intensità delle dosi, il rischio si è ridotto [19, 20]. Tuttavia, occorre segnalare come ancora non sia nota la relazione esistente tra dose minima di radiazioni ed effetto cancerogeno sul sistema nervoso [21].

Secondo alcuni Autori le ortopantomografie potrebbero aumentare il rischio di meningiomi del tentorio cerebellare e della fossa cranica posteriore. Questo esame esporrebbe le strutture intracraniche a dosi di radiazioni di 1-3 Gy [22, 23].

I dati più rilevanti, riguardanti l'esposizione ad alte dosi di radiazioni ionizzanti, provengono dagli studi condotti tra i sopravvissuti alle bombe atomiche di Nagasaki e Hiroshima. Negli esposti alle radiazioni nucleari di Hiroshima, l'incidenza dei meningiomi è cresciuta progressivamente dal 1975-1980; a distanza di 30-35 anni dall'esplosione, i valori riportati sono: 5.3, 7.3, 10.1 e 14.9 casi per 100 000/anno nei quinquenni 1975-1979, 1980-1984, 1985-1989 e 1990-1994 [24]. Negli esposti alle radiazioni nucleri di Nagasaki le incidenze sono state di 1.6, 1.0, 2.9, 6.6 e 10.2 casi per 100 000/anno nei periodi 1973-1976, 1977-1980, 1981-1984, 1985-1988 e 1989-1992 [25]. In entrambi gli studi, l'incidenza dei meningiomi è risultata correlata alla distanza dall'ipocentro dell'esplosione (Fig. 1).

Gli autori concordano sui seguenti criteri per la diagnosi di meningioma indotto da radiazioni: (a) sede anatomica corrispondente a quella irradiata; (b) intervalli medi tra esposizione alle radiazioni e diagnosi di tumore uguali a 35 anni per le basse dosi, a 20-25 anni per le medie e alte dosi; (c) caratteri istologici atipici o maligni, molteplicità di sede e alto rischio di recidiva dopo l'intervento chirurgico.

Nelle aree interessate dall'esplosione atomica sono stati segnalati aumenti di incidenza anche di altri tumori: tumori della tiroide, della mammella, del polmone, dello stomaco, del colon, della pelle e leucemie acute.

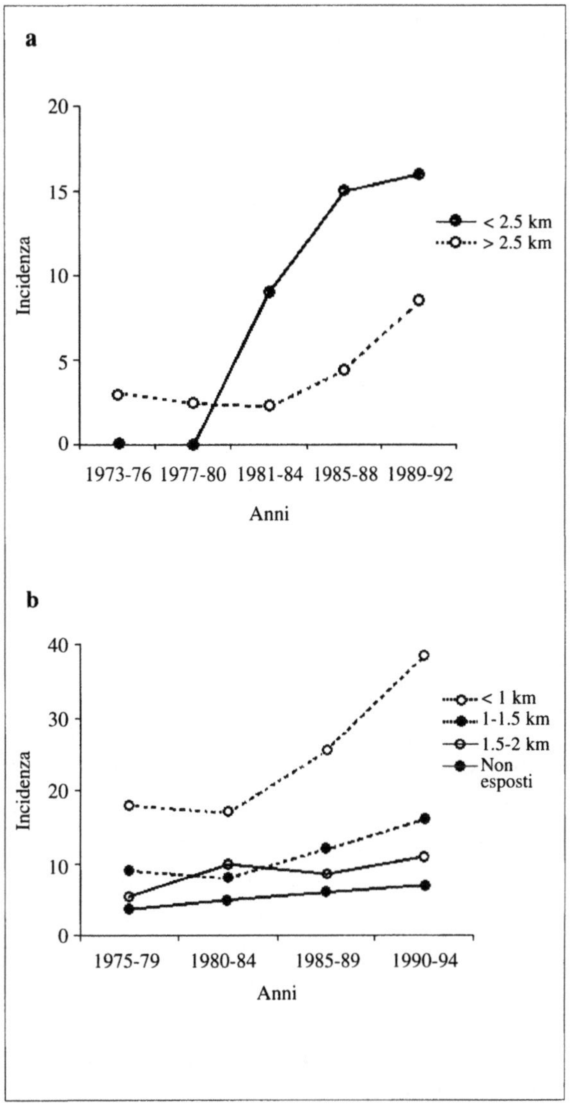

Fig. 1a, b. Meningiomi: tassi di incidenza per quadriennio (1973-1992) nei sopravvissuti alla bomba atomica in Nagasaki (**a**) e per quinquennio (1975-1994) in Hiroshima (**b**) e distanza dall'ipocentro dell'esplosione

I risultati disponibili in letteratura riguardanti il rischio per l'esposizione professionale a radiazioni ionizzanti, in particolare per le attività nel settore dell'energia nucleare, non sono univoci. L'indicazione che emerge da un'analisi della letteratura suggerisce l'esistenza di un aumento del rischio solo dopo esposizione professionale ad alti livelli di radiazioni [26, 27].

Campi elettromagnetici

Possono avere un ruolo nel promuovere un processo tumorale già in atto perché è ormai accettato che le radiazioni non ionizzanti non danneggiano direttamente il DNA. I risultati di alcuni studi, che avevano riportato un aumento del rischio nei bambini esposti a campi elettromagnetici [28, 29], non sono stati confermati da due recenti ricerche provenienti dalla Nuova Zelanda [30] e dalla Gran Bretagna [31]. Nello studio inglese, all'inizio degli anni '90, è stata esaminata l'intera popolazione di Inghilterra, Galles e Scozia; più di 2200 bambini di età inferiore ai 14 anni con una diagnosi di leucemia, di tumore del sistema nervoso o di altre forme tumorali sono stati confrontati con altrettanti controlli. I risultati non supportano l'esistenza di una relazione causale fra leucemie, tumori del sistema nervoso e l'esposizione a campi elettromagnetici. Tuttavia, gli Autori dell'editoriale di commento escludono che questi risultati possano essere considerati conclusivi. Infatti, lo studio inglese, pur essendo di ampie dimensioni e condotto correttamente, ha incluso pochi bambini con una esposizione superiore a 0.5 microtesla. Al di sopra di questa dose, secondo alcuni Autori, si riscontra un aumento di leucemie e di tumori del sistema nervoso.

L'esposizione professionale dei genitori ai campi elettromagnetici non sembra possa aumentare il rischio di tumori del sistema nervoso nei figli; tuttavia, nessuno degli studi ha riportato la misurazione diretta dell'esposizione nell'ambiente di lavoro [32, 33].

Per quanto riguarda i tumori degli adulti, sono stati condotti alcuni studi di coorte e caso-controllo in categorie di lavoratori considerati a rischio di alta esposizione a campi elettromagnetici, come elettricisti, ingegneri elettronici, addetti ai servizi nei settori dell'elettricità, delle telecomunicazioni, della radio e della televisione, dell'elettronica [34, 35]. In tutti gli studi, l'intensità di esposizione non è stata misurata, ma è stata attribuita solo sulla base della professione e/o della occupazione; ciò può aver determinato una sottostima del rischio per le esposizioni di alta intensità (>0.2 microtesla). I risultati disponibili non permettono di escludere che l'esposizione a campi elettromagnetici possa causare un aumento del rischio di astrocitomi e di meningiomi.

Altre esposizioni professionali

Studi di mortalità e caso-controllo hanno riportato un aumento del rischio di astrocitomi e glioblastomi negli agricoltori. Questi risultati sono stati attribuiti all'esposizione ai pesticidi, in particolare agli insetticidi e ai fungicidi. Molte delle sostanze utilizzate in agricoltura contengono alchiluree, o loro precursori, e possono causare una esposizione ad alchilnitrosouree endogene [36, 37].

Sono stati riportati livelli elevati di rischio anche nei lavoratori dell'industria chimica e in particolare nella lavorazione dei derivati del petrolio e della gomma. Quest'ultima lavorazione comporta l'esposizione a nitrosamine, formaldeide e cloruro di vinile.

Un aumento del rischio è stato segnalato anche nei veterinari, negli imbalsamatori, nei patologi e nei tecnici di laboratorio di anatomia patologica ed è stato attribuito all'esposizione a formaldeide [38].

N-nitroso composti (NOC)

L'uomo è esposto non solo a NOC preformati ma anche ai loro precursori, presenti nell'organismo e nell'ambiente in insiemi complessi; a causa di questa complessità, non è ancora stata fornita una definizione operativa di esposizione totale dell'uomo ai NOC. L'ipotesi di una associazione tra i tumori maligni del sistema nervoso dell'infanzia e l'esposizione transplacentare ai NOC è supportata dalle evidenze dei dati sperimentali. Un aumento del rischio di tumori maligni del sistema nervoso (astrocitomi, glioblastomi, medulloblastomi) nei bambini era stato riportato in un primo studio caso-controllo [39], ma non è stato sufficientemente confermato in seguito.

Il programma SEARCH (Surveillance of Environmental Aspects Related to Cancer in Humans), promosso dalla IARC, dovrebbe produrre risultati definitivi a breve. In questo programma internazionale sui tumori del sistema nervoso dell'infanzia sono stati studiati 1218 bambini con tumore e 2223 controlli di popolazione.

Dieta e supplementazioni vitaminiche in gravidanza

Nell'ultimo decennio sono stati condotti numerosi studi sulla dieta della madre in gravidanza, in relazione all'ipotesi che l'esposizione transplacentare ai NOC presenti negli alimenti possa essere un fattore di rischio per i tumori del sistema nervoso dell'infanzia. Le carni insaccate e i pesci contengono nitrosamine preformate, nitrati e nitriti, mentre le vitamine C ed E, che impediscono la reazione di nitrosazione delle amine a livello gastrico, dovrebbero essere fattori protettivi. Un aumento del rischio di tumori cerebrali, in relazione al consumo di cibi ad alto contenuto di NOC da parte della madre in gravidanza, è stato riportato in otto dei nove studi rilevanti per questa ipotesi [39-47]. Tuttavia, questa associazione non può essere considerata definitiva in quanto questi studi sono stati oggetto di critiche, riguardanti la metodologia di selezione dei controlli, la validazione dei questionari utilizzati, la completezza dei dati raccolti.

Un effetto protettivo delle supplementazioni vitaminiche assunte dalla madre in gravidanza è stato riportato in due dei sei studi che hanno considerato questa ipotesi [39, 42, 43, 46, 47]. In uno studio, l'effetto protettivo è risultato specifico per alcuni istotipi: medulloblastoma, neuroblastoma cerebrale, ependimoblastoma e pineoblastoma [47]. Se questo risultato fosse confermato, ci si dovrebbe aspettare una relazione tra questi istotipi e difetti del tubo neurale, in quanto anche per questi ultimi è stato dimostrato un effetto protettivo delle supplementazioni vitaminiche in gravidanza [48]. Questa ipotesi dovrebbe essere verificata nei paesi dove l'incidenza dei difetti del tubo neurale è particolarmente alta, come nelle aree nord occidentali delle isole Britanniche, nord orientali della Cina e in alcune zone dell'India e del Medio Oriente.

Fumo di tabacco

Un aumento del rischio di astrocitomi, medulloblastomi e ependimomi nei bambini è stato associato alla abitudine al fumo di tabacco dei genitori o all'esposizione al fumo passivo della madre in gravidanza [49-51], ma questa associazione non è stata confermata da altri studi [52] e neppure dai risultati dello studio SEARCH [53].

Uso di farmaci in gravidanza

L'assunzione di antiepilettici, anestetici, psicofarmaci da parte della madre in gravidanza non aumenta il rischio di tumori del sistema nervoso nei figli. È il risultato definitivo ottenuto dal "National Collaborative Perinatal Project", uno studio prospettico di coorte di oltre 50 000 donne assistite durante la gravidanza presso dodici Istituzioni americane tra il 1959 e il 1965 [54].

In uno studio svedese di grandi dimensioni è stato riportato un aumento del rischio di astrocitomi anaplastici, medulloblastomi ed ependimomi da somministrazione di narcotici alla madre durante il parto [55]. Tuttavia, questo risultato non è stato confermato in altri studi di piccole dimensioni [41, 56].

Malattie del bambino

La presenza di malformazioni congenite alla nascita non è associata ad un aumento del rischio per tumori del sistema nervoso [40, 41, 55].

Tutti gli studi sull'argomento riportano che un peso alla nascita superiore ai 4 Kg aumenta il rischio di astrocitomi [45, 55, 56].

La presenza di epilessia e l'uso di barbiturici da parte del bambino è risultata associata ad un aumento del rischio nella maggior parte degli studi, ma gli autori ritengono che questa associazione sia secondaria alla presenza del tumore prima della sua diagnosi [39, 40, 57-59].

Traumi cranici

Numerosi studi di tipo caso-controllo hanno riportato un aumento del rischio di insorgenza di meningiomi dopo un trauma cranico; è stato ipotizzato che il trauma possa potenziare gli effetti di altre esposizioni, favorendo la moltiplicazione cellulare o alterando la barriera ematoencefalica [60]. Tuttavia, altre ricerche, inclusi alcuni studi prospettici di coorte, non hanno confermato questa associazione [61].

Virus

Diverse evidenze indicano che il papovavirus SV40 delle scimmie è oncogeno. Come i poliomavirus BK e JC, il virus SV40, dopo inoculazione intracerebrale nella cavia, è in grado di trasformare cellule dell'uomo e degli animali in vitro e in vivo [62] e di indurre ependimomi maligni, papillomi e carcinomi dei plessi corioidei [63]. Sequenze analoghe a SV40 sono state dimostrate in un numero significativo di tumori dei plessi corioidei (sia carcinomi che papillomi), mediante tecniche di PCR, isolamento del virus e ibridizzazione del DNA [64, 65].

Altri virus considerati potenzialmente oncogeni per il sistema nervoso sono gli herpesvirus, i citomegalovirus, gli adenovirus, gli arbovirus e i retrovirus.

A fine anni '50 e inizio anni '60, nel Connecticut fu registrata una elevata incidenza di tumori cerebrali in bambini nati negli anni 1955-1960. Il vaccino antipolio usato in Connecticut tra il 1955 e il 1961 risultò contaminato dal virus SV40. I risultati degli studi condotti in quell'area dimostrarono che il 35% dei bambini affetti da glioma e il 67% dei portatori di medulloblastoma erano stati esposti al virus SV40, rispetto al 21% dei controlli [66]. Un'alta incidenza di tumori cerebrali fu riscontrata anche in bambini nati da madri che erano state vaccinate in gravidanza con vaccino Salk contaminato da questo virus [67].

Fattori genetici

Il rischio di tumori del sistema nervoso attribuibile a malattie ereditarie autosomiche dominanti, come la neurofibromatosi (NF-1), sclerosi tuberosa, sindrome di Gorlin, o a malattie recessive, come la sindrome di Turcot, è compreso tra il 2% e il 3% [68, 69]. La concordanza nei gemelli monozigoti è simile a quella nei dizigoti e la frequenza di tumori del sistema nervoso nei familiari dei malati non è superiore a quella della popolazione generale [70-72]. Tuttavia, gli studi disponibili sono di piccole dimensioni e i loro risultati possono essere stati influenzati da selezioni e distorsioni nell'inclusione dei casi. Le limitazioni presenti nella maggioranza degli studi dei tumori nelle famiglie e nei gemelli indicano che i fattori di rischio ambientali e genetici e le loro interazioni dovranno essere indagati con studi di epidemiologia molecolare basati sulle popolazioni e sulle famiglie [73].

I risultati degli studi sulle famiglie suggeriscono l'ipotesi che esista una relazione genetica tra le leucemie e i tumori del sistema nervoso dell'infanzia. Questa ipotesi è supportata anche dalle osservazioni di un eccesso di tumori emopoietici e di linfomi nei fratelli dei bambini con tumori del sistema nervoso [74, 75].

Sindromi genetiche

Sono riportate nella Tabella 3.

Tabella 3. Sindromi genetiche associate con i tumori del sistema nervoso

Malattia	Frequenza	Tipo di tumore	Ereditarietà	Locus	Proteina
Neurofibromatosi tipo 1 (NF1)	1/3000-4000	Glioma dell'ottico, astrocitomi, schwannomi, leucemie non-linfocitarie	AD	17q11.2	NF1
Neurofibromatosi tipo 2 (NF2)	1/37 000	Neurinomi acustico, meningiomi multipli, astrocitomi	AD	22q12	NF2
Sclerosi tuberosa	1/10 000	Amartomi, astrocitomi	AD	9q34	TSC1
von Hippel-Lindau	1/36 000	Emangioblastomi retino-cerebellari	AD	3p25-p26	TS4
Sindrome Li Fraumeni		Cancro della mammella, sarcomi tessuti molli, tumori cerebrali, osteosarcomi, leucemie	AD	17p13	p53
Sindrome di Turcot		Poliposi familiare, medulloblastomi, glioblastomi, cancro della tiroide, ileo	AD	ACP gene	
Sindrome nevoide delle cellule basali		Medulloblastomi		9q	
Neoplasia endocrina multipla, tipo 1		Adenomi dell'ipofisi		11q	

Neurofibromatosi tipo 1 (NF1)

È una malattia autosomica dominante caratterizzata da neurofibromi multipli, tumori maligni dei nervi periferici, gliomi del nervo ottico, presenza di "macchie di colore caffèlatte", efelidi nelle regioni ascellare o inguinale, amartomi dell'iride (noduli di Lisch), deformazioni scheletriche come la displasia della tibia e la displasia dello sfenoide [76]. È indicata come neurofibromatosi di Reck-linghausen dal nome dell'anatomopatologo tedesco che per primo ha riconosciuto che i tumori caratteristici originavano dai nervi periferici. In molti Paesi, è stimata una prevalenza di 1:4000 individui.

Il gene *NF1* è localizzato sul cromosoma 17q11.2 e codifica per una proteina nota come neurofibromina, la cui funzione sembra essere quella regolatrice della proteina ras, implicata nel controllo della divisione e della differenziazione cellulare [77]. Circa il 50% dei casi si verifica in assenza di storia familiare ed è dovuto a nuove mutazioni che avvengono prevalentemente nella linea germinale paterna.

Neurofibromatosi tipo 2 (NF2)

È una malattia autosomica dominante che interessa 1:35 000 persone nel mondo e che predispone in età giovanile allo sviluppo di tumori multipli, neurinomi, meningiomi ed ependimomi spinali. La presenza di neurinomi bilaterali dell'VIII nervo cranico è diagnostica. La sindrome è causata da mutazioni nel gene soppressore *NF2*, sul cromosoma 22q12, che codifica per una proteina citoscheletrica nota come merlina o schwannomina e la cui inattivazione esercita un ruolo cruciale nella cancerogenesi di neurinomi e meningiomi sporadici [78].

Meningiomatosi

Meningiomi multipli occorrono nel 4-10% degli individui con meningiomi e insorgono secondariamente a disseminazione attraverso il liquor cerebrospinale. I meningiomi familiari sono rari e quasi tutti si verificano in associazione con NF2; altri geni attualmente in studio sono *BAM22* e *MN1*, sul cromosoma 22q, e altri sui cromosomi 1p, 10 e 14q, che potrebbero contribuire alla patogenesi molecolare dei meningiomi [79].

In uno studio condotto in Norvegia e pubblicato recentemente, sono state stimate l'incidenza e la frequenza di associazioni familiari dei meningiomi e dei neurinomi multipli. I neurinomi e i meningiomi multipli sporadici sono risultati rari nei pazienti che non presentavano evidenze cliniche e radiologiche di NF2 [80].

Sindromi rare

Meningiomi sono stati riportati in associazione alla sindrome di Gorlin, una rara condizione ereditaria in cui i pazienti presentano un elevato rischio di carcinomi basocellulari, fibromi ovarici e medulloblastomi. In questo caso, le mutazioni interessano il cromosoma 9q31, anche se il gene non è stato ancora individuato [81].

In pochi casi è stata riportata una associazione tra sindrome di Cowden e meningiomi. In questa sindrome ereditaria, il cui difetto genico non è stato individuato, i pazienti presentano un alto rischio di tricolemmomi, amartomi, tumori benigni della pelle e di altri organi, ma anche di tumori maligni della mammella, utero e tiroide [82].

Interazioni tra genetica e ambiente

La predisposizione poligenetica all'insorgenza dei tumori può consistere sia in una aumentata suscettibilità metabolica all'azione di sostanze cancerogene, sia in una ridotta capacità di riparazione dei danni al DNA causati da queste sostanze.

Tanto nell'uomo che negli animali si verificano ampie variazioni nella suscettibilità ai cancerogeni e alle sostanze che danneggiano il DNA. Vi sono differenze nell'ordine di almeno 200 volte nella capacità del DNA di legarsi a sostanze cancerogene in cellule umane in coltura, nella attivazione/inattivazione dei cancerogeni e nelle capacità di riparazione del DNA. In particolare, l'attivazione o l'inattivazione metabolica dei cancerogeni è almeno in parte determinata geneticamente. Esempi di polimorfismi metabolici che sono stati studiati nell'uomo sono la N-acetiltransferasi (NAT2), il citocromo P450 CYP1A1, il citocromo P450 CYP2D6 (debrisoquina) e la glutatione-S-transferasi M1 (GST1). L'esistenza di polimorfismi metabolici è stata implicata nell'eziopatogenesi di tumori di altri organi [83].

La letteratura epidemiologica riguardante il ruolo della suscettibilità metabolica determinata su base genetica indica, pur con molti limiti metodologici, che vi sono prove di una associazione causale tra alcuni polimorfismi metabolici e il rischio di tumore nell'uomo. Inoltre, gli studi più recenti suggeriscono che l'importanza del fenotipo metabolico può essere maggiore a bassi livelli di esposizione [84].

La suscettibilità genetica può essere un importante elemento nella valutazione dei problemi di sanità pubblica. Per esempio, l'esposizione al fumo passivo e ai gas di scarico dei motori diesel, che sono sorgenti diffuse di idrocarburi aromatici policiclici, amine aromatiche e altri cancerogeni, si verifica a livelli molto bassi, ma riguarda una quota molto elevata della popolazione generale.

La scarsa conoscenza delle cause dei tumori del sistema nervoso dell'infanzia e degli adulti potrebbe derivare dal non avere finora testato l'ipotesi di una possibile associazione tra i polimorfismi metabolici noti e le esposizioni ambientali ai cancerogeni. La stessa ipotesi potrebbe costituire una valida spiegazione delle variazioni geografiche e inter-etniche della incidenza di questi tumori.

Bibliografia

1. Rose G (1985) Sick individuals and sick populations. Int J Epidemiol 14:32-38
2. Rothman KJ, Greenland S (1998) Causation and causal inference. In: Rothman KJ, Greenland S (eds) Modern Epidemiology. Lippincott Raven, New York, pp 7-28
3. Susser M (1991) What is a cause and how do we know one? A grammar for pragmatic epidemiology. Am J Epidemiol 133:635-648
4. Vineis P (1991) Causality assessment in epidemiology. Theor Med 12:171-181
5. International agency for research on cancer (1989) Monographs on the evaluation of carcinogenic risks to humans. IARC Scientific Publications, Lyon, Vol 45, pp 13-36
6. Little J (1999) Epidemiology of childhood cancer. IARC Scientific Publications No. 149. Oxford University Press, Oxford
7. Rice JM, Rehm S, Donovan PJ et al (1989) Comparative transplacental carcinogenesis by directly acting and metabolism-dependent alkylating agents in rodents and nonhuman primates. In: Napalkov NP, Rice JM, Tomatis L et al (eds) Perinatal and multigeneration carcinogenesis. IARC Scientific Publications, Lyon, pp 17-34
8. Magee PN, Montesano R, Preussmann R (1976) N-nitroso compounds and related carcinogens. In: Searle CE (ed) Chemical carcinogens (ACS Monograph No.173). American Chemical Society, Washington DC, pp 491-625
9. Tomatis L, Cabral JPR, Likhachev AJ (1981) Increased cancer incidence in the progeny of male rats exposed to ethylnitrosurea before mating. Int J Cancer 28:475-478
10. Pegg AE (1990) Mammalian O6-alkylguanine-DNA alkyltransferase: regulation and importance in response to alkylating carcinogenic and therapeutic agents. Cancer Res 50:6119-6129
11. Kleihues P, Lantos PL, Magee PN (1976) Chemical carcinogenesis in the nervous system. Int Rev Exp Pathol 15:153-232
12. Bernstein M, Laperriere N (1991) Radiation-induced tumors of the nervous system. In: Gutin PH, Leibel SA, Sheline GE (eds) Radiation injury to the nervous system. Raven Press, New York, pp 455-472
13. Haymaker W, Rubinstein LJ, Miguel J (1972) Brain tumors in irradiated monkeys. Acta Neuropathol 20:267-277
14. Ron E, Modan B, Boice JD, Alfandary E, Stovall M, Chetrit A, Katz L (1988) Tumors of the brain and nervous system after radiotherapy in childhood. N Engl J Med 319:1033-1039
15. Shore RE, Albert RE, Pasternack BS (1976) Follow-up study of patients treated by X-ray epi-

lation for tinea capitis: resurvey of post-treatment illness and mortality experience. Arch Environ Health 31:21-28
16. Sadetzki S, Modan B, Chetrit A, Freedman L (2000) An iatrogenic epidemic of benign meningioma. Am J Epidemiol 151:266-272
17. Neglia JP, Meadows AT, Robison LL et al (1991) Second neoplasms after acute lymphoblastic leukemia in childhood. N Engl J Med 325:1330-1336
18. Strojan P, Popovic M, Jereb B (2000) Secondary intracranial meningiomas after high-dose cranial irradiation: report of five cases and review of the literature. Int J Radiat Oncol Biol Phys 48:65-73
19. MacMahon B (1962) Prenatal X-ray exposure and childhood cancer. J Natl Cancer Inst 28:1173-1191
20. Bithell JF, Stewart AM (1975) Pre-natal irradiation and childhood malignancy: a review of British data from the Oxford Survey. Br J Cancer 31:271-287
21. Doll R, Wakeford R (1997) Risk of childhood cancer from fetal irradiation. Br J Radiol 70:130-139
22. Preston-Martin S, Paganini-Hill A, Henderson BE, Pike MC, Wood C (1980) Case-control study of intracranial meningiomas in women in Los Angeles County, California. J Natl Cancer Inst 65:67-73
23. Preston-Martin S, Yu MC, Henderson BE, Roberts C (1983) Risk factors for meningiomas in men in Los Angeles County. J Natl Cancer Inst 70:863-866
24. Shintani T, Hayakawa N, Kamada N (1999) High incidence of meningioma in survivors of Hiroshima. Lancet 349:1369-1372
25. Sadamori N, Shibata S, Mine M, Miyazaki H, Miyake H, Kurihara M, Tomonaga M, Sekine I, Okumura Y (1996) Incidence of intracranial meningiomas in Nagasaki atomic-bomb survivors. Int J Cancer 67:318-322
26. Kendall GM, Muirhead CR, MacGibbon BH et al (1992) Mortality and occupational exposure to radiation: first analysis of the National Registry for Radiation Workers. BMJ 304:220-225
27. Carpenter L, Higgins C, Douglas A et al (1999) Combined analysis of mortality in three United Kingdom nuclear industry workforces, 1946-1998. Radiat Res 138:224-238
28. Tomenius L (1986) 50-Hz electromagnetic environment and the incidence of childhood tumors in Stockholm County. Bioelectromagnetics 7:191-207
29. Savitz DA, John EM, Kleckner RC (1990) Magnetic field exposure from electric appliances and childhood cancer. Am J Epidemiol 131:763-773
30. Dockerty JD, Elwood JM, Skegg DC, Herbison GP (1999) Electromagnetic field exposures and childhood leukaemia in New Zealand. Lancet 354:1967-1968
31. U.K. Childhood Cancer Study Investigators (2000) Childhood cancer and residential proximity to power lines. Br J Cancer 83:1573-1580
32. Nasca PC, Baptiste MS, MacCubbin PA, Metzger BB, Carlton K, Greenwald P, Armbrustmacher VW, Earle KM, Waldman J (1988) An epidemiologic case-control study of central nervous system tumors in children and parental occupational exposures. Am J Epidemiol 128:1256-1265
33. Wilkins JR III, Sinks T (1990) Parental occupation and intracranial neoplasms of childhood: results of a case-control interview study. Am J Epidemiol 132:275-292
34. Savitz DA, Cai J, van Wijngaarden E et al (2000) Case-cohort analysis of brain cancer and leukemia in electric utility workers using a refined magnetic field job-exposure matrix. Am J Ind Med 38:417-425
35. Morgan RW, Kelsh MA, Zhao KJ, Exuzides KA, Heringer S, Negrete W (2000) Radiofrequency exposure and mortality from cancer of the brain and lymphatic/hematopoietic systems. Epidemiology 11:118-127
36. Musicco M, Sant M, Molinari S et al (1988) A case-control study of brain gliomas and occupational exposure to chemical carcinogens: the risk to farmers. Am J Epidemiol 128:778-785
37. Blair A, Zahm SH, Pearce NE et al (1992) Clues to cancer etiology from studies of farmers. Scand J Work Environ Health 18:209-215
38. Harrington JM, Oakes D (1984) Mortality study of British pathologists, 1974-80. Br J Ind Med 41:188-191
39. Preston-Martin S, Yu MC, Benton B, Henderson BE (1982) N-nitroso compounds and childhood brain tumors: a case-control study. Cancer Res 42:5240-5245
40. Cordier S, Iglesias MJ, Le Goaster C, Guyot MM, Mandereau L, Hemon D (1994) Incidence and risk factors for childhood brain tumors in the Ile de France. Int J Cancer 59:776-782
41. McCredie M, Maisonneuve P, Boyle P (1994) Antenatal risk factors for malignant brain tumours in New South Wales children. Int J Cancer 56:6-10
42. Sarasua S, Savitz DA (1994) Cured and broiled meat consumption in relation to childhood cancer: Denver, Colorado. Cancer Causes Control 5:141-148
43. Preston-Martin S, Pogoda JM, Mueller BA, Holly EA, Lijinsky W, Davis RL (1996) Maternal consumption of cured meats and vitamins in relation to pediatric brain tumors. Cancer Epidemiol Biomarkers Prev 5:599-605
44. Schymura MJ, Zheng D, Baptiste MS, Nasca PC (1996) A case-control study of childhood brain tumours and maternal lifestyle. Am J Epidemiol 143:S8

45. Kuijten RR, Bunin GR, Nass CC, Meadows AT (1990) Gestational and familial risk factors for childhood astrocytoma: results of a case-control study. Cancer Res 50:2608-2612
46. Bunin GR, Kuijten RR, Boesel CP, Buckley JD, Meadows AT (1994) Maternal diet and risk of astrocytic glioma in children: a report from the Childrens Cancer Group. Cancer Causes Control 5:177-187
47. Bunin GR, Kuijten RR, Buckley JD, Rorke LB, Meadows AT (1993) Relation between maternal diet and subsequent primitive neuroectodermal brain tumors in young children. N Engl J Med 329:536-541
48. MRC Vitamin Study Resarch Group (1991) Prevention of neural tube defects: results of the Medical Research Council Vitamin Study. Lancet 338:131-137
49. Sorahan T, Prior P, Lancashire RJ, Faux SP, Hulten MA, Peck IM, Stewart AM (1997) Childhood cancer and parental use of tobacco: deaths from 1971 to 1976. Br J Cancer 76:1525-1531
50. Ji BT, Shu XO, Linet MS, Zheng W, Wacholder S, Gao YT, Ying DM, Jin F (1997) Paternal cigarette smoking and the risk of childhood cancer among offspring of nonsmoking mothers. J Natl Cancer Inst 89:238-244
51. Filippini G, Farinotti M, Ferrarini M (2000) Active and passive smoking during pregnancy and risk of central nervous system tumours in children. Paediatr Perinat Epidemiol 14:78-84
52. Norman MA, Holly EA, Ahn DK, Preston-Martin S, Mueller BA, Bracci PM (1996) Prenatal exposure to tobacco smoke and childhood brain tumors: Results from the United States West Coast childhood brain tumor study. Cancer Epidemiol Biomarkers Prev 5:127-133
53. Filippini G, Maisonneuve P, McCredie M et al (2002) Relation of childhood brain tumors to exposure of parents and children to tobacco smoke. The SEARCH International case-control study. Int J Cancer (*in press*)
54. Heinonen OP, Slone D, Shapiro S (1997) Birth defects and drugs in pregnancy. Publishing Sciences Group, Littleton MA
55. Linet MS, Gridley G, Cnattingius S et al (1996) Maternal and perinatal risk factors for childhood brain tumors (Sweden). Cancer Causes Control 7:437-448
56. Bunin GR, Buckley JD, Boesel CP, Rorke LB, Meadows AT (1994) Risk factors for astrocytic glioma and primitive neuroectodermal tumor of the brain in young children: a report from the Children's Cancer Group. Cancer Epidemiol Biomarkers Prev 3:197-204
57. Gold E, Gordis L, Tonascia J, Szklo M (1979) Risk factors for brain tumors in children. Am J Epidemiol 109:309-319
58. Howe GR, Burch JD, Chiarelli AM, Risch HA, Choi BC (1989) An exploratory case-control study of brain tumors in children. Cancer Res 49:4349-4352
59. Goldhaber MK, Selby JV, Hiatt RA, Quesenberry CP (1990) Exposure to barbiturates in utero and during childhood risk of intracranial and spinal cord tumors. Cancer Res 50:4600-4603
60. Ludwin SK (1984) Proliferation of mature oligodendrocytes after trauma to the central nervous system. Nature 308:274-275
61. Annegers JF, Laws ER Jr, Kurland LT et al (1979) Head trauma and subsequent brain tumors. Neurosurgery 4:203-206
62. Dorries K, Loeber G, Meixensberger J (1987) Association of polyomaviruses JC, SV40, and BK with human brain tumors. Virology 160:268-270
63. Kirschstein RL, Gerber PV (1962) Ependymomas produced after intracerebral inoculation of SV40 into newborn hamsters. Nature 195:299-300
64. Bergsagel DJ, Finegold MJ, Butel JS, Kupsky WJ, Garcea RL (1992) DNA sequences similar to those of simian virus 40 in ependymomas and choroid plexus tumors of childhood. N Engl J Med 326:988-993
65. Woloschak M, Yu A, Post KD (1997) Detection of polyomaviral DNA sequences in normal and adenomatous human pituitary tissues using polymerase chain reaction. Cancer 76:490-496
66. Farwell JR, Dohrmann GJ, Marrett LD, Meigs JW (1979) Effect of SV40 virus-contaminated polio vaccine on the incidence and type of CNS neoplasms in children: a population-based study. Trans Am Neurol Assoc 104:261-264
67. Heinonen OP, Shapiro S, Monson RR et al (1973) Immunization during pregnancy against poliomyelitis and influenza in relation to childhood malignancy. Int J Epidemiol 2:229-235
68. Narod SA, Stiller C, Lenoir GM (1991) An estimate of the heritable fraction of childhood cancer. Br J Cancer 63:993-999
69. Evans G, Burnell L, Campbell R, Gattamaneni HR, Birch J (1993) Congenital anomalies and genetic syndromes in 173 cases of medulloblastoma. Med Pediat Oncol 21:433-434
70. Buckley JD, Buckley CM, Breslow NE, Draper GJ, Roberson PK, Mack TM (1996) Concordance for childhood cancer in twins. Med Pediatr Oncol 26:223-229
71. Olsen JH, Boice JD Jr, Seersholm N, Bautz A, Fraumeni JF Jr (1995) Cancer in the parents of children with cancer. N Engl J Med 333:1594-1599
72. Draper GJ, Sanders BM, Lennox EL, Brownbill PA (1996) Patterns of childhood cancer among siblings. Br J Cancer 74:152-158
73. Hoover RN (2000) Cancer – nature, nurture, or

both. N Engl J Med 343:135-136
74. de Vathaire F, Hawkins M, Campbell S et al (1999) Second malignant neoplasms after a first cancer in childhood: temporal pattern of risk according to type of treatment. Br J Cancer 79:1884-1893
75. Farwell J, Flannery JT (1984) Cancer in relatives of children with central nervous system neoplasms. N Engl J Med 311:749-753
76. Stumpf DA, Alksne JF, Annegers JF (1988) Neurofibromatosis. NIH consensus development conference statement. Arch Neurol 45:575-578
77. Seizinger BR, Rouleau GA, Ozelius LJ et al (1987) Genetic linkage of von Recklinghausen neurofibromatosis to the nerve growth factor receptor gene. Cell 49:589-594
78. Louis DN, Ramesh V, Gusella JF (1995) Neuropathology and molecular genetics of neurofibromatosis 2 and related tumors. Brain Pathol 5:163-172
79. Khan J, Parsa NZ, Harada T, Meltzer PS, Carter NP (1998) Detection of gains and losses in 18 meningiomas by comparative genomic hybridization. Cancer Genet Cytogenet 103:95-100
80. Antinheimo J, Sankila R, Carpen O, Pukkala E, Sainio M, Jaaskelainen J (2000) Population-based analysis of sporadic and type 2 neurofibromatosis-associated meningiomas and schwannomas. Neurology 54:71-76
81. Albrecht S, Goodman JC, Rajagopolan S, Levy M, Cech DA, Cooley LD (1994) Malignant meningioma in Gorlin's syndrome: cytogenetic and p53 gene analysis. Case report. J Neurosurg 81:466-471
82. Lyons CJ, Wilson CB, Horton JC (1993) Association between meningioma and Cowden's disease. Neurology 43:1436-1437
83. Vineis P, Perera F (2000) DNA adducts as markers of exposure to carcinogens and risk of cancer. Int J Cancer 88:325-328
84. Berwick M, Vineis P (2000) Markers of DNA repair and susceptibility to cancer in humans: an epidemiologic review. J Natl Cancer Inst 92:874-897

CAPITOLO 3

Genetica molecolare dei tumori gliali

T. Piepoli, L. Bissola, L. Montanini, G. Finocchiaro

La formazione e lo sviluppo di una cellula tumorale è un processo "multi-step", che determina una condizione d'instabilità genetica. Secondo la teoria dell'evoluzione clonale di popolazioni di cellule tumorali, la maggior parte delle neoplasie origina da una singola cellula [1, 2], che è in grado di "bypassare" segnali apoptotici e di senescenza, proliferando senza i normali controlli cellulari.

Cenni di metodologie genetiche

Molteplici sono le tecniche di biologia molecolare che possono essere utilizzate per identificare le alterazioni genetiche delle forme tumorali. Tra queste ricordiamo brevemente le più importanti: analisi dei microsatelliti, fluorescence *in situ* hybridization (FISH), spectral kariotyping (SKY), comparative genomic hybridization (CGH), studi di metilazione del DNA.

Esistono diversi saggi genetici per determinare l'inattivazione degli oncosoppressori dovuta a mutazione, delezione o a perdita di materiale genetico.

Attualmente la tecnica più utilizzata è lo studio di perdita di eterozigosi (*loss of heterozigosity*, [LOH]), che è un indicatore chiave dell'esistenza dei geni oncosoppressori.

Questa tecnica si avvale di marcatori genetici costituiti da particolari sequenze di DNA chiamate microsatelliti. Il DNA microsatellite è costituito da molteplici ripetizioni in tandem di sequenze semplici (1-4 paia di basi [bp]) che si trovano distribuite lungo tutto il genoma e sono generalmente associate a dei geni. Sono molto comuni le ripetizioni mononucleotidiche e quelle dinucleotidiche (rispettivamente 0.3% e 0.5% del genoma nucleare), mentre le unità ripetute in tandem di tre e quattro nucleotidi sono relativamente rare. Le ripetizioni più frequenti sono quelle del dinucleotide $(C\text{-}A)_n$, dove n varia da 10 a 60 copie.

I microsatelliti hanno le seguenti caratteristiche:

1. non appartengono alla coding-sequence del gene contiguo, ma sono solo associati ai geni coi quali sono trasmessi;
2. sono amplificabili con la tecnica della polymerase chain reaction (PCR), usando una coppia di primers che li fiancheggiano;
3. sono polimorfici: il numero di ripetizioni (quindi la grandezza totale del frammento) è molto variabile sia tra gli individui di una popolazione (perciò esistono più alleli ovvero più forme alternative di una sequenza del DNA in una specifica localizzazione cromosomica [locus], la cui frequenza è significativa), sia all'interno di una stesso individuo in cui ci sono varianti di numero tra i due alleli (ogni individuo possiede due alleli, uno ereditato dal padre e uno dalla madre).

I microsatelliti sono perciò facilmente identificabili ed informativi. Col termine di informatività genetica si definisce una situazione genotipica in cui si ha eterozigosi di un marcatore polimorfico ovvero si hanno due alleli, che possono essere distinti, in uno stesso locus.

I microsatelliti sono usati come marcatori prognostici per l'elevata eterozigosità e l'elevata variabilità delle ripetizioni dei dinucleotidi. Le differenze nel numero di ripetizioni del dinucleotide $(C\text{-}A)_n$ tra gli alleli paterni e materni fanno sì che i due alleli possano essere separati su un gel di poliacrilammide e quindi visualizzati.

Con la tecnica LOH si analizzano coppie di DNA derivato da campioni ematici (linfocitari) e tumorali per individuare delle differenze tra coppie d'alleli e localizzare i candidati geni oncosoppressori. Se un locus cromosomico è stato perso nel tumore, uno dei due alleli normali sarà assente nel DNA tumorale e la sua assenza verrà evidenziata con il confronto con il DNA costitutivo (linfocitario; Fig. 1). Se il DNA costitutivo è omozigote per un determinato marcatore (un individuo è omozigote se possiede due alleli identici per quel locus), il marcatore non dà informazioni sulla perdita dell'allele in quel tumore. L'uso di microsatelliti altamente polimorfici minimizza la proporzione di questi campioni non informativi. Negli studi classici di perdita di eterozigosi si devono perciò valutare ampie batterie di marcatori e si analizzano i dati mediante la valutazione quantitativa dei prodotti di PCR (intensità delle "bande"). Bisogna però con-

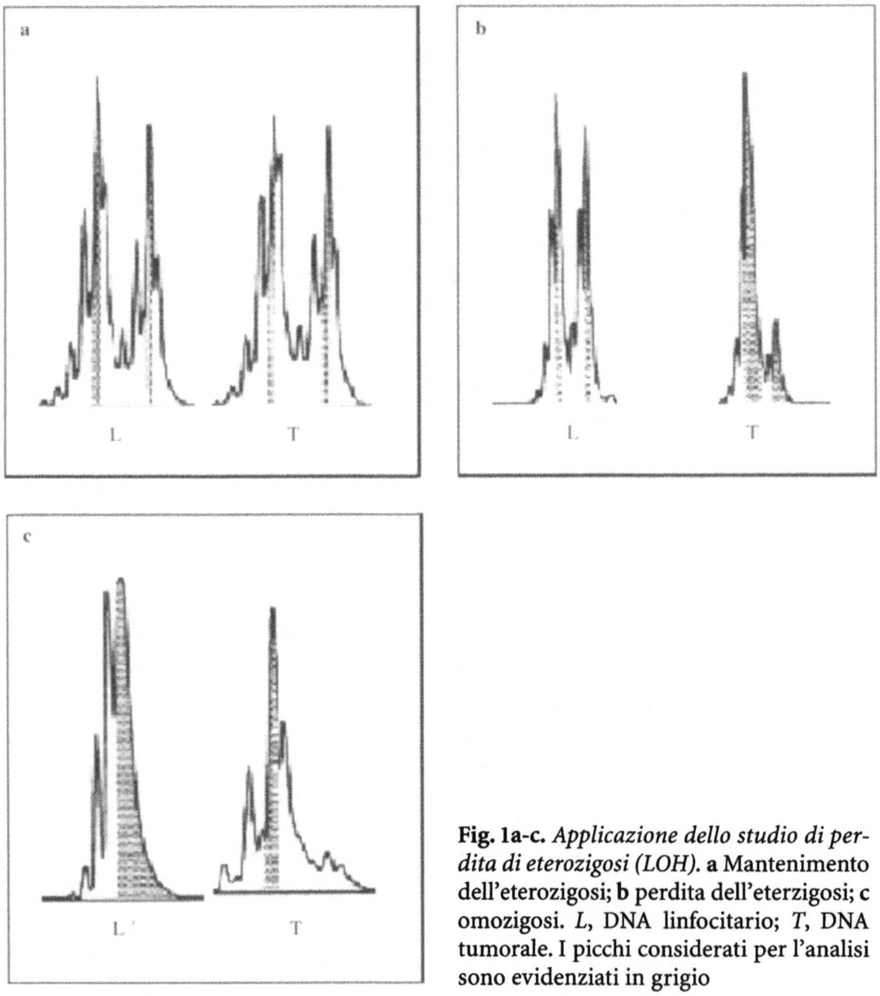

Fig. 1a-c. *Applicazione dello studio di perdita di eterozigosi (LOH).* **a** Mantenimento dell'eterozigosi; **b** perdita dell'eterzigosi; **c** omozigosi. *L*, DNA linfocitario; *T*, DNA tumorale. I picchi considerati per l'analisi sono evidenziati in grigio

siderare che la maggior parte dei campioni patologici tumorali contiene una miscela di tessuto tumorale e non tumorale, perciò quel che si vede non è una perdita totale della banda di un allele, ma una diminuzione relativa dell'intensità.

Per l'analisi di LOH basata sulla tecnica della PCR, che si avvale dei microsatelliti amplificati con primer fluorescenti, vengono utilizzati i sequenziatori automatici.

Negli ultimi anni sono stati estensivamente studiati i cambiamenti genetici molecolari che inattivano gli oncosoppressori e che permettono di caratterizzare i gliomi umani. Alcune alterazioni genetiche sono molto più comuni negli astrocitomi che negli oligodendrogliomi, mentre altre predominano negli oligodendrogliomi, ma sono rare negli astrocitomi. Per esempio, le mutazioni nel gene *p53* si ritrovano nel 30-50% degli astrocitomi ma solamente nel 5% degli oligodendrogliomi [3], così come perdite sul braccio corto del cromosoma 1 (1p) e sul braccio lungo del cromosoma 19 (19q) avvengono nel 40-70% degli oligodendrogliomi, ma solo nel 10-40% degli astrocitomi [4]. Perdite in 1p e 19q si verificano frequentemente negli oligoastrocitomi (52% e 70%, rispettivamente) come pure perdita di eterozigosi sul braccio corto del cromosoma 17 (17p) (32%). Tuttavia, alcuni studi suggeriscono che il gene *p53* potrebbe non essere il target di queste perdite alleliche [5]; perdite in 1p e 19q sono strettamente associate tra loro [6], mentre negli oligoastrocitomi le mutazioni di *p53* sembrano inversamente correlate con la perdita in 1p e 17q. Questi dati suggeriscono che esistono due origini genetiche degli oligoastrocitomi, una correlata agli astrocitomi, l'altra agli oligodendrogliomi. Istologicamente, gli oligoastrocitomi con mutazioni in *p53* sono molto spesso astrocitomi-predominanti, quelli con perdite in 19q sono molto spesso oligodendrogliomi-predominanti [7].

È noto in letteratura che alterazioni sui bracci cromosomici 1p e 19q sono associate a buona risposta chemioterapica e prolungata sopravvivenza nei pazienti con oligodendrogliomi anaplastici trattati con un'associazione di chemioterapici: procarbazina, CCNU, e vincristina (PCV) [8]. Recentemente, si è visto che la perdita combinata di materiale genetico in 1p e 19q ha un valore predittivo statisticamente significativo di una prolungata sopravvivenza, non solo nei pazienti con oligodendrogliomi, ma anche con astrocitomi e oligoastrocitomi e ciò si verifica indipendentemente dal grado del tumore [9].

Nei gliomi di alto grado, la perdita in 1p offre informazioni prognostiche significative sulla sopravvivenza e sulla risposta terapeutica [10].

Nei gliomi di alto grado, la perdita di eterozigosi sul cromosoma 10 (10q) è la più frequente anomalia genetica osservata (60-85%) [11] ed è anche un importante marcatore prognostico negativo indipendente [12].

I dati riguardanti la perdita di eterozigosi in 1p e 10q in oligoastrocitomi anaplastici suggeriscono che le due perdite sono eventi mutualmente esclusivi e che la perdita in 10q è associata a una ridotta speranza di vita. Nei gliomi misti, diversamente da quanto trovato negli oligodendrogliomi, la perdita di eterozigosi in 1p non sembra essere associata ad una prognosi migliore.

La tecnica FISH ha molte applicazioni sia in diagnostica che nella ricerca. Può essere utilizzata per identificare alterazioni cromosomiche numeriche e strutturali, per identificare regioni di delezione o amplificazione genica e per determinare la localizzazione di un gene. Con questa tecnica, cromosomi di preparazioni diverse (interfase, profase e metafase) vengono denaturati a singolo filamento e fissati su una superficie di vetro. Questa viene poi incubata con una sonda marcata con una molecola fluorescente. La sonda si ibridizzerà alla regione complementare di DNA e potrà essere identificata mediante microscopia a fluorescenza. In generale esistono tre diverse categorie di sonde utilizzate [13]: (1) sonde centromeriche cromosoma-specifiche, (2) sonde singolo-locus, (3) sonde che identificano l'intero cromosoma.

Nel 1996 Schrock e coll. [14] descrissero una nuova tecnica: SKY nella quale vengono utilizzati simultaneamente un microscopio ottico e la spettroscopia, per identificare in un solo esperimento tutti i 24 cromosomi. Con la SKY vengono evidenziate traslocazioni di frammenti di DNA fino a 1.5 milioni di paia di basi, identificando il cromosoma d'origine di diversi frammenti extracromosomiali, come i cromosomi "double minute". Questa tecnica, tuttavia, non permette di identificare piccole delezioni, amplificazioni ed inversioni, perché ogni cromosoma viene evidenziato attraverso una marcatura di colore uniforme.

L'ibridazione comparativa dei genomi (CGH) permette l'identificazione di grosse delezioni, ma al momento manca della risoluzione necessaria per cogliere le delezioni più piccole.

Nella CGH vengono utilizzate due sonde marcate con diverse molecole fluorescenti. È possibile, per esempio, marcare sonde che derivano da DNA tumorale con una molecola fluorescente verde e quelle che derivano da DNA normale con una rossa. Queste due sonde vengono quindi usate per ibridare cromosomi cariotipicamente normali in metafase. Regioni amplificate nel tumore saranno caratterizzate pertanto da una spiccata marcatura del fluorocromo verde. Al contrario, non ci sarà marcatura con fluorocromo verde in regioni del DNA tumorale delete: in queste particolari regioni ci sarà quindi una maggiore colorazione rossa.

Genetica molecolare

Negli eucarioti più evoluti, ed in particolare nell'uomo, l'espressione generalizzata di molti geni, detti *geni housekeeping*, è comunemente controllata da regioni promotrici poste al 5' di tali geni e conosciute come isole CpG [15]. Le *CpG islands* sono sequenze di 500-2000 bp, che diversamente dal resto del genoma sono ricche del dinucleotide CpG e hanno la citosina metilata (5-metilcitosina) [15]. La metilazione estensiva delle isole CpG è un importante meccanismo di controllo nello sviluppo e nella differenziazione di un individuo ed in processi particolari quali l'inattivazione trascrizionale di geni "imprinted" e di geni sul cromosoma X femminile [16, 17]. Inoltre, le isole CpG possono essere associate all'inattivazione trascrizionale di alcuni geni che sopprimono la crescita tumorale (*tumor suppressor genes*) [18].

Molte ricerche, tese ad identificare nuovi approcci diagnostici e bersagli terapeutici nella cura delle neoplasie, hanno focalizzato l'attenzione su geni con metilazione aberrante associati ai tumori. Uno di questi geni è la O6-metilguanina-DNA metiltransferasi (MGMT) che codifica per una proteina che ripara il DNA. La sua funzione è quella di rimuovere i legami crociati "addotti", che si formano tra filamenti di DNA adiacenti e che vengono creati da agenti alchilanti (molecole altamente reattive) [19]. Attraverso questo meccanismo, MGMT causa resistenza ai farmaci alchilanti, in particolare alla nitrosourea, utilizzati comunemente nella chemioterapia [20]. Il livello di espressione della proteina varia ampiamente nei diversi tipi di tumore ed anche all'interno dello stesso tumore. Nelle cellule che non possono riparare la formazione di O6-metilguanina, il promotore del gene di MGMT è metilato. MGMT è quindi il fattore chiave nella resistenza ad agenti alchilanti.

Usando un particolare metodo per la valutazione dello stato di metilazione del promotore del gene MGMT [21, 22], alcuni Autori hanno trovato una correlazione tra efficacia della chemioterapia e presenza o assenza dell'enzima [23]. In questo studio, condotto su 47 pazienti affetti da glioblastoma, si è rilevato che 19 (40%) avevano il gene MGMT metilato e che questa condizione era associata ad una regressione del tumore e ad una maggiore aspettativa di vita dopo chemioterapia [23].

La metilazione del promotore del gene MGMT nei gliomi può perciò fornire un'utile predizione della risposta tumorale ad agenti alchilanti. L'utilizzo della chemioterapia potrebbe in futuro essere riservato ai pazienti nei quali il promotore del gene MGMT è metilato. In alternativa, si potrebbe incrementare la sensibilità del tumore con agenti che inibiscono l'enzima MGMT. Uno di questi inibitori, ancora oggetto di studio, potrebbe essere la O6-benzilguanina [24, 25].

L'Organizzazione Mondiale della Sanità (WHO) classifica i tumori del SNC in diverse categorie in base alle cellule da cui originano (Tab. 1).

Anche per patologi di grande esperienza, la diagnosi istopatologica risulta essere talvolta non facile e non univoca a causa dell'eterogeneità tumorale, delle piccole dimensioni e quindi della non completa rappresentatività dei campioni bioptici. Informazioni sulle alterazioni genetiche, come alterazioni a livello cromosomico (acquisizione, delezione parziale o perdita completa di cromosomi), attivazioni di proto-oncogeni ed inattivazione di geni oncosoppressori, permettono fin d'ora una migliore classificazione dei tumori cerebrali.

Come nella maggior parte dei tumori umani, due famiglie di geni sono coinvolte nella formazione di gliomi: gli oncogeni e i geni oncosoppressori. Proto-oncogeni si trasformano in oncogeni, alterando la proliferazione cellulare. È sufficiente l'attivazione di un singolo allele per indurre lo stimolo proliferativo. Il prodotto di geni oncosoppressori, invece, inibisce la crescita cellulare. Questi geni possono essere inattivati per perdita o per inibizione funzionale di entrambi gli alleli, permettendo così la formazione di una cellula neoplastica. Gli oncogeni agiscono quindi come elementi dominanti, mentre i geni oncosoppresori

Tabella 1. Categorie dei tumori primari del SNC secondo l'Organizzazione Mondiale della Sanità

Tumore	Istogenesi	Frequenze %
Meningioma	Meningi	25.3
GBM (glioblastoma multiforme)	Cellule gliali primitive	23
Astrocitomi infiltrativi	Astrociti	10
Medulloblastoma	Neuroectoderma	3.6
Oligodendroglioma	Oligodendrocita	3.5
Ependimoma	Ependima	2.3
Astrocitoma pilocitico	Astrocita	1.8
Oligoastrocitoma misto	Astrocita/oligodendrocita	1.7
Altri		28.8

funzionano in maniera recessiva.

Negli ultimi anni sono stati identificati diversi oncogeni e geni oncosoppressori e il loro numero continua a crescere col tempo.

Tra gli oncogeni che hanno suscitato maggior interesse in neurooncologia, ricordiamo quello che codifica per il recettore per il fattore di crescita epidermico (EGFR). L'EGFR è un recettore tirosin-chinasico transmembrana che lega il fattore di crescita epidermico (EGF), il fattore di crescita trasformante-α (TGF-α) e altri peptidi che stimolano la proliferazione cellulare. Il gene per EGFR è amplificato nel 40% dei glioblastomi, causando nella maggioranza dei casi un'aumentata espressione. In circa la metà dei casi, l'amplificazione del recettore è associata ad un riarrangiamento genico; come risultato di una delezione genomica si hanno, ad esempio, mutanti cui manca una porzione del dominio extracellulare di legame con il ligando. Il tentativo di correlare l'amplificazione del gene *EGFR* con parametri istopatologici o la sopravvivenza del paziente ha dato però risultati contrastanti [26, 27].

I geni codificanti per *murine double minute 2* (MDM2) e *cyclin-dependent kinase 4* (CDK4) sono anch'essi oncogeni amplificati e sovraespressi in alcune forme di glioblastomi. MDM2 è una proteina nucleare in grado di legare il prodotto del gene oncosoppressore *p53* inibendo la sua attività trascrizionale e promovendo la sua degradazione [28]. L'amplificazione e/o aumentata espressione di MDM2 costituisce un meccanismo alternativo per sfuggire al controllo del gene *p53* del ciclo cellulare. CDK4 è una chinasi ciclina-dipendente coinvolta nel meccanismo di regolazione del ciclo cellulare. Questi oncogeni sembrano avere un ruolo in stadi avanzati di progressione degli astrocitomi, perché in genere non sono alterati nei gliomi di basso grado e nei tumori gliali di origine non astrocitaria.

I geni oncosoppressori sembrano maggiormente coinvolti nella formazione di gliomi umani. Alcuni di questi geni sono stati originariamente associati a forme tumorali ereditarie, come la neurofibromatosi [29].

p53 è uno dei geni oncosoppressori maggiormente studiati. Negli astrocitomi di basso e alto grado l'incidenza di mutazioni del gene *p53* ammonta al 60-70%. Questo indica che *p53* gioca un ruolo importante nei primi stadi di formazione degli astrocitomi, mentre non esiste un'incidenza significativa di mutazione del gene *p53* in tumori cerebrali di origine non astrocitaria come gli oligodendrogliomi, ependimomi, meningiomi, schwannomi, neurocitomi centrali o tumori primitivi del neuroectoderma. La proteina p53 è coinvolta nella regolazione di svariati meccanismi cellulari: dal controllo del ciclo cellulare, alle risposte cellulari a danni del DNA, dalla morte cellulare programmata (apoptosi), al differenziamento cellulare e alla neovascolarizzazione. Per questo motivo il gene *p53* viene anche definito come "guardiano del genoma" (Fig. 2).

Un danno al DNA promuove l'incremento dei livelli della proteina p53 ed una sua maggiore stabilità. La proteina p53 induce la trascrizione di geni, tra cui p21 e BAX, che promuovono il blocco del ciclo cellulare o l'apoptosi. Il gene *p53* mutato perde quindi la capacità di bloccare la proliferazione e la morte cellulare, permettendo l'accumulo di mutazioni e anomalie cromosomiche. Inoltre, la proteina p53 è implicata nella soppressione dell'angiogenesi; la forma mutata può quindi anche favorire la neovascolarizzazione tumorale.

Nei tumori cerebrali risulta essere alterata l'espressione di altri geni regolatori del ciclo cellulare; tra questi possiamo includere *p15* e *p16* (inibitori di complessi molecolari, formati da CDK4, CDK6 e ciclina D, attivi nel ciclo cellulare) e *Rb* (oncosoppressore del retinoblastoma). La proteina Rb è una proteina nucleare che cambia il suo stato di fosforilazione, in maniera ciclo-specifica. La forma fosforilata della proteina Rb inibisce la trascrizione genica, bloccando il ciclo cellulare.

Il ciclo cellulare può essere suddiviso in

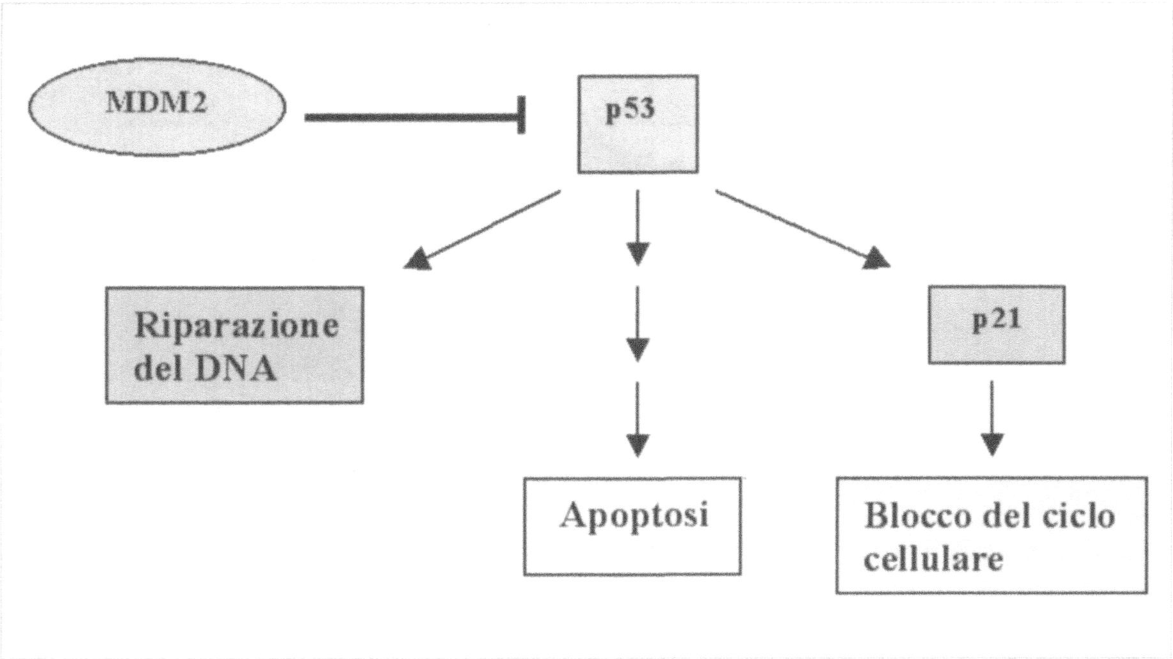

Fig. 2. Meccanismo d'azione di p53

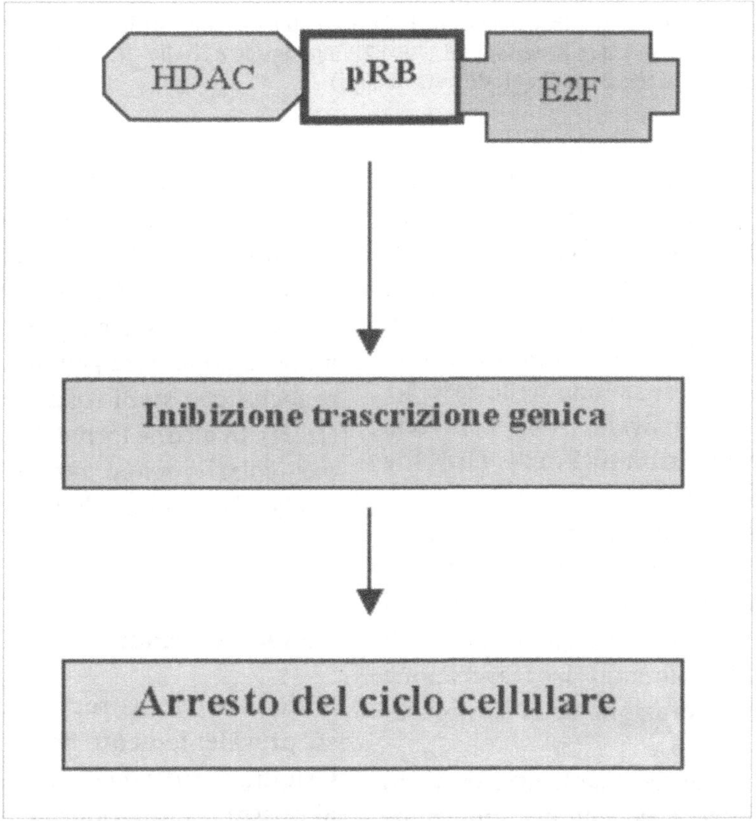

Fig. 3. Regolazione del ciclo cellulare da parte di pRB. *HDAC*, iston-deacetilasi

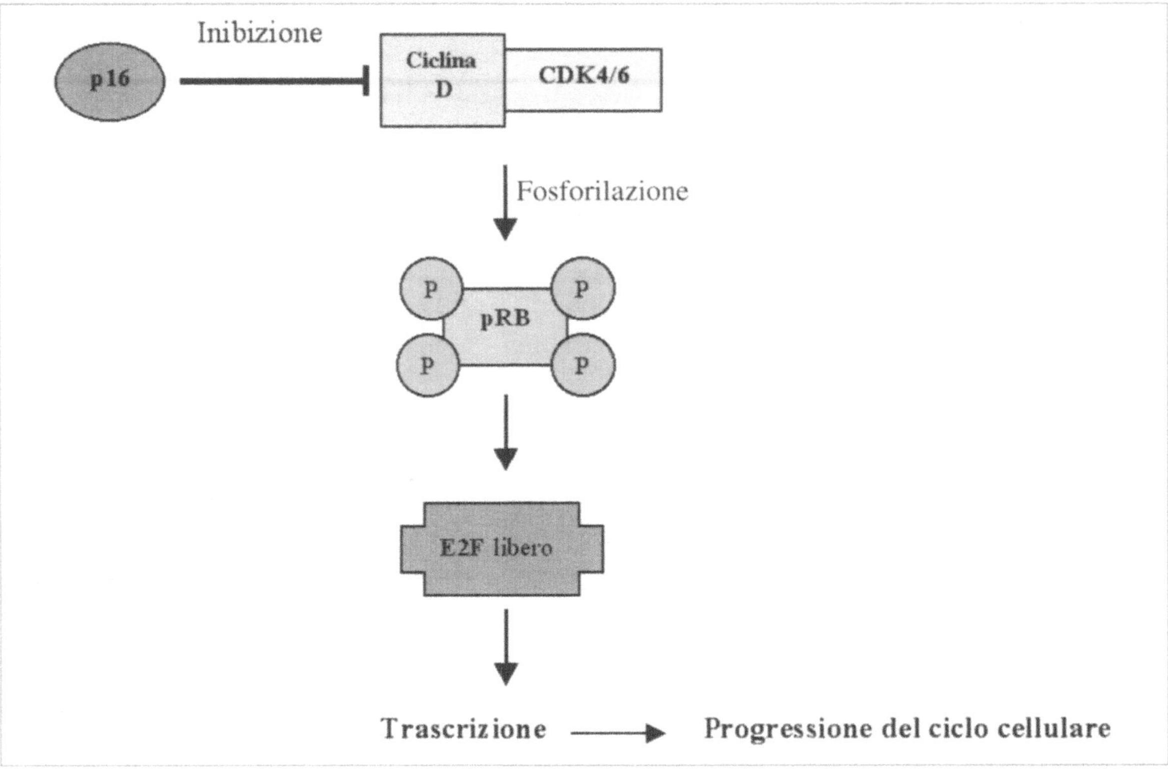

Fig. 4. Regolazione della cascata di attivazione di pRB da parte di p16. La fosforilazione di pRB per mezzo del complesso ciclina D/CDK4/6 porta alla liberazione di E2F. E2F interagisce a livello del DNA con promotori con sito di legame per E2F, attivando la trascrizione (Modificata da [30])

quattro fasi distinte: G1 (fase di preparazione alla sintesi del DNA), S (sintesi e duplicazione del DNA), G2 (sintesi di proteine cellulari) ed M (mitosi). Un complesso sistema di regolatori positivi e negativi lo governa, esercitando controlli in diversi punti chiave. Uno di questi è la transizione dalla fase G1 alla fase S, a questo livello sono coinvolte molteplici proteine: p16, pRB, E2F, CDK4, e ciclina D (Figg. 3, 4).

In condizioni normali pRB non fosforilato si lega a E2F e all'istone-deacetilasi. Questo complesso si legherà a livello del DNA su promotori che contengono un sito di legame per E2F, inibendo la trascrizione genica mediante alterazione della configurazione del DNA (Fig. 3).

A livello di un allele l'inattivazione di un gene oncosoppressore avviene per mutazione puntiforme o per ipermetilazione del suo promotore, mentre l'inattivazione del secondo allele si ha in genere per alterazioni strutturali maggiori, come delezione cromosomica, inversione o traslocazione. Questo secondo tipo di alterazioni genetiche può essere identificato utilizzando marker genomici per un particolare locus, con studi sulla perdita di eterozigosi (LOH). In alcune forme di glioma, la perdita di particolari regioni cromosomiche potrebbe rivelare la presenza di geni oncosoppressori.

Tumori astrocitari

Si definiscono astrocitomi i tumori composti prevalentemente da astrociti neoplastici. Originano tutti da un astrocita differenziato. Si possono suddividere secondo la graduatoria WHO in diverse categorie (Fig. 5).

Astrocitoma pilocitico (WHO I)

Gli astrocitomi pilocitici cerebrali si sviluppano prevalentemente nel bambino e nell'adolescente; sono clinicamente ben distinti dagli astrocitomi infiltranti e presentano in genere una buona prognosi; la terapia è principalmente chirurgica. Ad oggi, non sono molti gli studi di genetica molecolare focalizzati sugli astrocitomi pilocitici. Studi citogenetici non hanno rilevato grosse anomalie nel cariotipo della maggior parte di queste forme tumorali [31]. Utilizzando la tecnica dell'ibridazione fluorescente *in situ* (FISH), White e coll. [32] hanno identificato trisomie 7 e 8 nel 33% degli astrocitomi pilocitici.

Questi tumori si presentano spesso associati alla neurofibromatosi di tipo 1 (NF1 o fibromatosi di von Recklinghausen). Von Deimling e coll. [33] hanno evidenziato nel 20% dei casi una perdita di eterozigosi sul cromosoma 17, in una particolare regione che si estende dal centromero a 17q21. Questa perdita allelica del cromosoma 17 non è associata a nessuna caratteristica istopatologica particolare. Il braccio lungo del cromosoma 17 presenta diversi geni coinvolti nella formazione tumorale. Tra questi di particolare interesse è il gene oncosoppressore NF1, dalla cui alterazione deriva la tendenza a sviluppare astrocitomi pilocitici nei pazienti affetti da NF1 [33]. La proteina NF1 ha attività GAP (*ras-GTPase activating protein*), interagisce con i proto-oncogeni Ras e sembra essere coinvolta nel controllo della proliferazione cellulare [34]. Il paziente con neurofibromatosi e perdita di eterozigosi sul cromosoma 17q che includa il locus NF1, presenta probabilmente il gene NF1 mutato nel secondo allele. Dei 20 astrocitomi pilocitici analizzati da von Deimling e coll. [33], solo uno presenta perdita di eterozigosi sul braccio corto del cromosoma 17, evento invece abbastanza comune in astrocitomi di adulti. Contrariamente a quanto osservato negli astrocitomi infiltranti, negli astrocitomi pilocitici non sono state osservate perdi-

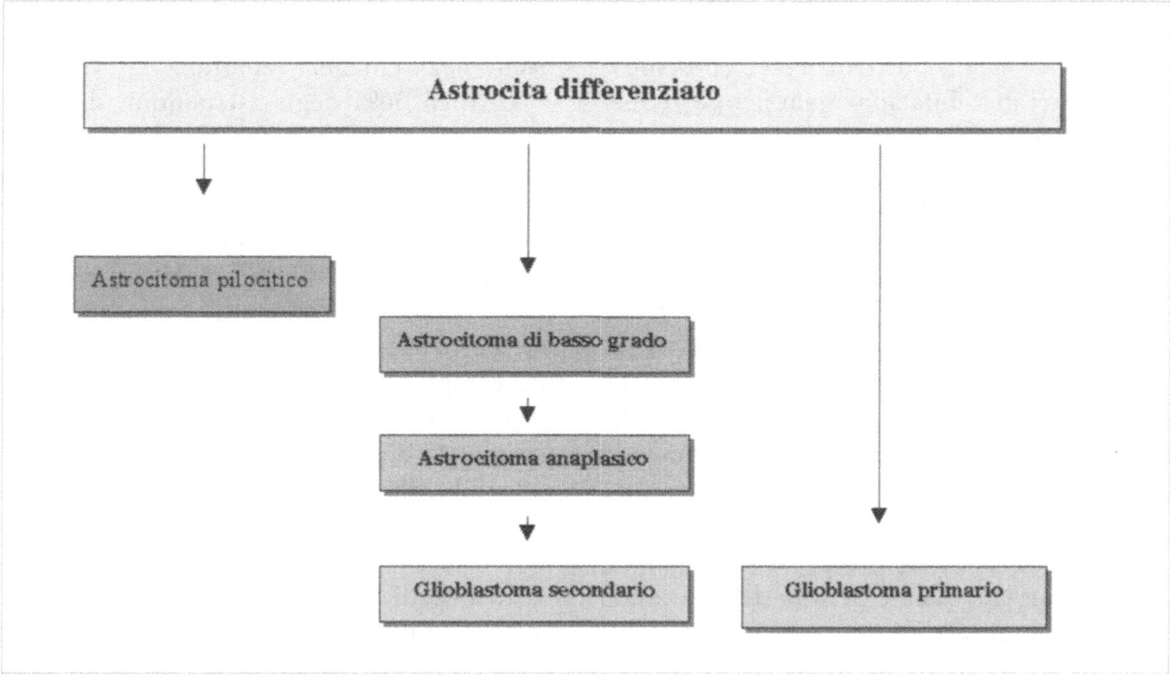

Fig. 5. Diagramma schematico dell'evoluzione di tumori di origine astrocitaria. A differenza di astrocitomi di basso grado e anaplasici, l'astrocitoma pilocitico non progredisce a glioblastoma

ta di eterozigosi dei cromosomi 10 e 19q, amplificazione del gene *EGFR* e alterazioni nell'espressione di p53 e p16 [35]. Queste evidenze genetiche concordano con la separazione clinico-patologica degli astrocitomi pilocitici dagli astrocitomi infiltranti. Recentemente, è stata osservata una riduzione dell'espressione del gene oncosoppressore *phosphatase and tensin homolog deleted on chromosome TEN* (PTEN) nel 60-70% degli astrocitomi pilocitici analizzati.

Astrocitomi (WHO II)

Gli astrocitomi di grado II sono astrocitomi di basso grado, che si formano in genere negli emisferi cerebrali di pazienti di mezza età. Questi tumori sono istopatologicamente benigni, ma infiltrano il tessuto cerebrale circostante, rendendo nella maggior parte dei casi la resezione chirurgica difficile e non completa. Spesso evolvono in forme anaplastiche. Attualmente, l'identificazione dei pazienti nei quali più probabilmente il tumore evolverà in senso prognosticamente negativo, si basa su parametri clinici quali l'età del paziente, il suo stato funzionale e l'eventuale estensione della resezione. Nuovi parametri di valutazione genetici potrebbero fornire informazioni sulla prognosi e le terapie da adottare. L'alterazione genetica più comunemente osservata in tumori di grado II è la perdita di eterozigosi sul cromosoma 17p che è presente all'incirca nel 50% dei tumori sia di grado II che di grado III. La regione cromosomica coinvolta contiene il gene oncosoppressore *p53* (17q13.1). Mutazioni del gene *p53*, in particolare dall'esone 5 all'8, sono state anche identificate in numerose forme tumorali, quali il carcinoma della mammella, dei polmoni e del colon [36]. Queste mutazioni sono spesso associate alla corrispondente perdita della seconda copia del cromosoma 17. La proteina p53 inibisce la proliferazione cellulare ed ha un ruolo determinante nella apoptosi. Tra i geni bersaglio della proteina p53 vi sono *p21*, che inibisce la formazione di complessi chinasi ciclina-dipendenti (cdk) promuovendo così l'arresto del ciclo cellulare, e *bax* (bcl-2-associated X protein), un membro della famiglia di *bcl-2* che promuove l'apoptosi.

La percentuale di perdita di eterozigosi 17p e le mutazioni del gene *p53* non sembrano differire molto negli astrocitomi di II e III grado, suggerendo che queste alterazioni sono coinvolte nei primi stadi di formazione dell'astrocitoma.

Il platelet derived growth factor (PDGF) è un mitogeno per tessuti connettivali e gliali coinvolto nel normale sviluppo di diversi organi, in particolare del SNC. Inoltre, PDGF è implicato in diversi processi patologici, come l'infiammazione e le neoplasie. Aumentata espressione di PDGF-A e del suo recettore PDGFRα è stata osservata in diverse forme di gliomi astrocitari e sembra presente fin dai primi stadi della formazione neoplastica.

Astrocitoma anaplasico (WHO III)

Gli astrocitomi anaplasici si possono formare in diverse sedi del SNC, ma prevalgono a livello degli emisferi cerebrali.

Oltre il 50% degli astrocitomi di basso grado evolve verso forme più maligne come l'astrocitoma anaplasico o il glioblastoma multiforme (GBM). Segni istopatologici di una modificazione anaplastica sono l'aumentata cellularità, i pleomorfismi nucleari e cellulari e l'elevata attività mitotica. Le analisi neuropatologiche, anche dettagliate, dei campioni bioptici talvolta non rivelano parametri morfologici sicuri che possano predire l'evoluzione maligna di un astrocitoma, più promettenti sono le informazioni che si possono ottenere con studi genetici-molecolari.

Al fine di identificare alterazioni genetiche che compaiono durante la transizione da astrocitomi WHO II a forme più maligne, è stata analizzata negli astrocitomi di basso grado e negli astrocitomi anaplasici la perdita di eterozigosi su diversi cromosomi. Negli astrocitomi anaplasici si è osservata una LOH sul cromosoma 19q, che coinvolge la regione 19q13.2-13.3 [37]. Si ipotizza che in tale regione sia localizzato un gene oncosoppressore non ancora identificato, che viene inattivato durante la transizione alla forma tumorale più maligna.

La perdita di eterozigosi sul cromosoma 13q è presente in numerose forme di astrocitomi anaplastici e glioblastomi, mentre manca in astrocitomi di basso grado. In alcuni astrocitomi maligni, l'oncosoppressore in 13q è stato identificato come il gene per la suscettibilità al retinoblastoma (*RB1*) [38] di molti GBM e astrocitomi anaplasici. Altra alterazione genetica importante è la delezione dei geni *p16* e *p15* (LOH su 9p) coinvolti nella regolazione del ciclo cellulare. Le mutazioni puntiformi dei geni *p16* e *p15* sono rare negli astrocitomi [39].

Glioblastoma multiforme (WHO IV)

I glioblastomi (GBM) sono la forma più frequente e più maligna dei tumori cerebrali; essi colpiscono principalmente gli adulti tra i 45-60 anni. È stato proposto di suddividere i glioblastomi multiformi in due forme cliniche e molecolari diverse: GBM primari o *de novo*, che si sviluppano rapidamente da una cellula differenziata; GBM secondari, che originano più lentamente da una lesione precedente meno maligna, come l'astrocitoma di basso grado o l'astrocitoma anaplasico. I pazienti che presentano nella loro storia clinica una forma tumorale di grado inferiore (GBM secondario) hanno prognosi migliore di quelli con GBM primario. I soli dati istopatologici non permettono di distinguere con sicurezza i GBM primari dai secondari, mentre le informazioni di carattere genetico sono determinanti [40] (Fig. 6).

LOH del cromosoma 10 e amplificazione del gene *EGFR* sono due eventi riscontrati più frequentemente nei GBM che negli astrocitomi anaplastici; si pensa infatti che queste alterazioni svolgano un ruolo importante in stadi avanzati delle neoplasie cerebrali. GBM con amplificazione del gene *EGFR* mostrano spesso una LOH 10, in particolare sul braccio 10p [41], suggerendo che la perdita di materiale genetico del cromosoma 10 preceda l'amplificazione del gene *EGFR* nello sviluppo del glioma e che questo fatto possa essere un prerequisito per l'effetto oncogenico dell'amplificazione di *EGFR*. Recenti studi suggeriscono che l'amplificazione del gene *EGFR* possa rappresentare un fattore prognostico e che la sua importanza biologica possa dipendere dall'età del paziente [42].

La delezione a carico del cromosoma 10 è tra le alterazioni più frequenti nei glioblastomi multiformi (nel 60-93% dei casi). La maggior parte dei casi presenta la perdita dell'intero cromosoma 10 e pattern diversi di delezione su entrambi i bracci del cromosoma che suggeriscono la presenza di diversi geni oncosoppressori [43]. Nella regione 10q23-26 (frequentemente deleta), sono stati identificati e clonati diversi geni candidati oncosoppresori. Tra questi vi è il gene *PTEN*, localizzato in 10q23.1 [44], che è alterato in circa il 30% dei glioblastomi e nel 50% delle linee cellulari derivanti da glioblastoma. PTEN agisce come fosfatasi sia su proteine che su lipidi.

Recenti evidenze sembrano suggerire che il suo target biologico principale sia costituito da fosfolipidi dell'inositolo [45]. Nella forma fosforilata, questi fosfolipidi facilitano l'attività di AKT, una serin/treonin-chinasi che promuove l'ingresso della cellula nel ciclo cellulare e la proliferazione. PTEN agirebbe quindi da inibitore indiretto di AKT. La proteina PTEN sembra indurre l'espressione della trombospondina 1 e sopprimere l'angiogenesi, evento molto importante nello sviluppo del glioma maligno [46]. Indipendentemente dall'età, la sopravvivenza di pazienti con astrocitomi anaplastici è influenzata negativamente dalla presenza di mutazioni di PTEN [42].

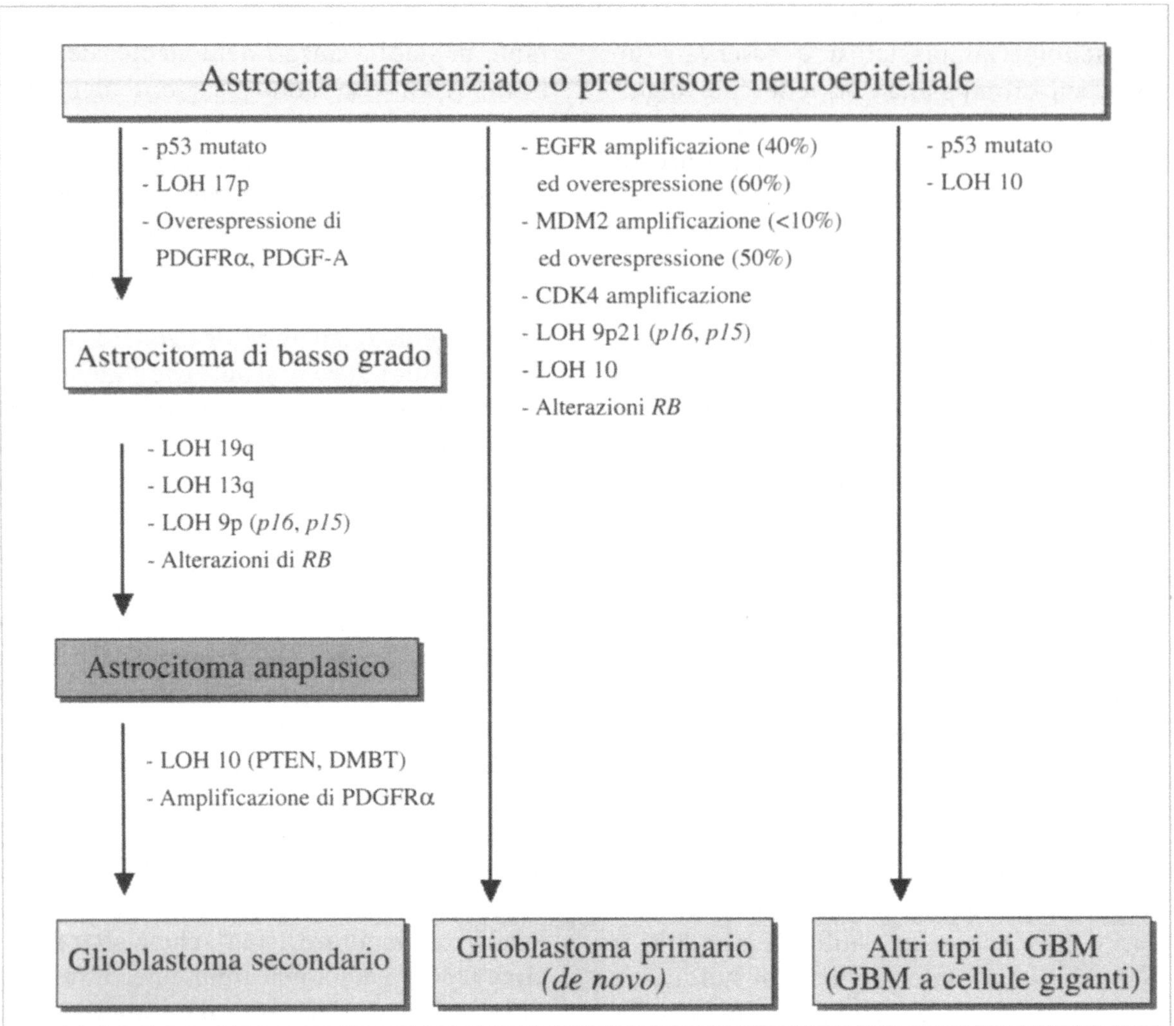

Fig. 6. Schema dei "pathway" genetici che portano alla formazione di glioblastomi

Nelle immediate vicinanze del gene *PTEN* è stato identificato un altro possibile gene oncosoppressore: *LGI1* (*leucine rich repeats glioma inactivated*) [47]. La sua funzione non è ancora nota. Nostre recenti analisi sembrano confermare una ridotta espressione del gene *LGI1* in tumori di alto grado.

Nella regione 10q25.3-26 è stato identificato il gene *DMBT1*, membro della superfamiglia di recettori scavenger ricchi in cisteine (SRCR). Delezioni di *DMBT1* sono state identificate in circa il 25% dei glioblastomi e in diverse linee cellulari di tumori cerebrali [48]. Membri della superfamiglia SRCR sono coinvolti in diverse funzioni, come la proliferazione cellulare o il differenziamento nel sistema immunitario [49].

La perdita di materiale genetico sul cromosoma 10 è fattore prognostico negativo; pazienti che presentano questa alterazione hanno in genere sopravvivenza minore.

L'overespressione di PDGF-A e PDGFRα è una delle prime alterazioni riscontrate nella formazione del glioma, mentre l'amplificazione di PDGFRα è stata identificata solo in GBM. La produzione di PDGF in cellule di glioma e l'espressione del suo recettore su cellule endoteliali suggeriscono un *loop* autocrino angiogenetico presente in forme maligne [50].

Diverse combinazioni di mutazioni del gene *p53*, LOH su 17p e amplificazione del gene *EGFR* permettono di distinguere i glioblastomi primari dai secondari [51]. Infatti, i glioblastomi primari sono stati caratterizzati dalla amplificazione di *EGFR* e LOH 10, ma sono privi di mutazioni del gene *p53* (<10%); mentre nei glioblastomi secondari si trovano mutazioni di *p53* (71%) e LOH 17p. L'immunoreattività per EGFR prevale in forme primarie (58%) ed è molto rara in forme secondarie (6%). von Deimling e coll. hanno recentemente confermato su un ampio numero di pazienti (466) che le mutazioni di *p53* e l'amplificazione di *EGFR* sono due eventi mutualmente esclusivi [52].

I GBM a cellule giganti possono essere considerati come un sottotipo di glioblastoma multiforme, in quanto presentano caratteristiche genetiche leggermente diverse; in essi sono state identificate mutazioni di *p53* e perdita di eterozigosi sul cromosoma 10.

Oligodendrogliomi

Gli oligodendrogliomi sono costituiti da oligodendrociti neoplastici, comprendono circa il 3.5% dei tumori cerebrali e sono localizzati più comunemente negli emisferi cerebrali. L'Organizzazione Mondiale della Sanità propone di suddividere questa forma neoplastica in due sottogruppi: una forma a basso grado di malignità (WHO I) e una forma più maligna denominata oligoastrocitoma anaplastico (WHO II). È importante distinguere i tumori di origine astrocitaria da quelli di origine oligodendrogliali, perché questi due tumori hanno un decorso clinico differente e richiedono un approccio terapeutico diverso. Si pensa che gli oligodendrogliome si sviluppino attraverso "pathway" molecolari diversi da quelli degli astrocitomi. Negli oligodendrogliomi non si riscontrano molte delle mutazioni dimostrate in neoplasie di tipo astrocitario, come le mutazioni di *p53*, LOH 17p, LOH 10, LOH 9p. Fino ad oggi, in questa forma tumorale sono state identificate solo un numero limitato di alterazioni genetiche; tra queste la LOH 19q è presente circa nel 50-80% dei tumori e con rare eccezioni coinvolge l'intero 19q [6]. L'incidenza di delezione di 19q non è significativamente diversa negli oligodendrogliomi di basso e alto grado; questa alterazione potrebbe quindi essere uno dei primi eventi nella trasformazione neoplastica [5]. La delezione del cromosoma 1p è presente nel 40-90% di queste neoplasie [5]. Quasi tutti gli oligodendrogliomi presentano una delezione su 1p e contemporaneamente su 19q. Recentemente, Husemann e coll. hanno identificato due diverse regioni di delezione sul cromosoma 1p: D1S76-D1S253 in 1p36.3 e D1S482-D1S2743 in 1p34-35 [53]. Le delezioni su 1p e 19q sono marker prognostici molto importanti. Le forme tumorali con LOH 1p sono statisticamente più sensibili alla chemioterapia con PCV; la perdita contemporanea di 1 p e 19q è associata sia a maggiore chemiosensibilità, che a sopravvivenza più lunga, priva di recidive dopo la chemioterapia.

La delezione del gene *p16*, regolatore del ciclo cellulare, è evento raro negli oligodendrogliomi; si è però osservato che pazienti con questa mutazione presentano ridotta sopravvivenza [8].

Oligoastrocitomi

Gli oligoastrocitomi sono stati identificati da Cooper nel 1935 [54]. Chiamati anche gliomi misti, sono formati in diversa misura da astrociti e oligodendrociti. La loro classificazione è di conseguenza piuttosto complessa. Gli oligoastrocitomi prevalgono nei pazienti di mezza età e nel maschio. Alcune forme sembrano essere sensibili al trattamento con PCV. Diversi studi hanno evidenziato che la prevalenza della componente oligodendrogliale è marker prognostico positivo, perché i tumori oligodendrogliali sono meno infiltranti e quindi più facilmente operabili [55].

Bibliografia

1. Nowell PC (1976) The clonal evolution of tumor cell populations. Science 194:23-28
2. Furnari FB, Huang HJ, Cavenee WK (1995) Genetics and malignant progression of human brain tumors. Cancer Surv 25:233-275
3. von Deimling A, Louis DN, Wiestler OD (1995) Molecular pathwhays in the formation of gliomas. Glia 15:328-338
4. Kraus JA, Koopman J, Kaskel P et al (1995) Shared allelic losses on chromosomes 1p and 19q suggest a common origin of oligodendroglioma and oligoastrocytoma. J Neuropathol Exp Neurol 54:91-95
5. Reifenberger J, Reifenberger G, Liu L et al (1994) Molecular genetic analysis of oligodendroglial tumors shows preferential allelic deletions on 19q and 1p. Am J Pathol 145:1175-1190
6. Bello MJ, Leone E, Vaquer JM et al (1995) Allelic loss of 19q and 1p frequently occurs in association and may represent early oncogenic events in oligodendroglial tumors. Int J Cancer 64:207-210
7. Maintz D, Fiedler K, Koopman J et al (1997) Molecular genetic evidence for subtypes of oligoastrocytomas. J Neuropathol Exp Neurol 56:1098-1104
8. Cairncross JG, Ueki K, Zlatescu MC et al (1998) Specific genetic predictors of chemotherapeutic response and survival in patients with anaplastic oligoastrocytoma. J Natl Cancer Inst 90:1473-1479
9. Smith JS, Perry A, Borell TJ et al (2000) Alterations of chromosome arms 1p and 19q as predictors of survival in oligodendrogliomas, astrocytomas, and mixed oligoastrocytomas. J Clin Oncol 18:636-645
10. Ino Y, Zlatescu MC, Sasaki H et al (2000) Long survival and therapeutic responses in patients with histologically disparate high grade gliomas demonstrating chromosome 1p loss. J Neurosurg 92:983-990
11. Louis DN, Gusella JF (1995) A tiger behind many doors: multiple genetic pathwhays to malignant glioma. Trends Genet 11:412-415
12. Balesaria S, Brock C, Bower M et al (1999) Loss of chromosome 10 in an independent prognostic factor in high-grade gliomas. Br J Cancer 81:1371-1377
13. Kearney L (1999) The impact of the new FISH technologies on the cytogenetics of haematological malignancies. Br J Haematol 104:648-658
14. Schrock E, du Manoir S, Veldman T et al (1996) Multicolor spectral karyotyping of human chromosomes. Science 273:494-497
15. Gardiner-Garden M, Frommer M (1987) CpG islands in vertebrate genomes. J Mol Biol 196:261-282
16. Tremblay KD, Saam JR, Ingram RS et al (1995) A paternal-specific methylation imprint marks the alleles of the mouse H19 gene. Nat Genet 9:407-413
17. Riggs AD, Pfeifer GP (1992) X-chromosome inactivation and cell memory. Trends Genet 8:169-174
18. Merlo A, Herman JC, Mao L et al (1995) 5' CpG island methylation is associated with transcriptional silencing of the tumour suppressor p16/CDKN2/MTS1 in human cancers. Nat Med 1:686-692
19. Pegg AE (1990) Mammalian O6-alkylguanine-DNA alkyltransferase regulation and importance in response to alkylating carcinogenic and therapeutic agents. Cancer Res 50:6119-6129
20. Ludlum DB (1990) DNA alkylation by haloethylnitrosourea: nature of modification produced and their enzymatic repair or removal. Mutat Res 233:117-126
21. Frommer M, McDonald LE, Millar DS et al (1992) A genomic sequencing protocol that yields a positive display of 5-methylcytosine residues in individual DNA strands. Proc Natl Acad Sci USA 89:1827-1831
22. Herman JG, Graff JR, Myohanen S et al (1996) Methylation-specific PCR: a novel PCR assay for methylation status of CpG islands. Proc Natl Acad Sci USA 93:9821-9826
23. Esteller M, Garcia-Foncillas J, Andion E et al (2000) Inactivation of the DNA-repair gene MGMT and the clinical response of gliomas to alkylating agents. N Engl J Med 343:1350-1354
24. Donald ME, Pegg AE (1997) O6-benzylguanine and its role in chemiotherapy. Clin Cancer Res 3:837-847
25. Friedman HS, Kokkinakis DM, Pluda J et al (1998) Phase I trial of O6-benzylguanine for patients undergoing surgery for malignant glioma. J Clin Oncol 16:3570-3575
26. Bigner SH, Burger PC, Wong AJ et al (1988) Gene amplification in malignant human gliomas: clinical and histopathologic aspects. J Neuropathol Exp Neurol 47:191-205
27. Hurtt MR, Moossy J, Donovan-Peluso M, Cocker J (1992) Amplification of EGFR gene in gliomas: histopathology and prognosis. J Neuropathol Exp Neurol 51:84-90

28. Freeman DA, Wu L, Levine AJ (1999) Functions of the MDM2 oncoprotein. Cell Mol Life Sci 55:96-107
29. Seizinger BR, Rouleau GA, Ozelius LJ et al (1987) Genetic linkage of von Recklinghausen neurofibromatosis to the nerve growth factor receptor gene. Cell 49:589-594
30. Taylor MD, Todd G, Mainprize MD et al (2000) Molecular insight into medulloblastoma and central nervous system primitive neuroectodermal tumor biology from hereditary syndroms: a review. Neurosurgery 47:888-901
31. Bigner SH, McLendon RE, Fuchs H et al (1997) Chromosomal characteristics of childhood brain tumors. Cancer Genet Cytogenet 97:125-134
32. White FV, Anthony DC, Yunis EJ et al (1995) Nonrandom chromosomal gains in pilocytic astrocytomas of childhood. Hum Pathol 26:979-986
33. von Deimling A, Krone W, Menon A (1995) Neurofibromatosis type1: pathology, clinical feature and molecular genetics. Brain Pathol 5:153-162
34. DeClue JE, Papageorge AG, Fletcher JA et al (1992) Abnormal regulation of mammalian p21ras contributes to malignant tumor growth in von Recklingshausen (type 1) neurofibromatosis. Cell 69:265-273
35. Cheng Y, Pang J C-S, Hg H-K et al (2000) Pilocytic astrocytomas do not show most of the genetic changes commonly seen in diffuse astrocytomas. Histopathology 37:437-444
36. Hollstein M, Sidransky D, Vogelstein B, Harris CC (1991) p53 mutations in human cancer. Science 253:49-53
37. Rubio MP, Correa KM, Ueki K et al (1994) The putative glioma suppressor gene on chromosome 19q maps between APOC2 and HRC. Cancer Res 54:4760-4763
38. Henson JW, Schnicker BL, Correa KM et al (1994) The retinoblastoma gene is involved in malignant progression of astrocytomas. Ann Neurol 36:714-721
39. Ueki K, Rubio M-P, Ramesh V et al (1994) MTS1 gene mutations are rare in primary human astrocytomas with allelic loss of chromosome 9p. Hum Mol Genet 87:685-687
40. Burger PC, Green SB (1987) Patient age, histologic features, and length of survival in patients with glioblastoma multiforme. Cancer 59:1617-1625
41. von Deimling A, Louis DN, von Ammon K et al (1992) Association of epidermal growth factor receptor gene amplification with loss of chromosome 10 in human glioblastoma multiforme. J Neurosurg 77:295-301
42. Smith JS, Tachibana I, Passe SM et al (2001) PTEN mutation, EGFR amplification, and outcome in patients with anaplastic astrocytoma and glioblastoma multiform. J Natl Cancer Inst 93(16):1246-1257
43. Ichimura K, Schmidt EE, Miyakawa A et al (1998) Distinct patterns of deletion on 10p and 10q suggest involvement of multiple tumor suppressor genes in the development of astrocytic gliomas of different malignancy. Genes Chromosomes Cancer 22:9-15
44. Li J, Yen C, Liaw D et al (1997) PTEN, a putative tyrosine phosphorilase mutated in human brain, breast and prostate cancer. Science 275:1943-1947
45. Cantley LC, Neel BG (1999) New insights into tumor suppression: PTEN suppresses tumor formation by restraining phosphoinositide 3-kinase/AKT pathway. Proc Natl Acad Sci USA 96:4240-4245
46. Wen S, Stolarov J, Myers MP et al (2001) PTEN controls tumor-induced angiogenesis. Proc Natl Acad Sci USA 98:4622-4627
47. Chernova OB, Somerville RP, Cowell JK (1998) A novel gene, LGI1, from 10q24 is rearranged and downregulated in malignant brain tumors. Oncogene 16:541-545
48. Mollenhauer J, Wiemann S, Scheurlen W et al (1997) DMBT1, a new member of the SRCR superfamily, on chromosome 10q25.3-26.1 is deleted in malignant brain tumors. Nat Genet 17:32-39
49. Law SK, Micklem KJ, Shaw JM et al (1993) A new macrophage differentiation antigen which is a member of the scavenger receptor superfamily. Eur J Immunol 23:2320-2325
50. Helding CH, Westermark B (1991) Platelet-derived growth factor and autocrine mechanisms of oncogenic processes. Crit Rev Oncol 2:109-124
51. Lang FF, Miller DC, Koslow M, Newcomb EW (1994) Pathways leading to glioblastoma multiforme: a molecular analysis of genetic alterations in 65 astrocytic tumors. J Neurosurg 81:427-436
52. von Deimling A, Fimmers R, Schmidt M et al (2000) Comprehensive allelotype and genetic analysis of 466 human nervous system tumors. J Neuropathol Exp Neurol 59:544-558
53. Husemann K, Wolter R, Bueschges J et al (1999) Identification of two distinct deletion regions on the short arm of chromosome 1 and rare mutation of the CDKN2C gene from 1p32 in oligodendroglial tumors. J Neuropathol Exp Neurol 58:1041-1050
54. Cooper ERA (1935) The relation of oligocytes and astrocytes in cerebral tumors. J Pathol 41:259-266
55. Mason WP, Krol GS, DeAngelis LM (1996) Low-grade oligodendroglioma respond to chemotherapy. Neurology 46:203-207

CAPITOLO 4

Sindrome da ipertensione endocranica

A. Salmaggi

L'ipertensione endocranica accompagna i tumori del sistema nervoso primitivi o secondari nelle fasi precoci o tardive del loro sviluppo all'interno della cavità cranica o del canale rachideo.

Una corretta diagnosi e trattamento dell'ipertensione endocranica associata alle neoplasie è importante sia per una diagnosi precoce che per evitare sequele neurologiche permanenti in quella parte di neoplasie suscettibili di terapia chirurgica (ad esempio, meningiomi) o farmacologica (ad esempio, linfomi primitivi del sistema nervoso centrale, SNC) risolutive o comunque in grado di prolungare significativamente la sopravvivenza.

L'involucro osseo cranio-spinale, rigido e inestensibile nell'adulto, richiede che il volume del nevrasse + il volume del liquor + il volume del sangue producano una somma costante (legge di Monro-Kellie) al fine di mantenere costante il valore della pressione endocranica; ne consegue che una variazione di volume non compensata induce un incremento dei valori di pressione endocranica, secondo una relazione non lineare; infatti, successivi incrementi di volume della stessa entità producono sempre maggiori incrementi della pressione (Fig. 1).

L'incremento dei valori pressori all'aumentare del volume di uno dei 3 costituenti dipende altresì dalla rapidità di installazione dell'incremento di volume stesso.

Una volta superati i meccanismi di compenso, l'aumento della pressione endocranica vede l'instaurarsi di "plateau waves", ovvero incrementi spontanei di 50-100 mmHg, della durata da 10 minuti a 30 minuti.

I valori normali di pressione endocranica nell'adulto (misurata nel compartimento liquorale) variano tra 5 e 15 mmHg in posizione supina. Fisiologicamente, inoltre, la pressione endocranica vede oscillazioni cicliche di modesta entità in rapporto con il polso e con la respirazione, nonché onde di periodo più lento (20 secondi circa) (onde di Mayer).

Perché non si verifichino danni cerebrali, la differenza tra la pressione arteriosa media e la pressione endocranica (P artM - P end) non deve scendere al di sotto di circa 50 mmHg; sotto tale soglia, la capacità autoregolativa del circolo cerebrale viene persa e si verificano fenomeni ischemici.

Questo aspetto fisiopatologico - fondamentale nel trattamento dell'edema post-traumatico - può avere importanza anche nelle neoplasie, pur in presenza ovviamente di un circolo intracerebrale in parte disfunzionante.

I tumori del SNC possono causare iper-

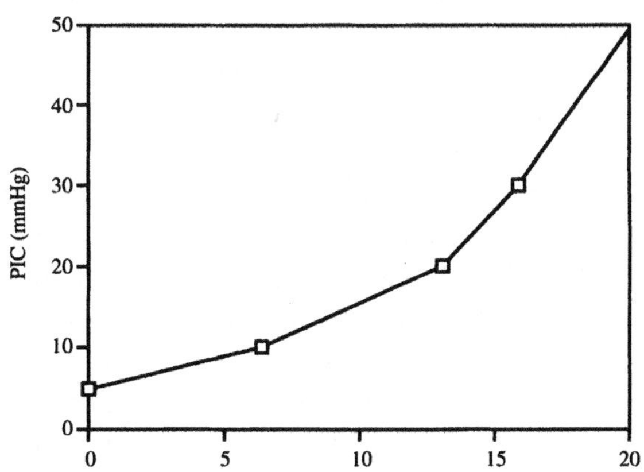

Fig. 1. Relazione non lineare tra l'incremento del volume del contenuto intracranico e l'incremento della pressione intracranica

tensione endocranica tramite diversi meccanismi:

1. ostruzione delle vie liquorali con sviluppo di idrocefalo;
2. crescita progressiva della massa tumorale, fino al superamento dei meccanismi adattativi (riduzione del volume liquorale e/o ematico, incremento di dimensioni della scatola cranica nel bambino);
3. produzione di sostanze scatenanti edema vasogenico da parte del tumore stesso, ancorché di piccole dimensioni;
4. alterazione del riassorbimento liquorale da iperproteinorrachia legata a fenomeni di rilascio di proteine all'interno del compartimento del liquor.

Mentre i meccanismi di cui ai punti (1), (2) e (4) sono intuibili facilmente come determinanti ipertensione endocranica, vale la pena soffermarsi più in dettaglio sul punto (3).

Gli studi neuropatologici e le evidenze di imaging confermano che l'edema circostante i tumori cerebrali è di tipo vasogenico; infatti, il primo evento è costituito da una alterazione morfofunzionale della barriera ematoencefalica [1].

L'edema vasogenico dei tumori cerebrali comporta un essudato ricco di proteine di provenienza plasmatica; è presente più nella sostanza bianca che nella grigia. L'edema citotossico, invece, consiste in un rigonfiamento intracellulare dei neuroni, della glia, dell'endotelio, con concomitante riduzione dello spazio extracellulare [2]; si verifica in seguito a una rapida deplezione energetica all'interno della cellula e coinvolge sia la sostanza bianca che la grigia. In generale, nei tumori l'edema è inizialmente vasogenico, e solo in fase tardiva (di ipertensione endocranica) tende a diventare anche citotossico (andamento opposto ha invece l'edema associato a lesioni ischemiche cerebrali).

In molti tumori cerebrali, la dissociazione tra le dimensioni del tumore e l'entità dell'edema vasogenico circostante ha indotto da tempo i ricercatori a studiare i meccanismi biologici alla base dell'edema; solo parte di questo, infatti, pare correlata al danno morfofunzionale della barriera. È importante ricordare che la barriera ematoencefalica normale è costituita da uno strato continuo di cellule endoteliali prive di fenestrature, connesse da giunzioni serrate e con elevata resistenza elettrica, circondate dalla membrana basale e da un fitto strato di pedicelli astrocitari, mentre nei tumori, in particolare in quelli gliali di alto grado, la morfologia dell'endotelio è alterata, con presenza di fenestrature, giunzioni ampie, un aumentato numero di vescicole di pinocitosi e a volte iperplasia endoteliale.

Un ruolo importante nella formazione dell'edema vasogenico sembra da attribuire ai prodotti di degradazione dei fosfolipidi delle membrane cellulari e dell'acido arachidonico; in particolare, è stata osservata una correlazione tra l'entità dell'edema e i livelli intratumorali di PGE2 e di 6-keto-PGF1-alfa, ed una correlazione inversa con i livelli di TXB2, in pazienti con meningiomi sovratentoriali [3].

6-keto-PGF1-alfa è il metabolita stabile della prostaciclina che, sintetizzata primariamente dall'endotelio, ha azione vasodilatatrice e può indurre apertura della barriera ematoencefalica.

Viceversa, il trombossano A2 è un potente vasocostrittore, con emivita plasmatica di circa 30 minuti e un metabolita stabile quale il TXB2.

L'azione antiedemigena degli steroidi sembra, almeno in parte, attribuibile ad inibizione della attività fosfolipasica [4], tramite le lipocortine.

Oltre ai metaboliti dell'acido arachidonico, più recentemente è stato dimostrato il ruolo di altri fattori solubili nella patogenesi della proliferazione endoteliale patologica e dell'incremento di permeabilità della barriera sangue-tumore e sangue-cervello peritumorale. Tra questi fattori, particolare rilievo assume il *vascular endothelial growth factor* (VEGF). Questa molecola è prodotta dalle cellule gliali maligne (anche se non in modo esclusivo), e agendo su recettori specifici presenti sull'endotelio è in grado di modificarne le caratteristiche funzionali; la sua azione permeabilizzante sulla parete vasale è estremamente potente, ed elevati livelli di VEGF sono stati riscontrati nel liquido cistico di neoplasie gliali maligne [5].

Sintomatologia

La sintomatologia dell'ipertensione endocranica comprende cefalea, nausea e vomito, disturbi visivi e dell'equilibrio, disturbi psichici.

La cefalea, spesso più accentuata nelle prime ore del mattino, a volte è scatenata da particolari posizioni del capo. È legata ad una distorsione della dura madre e delle terminazioni sensitive dei vasi cerebrali; la localizzazione non riflette necessariamente la sede della lesione, anche se nei processi espansivi sottotentoriali la cefalea è più spesso nucale.

Il vomito è caratteristicamente descritto come a getto, non preceduto da nausea. È più intenso nelle neoplasie della fossa cranica posteriore, in particolare quelle che coinvolgono il IV ventricolo.

I disturbi visivi comprendono frequentemente diplopia orizzontale da deficit del 6° nervo cranico uni- o bilaterale, nonchè frequenti cali del visus bilaterali di breve durata (possibili prodromi di ischemia dei nervi ottici).

I disturbi dell'equilibrio consistono generalmente in sensazioni vaghe come senso di instabilità nel cammino che insorgono soprattutto in rapporto a rapidi cambiamenti di posizione del capo. Nell'evoluzione del quadro, i sintomi si aggravano fino a raggiungere l'incapacità nel mantenimento della posizione eretta con una marcata lateropulsione; la deambulazione risulta incerta, a base allargata (atassia); possono comparire nistagmo con vertigini rotatorie e si può instaurare una sintomatologia cerebellare con ipermetria-adiadococinesi.

I disturbi psichici nelle fasi iniziali possono essere molto eterogenei e si presentano sotto forma di agitazione, labilità emotiva, modificazioni del carattere, difficoltà di concentrazione; mentre nelle fasi più tardive si arriva a un rallentamento ideomotorio, stato confusionale fino a stupor. È spesso difficile discriminare quanta parte dei disturbi psichici origini da una lesione focale in un contesto di ipertensione endocranica.

Anche alterazioni endocrine possono far parte del corteo di segni e sintomi dell'ipertensione endocranica. La loro genesi si presume sia dovuta al meccanismo di compressione del peduncolo ipofisario con conseguente disturbo della regolazione dei *releasing factor* ipotalamici e ipofisari: l'erosione del pavimento sellare è un segno radiologico tardivo di ipertensione endocranica conosciuto da moltissimi anni.

Nella prima infanzia, la sintomatologia da ipertensione endocranica assume caratteristiche peculiari, con aumento di volume del cranio, diastasi delle suture, occhi "a sole calante", fontanelle beanti, reticolo venoso ben evidente, spasticità, irritabilità e convulsioni.

I segni di un'ipertensione endocranica in fase di scompenso, oltre alla papilla da stasi, sono solo in parte analoghi alla canonica descrizione della degenerazione rostro-caudale impiegata nell'ambito dei comi. Infatti, su una condizione di sopore/rallentamento, possono instaurarsi fenomeni ictali, verosimile espressione di riduzione critica transitoria della pressione di perfusione cerebrale, caratterizzati da astenia profonda, perdita della vigilanza e del tono muscolare seguita da tremori agli arti, nonchè alterazioni pressorie, bradicardia e flushing.

Queste crisi devono essere differenziate da crisi comiziali sintomatiche, che ovviamente richiedono trattamento specifico e il cui significato non è altrettanto minaccioso.

Tuttavia, è utile ricordare che, in base alla suddivisione del contenuto intracranico in compartimenti da parte della dura della falce e del tentorio, in seguito all'accrescimento di lesioni espansive, si possono verificare delle ernie cerebrali interne, tra cui le principali sono le ernie transfalcali e transtentoriali. La via "ultima comune" di entrambe queste ernie, per ulteriore incremento della pressione endocranica, consiste nella assai grave e spesso fatale ernia tonsillare cerebellare.

Nell'ernia transfalcale, il giro cingolato erniando sotto il margine libero della falce comporta una dislocazione delle arterie pericallose e conseguenti disturbi circolatori nel territorio di distribuzione delle stesse.

Nelle ernie transtentoriali l'uncus e la parte mediale del giro ippocampale erniano in basso attraverso l'incisura del tentorio; è la forma più frequente nei processi espansivi del lobo temporale. L'erniazione in questo caso porta una compressione dell'acquedotto silviano e del peduncolo cerebrale controlaterale contro il margine libero del tentorio, con deficit stenico omolaterale alla lesione. Parallelamente il nervo oculomotore, omolaterale all'ernia, viene compresso contro il margine libero del tentorio e ne deriva una paralisi del III nervo cranico. Anche in questo caso con l'aumento di volume dell'ernia compaiono compressioni di vasi arteriosi sia omo che controlateralmente all'ernia.

Nell'ernia tonsillare si verifica la dislocazione verso il basso attraverso il forame magno delle tonsille cerebellari; la distorsione del passaggio tra tronco e midollo può determinare rigidità da decerebrazione (iperestensione del capo, degli arti superiori e inferiori con intrarotazione e pronazione dei primi), disturbi cardiocircolatori (bradicardia o tachicardia, irregolarità del polso, ipertensione) e della respirazione (bradipnea fino all'apnea) che possono condurre alla morte del paziente. Anche una puntura lombare, eseguita in condizioni di ipertensione endocranica, può determinare un incuneamento delle tonsille cerebellari attraverso il forame magno.

L'esame del fondo oculare può evidenziare edema della papilla; la papilla risulta sollevata e con margini sfumati sul piano retinico, i vasi arteriosi che si portano alla papilla per superare il sollevamento risultano angolati, i vasi venosi risultano turgidi e frequente è il riscontro di emorragie a fiamma. La patogenesi sembra essere legata ad una trasmissione dell'aumento della pressione intracranica agli spazi meningei del nervo ottico con conseguente stasi venosa; l'edema della papilla può essere assente nelle fasi iniziali dell'ipertensione endocranica o nell'anziano.

La stasi è generalmente bilaterale, ma a volte, soprattutto nelle lesioni fronto-basali, si può osservare edema della papilla controlaterale alla lesione e atrofia ottica a carico del nervo ipsilaterale (Sindrome di Foster-Kennedy). La visione nelle fasi iniziali è risparmiata, mentre nelle fasi avanzate si possono riscontrare allargamento della macchia cieca e alterazioni periferiche del campo visivo da atrofia del nervo ottico.

Terapia

Il trattamento dell'ipertensione endocranica associata alle neoplasie cerebrali (oltre ovviamente alla sollecita exeresi chirurgica e/o derivazione liquorale ove indicato) si basa principalmente sui diuretici osmotici e sugli steroidi.

Tuttavia, preliminarmente alla illustrazione degli schemi di terapia specifici, è opportuno ricordare alcuni principi generali di trattamento dell'ipertensione endocranica:

1. la febbre deve essere trattata aggressivamente, in quanto è in grado di aumentare il metabolismo cerebrale e l'edema cerebrale;
2. la pressione sistemica non deve scendere a livelli tali da compromettere una efficace pressione di perfusione cerebrale;
3. le convulsioni aumentano la pressione endocranica aumentando il metabolismo cerebrale.

Il mannitolo, da somministrare alla dose di 1 g/kg e.v. in 15-30 minuti ad intervalli di 6 ore, crea un gradiente osmotico attraverso la barriera ematoencefalica; potenziali effetti collaterali del trattamento con mannitolo comprendono una diuresi rapida con ipotensione, ipokaliemia ed ipernatriemia, insufficienza pre-renale, insufficienza cardiaca congestizia. Il mannitolo è disponibile a concentrazioni del 18-20%.

Il trattamento per breve periodo con mannitolo (trattamenti protratti possono indurre "rebound" di ipertensione endocranica a causa del possibile incremento della viscosità ematica qualora i liquidi persi non siano adeguatamente ripristinati) è ad esempio utile in caso di una possibile diagnosi di linfoma primitivo del SNC in attesa di conferma con biopsia stereotassica. In questo caso, il trattamento con steroidi fino all'intervento è in grado di rendere la procedura bioptica non informativa, mentre un breve trattamento (4-5 giorni) con mannitolo permette una positività della biopsia in una percentuale più elevata di casi.

Anche il glicerolo è un diuretico osmotico utilizzabile in alternativa al mannitolo, rispetto al quale è da segnalare la possibilità di somministrazione per via orale alla dose di 1.5 g/kg di peso corporeo da dividere in 6 somministrazioni giornaliere; va ricordato che il suo uso dovrebbe essere cauto nei pazienti diabetici.

Gli steroidi comunemente utilizzati per il trattamento dell'ipertensione endocranica comprendono desametazone e metilprednisolone. Il desametazone può essere utilizzato in dose da 4 a 6 mg ogni 4-6 ore.

In caso di improvviso scompenso dello status neurologico, come ad esempio in un'ernia cerebrale, possono essere utilizzati per brevi periodi anche dosaggi sensibilmente maggiori, fino a 100 mg/die in infusione di 15-30 minuti. La somministrazione può essere intravenosa o intramuscolare, la via intravenosa sotto forma di bolo ha azione più rapida, tuttavia l'efficacia complessiva non è ridotta per somministrazione intramuscolare. Per quanto concerne la somministrazione orale, accanto ad alcune difficoltà legate alle formulazioni disponibili e alla variabilità nell'assorbimento (ad esempio alterazioni dello stato di coscienza, vomito, etc.), l'efficacia del farmaco, soprattutto intesa come rapidità d'azione, è ridotta e può essere evidente dopo le 48 ore a fronte di una latenza che nella somministrazione per via venosa è stimata a 4-12 ore.

Riguardo agli altri steroidi, esistono in letteratura segnalazioni di un utile impiego del metilprednisolone nella fase di mantenimento; di particolare interesse è poi il suo utilizzo in elevate dosi orali. Con questa modalità uno schema di trattamento proponibile potrebbe essere 300 mg/m^2 a giorni alterni per periodi di 10-12 settimane. L'uso degli steroidi può essere gravato da alcune complicanze che tendono a divenire significative soprattutto nell'uso cronico; è noto il rischio di sanguinamenti gastrici e la cautela che va osservata nel paziente diabetico, in presenza di glaucoma o di un'anamnesi positiva per tubercolosi. Altrettanto significativi, nell'uso cronico, sono gli effetti catabolici sul tessuto muscolare (miopatia da steroidi), questi possono essere in parte limitati, quando le condizioni cliniche lo consentano, con una somministrazione a giorni alterni e con l'adeguamento delle dosi.

Bibliografia

1. Del Maestro RF, Megyesi JF, Farrell CL (1990) Mechanisms of tumor-associated edema: a review. Can J Neurol Sci 17:177-183
2. Bingaman WE, Frank JI (1995) Malignant cerebral edema and intracranial hypertension. Neurol Clin 13:479-509
3. Constantini S, Tamir J, Gomori MJ, Shohami E (1993) Tumor prostaglandin levels correlate with edema around supratentorial meningiomas. Neurosurgery 33:204-211
4. Flower RJ, Blackwell GJ (1979) Anti-inflammatory steroids induce biosynthesis of a phospholipase A2 inhibitor which prevents prostaglandin generation. Nature 278:456-459
5. Stockhammer G, Obwegeser A, Kostron H, Schumacher P, Muigg A, Felber S, Maier H, Slave I, Gunsilius E, Gastl G (2000) Vascular endothelial growth factor (VEGF) is elevated in brain tumor cysts and correlates with tumor progression. Acta Neuropathol 100:101-105

CAPITOLO 5

Tumori cerebrali: generalità cliniche

A. Sghirlanzoni, A. Silvani, M.L. Chiapparini

I tumori del sistema nervoso sono circa l'1% di tutti i tumori degli adulti. In Italia le incidenze valutate nel periodo 1988-1992 variano tra 7 e 12 per 100 000 nei maschi, tra 4.5 e 9.5 nelle femmine. Il 20-25% dei tumori dei bambini di età tra 0 e 14 anni, originano nel sistema nervoso; l'incidenza è compresa tra 2 e 3.5 per 100 000/anno (v. Cap. 1).

I sintomi neurologici dipendono prevalentemente dalla localizzazione e dallo spazio occupato dalla neoplasia nella struttura inestensibile della scatola cranica. Meno importante è la primitività della lesione. Le caratteristiche di rapida crescita, come è per il glioblastoma, o di lentissimo sviluppo, come è tipico del meningioma e dell'astrocitoma di I grado, determinano invece l'acutezza o l'indolenza della comparsa e della progressione dei deficit neurologici.

Le metastasi rappresentano oltre il 50% dei tumori cerebrali (v. Capp. 1 e 16). Quelle molto vascolarizzate, da melanoma o da tumore polmonare, sono soggette a sanguinamento e possono presentarsi con una sintomatologia neurologica acuta da emorragia. La presenza di sintomi sistemici quali febbre, malessere, dimagramento, astenia generalizzata rende più probabile la diagnosi di metastasi piuttosto che di tumore cerebrale primitivo.

Indipendentemente dalla loro natura, primitiva o secondaria, e spesso anche dall'istologia, i tumori cerebrali si manifestano usualmente con una sintomatologia ingravescente subacuta. L'insorgenza rapida, ictale, di sintomi neurologici è del resto tipica dell'accidente vascolare; quella lentissima è propria delle malattie degenerative. Nelle neoplasie a lentissima crescita, come gli astrocitomi di basso grado, l'esordio può però essere indeterminato.

Le sindromi che, isolate o variamente combinate tra di loro, sono caratteristiche del tumore cerebrale sono:

1. la presenza di deficit evolutivi focali;
2. la comparsa di una epilessia;
3. il decadimento intellettuale;
4. l'ipertensione endocranica con cefalea, vomito, alterazioni dell'equilibrio, diplopia (v. Cap. 4).

Le caratteristiche dei deficit focali e delle crisi epilettiche dipendono dalla localizzazione delle aree compresse e distorte dalla crescita tumorale. Il coinvolgimento dei lobi frontali o di estese aree cerebrali può determinare cambiamenti della personalità. L'ipertensione endocranica è provocata da un difetto della circolazione liquorale presente anche dall'esordio in caso di tumori della fossa posteriore quali il medulloblastoma o l'astrocitoma del bambino, i tumori multicentrici, la disseminazione neoplasica delle meningi.

La cefalea è riscontrabile nel 50% dei pazienti; tipicamente presente al risveglio dal sonno notturno, si risolve spontaneamente in poche ore, può essere esacerbata a paziente supino perché tale posizione causa un aumento relativo della pressione liquorale nel distretto cefalico. A sua volta, durante il sonno, con la riduzione del ritmo respiratorio si ha un aumento della concentrazione di CO_2, vasodilatazione, innalzamento della pressione endocranica, che può non essere trascurabile se si considera che un aumento di 4 mmHg della pCO_2 raddoppia la pressione all'interno del cranio. Sempre per incremento della pressione endocranica, la cefalea da tumore può essere accentuata dalla manovra di Valsalva e dai suoi equivalenti come la tosse, lo starnuto, il premito.

A seconda delle caratteristiche del tumore, le crisi epilettiche sono presenti nel 15-95% dei pazienti (v. Cap. 22); possono costituire per anni l'unico sintomo di tumori anche piccoli od a lenta crescita come il meningioma e l'astrocitoma emisferico.

Diagnosi

La risonanza magnetica è l'esame necessario e sufficiente per la diagnosi. La TAC può essere falsamente negativa nei tumori della fossa posteriore o in lesioni, come i gliomi di basso grado, che non assumono contrasto. La normalità della RM con gadolinio e con le sequenze FLAIR esclude con certezza quasi assoluta la possibile presenza di un tumore cerebrale.

Terapia sintomatica

I corticosteroidi, in particolare il desametasone per la sua ridotta attività mineralattiva, costituiscono il trattamento medico di prima scelta per ridurre l'edema provocato dal tumore e la conseguente ipertensione endocranica. Il dosaggio può variare da 4 a 32 mg/die i.m. o e.v., a seconda dell'acutezza dei sintomi e della cronicità della somministrazione (v. Cap. 4).

I diuretici osmotici quali il mannitolo 100 cc e.v., infuso in 10-15 minuti e ripetuto fino a 3-4 volte al giorno, trovano indicazione nei casi in cui sia necessario un controllo rapido della pressione endocranica. Vanno usati con cautela per la possibilità di *rebound* ipertensivi.

La comizialità tumorale prevede l'uso degli anticonvulsivanti maggiormente efficaci nel controllo delle crisi ad esordio focale (v. Cap. 22). Le modalità di impiego sono simili a quelle osservate per le epilessie non tumorali. Va considerato che i metabolismi di molti chemioterapici e degli antiepilettici, in particolare della difenilidantoina, si influenzano reciprocamente e che la mielodepressione da anticomiziali si può sommare a quella da chemioterapici.

Tumori gliali

Possono essere di derivazione astrocitaria o oligodendrogliale, essere benigni o maligni, presentare cioè un basso o alto grado di differenziazione. Il glioblastoma è un tumore gliale che può essere primitivo o derivare, per sdifferenziazione, da una neoplasia di grado inferiore: glioblastoma secondario.

Nel contesto di un tumore gliale coesistono diversi stadi di atipia istologica cui corrisponde una eterogeneità genetica e di risposta alla terapia. In quanto prospetticamente prevalente, il grado di una neoplasia viene valutato sull'area della sua massima malignità.

I più importanti indicatori di atipia sono: le irregolarità nucleari, la vivacità delle mitosi, l'aumento della cellularità, la proliferazione vascolare, la presenza di necrosi (v. Cap. 7). La presenza e l'entità di queste alterazioni sono classificate secondo indici di malignità che codificano il singolo fattore di maggior significato prognostico. Sia pure in grado minore, la prognosi dipende però anche dall'età del paziente, dalla sua condizione clinica, dal tipo tumorale e dal trattamento praticato; in particolare, dalla radicalità della asportazione chirurgica e dalla radioterapia (v. Cap. 8).

La classificazione di malignità attualmente più diffusa è quella della World Health Organization (WHO); insieme a quella della Saint Anne/Mayo, risulta sia facilmente riproducibile che prognosticamente significativa (Tab. 1).

Tabella 1. Confronto tra il sistema di grading della WHO e del S. Anne/Mayo

Gradazione WHO	Classificazione WHO	Classificazione S. Anne/Mayo	Criteri istologici
I	Astrocitoma pilocitico		
II	Astrocitoma diffuso	Astrocitoma di II grado	Un solo criterio: solitamente atipia nucleare
III	Astrocitoma anaplasico	Astrocitoma di III grado	Due criteri: solitamente atipia nucleare e mitosi
IV	Glioblastoma multiforme	Astrocitoma di IV grado	Tre criteri: solitamente atipia nucleare, mitosi, proliferazione endoteliale e/o necrosi

Tumori astrocitari

Gli astrocitomi sono i tumori intracranici più frequenti e rappresentano il 60% dei tumori cerebrali primitivi. La loro incidenza è compresa tra 5 e 7 casi per 100 000/anno. Gli astrocitomi di basso grado costituiscono il 25% di tutti gli astrocitomi intracranici ed hanno la maggior incidenza tra i 30 e i 40 anni; il 10% insorge prima dei 20 anni, il 60% tra i 20 e i 45, il 30% oltre i 45 anni. Il rapporto M:F è di 1.2:1 (v. Cap. 1).

Dal punto di vista eziologico l'esposizione a radiazione è il solo fattore di rischio ambientale inequivocabilmente dimostrato (v. Cap. 2).

Sono state segnalate famiglie con aumentata suscettibilità agli astrocitomi. Una ulteriore prova dell'importanza del rischio genetico è la presenza di astrocitomi in sindromi ereditarie quali la neurofibromatosi (NF1), la sclerosi tuberosa, la sindrome di Turcot (v. Cap. 2).

Questi tumori prevalgono nell'adulto; possono avere origine da una qualsiasi area del sistema nervoso centrale, ma più comunemente dagli emisferi cerebrali. Hanno istologia e comportamento biologico diversi, ma tutti tendono ad infiltrare i tessuti circostanti e tutti manifestano una tendenza a diventare più maligni. Il glioblastoma multiforme, con il suo decorso inesorabilmente fatale, si colloca al massimo grado di malignità dei tumori gliali e rappresenta uno dei tumori umani in assoluto più maligni.

I sintomi neurologici provocati dagli astrocitomi dipendono sostanzialmente dalla localizzazione del tumore e dalla sua rapidità di accrescimento. Dopo l'eventuale asportazione, la lunghezza del periodo pre-recidiva e la sopravvivenza del paziente, dipendono in gran parte dal grado di malignità della neoplasia. Complessivamente la sopravvivenza media dei pazienti affetti da astrocitoma diffuso di II grado è superiore ai 5 anni; è di 2-5 anni per l'astrocitoma di grado III; scende a meno di un anno per la gran parte dei pazienti affetti da glioblastoma. La inesorabile tendenza degli astrocitomi a diventare più maligni si manifesta in un tempo medio di 4-5 anni. La trasformazione di un astrocitoma anaplasico in glioblastoma ha luogo in circa 2 anni. Le cause della progressione ad un istotipo anaplastico sono poco conosciute.

L'intervento chirurgico è indicato con certezza solo nei casi in cui la lesione sia completamente asportabile (v. Capp. 14 e 15). Nonostante gli astrocitomi risultino relativamente radioresistenti (v. Cap. 17), la radioterapia rappresenta il loro trattamento adiuvante più efficace, ma è spesso causa di effetti collaterali come radionecrosi e decadimento intellettuale. La precocità della radioterapia non sempre migliora la sopravvivenza.

Astrocitoma pilocitico (I grado WHO)

L'astrocitoma pilocitico è il glioma più frequente nel bambino; ha incidenza compresa tra 0.5 e 0.6 casi per 100 000/anno, simile nei maschi e nelle femmine; rappresenta il 10% degli astrocitomi cerebrali e l'85% di quelli cerebellari.

A lenta crescita, è in genere ben delimitato e spesso cistico (v. Cap. 7). Localizza prevalentemente ai nervi ottici, al chiasma ed all'ipotalamo, al talamo ed ai gangli della base, agli emisferi cerebrali, al cervelletto ed al tronco (v. Cap. 15). L'astrocitoma cerebellare si presenta spesso con una sindrome da ipertensione endocranica; nel ponte, non provoca ipertofia, tipica invece dell'astrocitoma diffuso, perché appare spesso dorsale o "esofitico".

Caratteristiche importanti di questo tumore sono la possibilità di regressione e la scarsa tendenza alla degenerazione. Gli astrocitomi pilocitici del bambino, la cui degenerazione anaplasica è estremamente rara e probabilmente correlata ad un precedente trattamento radiante, vanno certamente asportati in caso di ipertensione endocranica o di gravi sintomi focali.

L'astrocitoma pilocitico presenta solo raramente calcificazioni. Alla RM appare ben circoscritto, spesso assume diffusamente contrasto. Le cisti associate al tumore sono diagnosticamente importanti e sono comuni nelle sue localizzazioni cerebellari (Fig. 1), cerebrali emisferiche e midollari.

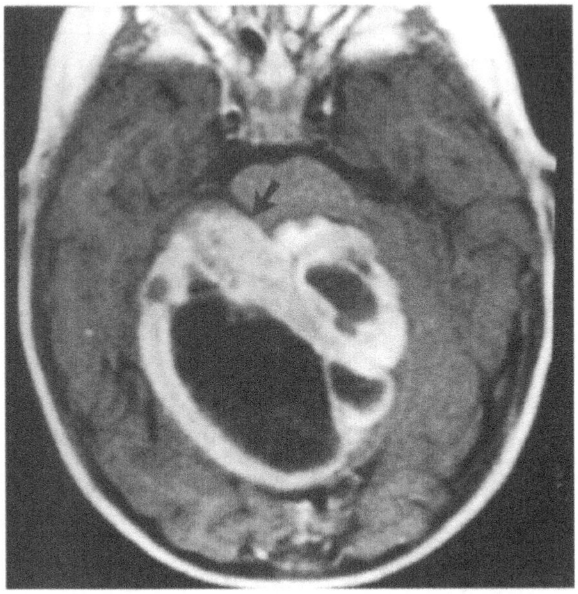

Fig. 1. Astrocitoma pilocitico. RM, sezione assiale T1 dipendente dopo mezzo di contrasto. Voluminosa lesione espansiva a contorni netti localizzata in fossa cranica posteriore, caratterizzata da alcune componenti cistiche associate ad un nodulo murale di tumore solido (*freccia*). L'enhancement, intenso e disomogeneo, è visibile nella porzione solida e lungo le pareti delle cisti

Astrocitoma diffuso (II grado WHO)

Istologicamente fibrillare, gemistocitico o protoplasmatico, è altamente differenziato e a lenta crescita. La variante gemistocitica degenera in modo più rapido, ma tutti gli istotipi tendono a progredire verso forme maggiormente maligne per assumere le caratteristiche dell'astrocitoma anaplasico prima e del glioblastoma "secondario" poi (v. Cap. 7).

Tipico del giovane adulto, ha picco di incidenza tra i 20 ed i 40 anni e rappresenta il 10-15% di tutti i tumori astrocitari. Può svilupparsi in ogni regione del sistema nervoso centrale (SNC), ma si localizza più frequentemente in regione frontale e temporale. Le successive sedi più frequenti sono il tronco cerebrale ed il midollo. Contrariamente all'astrocitoma pilocitico, solo assai raramente si localizza al cervelletto.

Le crisi comiziali ne costituiscono la più usuale sintomatologia di presentazione.

La RM dimostra omogenea ipointensità nelle immagini T1-pesate ed iperintensità in T2. I tumori di basso grado assumono contrasto raramente, ma a volte precocemente. La presa di contrasto tende comunque ad apparire con la progressione del tumore.

L'intervento di asportazione è certamente da effettuare se la neoplasia appare estirpabile in modo totale (v. Capp. 8 e 15). Il trattamento radiante rappresenta la più efficace forma di terapia adiuvante (v. Cap. 18); ne vanno però considerati i non trascurabili effetti collaterali; non necessariamente la diagnosi ed il trattamento precoci prolungano la sopravvivenza dei pazienti.

Astrocitoma anaplasico (III grado WHO)

Diffusamente infiltrante, presenta anaplasia focale o diffusa. Può essere primitivo o derivare da astrocitomi meno maligni. Prevale nei pazienti di sesso maschile con un rapporto di 1.8:1. L'età di maggior incidenza, compresa tra i 30 e i 50 anni, è superiore a quella degli astrocitomi di basso grado, ma minore di quella media dei pazienti con glioblastoma. La localizzazione e la sintomatologia sono quelle degli astrocitomi più benigni, ma sono più frequenti i sintomi focali e la localizzazione cerebrale emisferica.

La RM dimostra disomogenea ipointensità nelle immagini T1-pesate e ancora disomogenea iperintensità nelle immagini in T2. In queste ultime sequenze, è frequente il riscontro di componenti ipointense, indice di maggiore cellularità. Queste neoplasie assumono irregolarmente il mezzo di contrasto e, in generale, senza la conformazione ad anello dei glioblastomi (Fig. 2). L'edema che li circonda può provocare ipertensione endocranica.

Il periodo medio di progressione a glioblastoma è di circa 2 anni e determina il tempo di sopravvivenza. La presenza di una

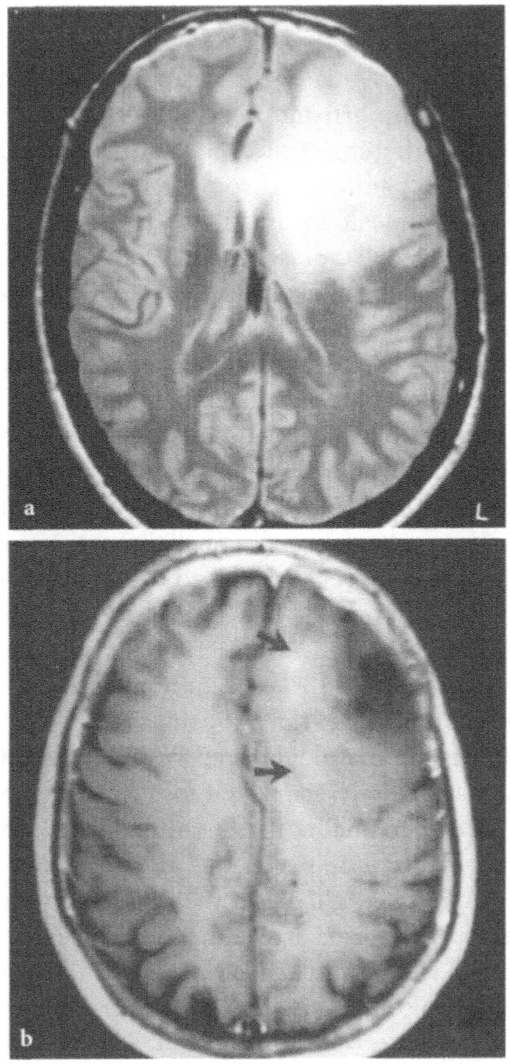

Fig. 2a, b. *Astrocitoma anaplasico.* RM, sezioni assiali in densità protonica (**a**) e T1 dipendenti dopo contrasto (**b**). La neoformazione, localizzata in regione frontale sinistra, presenta aspetto infiltrante con margini sfumati e segnale disomogeneamente iperintenso nelle sequenze T2 dipendenti. Si notino il coinvolgimento del ginocchio del corpo calloso e i modesti effetti di massa. Dopo contrasto, si apprezzano sfumati focolai di impregnazione (*frecce*). Nelle immagini dipendenti dal T1 si apprezza inoltre una componente di lesione disomogeneamente ipointensa e superficiale

componente oligodendrogliale è associata ad una sopravvivenza di oltre 7 anni. Come per il glioblastoma, la giovane età, la migliore condizione clinica e la completezza dell'asportazione costituiscono ulteriori fattori prognostici positivi.

Glioblastoma (IV grado WHO)

È anche chiamato glioblastoma multiforme per il polimorfismo delle sue cellule scarsamente differenziate, ricche di atipie nucleari e di attività mitotica disomogenea. La neoplasia, multifocale in circa il 3% dei casi, è caratterizzata dalla presenza di vasi neoformati, trombosi, necrosi; ha sede prevalente nella sostanza bianca sottocorticale degli emisferi cerebrali; la sua rara localizzazione nel tronco cerebrale è piuttosto dell'età infantile.

Il glioblastoma può essere primitivo o secondario alla degenerazione di una neoplasia di malignità minore. Ne sono noti anche casi congeniti, ma il tumore è tipico dell'età compresa tra i 45 ed i 79 anni (media 55 anni); prevale 1.5 a 1 nel sesso maschile; ha incidenza di 2-3 per 100 000/anno; rappresenta il 12-15% dei tumori intracranici ed il 50-60% dei tumori astrocitari.

La sintomatologia di esordio è spesso subacuta con epilessia, deficit focali, cambiamenti della personalità spesso rapidamente seguiti da sintomi di ipertesione endocranica.

Alla TC il glioblastoma appare come una lesione di forma irregolare con contrasto ad anello che circonda un'area ipodensa di necrosi. Dopo contrasto, la stessa disposizione a cercine caratterizza le immagini RM-T1 dipendenti (Fig. 3). Nelle immagini RM-T2 dipendenti l'area tumorale appare in genere più ampia ed ha confini indistinti rispetto all'edema, spesso abbondante. Talvolta, nel contesto della lesione si notano aspetti di "vuoto di segnale" dovuti a strutture vascolari neoformate e di grande calibro, tipiche della neoplasia. Le cellule tumorali si estendono comunque fino a due centimetri oltre il perimetro radiologico e quello chirurgicamente riscontrabile. Questa caratteristica rende pressoché impossibile l'asportazione completa del glioblastoma e dà ragione del fatto che l'80% delle neoplasie recidiva entro i 2 cm dell'area di asportazione.

È probabile che l'ablazione chirurgicamente completa migliori la sopravvivenza dei pazienti; sono fattori prognostici positivi anche l'età inferiore ai 45 anni e lo stato di minore gravità clinica. Nonostante la completezza dell'asportazione chirurgica e l'eventuale aggressività dei trattamenti adiuvanti, la mediana di sopravvivenza resta di circa 1 anno; solo una percentuale di pazienti inferiore al 2% sopravvive oltre i 3 anni di malattia.

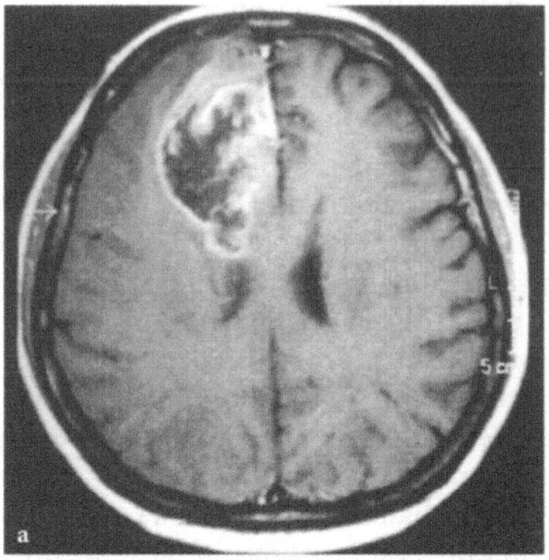

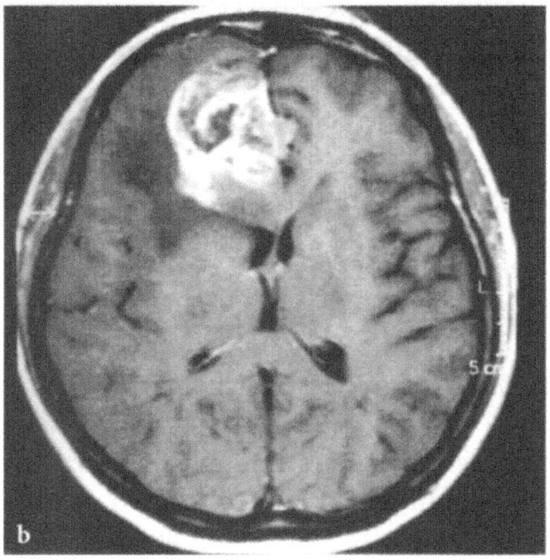

Fig. 3a, b. *Glioblastoma multiforme.* RM, sezioni assiali T1 dipendenti dopo mezzo di contrasto. Vasta lesione espansiva infiltrante la corteccia e la sostanza bianca in regione frontale destra. Si noti la eterogenea impregnazione "a cercine" del tumore con evidenza di aree cisticonecrotiche, il rigonfiamento per infiltrazione del ginocchio del corpo calloso, l'effetto di massa sui corni frontali e l'appianamento dei solchi corticali nonché l'ipointensità della sostanza bianca adiacente dovuta all'edema perilesionale

La terapia dei glioblastomi e degli astrocitomi anaplasici è del tutto simile (v. Cap. 8). Il primo provvedimento è costituito dall'asportazione il più possibile ampia della neoplasia. La terapia radiante prolunga significativamente la sopravvivenza. La chemioterapia con carmustina è la meglio nota ed ancora tra le più efficaci.

In caso di recidiva tumorale, un secondo intervento chirurgico può prolungare di mesi la sopravvivenza. La chemioterapia, con nitrosouree e procarbazina, è indicata anche nei tumori "recurrent" (v. Cap. 8). Recentemente, la statunitense Food and Drug Administration (FDA) ha riconosciuto l'efficacia della temozolamide nelle recidive. Il farmaco è generalmente ben tollerato e somministrabile per bocca (v. Cap. 8).

Tumori oligodendrogliali

L'incidenza di queste neoplasie è di 0.3-0.4 casi per 100 000/anno con valori massimi tra i 40 e i 60 anni e un rapporto M:F di 2:1. Circa il 6% degli oligodendrogliomi insorge nell'infanzia e nella adolescenza (v. Cap. 1).

Vengono classificati come di basso ed alto grado con una distinzione che ha importanti implicazioni sia terapeutiche che prognostiche.

In base alle pure caratteristiche istologiche, può essere difficile differenziare gli oligodendrogliomi dagli astrocitomi. La differenziazione è però importante perché gli oligodendrogliomi, in particolare le forme caratterizzate dalla presenza di delezioni 1p e 19q, sono sensibili alla chemioterapia (v. Capp. 3 e 8).

Oligodendroglioma (II grado WHO)

È un tumore dell'adulto, ben differenziato, ma infiltrante, la cui tipica localizzazione è la cerebrale emisferica, in gran parte frontale. Rappresenta il 5% dei tumori gliali.

La sintomatologia neurologica provocata dall'oligodendroglioma è spesso costituita da crisi comiziali, paresi, cambiamenti di personalità, ipertensione endocranica.

Radiologicamente è difficilmente differenziabile dall'astrocitoma, anche se appare più frequentemente sede di calcificazioni e di rimodellamento della teca cranica. Alla RM appare come una lesione ben distinguibile dal parenchima cerebrale, ipointensa in T1 ed iperintensa in T2, circondata da scarso o assente edema perilesionale. A volte, vi si evidenziano aree di intensità variabile dovute a cisti o ad emorragie intratumorali (Fig. 4).

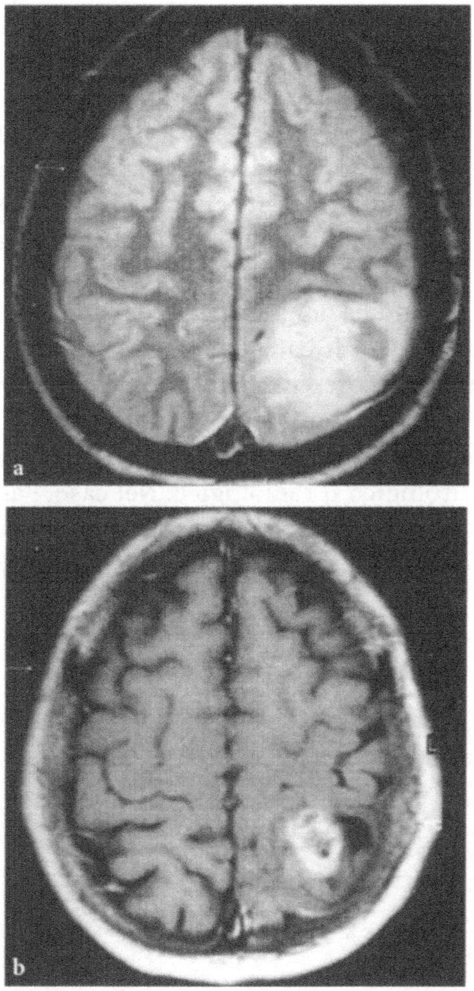

Fig. 4a, b. *Oligodendroglioma (II grado).* RM, sezioni assiali in densità protonica (**a**) e T1 dipendenti dopo mezzo di contrasto (**b**). Si riconosce la lesione espansiva localizzata in sede parietale sinistra caratterizzata da contorni netti e segnale disomogeneo per presenza di una cisti a segnale liquorale. L'enhancement è intenso, disomogeneo ed interessa solo una componente della lesione. L'edema perilesionale è assente e sono modesti gli effetti di massa

Gli oligodendrogliomi recidivano solitamente in sede di intervento e possono degenerare verso neoplasie di maggior malignità.

Oligodendroglioma anaplasico (III grado WHO)

L'oligodendroglioma anaplasico presenta caratteristiche istologiche di malignità. La storia clinica dei pazienti può essere lunga al punto da suggerire che il tumore derivi da una neoplasia di grado inferiore. Questo tumore può occasionalmente metastatizzare per via liquorale o dare addirittura metastasi sistemiche.

L'aspetto alla RM può essere eterogeneo per la presenza di cisti, necrosi ed emorragie intramurali. L'enhancement ad anello, raramente presente, è indice di cattiva prognosi (Fig. 5).

Le indicazioni chirurgiche sono simili a quelle codificate per gli astrocitomi. L'intervento è riservato ai pazienti con una grave sintomatologia o viene rinviato fino alla comparsa di segni di deterioramento neurologico o radiologico. Nel caso, l'asportazione rappresenta la prima linea di trattamento (v. Capp. 14 e 15). La radioterapia, fino ad un dosaggio di 54 Gy, migliora certamente i sintomi. La chemioterapia con procarbazina, lomustina e vincristina (PCV) probabilmente non è curativa, ma riduce la massa tumorale nel 75% dei pazienti e ne determina la completa scomparsa nel 50% dei casi (v. Cap. 8). Con l'attuale impostazione terapeutica la mediana di sopravvivenza è passata da 10 a 16 anni.

Tra gli indicatori prognostici va però considerato che gli oligodendrogliomi anaplasici caratterizzati da una perdita allelica sul cromosoma 1 o da una perdita allelica combinata sull'1p e sul 19q (v. Cap. 3), sono particolarmente sensibili alla terapia con PCV; tale trattamento ne provoca la scomparsa neuroradiologia in circa il 50% dei casi. Al contrario, i tumori privi di tali caratteristiche genetiche rispondono raramente e non completamente al trattamento con PCV. I pazienti che hanno delezioni omozigoti per il gene *CDKN2A*, non evidenziano perdite 1q e 19p (v. Cap. 3) ed hanno sopravvivenza più breve.

Oligoastrocitomi (II grado WHO)

Sono tumori misti che risultano dall'associazione di cellule neoplasiche di derivazione sia oligodendrogliale che astrocitaria. Possono degenerare ad oligoastrocitoma anaplasico.

Eterogenei ed eterogenetici, possono presentare le caratteristiche genetiche dell'oli-

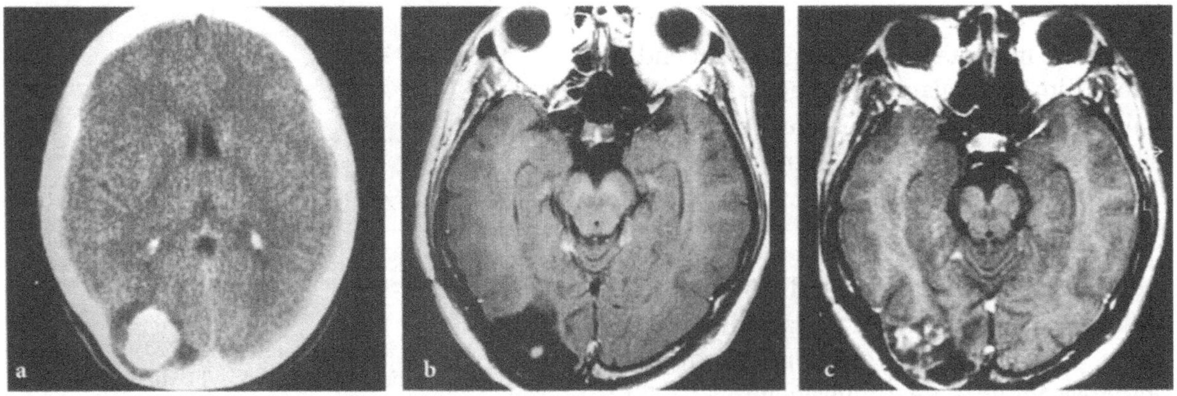

Fig. 5a-c. *Oligodendroglioma anaplasico.* TC, sezione assiale (**a**); RM, sezioni assiali T1 dipendenti dopo mezzo di contrasto (**b, c**). La serie degli esami eseguiti rispettivamente all'esordio di una sintomatologia epilettica, dopo 5 e dopo 6 anni, evidenzia la trasformazione maligna di una lesione inizialmente benigna. La TC mostra una lesione espansiva in regione occipitale destra, caratterizzata da una grossolana e densa calcificazione circondata da ipodensità a margini netti e da "rimodellamento" della teca cranica (**a**). La RM post-operatoria dopo 5 anni evidenzia la recidiva della lesione ipointensa in T1 nella quale è evidente una piccola area nodulare di enhancement (**b**). Il sucessivo follow-up dopo un anno evidenzia la presenza di aggiuntive aree intratumorali di irregolare ed intenso enhancement (**c**)

godendroglioma e dell'astrocitoma. Gli oligoastrocitomi in cui si evidenziano mutazioni del gene *p53* e/o perdita di eterozigosità (LOH) sul 17p, non presentano LOH sull'1p o 19q, e viceversa (v. Cap. 3).

Ependimoma (II grado WHO)

È un tumore a lenta crescita, tipico dell'infanzia e dell'età giovanile, che deriva dalle cellule dell'ependima ventricolare e midollare (v. Cap. 15). Gli ependimomi rappresentano il 50-60% dei gliomi spinali, il 6-12% di tutti i tumori intracranici infantili, il 30% delle neoplasie cerebrali riscontrabili in età inferiore ai tre anni. La loro incidenza, simile nei due sessi, è compresa tra 0.5 e 0.6 casi per 100 000/anno (v. Cap. 1). L'ependimoma anaplasico rappresenta circa il 25% di tutti gli ependimomi intracranici.

Gli ependimomi si sviluppano prevalentemente nel sistema ventricolare e nel midollo spinale dove tendono a mantenere una localizzazione intramidollare.

La presentazione tipica è quella dell'idrocefalo o dei sintomi di ipertensione endocranica (v. Cap. 4). Possono ovviamente presentarsi con segni di compromissione midollare o addirittura con una sindrome della cauda equina.

Alla RM l'ependimoma appare come una lesione ben delimitata che assume variamente contrasto (Fig. 6). La disseminazione liquorale è più frequente nelle neoplasie sottotentoriali ed è segno di prognosi infausta (v. Cap. 7).

Il 30% degli ependimomi evidenzia alterazioni cromosomiche, più tipicamente a carico del cromosoma 22 (v. Cap. 3). La localizzazione spinale comporta una prognosi migliore di quella cerebrale e rappresenta probabilmente una variante caratterizzata da una alterazione del gene *NF2* (neurofibromatosi-2), sito sul cromosoma 22. In caso di tumore di basso grado (II), i bambini hanno sopravvivenze inferiori a quelle degli adulti: 35% a 3 anni e 19% a 5 anni.

I fattori prognostici non sono però del tutto chiariti.

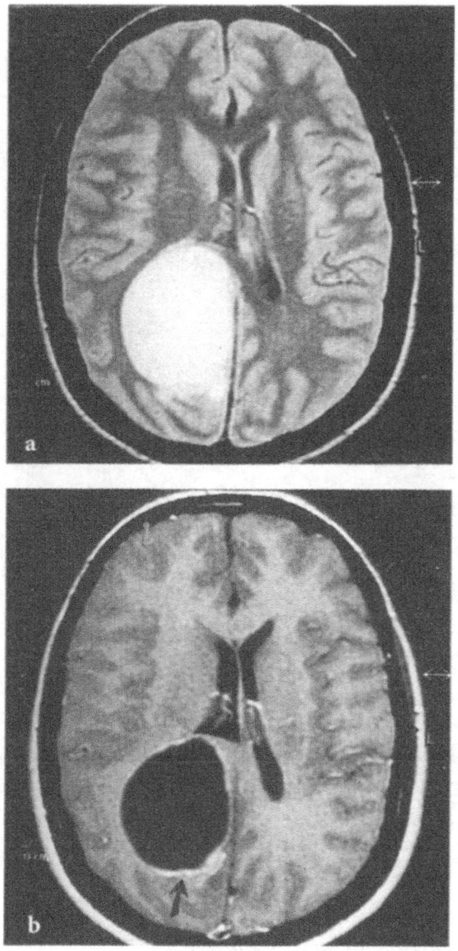

Fig. 6a, b. *Ependimoma (II grado).* RM, sezioni assiali in densità protonica (**a**) e T1 dipendenti dopo contrasto (**b**). La vasta lesione sopratentoriale di aspetto cistico è extraventricolare, ma in stretto rapporto con il ventricolo laterale. La cisti a contenuto iperproteico presenta segnale superiore a quello del liquor. Dopo contrasto si apprezza l'impregnazione della parete della cisti ed è meglio visibile la piccola componente solida della lesione lungo il profilo postero-mediale che assume irregolare enhancement e in cui è riconoscibile almeno una millimetrica cisti marginale (*freccia*)

Ependimoma anaplasico (III grado WHO)

Si manifesta con rapida proliferazione; particolarmente nei bambini ha prognosi infausta (v. Cap. 15). Sono caratteristiche frequentila localizzazione nel IV ventricolo, con tendenza a crescere nei recessi, e la disseminazione liquorale. Alla RM il tumore ha limiti spesso distinti e si impregna intensamente e in modo disomogeneo dopo contrasto (Fig. 7).

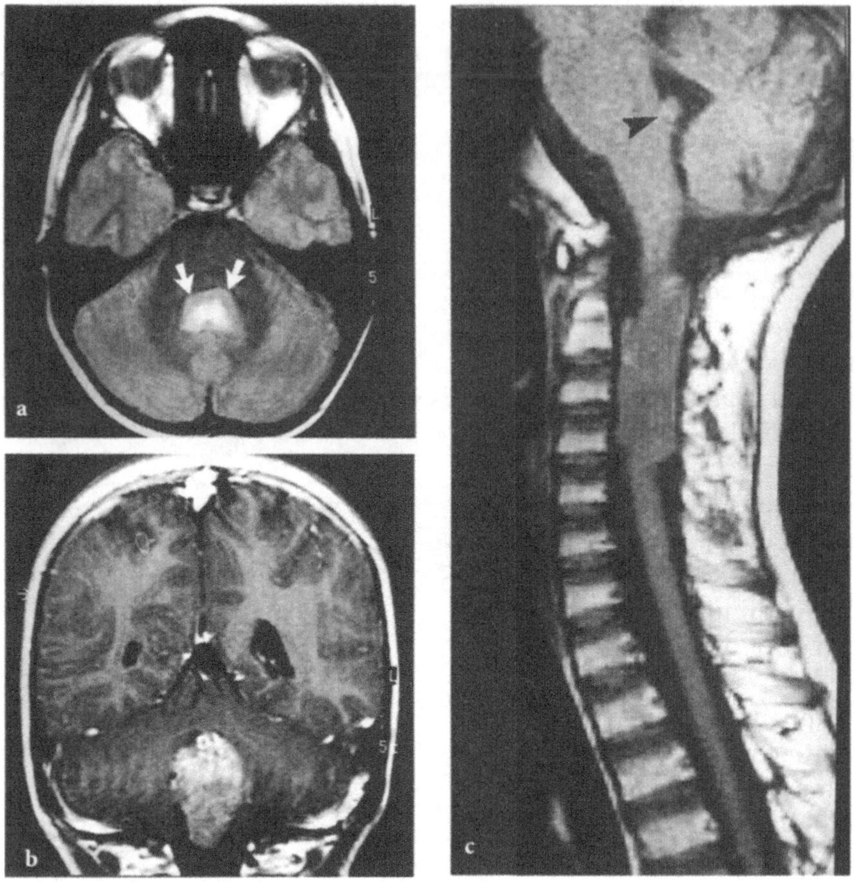

Fig. 7a-c. *Ependimoma anaplasico.* RM, sezione assiale T2 dipendente (**a**), coronale T1 dipendente dopo contrasto (**b**) e sagittale T1 dipendente (**c**). Le immagini **a** e **b** evidenziano la lesione espansiva a margini netti completamente contenuta nel IV ventricolo. Nelle sequenze in T2, si nota la componente di lesione con maggiore cellularità localizzata perifericamente e caratterizzata da tenue caduta di segnale (*frecce*). L'enhancement dopo contrasto è intenso e omogeneo dato il ricco apporto vascolare. Il follow-up post-operatorio, a distanza di 17 mesi (**c**) evidenzia una piccola recidiva di lesione nel IV ventricolo (*testa di freccia*) e un voluminoso nodulo di disseminazione in sede cervicale

Subependimoma (I grado WHO)

È un tumore a lenta crescita, tipicamente adeso alla parete ventricolare.

Meningioma (I grado WHO)

Sono tumori per gran parte benigni ed a lenta crescita che originano dalle cellule aracnoidee delle meningi. Pur avendo sede intracranica o spinale, non possono, a rigore, essere classificati come tumori del sistema nervoso. I meningiomi, con una incidenza annuale di circa il 6%, rappresentano il 13-26% dei tumori intracranici (v. Cap. 1). Ne sono più spesso affetti le pazienti con tumore della mammella. La loro incidenza cresce con l'età e raggiunge i massimi valori tra i 50 e i 70 anni. Rappresentano solo l'1-2% dei tumori intracranici infantili.

Sono spesso multipli nei pazienti portatori di neurofibromatosi-2 (NF2) e in famiglie che dimostrano una predisposizione ereditaria. Come avviene nella NF2, la grande maggioranza dei meningiomi è caratterizzata da mutazioni a carico del cromosoma 22.

Si localizzano prevalentemente alla convessità, spesso nelle immediate vicinanze della falce, alla base cranica, in regione parasellare. I meningiomi maligni danno soprattutto metastasi polmonari (v. Cap. 7), pleuriche, ossee ed epatiche.

Provocano una sintomatologia spesso subdola, cronica da compressione delle strutture nervose. I sintomi delle lesioni delle convessità sono più spesso costituiti da crisi epilettiche o da emisindromi deficitarie ingravescenti. Le localizzazioni a cavallo della falce possono provocare paraparesi;

quelle frontali basali perdita dell'olfatto e cambiamenti di personalità, oppure la sindrome di Foster-Kennedy che è caratterizzata da cecità monoculare e papilla da stasi controlaterale.

Questi tumori risultano spesso calcifici alla TC. Alla RM, i meningiomi appaiono come neoplasie connesse alla dura che assumono vivacemente contrasto (Fig. 8). La presenza di edema perilesionale è indice di maggiore malignità o di una variante secretoria.

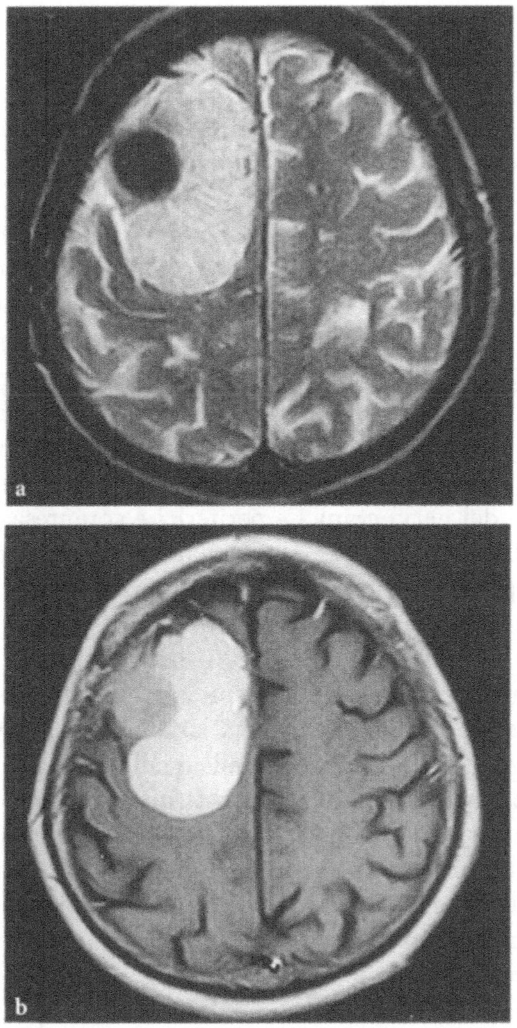

Fig. 8a, b. *Meningioma.* RM, sezioni assiali T2 dipendenti (**a**) e T1 dipendenti dopo contrasto (**b**). La lesione extraassiale localizzata in sede frontale e con base di impianto sulla dura a cavallo della sutura coronarica, disloca posteriormente e medialmente il lobo frontale. Essa presenta contorni netti, tenue ed omogenea caduta di segnale nelle immagini appesantite in T2 ed enhancement marcato e omogeneo dopo contrasto. L'immagine tonda, nettamente ipointensa in T2, è dovuta ad una calcificazione

Solo il 5% dei meningiomi è atipico (v. Cap. 7); il 2% risulta francamente maligno. A queste categorie appartiene la maggior parte delle neoplasie radioindotte (v. Cap. 2).

I meningiomi di reperto occasionale, soprattutto se diagnosticati in età senile, quelli piccoli o calcificati, possono non avere indicazione operatoria. Andranno seguiti nel tempo per coglierne l'eventuale crescita. Quando indicata, l'asportazione totale costituisce il trattamento definitivo. Non esiste un protocollo chemioterapico efficace. La radioterapia è riservata alle recidive, alle forme atipiche ed a quelle anaplasiche.

Linfoma cerebrale primitivo

La grande maggioranza dei linfomi maligni primitivi del SNC è a cellule B, prevalentemente di grande diametro. L'immunodeficienza congenita o acquisita, come l'immunosoppressione farmacologica, aumentano il rischio di contrarre la neoplasia (v. Cap. 9). La continua crescita della incidenza dei linfomi è in parte dovuta al fatto che ne è affetto fino al 10% dei malati di AIDS conclamata, con un rapporto di 3.500/1 rispetto alla popolazione generale. In questi pazienti il linfoma cerebrale maligno è associato al virus Epstein-Barr (EBV). Anche le forme sistemiche possono coinvolgere secondariamente il SNC, ma colonizzano tipicamente le meningi sotto forma di "linfomatosi" cerebrale o spinale.

Nei pazienti immunocompetenti i linfomi sono più spesso riscontrabili nella 6ª-7ª decade, con un rapporto 3:2 per il sesso maschile (v. Cap. 9). La localizzazione cerebrale è solitamente sotto corticale, sopratentoriale nel 60%, midollare nell'1%, multipla nel 40%; è oculare già alla presentazione nel 15-25% dei pazienti. La citologia liquorale è diagnostica nel 5-30% dei linfomi primitivi e fino al 95% di quelli secondariamente cerebrali.

I sintomi sono aspecifici, spesso focali; nel 30% dei casi sono caratterizzati da cambiamenti della personalità.

Alla TC e alla RM i linfomi hanno l'aspetto di lesioni nodulari, raramente cistiche; sono generalmente iperdensi alla TC, iperintensi o spesso con caduta di segnale nelle sequenze appesantite in T2 alla RM; l'enhancement è in genere diffuso, raramente ad anello (Fig. 9).

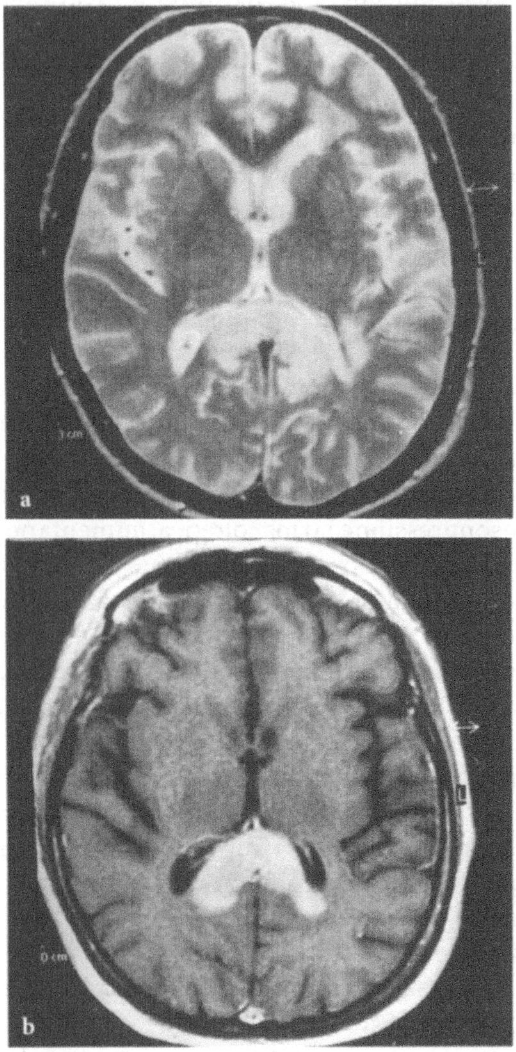

Fig. 9a, b. *Linfoma cerebrale primitivo.* RM, sezioni assiali T2 dipendenti (**a**) e T1 dipendenti dopo contrasto (**b**). La lesione multicentrica localizzata rispettivamente nello splenio del corpo calloso, che appare rigonfio, ed in prossimità del corno frontale sinistro, per l'elevata cellularità, presenta caratteristico basso segnale nelle immagini appesantite in T2. Si noti l'intensa e omogenea impregnazione della componente posteriore, dopo contrasto

I linfomi non pongono indicazione all'asportazione chirurgica. La prima linea di trattamento è costituita dalla chemioterapia con metotrexate per via venosa. Il farmaco passa la barriera ematoencefalica, induce remissione nel 50-80% dei pazienti, ha portato la mediana di sopravvivenza da 12-18 a 40 mesi, con il 25% di sopravvivenza a 5 anni.

Neurinoma

I neurinomi sono conosciuti anche come schwannomi perché originano dalla cellula di Schwann. Questa cellula produce la mielina periferica; a rigore, i neurinomi sono quindi tumori del sistema nervoso periferico che possono avere localizzazione intracranica o coinvolgere qualsiasi nervo. Nascono più spesso dalla componente vestibolare dell'VIII nervo cranico, ma sono noti come "neurinomi dell'acustico"; la trigeminale è la seconda localizzazione più frequente. L'incidenza di questi tumori dei nervi cranici e periferici è compresa tra 0.8 e 0.9 casi per 100 000/anno; vengono più spesso diagnosticati in età compresa tra i 30 e i 60 anni, senza differenza tra i sessi (v. Cap. 1).

I neurinomi dell'VIII nervo cranico si manifestano in genere con ipoacusia monolaterale, progressiva, cui si associa successivamente una sindrome "dell' angolo ponto-cerebellare" omolaterale costituita da sintomi atassici cerebellari, paresi facciale, ipoestesia trigeminale ed eventuali deficit da distorsione del tronco cerebrale. La comparsa di ipoacusia monolaterale progressiva di origine non nota, pone in diagnosi differenziale la possibile presenza di un neurinoma; deve quindi indurre ad eseguire una RM (Fig. 10) o lo studio dei potenziali acustici del tronco che dimostra un allungamento dell'intervallo tra la prima e la terza onda. Alla RM (Fig. 10) il neurinoma dell'VIII si presenta come una lesione tondeggiante, a margini netti, localizzata nella cisterna dell'angolo ponto-cerebellare, comune-

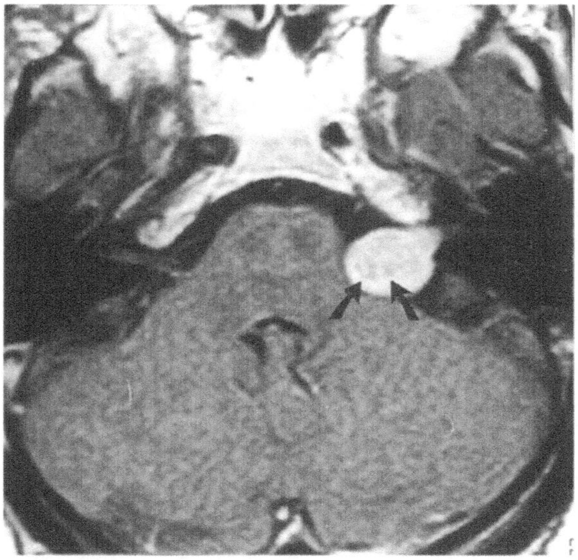

Fig. 10. Neurinoma all'acustico. RM, sezione assiale T1 dipendente dopo mezzo di contrasto. La masserella a margini netti situata nella cisterna dell'angolo ponto-cerebellare è intra ed extracanalare e deforma appena il profilo pontino. L'impregnazione è intensa ed omogenea salvo che nelle iniziali probabili aree di degenerazione cistica (*frecce*)

mente estesa al meato acustico interno, caratterizzata da segnale modicamente iperintenso in T2. Il neurinoma bilaterale dell'ottavo è molto raro e tipico della neurofibromatosi-2.

Il trattamento di scelta è chirurgico. Nei neurinomi di piccolo diametro l'asportazione può essere sostituita dalla radioterapia con gamma-knife o con acceleratore lineare; i risultati ottenuti con i due metodi sono equivalenti.

Letture consigliate

Allegranza A, Barbareschi M (1994) I tumori del sistema nervoso centrale. E.M.S.I.

Brady LW, Heilmann H-P, Molls M (2000) Combined modality theraphy of central nervous system tumors. Springer-Verlag Berlin, Heidelberg, New York

De Angelis L (2001) Brain tumors. N Engl J Med 344:114-123

Kleihues P, Cavenne WK (2000) Pathology and genetics of tumors of the nervous system: World Organization Classification of Tumours. IARC Scientific Publications, Lyon

CAPITOLO 6

La diagnosi differenziale neuroradiologica

L. Farina, M.G. Bruzzone, A. Bizzi, M. Savoiardo

La diagnosi differenziale radiologica dei tumori cerebrali si basa non solo sulle immagini, ma anche su elementi generali quali l'età, il sesso, la storia clinica, la sede e la struttura di origine della lesione. La letteratura sull'argomento è vasta e dettagliata. Ci sembra pertanto opportuno esemplificare in questa sede il percorso che il neuroradiologo deve affrontare, da "esperto di immagini" e da clinico, per prospettare una diagnosi. Va ribadito come il dialogo e l'interazione con il neurologo ed il neurochirurgo siano fondamentali per una corretta interpretazione delle immagini, escludendo ipotesi radiologicamente possibili, ma clinicamente incongrue. I seguenti esempi vogliono essere indicativi del percorso e del tipo di ragionamento che il radiologo applica per formulare la diagnosi, una volta che gli vengano fornite le informazioni necessarie.

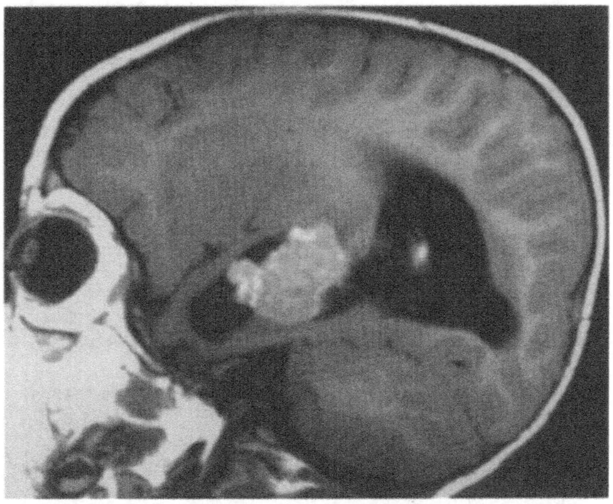

Fig. 1. Tumore intraventricolare: papilloma o meningioma? RM, sezione sagittale T1-dipendente dopo contrasto. Una lesione intraventricolare caratterizzata da un enhancement intenso ed omogeneo deve essere interpretata in modo differente a seconda che si tratti di un bambino al di sotto dei 2 anni di età o di un adulto. Nella RM è riconoscibile una lesione a margini netti caratterizzata in T1 da enhancement intenso ed omogeneo nel corno temporale di sinistra. Trattandosi di un bambino di 1 anno la diagnosi è di papilloma del plesso corioideo. Una lesione morfologicamente simile in un adulto (generalmente nel trigono) deve invece far pensare ad un meningioma intraventricolare

L'*età* del paziente è elemento molto importante ai fini diagnostici: la distribuzione e la frequenza dei tumori cerebrali è infatti diversa negli adulti rispetto ai bambini e in quelli al di sopra o al di sotto dei 2 anni. Due lesioni morfologicamente molto simili, anche come caratteristiche di segnale e di enhancement, devono essere valutate e interpretate in modo diverso a seconda dell'età del paziente (Fig. 1).

Il *sesso*, anche se meno importante, è un elemento differenziale di cui bisogna tener conto in determinati tumori, come nel caso del germinoma che, sebbene possa insorgere anche in regione sovrasellare, si localizza più frequentemente in regione pineale ed in questa sede è nettamente più frequente nei maschi rispetto alle femmine (8:1).

La *storia clinica* è un altro elemento fondamentale; deve sempre essere conosciuta e valutata. Non si può interpretare correttamente un'immagine radiologica senza notizie cliniche sulla sintomatologia d'esordio, sul decorso dei sintomi e in generale sull'anamnesi del paziente (Fig. 2).

Elemento chiave nella diagnosi differenziale è riuscire a stabilire non solo genericamente la *sede*, ma possibilmente l'esatto punto di partenza della lesione. Ovviamente, il primo passo per formulare una diagnosi corretta è determinare se una lesione è intra o extraassiale. I criteri radiologici "classici" consentono di definire la sede di

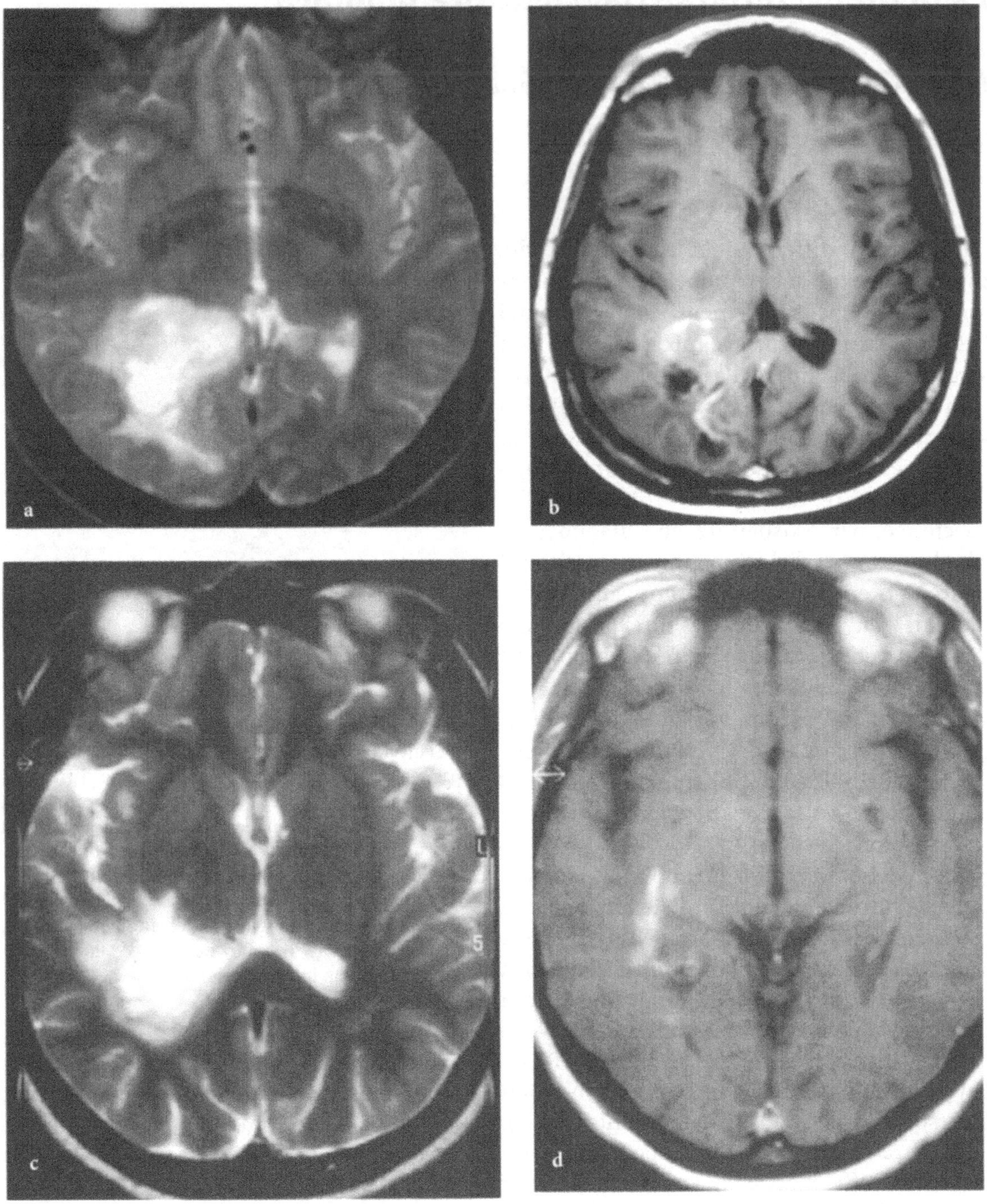

Fig. 2a-d. *Glioblastoma o lesione demielinizzante?* RM: **a** e **c** sezioni assiali T2-dipendenti, **b** e **d** sezioni assiali T1 dipendenti dopo contrasto. La RM in **a** e **b** è di una paziente di 52 anni che da circa un mese presentava una ingravescente emianopsia omonima sinistra. È riconoscibile una lesione peritrigonale destra caratterizzata da segnale iperintenso ed un poco disomogeneo in T2; si nota in T1, dopo gadolinio, enhancement a cercine prevalentemente marginale e discreto edema perifocale. La lesione in **c** e **d** risulta morfologicamente simile alla precedente, ma si riferisce ad una paziente di 25 anni che, da circa un mese, accusava lievi disturbi dell'equilibrio e marcata astenia. Nel primo caso, si tratta di una lesione gliale ad alto grado di malignità confermata istologicamente, nel secondo, di una placca di demielinizzazione. Questa diagnosi è stata suffragata dalla regressione a un successivo controllo e dalla comparsa di bande oligoclonali liquorali

una massa, basandosi sulla deformazione degli spazi liquorali adiacenti e sulla morfologia dell'interfaccia tra lesione e tessuto nervoso circostante. A volte questo non è sufficiente e si devono esaminare i rapporti con la dura e con altre strutture (Fig. 3).

Soprattutto per le lesioni che si sviluppano in regioni anatomicamente complesse come la regione sellare (Fig. 4) è di grande aiuto riuscire a stabilire l'esatta *punta di partenza*.

Nel caso di lesioni più voluminose devono essere considerati anche altri elementi come la presenza di calcificazioni (Fig. 5a), di cisti (Fig. 5b), o di vasi intratumorali (Fig. 6).

I criteri più strettamente radiologici che consentono di formulare una diagnosi di tumore sono: l'effetto di massa, l'edema, le caratteristiche di densità alla TC e di segnale alla RM, l'enhancement.

Una lesione espansiva è generalmente circondata da *edema* di tipo vasogenico. Si tratta di un edema extracellulare che si sviluppa nella sostanza bianca e si diffonde seguendo l'orientamento dei fasci nervosi; assume perciò, spesso una morfologia digitata (Fig. 7a). L'edema vasogenico è facilmente distinguibile da quello citossico caratteristico delle lesioni ischemiche; che è intracellulare e quindi interessa sia la corteccia che la sostanza bianca con una distribuzione sovrapponibile al territorio vascolare coinvolto (Fig. 7b).

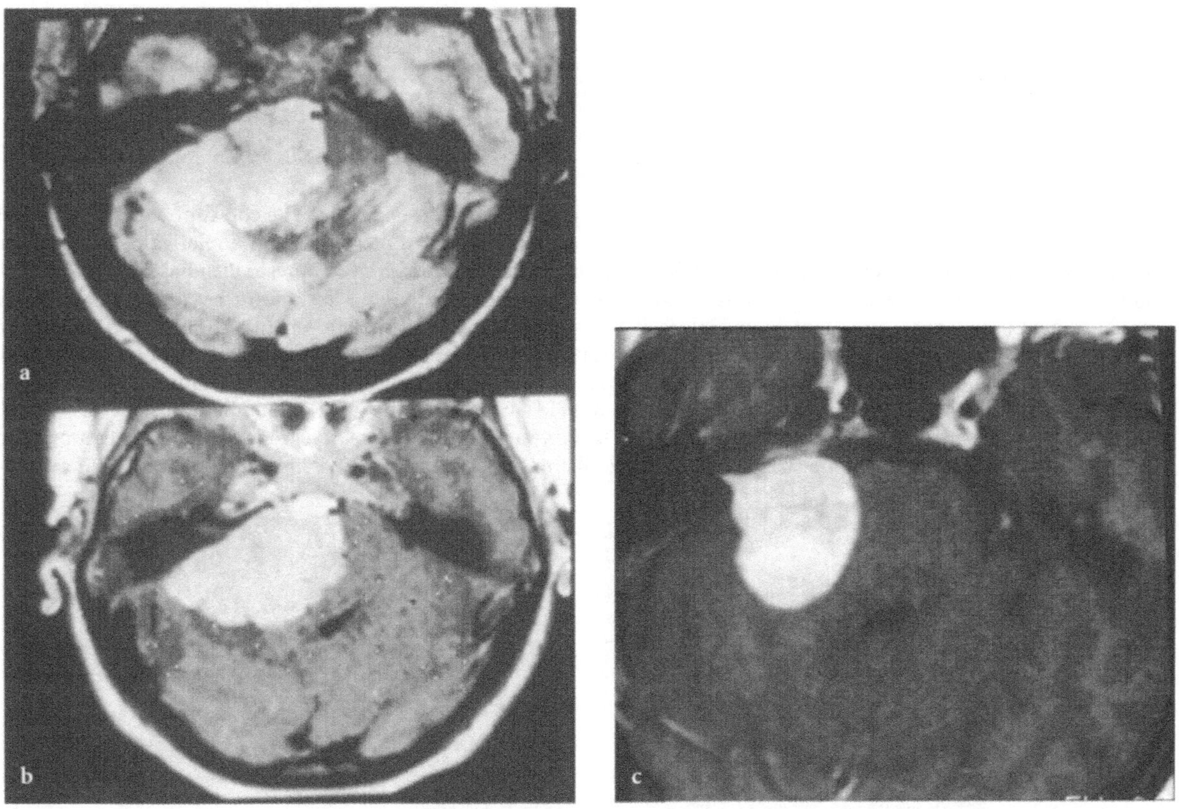

Fig. 3a-c. RM: **a** sezione assiale T2-dipendente, **b** e **c** sezioni assiali T1-dipendenti dopo contrasto. **a, b** Meningioma, **c** neurinoma. Le due lesioni sono entrambe extraassiali e si sviluppano nella cisterna dell'angolo ponto-cerebellare di sinistra. La diagnosi differenziale è qui basata sulla valutazione dei rapporti della lesione con la rocca petrosa ed il condotto uditivo interno. L'ampia base d'impianto della lesione riconoscibile in **b** indica un meningioma della rocca; l'erosione e l'ingrandimento del condotto uditivo interno orientano verso un neurinoma dell'ottavo nervo cranico (**c**)

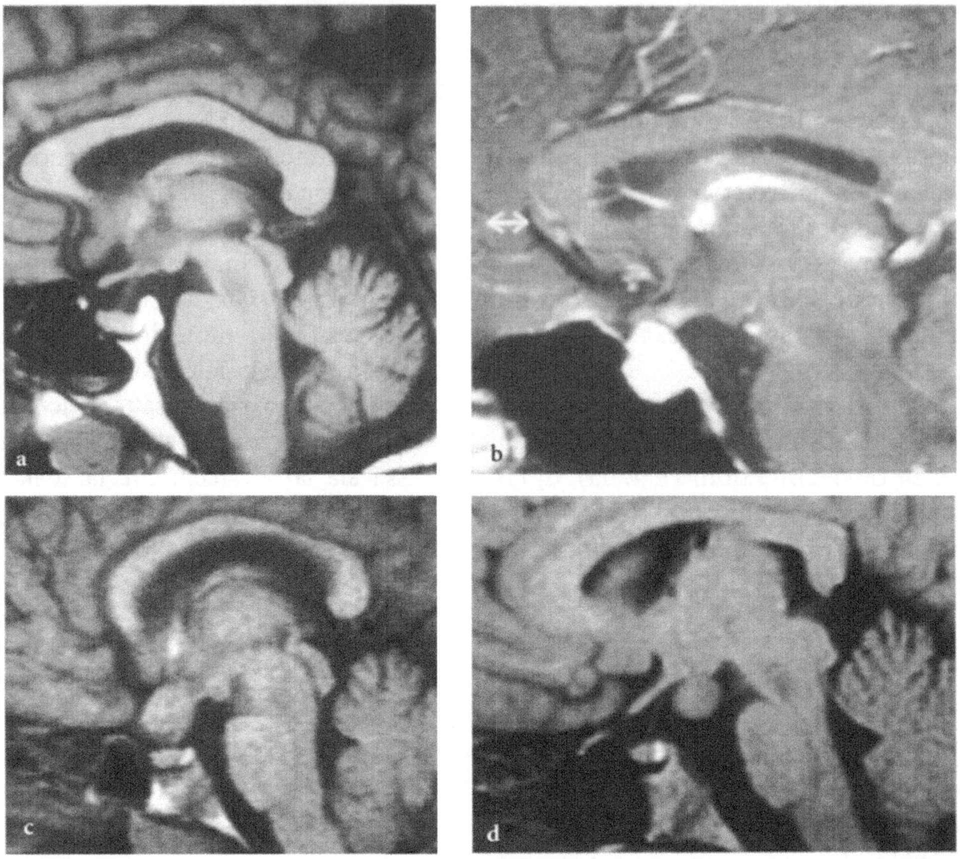

Fig. 4a-d. *Tumori della regione sellare.* RM, sezioni sagittali T1-dipendenti senza (**a, c, d**) e con contrasto (**b**). **a** La RM consente un'ottima definizione anatomica della regione sellare. Nel caso di piccole lesioni è relativamente semplice identificare il punto di partenza e quindi formulare una diagnosi di natura. Per fare questo ci si basa anche sul riconoscimento delle strutture anatomiche e della loro eventuale deformazione. La lesione in **b**, caratterizzata da un enhancement omogeneo, è prevalentemente intrasellare e sovrasellare; il chiasma, lievemente compresso e sollevato, è visibile sul polo craniale della lesione; il peduncolo ipofisario non è identificabile. La lesione nasce nel cavo sellare e si sviluppa verso l'alto: è un adenoma ipofisario. In **c** si osserva una lesione rotondeggiante posta nella sede del chiasma che non è individuabile; all'interno della sella è ben visibile la sua separazione dalla ghiandola ipofisaria. Si tratta di un glioma del chiasma. **d** È presente una lesione rotondeggiante a margini netti nella regione del tuber cinereum; sono ben riconoscibili la ghiandola ipofisaria, il peduncolo ed il chiasma. La diagnosi è di amartoma del tuber cinereum

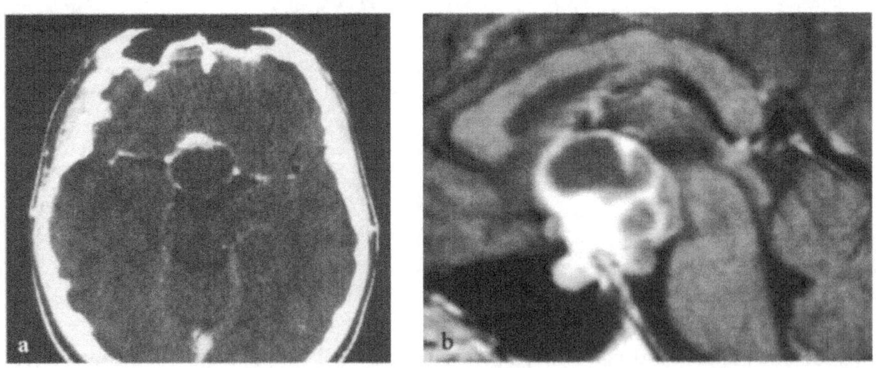

Fig. 5a, b. *Craniofaringioma.* **a** TC, sezione assiale; **b** RM sezione sagittale T1-dipendente dopo contrasto. Lesioni sovrasellari parzialmente cistiche in due bambini. Il caso in **a** dimostra una lesione caratterizzata da calcificazioni ben evidenti alla TC; in **b**, un enhancement intenso circoscrive aree cistiche alla RM. Calcificazioni e componenti solide e cistiche in una lesione sovrasellare sono in favore della diagnosi di craniofaringioma

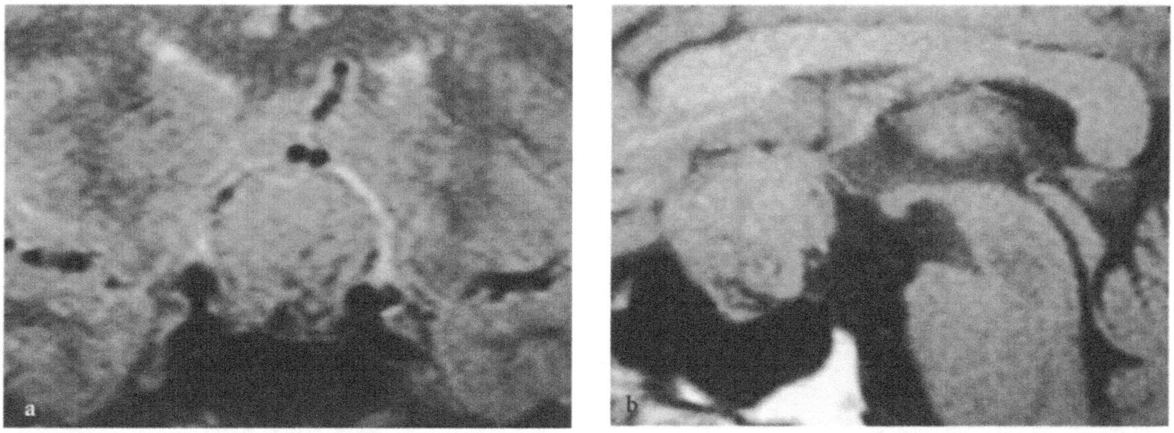

Fig. 6a, b. *Meningioma.* RM: **a** sezione coronale T2-dipendente, **b** sezione sagittale T1-dipendente. La RM in **a** dimostra una voluminosa lesione sovrasellare in una donna di 60 anni. La massa, caratterizzata da margini netti e da un segnale abbastanza omogeneo, presenta alcune strie di assenza di segnale nella sua porzione postero-inferiore; **b** si tratta di vasi che suggeriscono la sua inserzione sul dorso sellare. I vasi rappresentano il peduncolo vascolare di un meningioma con insolita base d'impianto sulla parte sinistra del dorso sellare

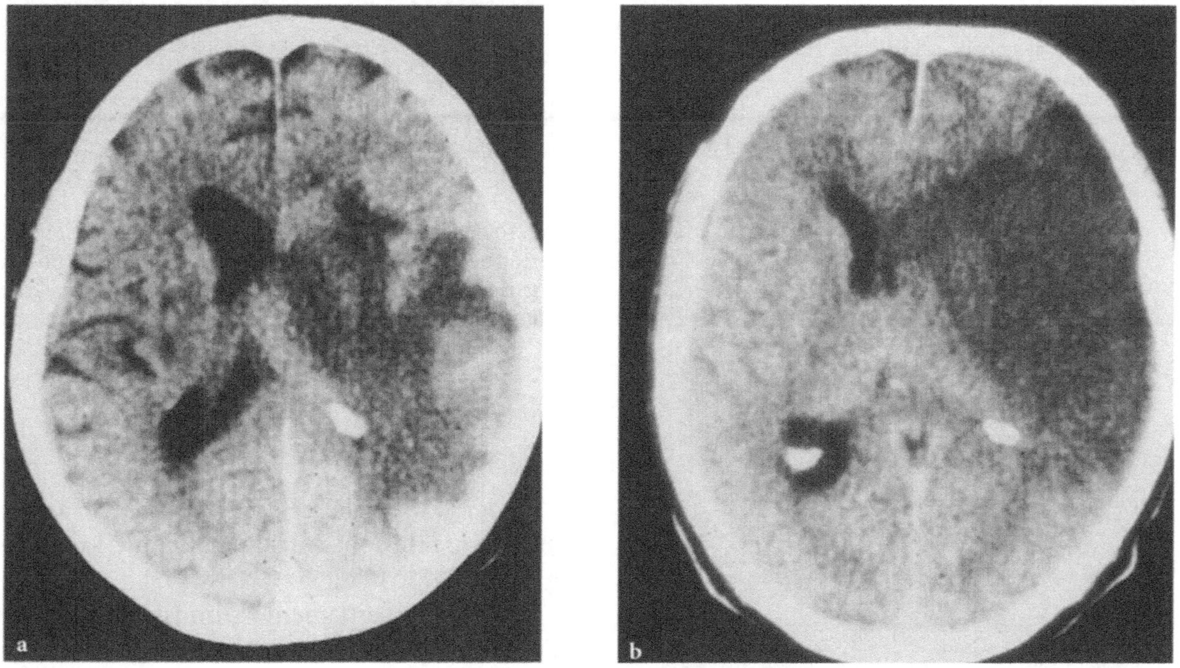

Fig. 7a, b. *Edema.* TC, sezioni assiali. **a** Edema vasogenico peritumorale temporoparietale sinistro con estensione nelle capsule esterna ed interna. **b** Infarto recente nel territorio dell'arteria cerebrale media sinistra con edema citotossico

L'edema vasogenico non attraversa generalmente il corpo calloso, così chiamato proprio per la sua consistenza, simile a quella di un callo, determinata dalla compattezza delle fibre da cui è costituito (Fig. 8).

Generalmente, in presenza di un tumore, l'alterazione di segnale nel corpo calloso non è segno di edema, ma di infiltrazione neoplastica (Figg. 9, 10).

Le lesioni espansive che infiltrano più frequentemente il corpo calloso sono i gliomi ed i linfomi, con un rapporto di 7:3.

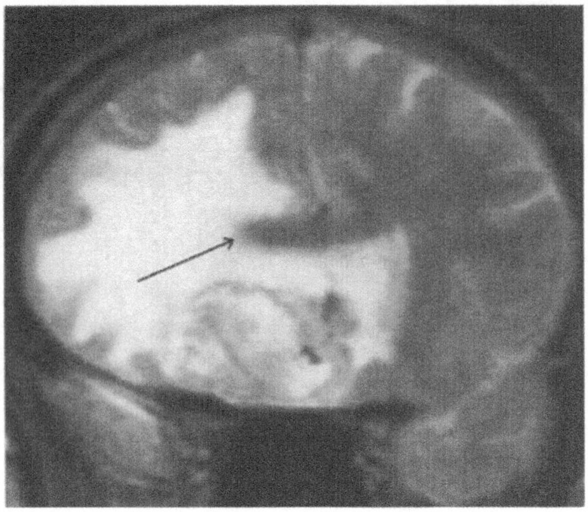

Fig. 8. Edema vasogenico. RM, sezione coronale T2-dipendente. Nella figura è riconoscibile una lesione frontale basale paramediana destra circondata da edema perifocale molto esteso che raggiunge il vertice e si spinge posteriormente fino alla regione occipitale; non attraversa però il corpo calloso che rimane normalmente ipointenso (*freccia*)

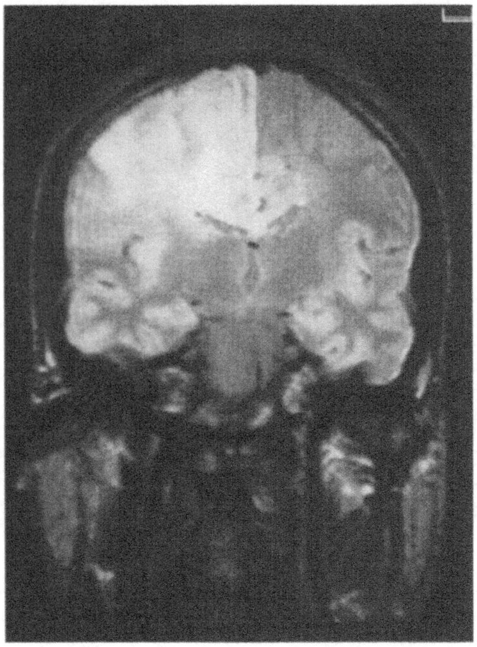

Fig. 9. Infiltrazione di un glioma nel corpo calloso. RM, sezione coronale in densità protonica (DP). È riconoscibile una lesione cortico-sottocorticale frontale destra; anche il corpo calloso è ingrossato ed alterato con lieve iperintensità della sostanza bianca controlaterale. Si tratta di un glioma che ha infiltrato il corpo calloso e si è esteso anche nell'emisfero controlaterale

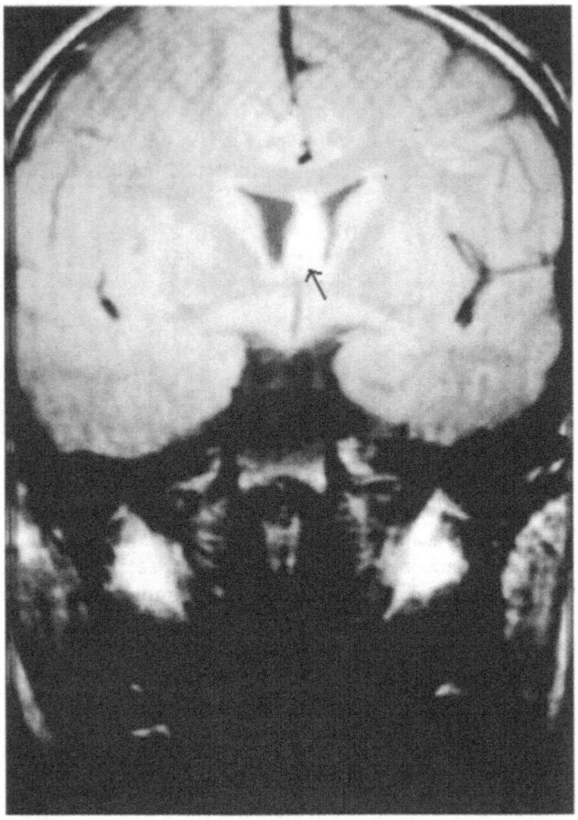

Fig. 10. Estensione di un glioma nel setto pellucido. RM, sezione coronale in densità protonica (DP). Nella nostra esperienza l'ispessimento del setto pellucido (*freccia*) è sempre determinato da gliomi

Edema a volte esteso può essere anche associato a lesioni extraassiali come i meningiomi (Fig. 11).

È stato recentemente dimostrato [1] che l'edema dipende non tanto dalle dimensioni della lesione, ma dalla morfologia dei suoi margini in contatto con il tessuto nervoso. Se questi sono irregolari e in qualche modo alterano l'integrità della leptomeninge, consentono il passaggio di fluidi nel tessuto nervoso. Controlli RM seriati, effettuati nelle ore successive alla somministrazione di mezzo di contrasto, hanno dimostrato anche la diffusione di contrasto nel tessuto nervoso a contatto con il meningioma.

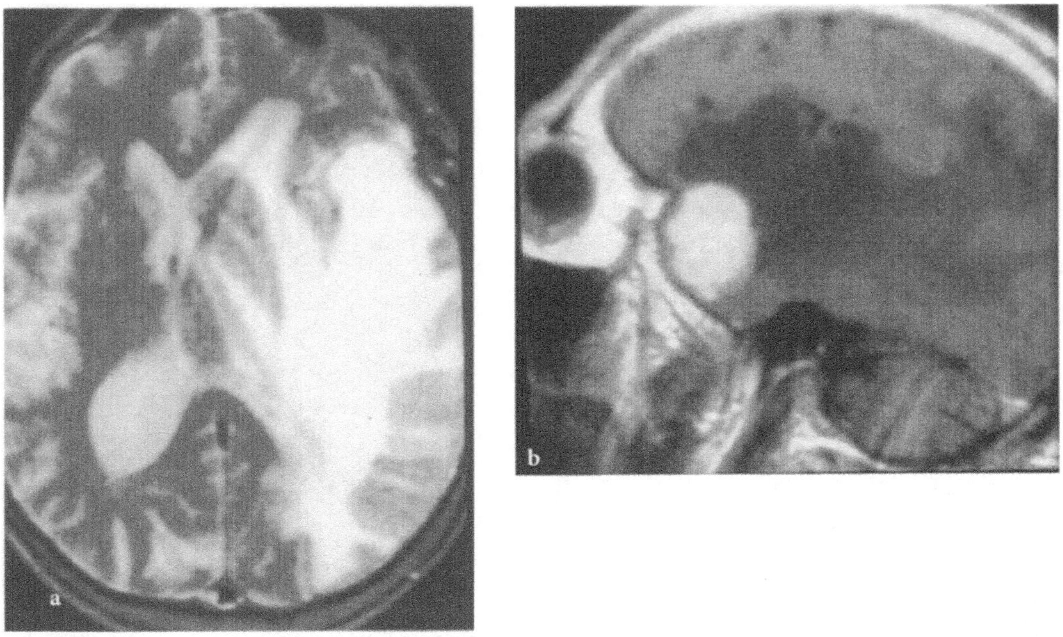

Fig. 11a, b. *Edema cerebrale associato a meningioma.* RM: **a** sezione assiale T2-dipendente, **b** sezione sagittale T1-dipendente dopo contrasto. Nel caso riportato è presente un meningioma della grande ala dello sfenoide destro circondato da edema assai esteso, che interessa quasi tutto l'emisfero cerebrale omolaterale

Caratteristiche di densità e di segnale

La *densità alla TC* e l'*intensità di segnale alla RM* riflettono la struttura di una lesione e quindi forniscono elementi utili per la diagnosi. La TC è la metodica più adeguata per evidenziare eventuali calcificazioni, più frequenti in determinati tipi di tumore. Questo dato deve essere ovviamente correlato con la sede e la morfologia della lesione, nonché con gli altri elementi già descritti (Figg. 12-14).

Il segnale RM di una lesione fornisce informazioni sul maggior o minor contenuto d'acqua, sulla cellularità e sulla omogeneità. Una lesione omogeneamente iperintensa in T2 è compatibile con un tumore con abbondanti spazi intercellulari e con scarsa cellularità (Fig. 15a). Una lesione con un segnale basso in T2 è una lesione con grande cellularità, con cellule ad elevato rapporto nucleo-citoplasmatico, quindi con abbondante cromatina e scarso spazio extracellulare (Figg. 15b, 16).

Ovviamente, tutti gli elementi di diagnosi differenziale elencati devono essere considerati in associazione e mai isolatamente.

Generalmente, per quanto riguarda i gliomi, più una lesione è disomogenea e più è maligna. La presenza di segni di sanguinamento e di immagini vascolari intralesionali riflette una abbondante vascolarizzazione e, in associazione con componenti cistico-necrotiche, indica una crescita rapida e invasiva, caratteristica di lesione ad alto grado di malignità (Fig. 17).

È molto importante osservare i rapporti della lesione con il tessuto circostante e valutarne i *margini.* Margini ben definiti sono più frequentemente associati a lesioni di basso grado di malignità. Nelle lesioni di alto grado si osservano generalmente margini poco definiti, con impossibilità di discernere il confine fra lesione ed edema circostante (Figg. 18, 19).

L'ultimo criterio radiologico da considerare è *l'enhancement* che dipende da due fattori differenti: la vascolarizzazione del tumore e l'alterazione della barriera ematoencefalica.

In un tumore intracerebrale, questi elementi sono generalmente indice di elevata malignità e sono responsabili dell'enhancement, ossia dell'aumento di segnale nelle

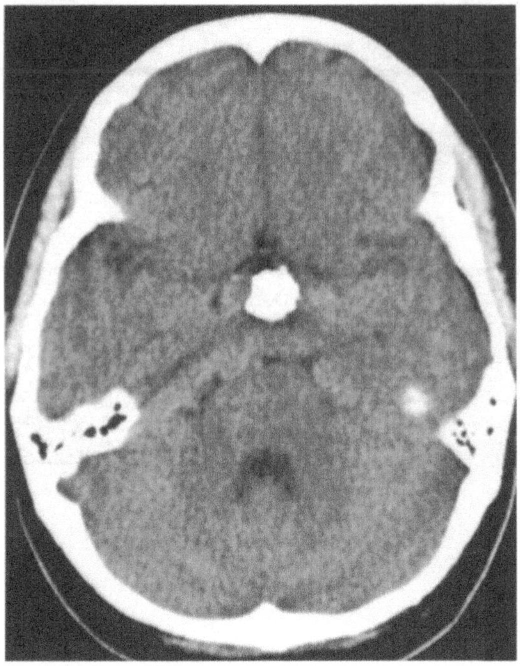

Fig. 12. Calcificazioni. TC sezione assiale. La figura mostra una grossolana calcificazione in sede sovrasellare in un bimbo che presentava un calo del visus: si tratta di un craniofaringioma

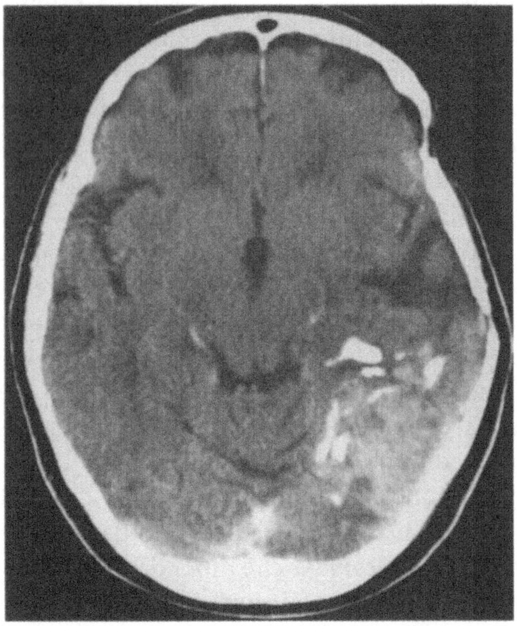

Fig. 13. Calcificazioni. TC, sezione assiale dopo contrasto. Si osserva una lesione cortico-sottocorticale temporo-occipitale sinistra, a margini mal definiti, caratterizzata da uno sfumato enhancement e da grossolane calcificazioni. La morfologia della lesione orienta verso una lesione gliale, la presenza delle calcificazioni verso un oligodendroglioma

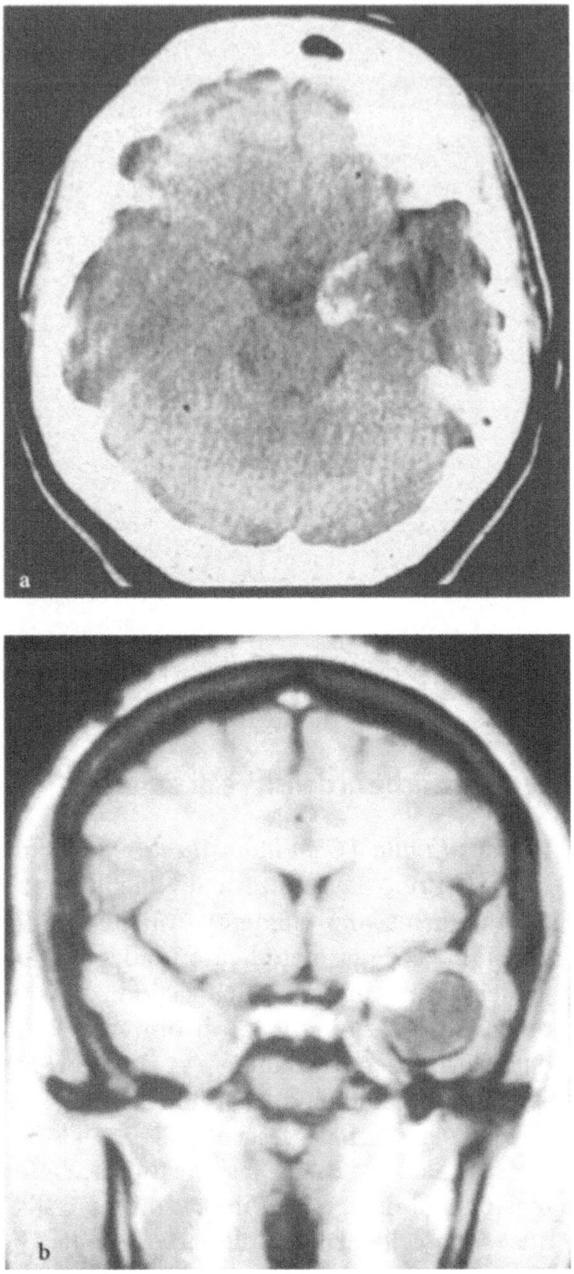

Fig. 14a, b. *Calcificazioni.* TC sezione assiale; **b** RM, sezione coronale T1-dipendente dopo contrasto. Una lesione parzialmente calcifica temporo-mesiale sinistra caratterizzata da una componente cistica e da un nodulo murale di enhancement (**b**) in una giovane donna con crisi epilettiche, è fortemente suggestiva di una diagnosi di ganglioglioma

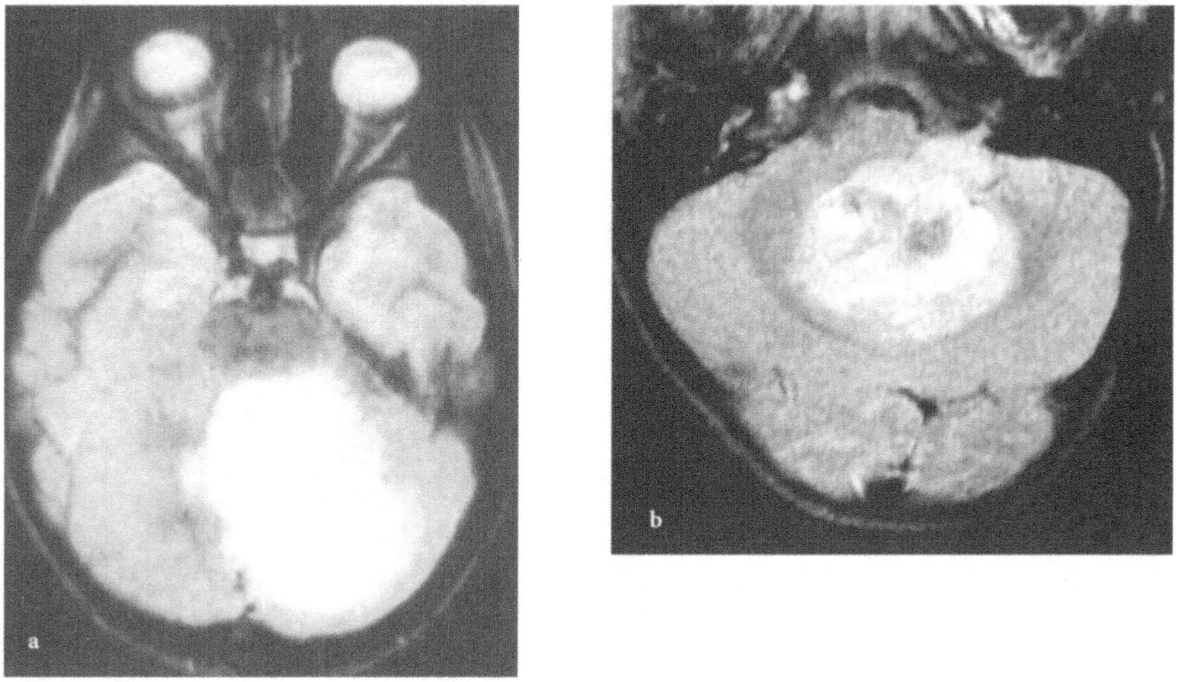

Fig. 15a, b. *Astrocitoma e medulloblastoma.* RM, sezioni assiali T2-dipendenti. La figura in **a** mostra una lesione cerebellare vermiana ed emisferica sinistra caratterizzata da una omogenea iperintensità in T2: questo aspetto è compatibile con un glioma a basso grado di malignità (si tratta di un astrocitoma pilocitico). In **b** è riconoscibile una lesione cerebellare sostanzialmente mediana con un segnale un poco disomogeneo, nettamente più basso rispetto a quello della figura precedente. Il paziente è un bambino di 5 anni; la diagnosi, confermata istologicamente, è stata di medulloblastoma

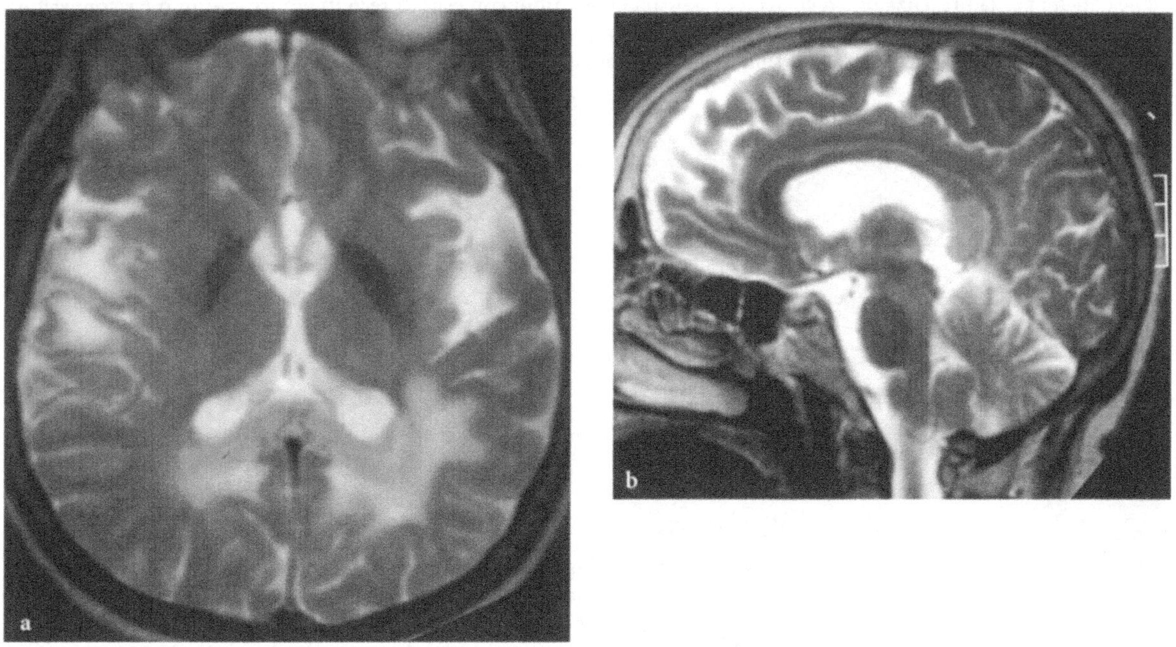

Fig. 16a, b. *Linfoma.* RM: **a** sezione assiale e **b** sezione sagittale T2-dipendenti. In un adulto, una lesione caratterizzata da abbondante cellularità, con un segnale quindi tendenzialmente basso in T2, che infiltra il corpo calloso ed è localizzata in prossimità di un ventricolo, deve far pensare al linfoma primitivo del SNC. Il linfoma è nettamente più raro del glioma, ma deve essere riconosciuto soprattutto perché la sua sensibilità alla terapia medica e alla radioterapia richiede un atteggiamento terapeutico differente

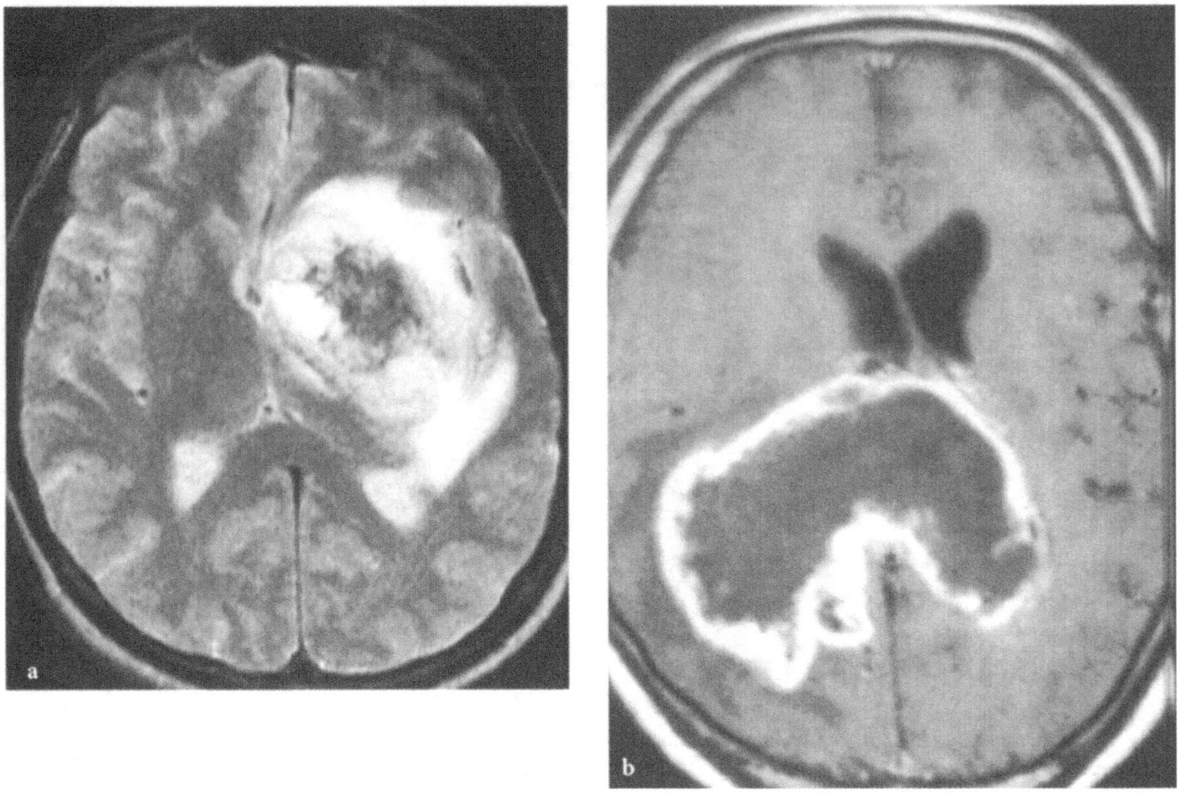

Fig. 17a, b. *Glioblastoma. Aspetti di malignità in gliomi.* RM: **a** sezione assiale T2-dipendente, **b** sezione assiale T1-dipendente dopo contrasto. La figura in **a** mostra una lesione nei nuclei della base a sinistra, estremamente disomogenea anche per la presenza di irregolari ipointensità compatibili con esiti di recenti emorragie. In **b** è riconoscibile una lesione a farfalla del corpo calloso caratterizzata da un enhancement marginale, spesso e irregolare, che circoscrive una grossolana area centrale di tipo cistico-necrotico. Tutti questi aspetti sono compatibili con la diagnosi di glioblastoma multiforme

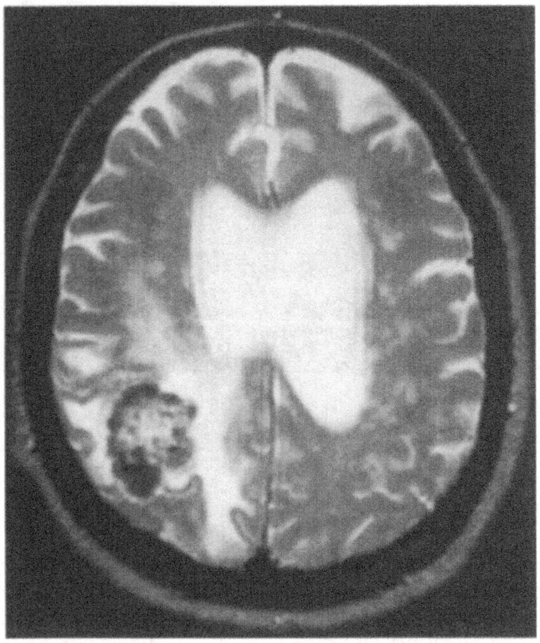

Fig. 18. Metastasi. RM, sezione assiale T2-dipendente. Margini di una lesione. È riconoscibile una lesione disomogenea a margini estremamente netti che sembra quasi estranea al parenchima cerebrale: bisogna pensare ad una lesione che non origini dalle cellule del SNC, quali una metastasi o una alterazione infiammatoria tipo granuloma. In questo caso, si tratta di una metastasi da adenocarcinoma del colon

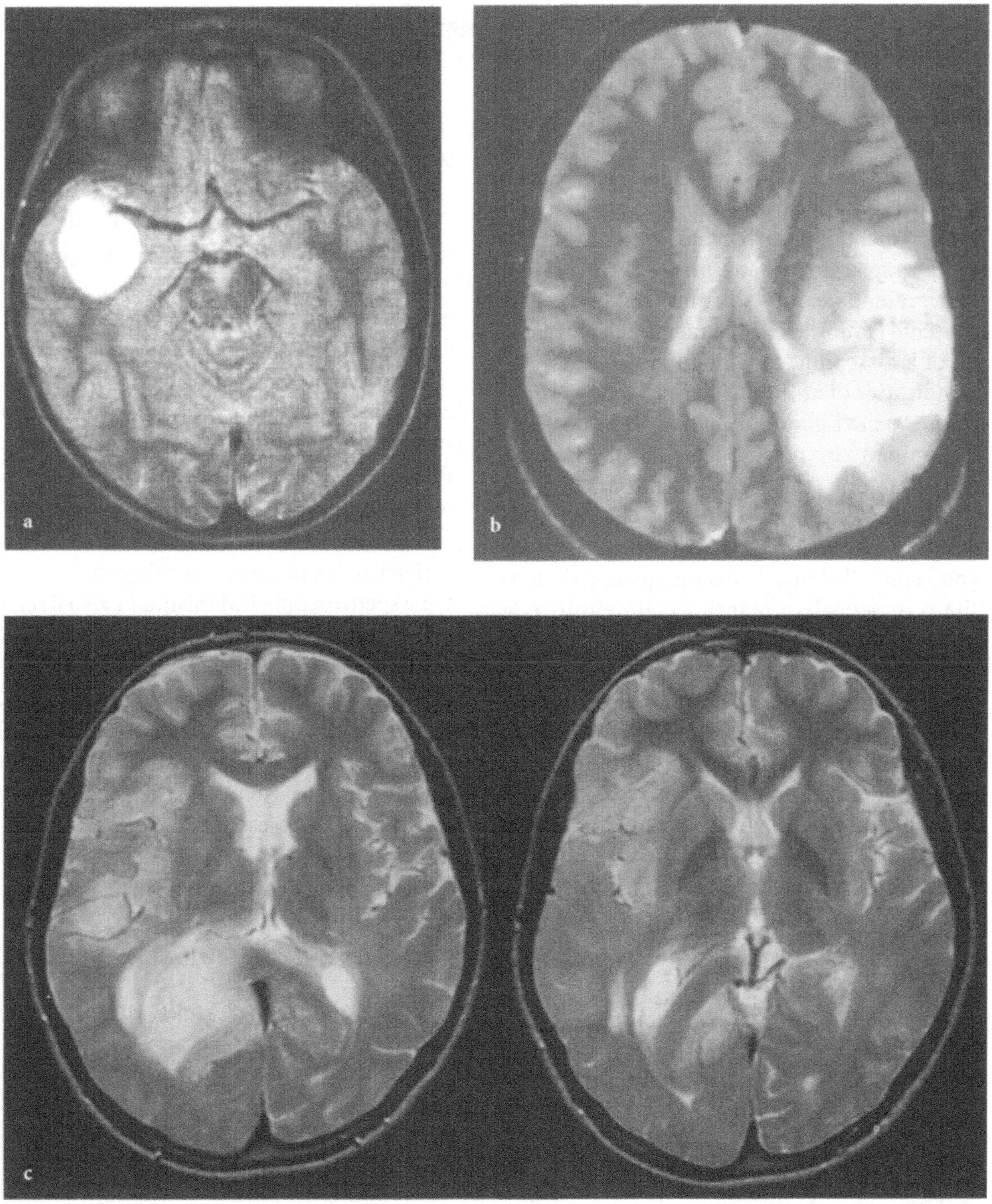

Fig. 19a-c. *Margini di una lesione.* RM, sezioni assiali T2-dipendenti. In **a** è riconoscibile una lesione temporale anteriore destra, omogeneamente iperintensa e a margini netti, compatibile con una lesione gliale di basso grado (astrocitoma fibrillare). In **b** viene presentata una lesione parietale sinistra, un poco disomogenea e con margini assai poco definiti rispetto all'edema che la circonda: si tratta di un astrocitoma anaplasico. In **c** si osserva una lesione peritrigonale destra e più sfumate iperintensità diffuse soprattutto nella sostanza bianca, ma che interessano anche la corteccia in entrambi gli emisferi cerebrali. In questo caso, è impossibile stabilire i limiti tra tessuto patologico e tessuto sano: la biopsia ha confermato la diagnosi radiologica di gliomatosi diffusa

immagini T1 dipendenti dopo somministrazione di mezzo di contrasto. L'aspetto più frequente del glioblastoma è nodulare o a cercine marginale (Fig. 17b).

Soprattutto nei bambini l'enhancement non è però sempre indice di malignità (Figg. 20, 21). L'astrocitoma pilocitico è un tumore benigno estremamente vascolarizzato e caratterizzato da uno spiccato enhancement, perché i suoi vasi presentano una struttura immatura che consente la fuoriuscita del mezzo di contrasto.

Una disseminazione non è necessariamente indicativa di un glioma di alto grado di malignità. Anche i gliomi di basso grado possono disseminare in percentuale del 3.7%, come rilevato in una casistica di 162 pazienti [2].

Riassumendo, gli elementi che generalmente orientano verso la diagnosi di malignità sono: l'edema, la disomogeneità di densità o di segnale, i margini mal definiti e la presenza di enhancement.

Come già accennato, il glioblastoma e le lesioni demielinizzanti possono avere aspetti simili. Talvolta, può essere persino difficile riuscire a stabilire se la massa osservata sia o meno di natura tumorale.

In tal caso, la diagnosi si fonda anche su elementi radiologici più "fini" e diventa ancora più importante l'accuratezza dell'anamnesi. Vediamo tre esempi di difficile interpretazione diagnostica (Figg. 22-24).

Tecniche di "imaging fisiologico"

Accanto alle metodiche tradizionali si stanno affermando altre tecniche di "imaging fisiologico" che illustrano specifiche proprietà fisiologiche e metaboliche dei tumori. Le metodiche più utilizzate in campo neurooncologico sono la spettroscopia RM al protone (H-MRS), la perfusion RM e metodiche di medicina nucleare come la tomografia ad emissione di positroni (PET) con fluorodeossiglucosio (FDG) o con ^{11}C-metionina (MET). La diffusione con RM, di grande utilità nello studio dell'ischemia, trova impiego anche in campo oncologico.

La spettroscopia RM misura *in vivo* il segnale di alcuni metaboliti quali colina, creatina, N-acetile aspartato (NAA), acido lattico presenti nel cervello normale e nei tessuti neoplastici. Il segnale della colina, essendo un indice della densità cellulare e della velocità di ricambio delle membrane cellulari, è il parametro più interessante nello studio dei tumori. Un moderato aumento del segnale della colina deve fare considerare la diagnosi di neoplasia, so-

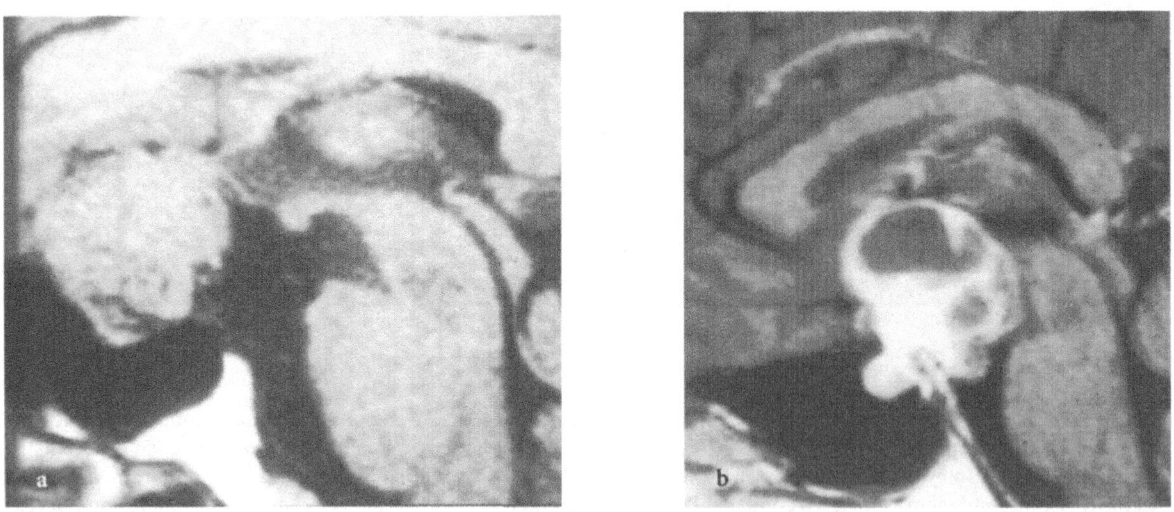

Fig. 20a, b. *Astrocitoma pilocitico.* RM, sezioni sagittali T1-dipendenti senza (**a**) e con contrasto (**b**). La voluminosa lesione espansiva sovrasellare, riconoscibile nell'immagine senza contrasto (**a**), è caratterizzata da intenso enhancement a zolle (**b**); in un bambino di 7 anni suggerisce la diagnosi di astrocitoma pilocitico chiasmatico-ipotalamico

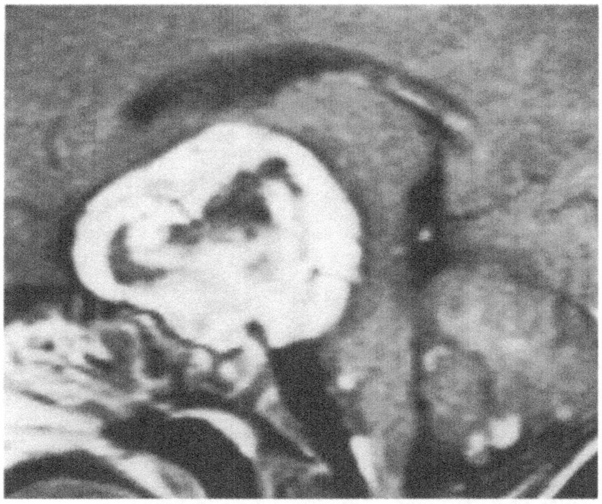

Fig. 21. Astrocitoma pilocitico. RM, sezione sagittale T1-dipendente dopo contrasto. In questo altro paziente con astrocitoma pilocitico del chiasma, si riconoscono anche noduli multipli di enhancement lungo i profili del cervelletto, del tronco e del midollo cervicale, che indicano una disseminazione nodulare per via liquorale

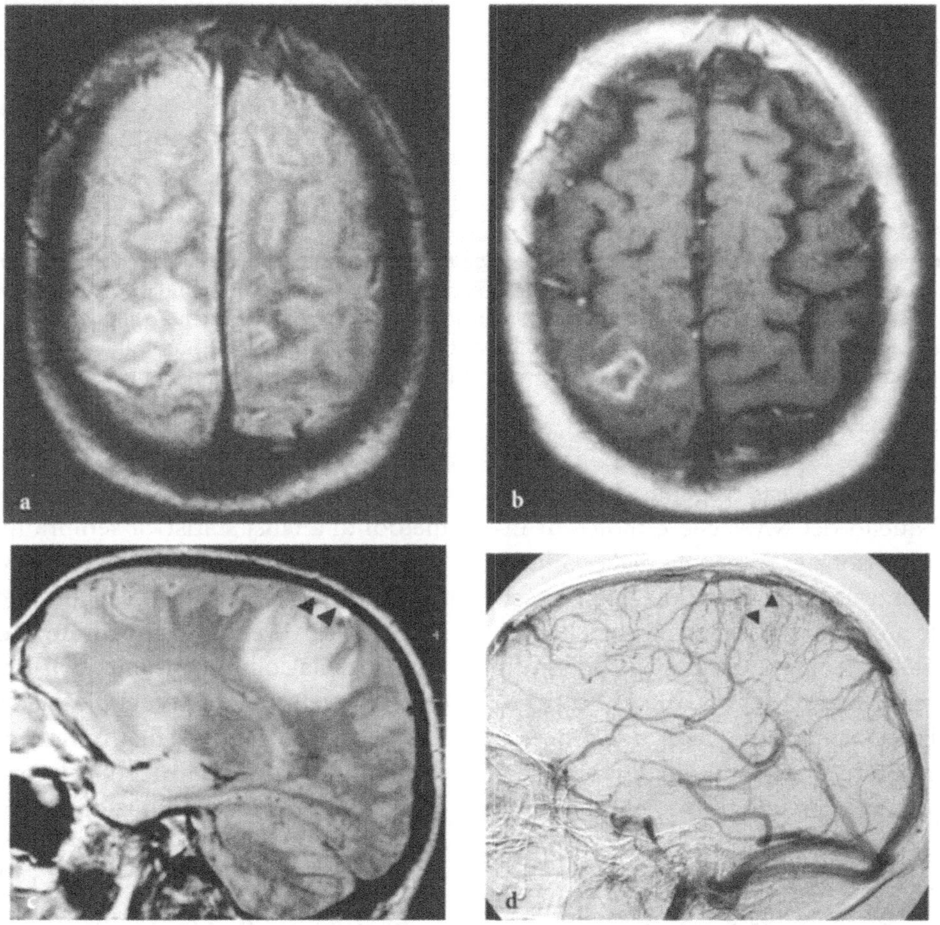

Fig. 22a-d. *Trombosi venosa.* RM: **a** sezione assiale in DP, **b** sezione assiale T1-dipendente dopo contrasto, **c** sezione sagittale in DP. **d** Angiografia (proiezione laterale). In figura, un paziente di 40 anni sottoposto a RM per crisi jacksoniane dell'emisoma sinistro. L'esame dimostrava una piccola lesione rolandica destra circondata da edema (**a**), caratterizzata da enhancement a cercine un poco spesso e irregolare (**b**). Tale lesione è stata interpretata come una lesione gliale ad alto grado di malignità e il paziente ci è stato inviato per essere sottoposto ad intervento. Nell'esame preoperatorio, si è notata una stria di netta iperintensità, compatibile con una vena corticale trombizzata o a flusso lento (**c**, *punte di freccia*). Il paziente è stato sottoposto ad esame angiografico che ha confermato la presenza di trombosi di alcune vene corticali (**d**, *punte di freccia*). Si trattava quindi di un infarto venoso che, dopo terapia medica, ha reliquato solo una minima lesione corticale

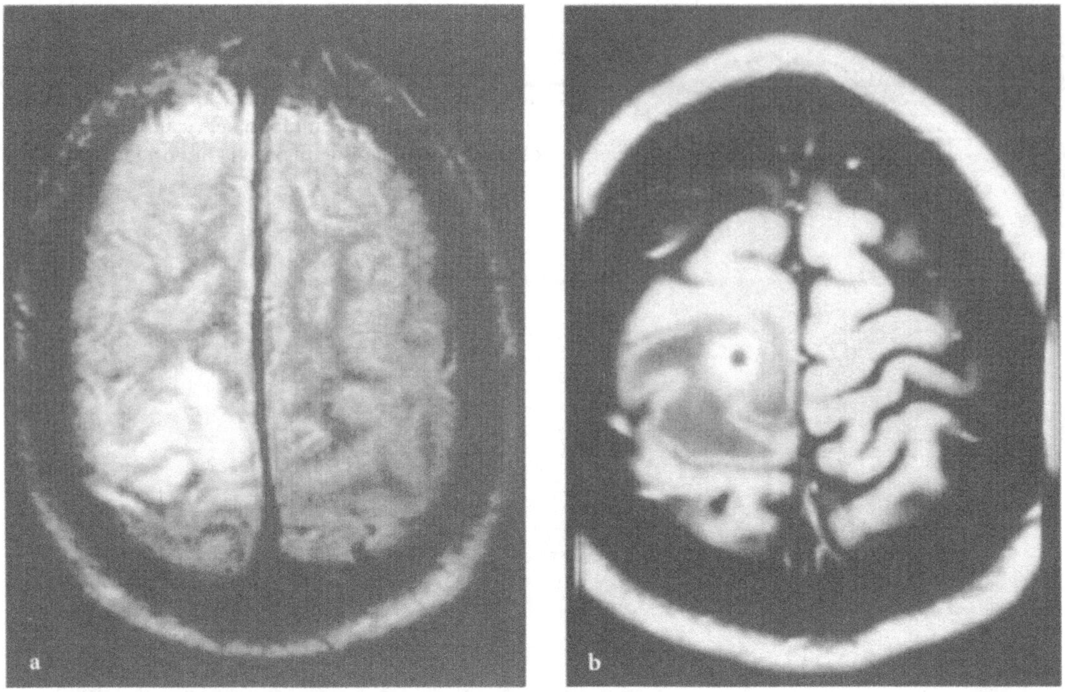

Fig. 23a, b. *Parassitosi.* RM: **a** sezione assiale in DP, **b** sezione assiale T1-dipendente dopo contrasto. È riconoscibile una piccola lesione espansiva rolandica destra caratterizzata da enhancement marginale che circoscrive un'area centrale di tipo cistico-necrotico, a sua volta circondata da edema vasogenico. Il paziente, un uomo di 30 anni, aveva presentato una crisi epilettica parziale. La diagnosi è stata di glioblastoma e, data la sede, il paziente è stato operato, nonostante le piccole dimensioni della lesione. Si trattava però di una cisti di cisticerco. Il paziente non abitava in regioni dove tale parassita è endemico, e non aveva fatto viaggi in paesi a rischio; a distanza di anni non ha presentato altre lesioni

prattutto quando questo segnale diventi più elevato di quello del NAA, che è indice di integrità neuroassonale. Il segnale della colina è aumentato in tutte le neoplasie, ma non è specifico; un suo aumento si osserva anche nelle malattie demielinizzanti e in alcune leucodistrofie [3]. Nella maggior parte dei casi, la RM convenzionale è in grado di distinguere i due processi. Nelle lesioni eterogenee, lo studio di spettroscopia RM permette di identificare la parte più rappresentativa della neoplasia, ossia quella in cui la densità e la moltiplicazione cellulare sono più elevate e possono costituire bersaglio ideale per un'eventuale biopsia. La spettroscopia è utile anche per identificare i margini della lesione, nei casi in cui vi sia abbondante edema vasogenico. Allo stato attuale, la spettroscopia non è in grado di determinare il grado di malignità dei gliomi, né di distinguere con certezza il tipo istologico. Solo l'impiego di sofisticati metodi di analisi statistica sembra in grado di fornire informazioni sul tipo istologico dei tumori [4]. La spettroscopia, con la dimostrazione di un eventuale moderato aumento di segnale della colina, consente di distinguere l'ascesso cerebrale dalla neoplasia, l'eventuale recidiva neoplastica dalla radionecrosi. Una delle applicazioni cliniche più promettenti riguarda la precoce valutazione della risposta alla terapia ed il follow-up del residuo lesionale dopo terapia chirurgica, medica o radiante.

La perfusione con risonanza magnetica, metodica di recente applicazione clinica nei tumori cerebrali, fornisce informazioni sul grado di perfusione e di permeabilità del tessuto neoplastico. La metodica può identificare le aree di elevata angiogenesi e permeabilità che possono costituire il bersaglio della tera-

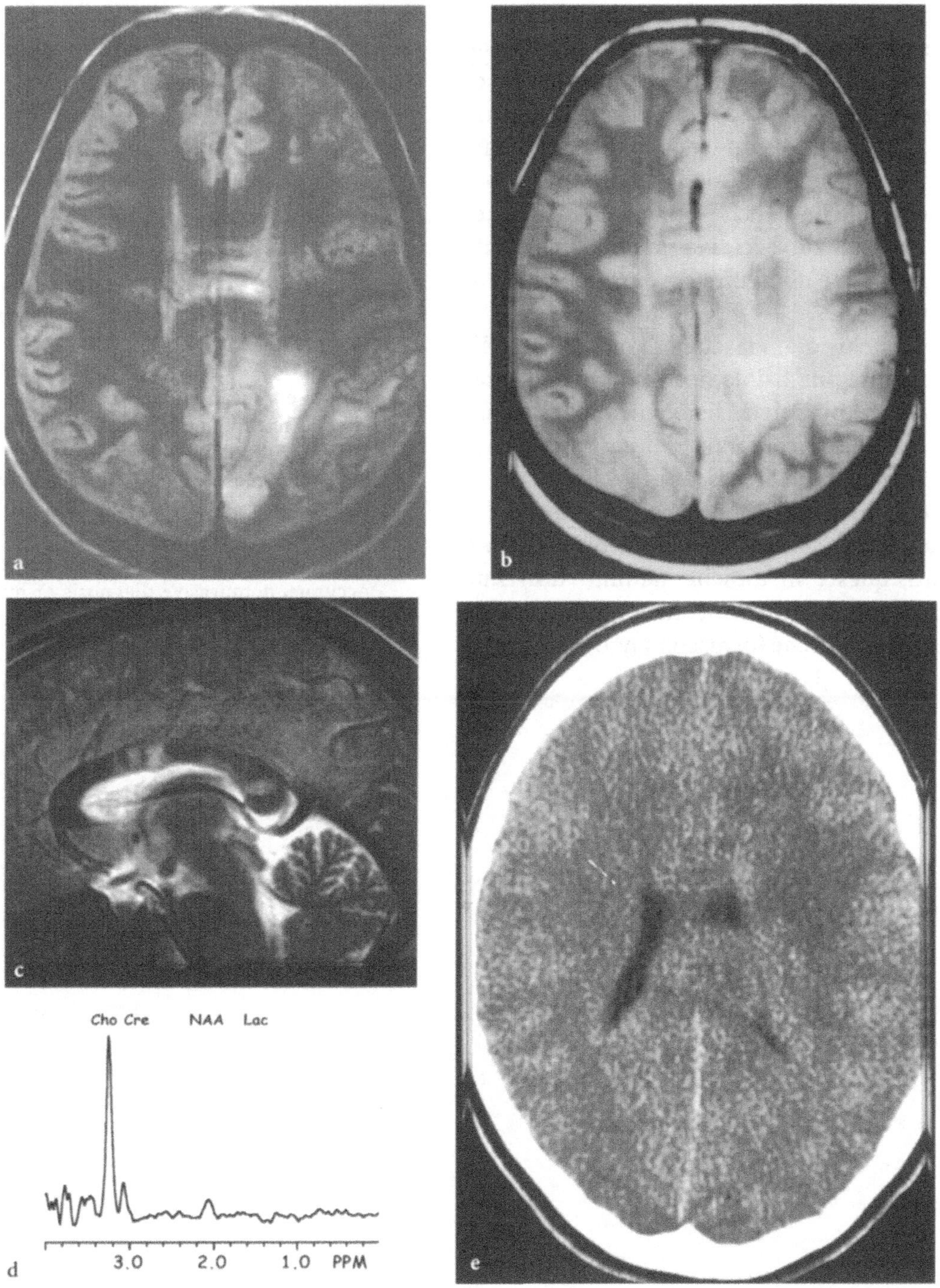

Fig. 24a-e. *Astrocitoma anaplasico rapidamente evolutivo, inizialmente diagnosticato come lesione demielinizzante.* RM: **a, b** sezioni assiali in DP, **c** sezione sagittale T2-dipendente. **d** Spettroscopia; **e** TC, sezione assiale. Ragazza di 14 anni con emiparesi destra subacutamente progressiva associata a disturbi della parola. Sono riconoscibili alterazioni nella sostanza bianca parietale sinistra e nel corpo calloso (**a**) con rapida progressione a distanza di 1 mese (**b**). Come avviene nelle lesioni demielinizzanti, le lesioni interessano prevalentemente la sostanza bianca con estensione a stria nel corpo calloso (**c**) la diagnosi è stata perciò di encefalomielite acuta disseminata (ADEM). La spettroscopia ha invece evidenziato un elevato picco di colina nella sede delle alterazioni (**d**). Tale metabolita è indice di abbondante cellularità e di elevata proliferazione, che aumenta tipicamente nei tumori. La diagnosi bioptica è stata di astrocitoma anaplasico. Rivedendo criticamente le immagini, si può notare che la TC postoperatoria (**e**) dimostrava iperdensità periventricolari compatibili con marcata infiltrazione cellulare del tessuto, non certo con aree di demielinizzazione. La spettroscopia si è qui rivelata esame determinante

pia con farmaci che agiscano inibendo l'angiogenesi tumorale. Uno studio di perfusione convenzionale richiede l'iniezione rapida di mezzo di contrasto e l'acquisizione di immagini RM rapide con sequenze ecoplanari (EPI). La perfusione RM si aggiungerà probabilmente alle metodiche in grado di distinguere un'eventuale recidiva neoplastica dalle radionecrosi e di seguire l'evoluzione del residuo tumorale.

In conclusione, ciascuna di queste metodiche di "imaging fisiologico" o "avanzato" esamina una proprietà fisiologica particolare delle neoplasie cerebrali. Nei casi complessi, ciascuna proprietà può essere valorizzata ai fini diagnostici e per meglio comprendere il metabolismo di una lesione. In un prossimo futuro, queste metodiche saranno utilizzate sempre più frequentemente accanto a quelle "classiche", perché forniscono nuove informazioni per la valutazione della risposta alla terapia ed il riconoscimento precoce di eventuali recidive.

Bibliografia

1. Bitzer M, Nägele T, Geist-Barth B et al (2000) Role of hydrodynamic processes in the pathogenesis of peritumoral brain edema in meningiomas. J Neurosurg 93:594-604
2. Civitello LA, Packer RJ, Rorke L et al (1988) Leptomeningeal dissemination of low-grade gliomas in childhood. Neurology 38:562-566
3. Fulham MJ, Bizzi A, Dietz MJ et al (1992) Metabolite mapping of brain tumors with proton MR spectroscopic imaging: clinical relevance. Radiology 185:675-686
4. Preuls MC, Caramanos Z, Collins DL et al (1996) Accurate, noninvasive diagnosis of human brain tumors by using proton magnetic resonance spectroscopy. Nat Med 2:323-325

CAPITOLO 7

La diagnosi differenziale isto-patologica

B. Pollo

Rimangono tuttora aperti i problemi legati alla conoscenza dei processi che sono alla base della trasformazione e della progressione neoplastica, ed è vivace la ricerca di dati predittivi della prognosi dei diversi oncotipi. Solo un'analisi complessiva degli elementi forniti dalla clinica, dalla patologia e dalla biologia molecolare può contribuire a risolvere almeno parzialmente questi problemi. Naturalmente è importante il corretto riconoscimento degli oncotipi e delle loro peculiari caratteristiche morfologiche, biologiche e cliniche. Allo stesso modo, per il pesante condizionamento della strategia terapeutica che ne deriva, è essenziale cogliere la comparsa di segni di anaplasia, cioè di progressione del tumore verso la malignità. Anche su questa base infatti il clinico decide se tenere un atteggiamento cauto, di attesa, oppure più aggressivo.

La letteratura riguardante la neuropatologia dei tumori cerebrali è ampia ed esauriente. Questo capitolo non si propone quindi di analizzare il quadro completo delle caratteristiche istologiche dei tumori del sistema nervoso centrale e delle meningi (v. Appendice 1), ma di delinearne quelle fondamentali che meglio orientano l'atteggiamento terapeutico nelle neoplasie di più frequente riscontro nella pratica clinica.

Tumori gliali

I tumori gliali costituiscono circa il 60% dei tumori cerebrali primitivi, il 2.5% dei tumori degli adulti; rappresentano la terza causa di morte per cancro tra i 15 e i 34 anni [1-3].

La loro prognosi è statisticamente correlata al grado istologico di malignità, alla sede del tumore, all'età e alle condizioni cliniche del paziente [4].

La sede del tumore condiziona pesantemente la sopravvivenza. In particolare, le lesioni del tronco possono determinare una sopravvivenza molto limitata anche se il grado di malignità istologica non è elevato.

L'istogenesi dei gliomi non è nota. L'ipotesi corrente è che almeno alcuni tumori cerebrali possano derivare da cellule precursori quali *neuron-restricted precursor cell* (NRP) e *glial-restricted percursor cell* (GRP), che a loro volta, derivano da cellule staminali neuroepiteliali totipotenti.

Dalle GRP derivano le cellule O-2A e, da queste, gli oligodendrociti e gli astrociti di tipo 2. Alcuni gliomi, in particolare astrocitomi e forse anche oligoastrocitomi, possono derivare proprio da queste cellule.

Sembra dimostrato che almeno un sottotipo di glioblastoma derivi direttamente dalle cellule O-2A. È stata inoltre accertata l'esistenza di almeno due tipi di NRP: uno risponde all'*epidermal growth factor* (EGF) come ad un mitogeno; uno si divide in presenza di *fibroblast growth factor* (FGF).

I tumori gliali originano da elementi astrocitari o oligodendrogliali e possono presentarsi variamente differenziati.

Il tumore gliale maligno può derivare dalla trasformazione neoplastica di cellule gliali mature o dalla progressione maligna di un tumore gliale ben differenziato per successive alterazioni genetiche [5-7]. Tale processo spiega l'eterogeneità dei tumori gliali; infatti, successivi eventi mutazionali, agenti su cellule in diversi stadi di differenziazione, possono provocare la comparsa, in sedi diverse, di cloni cellulari genotipicamente e fenotipicamente diversi. Le modificazioni si riflettono in un cambiamento della morfologia delle cellule neoplastiche e delle loro caratteristiche biologiche; provocano incremento del polimorfismo, comparsa di ipercromasia nucleare e di attività mitotica, presenza di proliferazione vascolare, aumento della capacità infiltrante. La disomogeneità dei tumori gliali può essere tale da rendere non rappresentativa dell'intera lesione la diagnosi istologica eseguita su una piccola porzione del tessuto neoplastico.

Le basi biologiche dell'invasività delle cellule neoplastiche costituiscono un processo che coinvolge le interazioni cellulari, la motilità cellulare e la capacità delle cellule di rimodellarsi in funzione dello spazio extracellulare e attraverso la degradazione, mediante proteasi, di costituenti della matrice extracellulare [8]. A determinare la sequela di questi eventi intervengono recettori di membrana, quali le molecole di adesione (N-CAM, H-CAM, integrine, caderine, catenine, etc.), la cui funzione è di trasdurre segnali tra la matrice extracellulare e l'interno della cellula. I meccanismi coinvolgono anche proteine della matrice extracellulare, quali laminina, fibronectina, collagene, tenascina che, a loro volta, possono essere prodotte in quantità anomala o modificate dalle cellule tumorali. Le molecole di adesione intervengono non solo nella migrazione delle cellule, ma in processi biologici quali la differenziazione, la proliferazione, l'angiogenesi e l'apoptosi.

La presenza di proliferazioni microvascolari è indice istologico di malignità. Numerosi fattori regolano tale proliferazione che avviene sostanzialmente attraverso due vie: la prima, costituita dalla neoangiogenesi per "sprouting" di cellule endoteliali da capillari preesistenti; la seconda, tramite rimodellamento vascolare mediato dal reclutamento di cellule muscolari lisce e di periciti. Nei gliomi, l'angiogenesi è regolata da recettori timidinakinasi dipendenti, normalmente quiescenti, come VEGFR-1 e -2, Tie-1 e -2, PDGFβ, c-met e le integrine. Nel rimodellamento vascolare intervengono Tie-2, PDGFβ e TGFβ e l'angiopoietina-1 e -2 [9].

Tra le alterazioni biologiche delle cellule gliomatose, un ruolo importante è ricoperto dai difetti nei meccanismi che regolano la suscettibilità alla morte per apoptosi, fenomeno implicato nei processi di sviluppo e di progressione maligna dei gliomi. L'apoptosi è regolata da un equilibrio tra proteine antiapoptotiche (Bcl-2 e Bcl-XL) e proteine proapoptotiche Bax, che agiscono attraverso l'attivazione delle caspasi. Tra le molecole che segnalano l'apoptosi ci sono i recettori per TNF, Fas (CD95) e il suo ligando. La intrinseca resistenza dei gliomi maligni alla chemioterapia adiuvante potrebbe essere dovuta alla mancata risposta all'attivazione delle caspasi, a sua volta determinata da mutazioni/alterazioni dei recettori o delle proteine responsabili.

Astrocitoma pilocitico

È un astrocitoma benigno (grado I) dalle caratteristiche peculiari. È tipico dell'età pediatrica e del giovane adulto. La sede cerebellare è in assoluto la più frequente, ma può interessare gli emisferi, le strutture della linea mediana, compresi i nervi ottici, il tronco e, più raramente, il midollo spinale.

Macroscopicamente si presenta ben delimitato e, frequentemente, con grosse cisti.

Istologicamente l'astrocitoma pilocitico appare molto eterogeneo con densità cellulare variabile, è costituito da elementi fusati, bipolari, con nuclei che possono essere polimorfi, talora ipercromici. Patognomonica, anche se non specifica, è la presenza di fibre di Rosenthal: verosimilmente tozzi frammenti di prolungamenti eosinofili (Fig. 1). Sono frequenti le proliferazioni microvascolari, le microcisti, la degenerazione mucoide e i corpi granulari eosinofili. Non sono rari aspetti oligodendroglioma-simili, e questo è importante per la diagnosi differenziale, in particolare nei campioni tissutali piccoli.

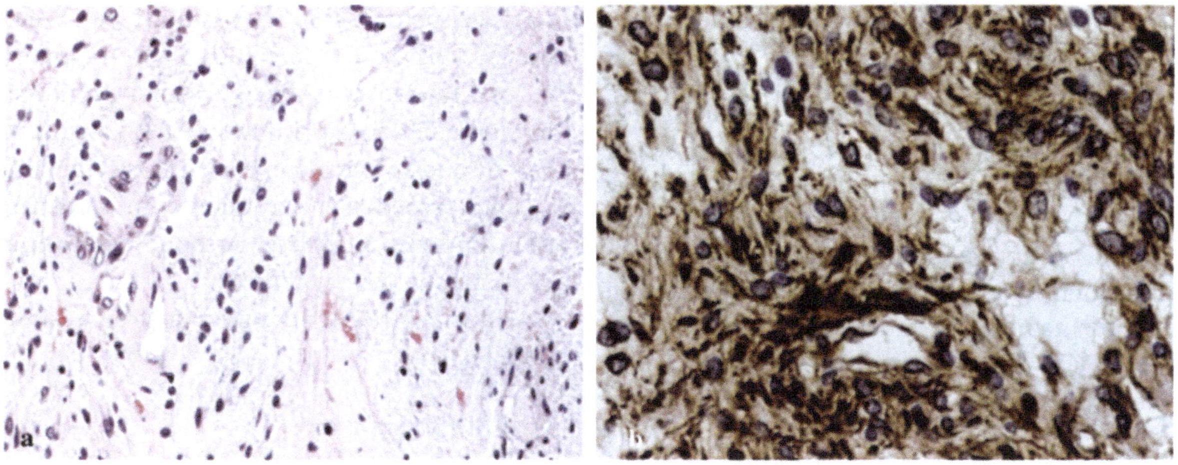

Fig. 1a, b. *Astrocitoma pilocitico.* **a** Tipico aspetto con cellule fusate e le caratteristiche fibre di Rosenthal eosinofile, **b** all'immunoistochimica, intensa espressione della vimentina

Non possono essere applicati a questo oncotipo i criteri istologici significativi per anaplasia, come la presenza di proliferazioni vascolari ed il polimorfismo nucleare, in quanto non sono correlati in questo caso alle caratteristiche biologiche della neoplasia.

La progressione maligna è molto rara.

Astrocitoma

L'astrocitoma ben differenziato è un tumore a sede emisferica, caratteristico del giovane adulto. Macroscopicamente ha aspetto rosa-grigiastro e consistenza maggiore del tessuto sano o talora gelatinosa con cisti. Rare sono le calcificazioni. Nella maggior parte dei casi ha limiti indistinti. L'astrocitoma può anche essere diffuso ed interessare varie aree degli emisferi e/o del tronco, fino a configurare quadri indistinguibili dalla cosiddetta "gliomatosi cerebrale".

Gli astrocitomi sono neoplasie a lenta crescita la cui prognosi è però influenzata, oltre che da fattori extratumorali, come l'età del paziente e l'eventuale asportazione chirurgica, dalla possibilità di una trasformazione maligna che può avvenire in qualunque momento della storia naturale della neoplasia.

Istologicamente si distinguono alcune varietà in cui la maggior parte degli elementi ricorda i vari tipi di astrociti normalmente presenti in differenti parti del sistema nervoso centrale. Come gli astrociti maturi, allo studio immunoistochimico le cellule dell'astrocitoma esprimono la proteina gliofibrillare acidica (GFAP) che è il principale marker diagnostico dell'astrocitoma.

Nei tumori gliali ben differenziati la frazione di cellule proliferanti, valutata attraverso l'indagine immunoistochimica con anticorpi come MIB1/Ki-67 e *proliferating cell nuclear antigen* (PCNA), è bassa (<3-5%), indice di crescita lenta [10-13].

Astrocitoma fibrillare

È la variante più frequente soprattutto nella forma diffusa. È costituito da elementi con prolungamenti ben evidenti contenenti abbondanti gliofibrille che formano una rete fitta e sottile nella matrice tra le cellule da cui derivano. Le cellule hanno nuclei tondi o ovali. La densità cellulare è medio-bassa, con rare mitosi; scarsi i vasi, fini e con pareti sottili (Fig. 2).

La diminuita espressione della GFAP e la comparsa di immunoreattività per la vimentina sono possibile indice di iniziale perdita di differenziazione [14].

Possono essere presenti microcisti, talora anche molto abbondanti.

Astrocitoma protoplasmatico

Variante piuttosto rara, composta da cellule con scarso citoplasma dotate di pochi, delicati prolungamenti che contengono scarse gliofibrille, quindi con debole positività per la GFAP. I nuclei sono rotondeggianti, regolari, con contenuto in cromatina variabile. Frequenti sono la degenerazione mucoide e la formazione di microcisti, caratteristica peculiare di questo istotipo (Fig. 3).

Astrocitoma gemistocitico

È un astrocitoma caratterizzato dalla presenza di numerosi (>20%) astrociti neoplastici gemistocitici. I gemistociti sono elementi a grosso corpo cellulare, talora gigante, con nucleo eccentrico e scarsi prolungamenti cellulari; esprimono GFAP. La cellularità di questo oncotipo è maggiore che nelle varietà precedenti; è frequente un moderato polimorfismo nucleare. Possono essere presenti alcune mitosi (Fig. 4).

Ha maggiore tendenza alla progressione anaplastica.

Astrocitoma anaplasico

L'astrocitoma anaplastico può derivare da un astrocitoma ben differenziato (astrocito-

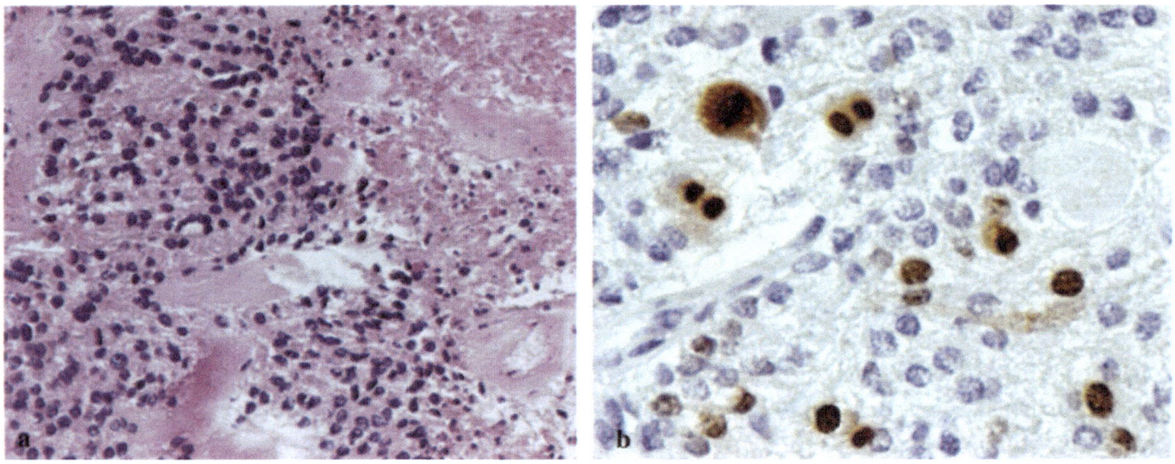

Fig. 2a, b. *Astrocitoma fibrillare.* Neoplasia a bassa densità cellulare, senza atipie nucleari (**a**), con una trama di sottili prolungamenti GFAP positivi (**b**)

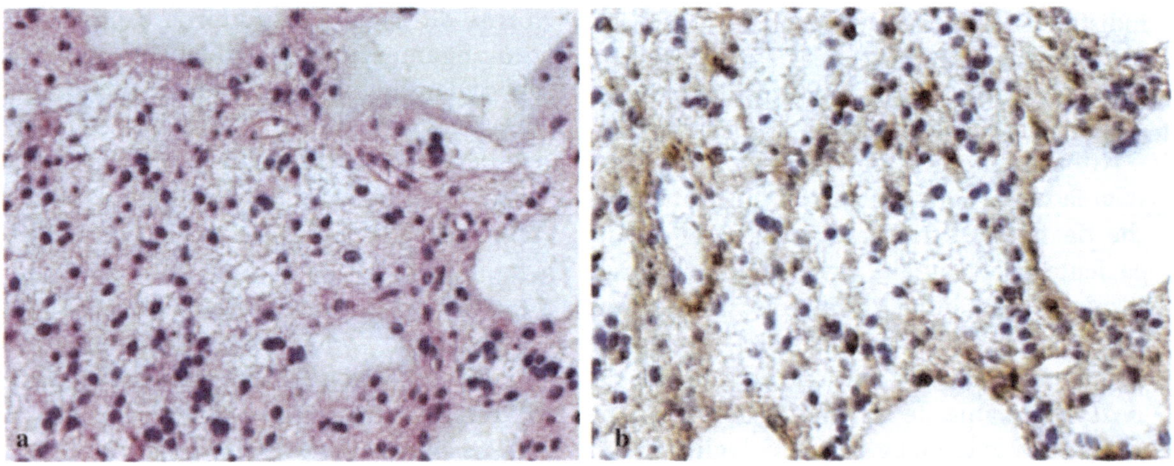

Fig. 3a, b. *Astrocitoma protoplasmatico.* **a** Sono evidenti aspetti di degenerazione microcistica e mucoide. **b** L'espressione della GFAP in immunoistochimica è variabile, ma solitamente scarsa

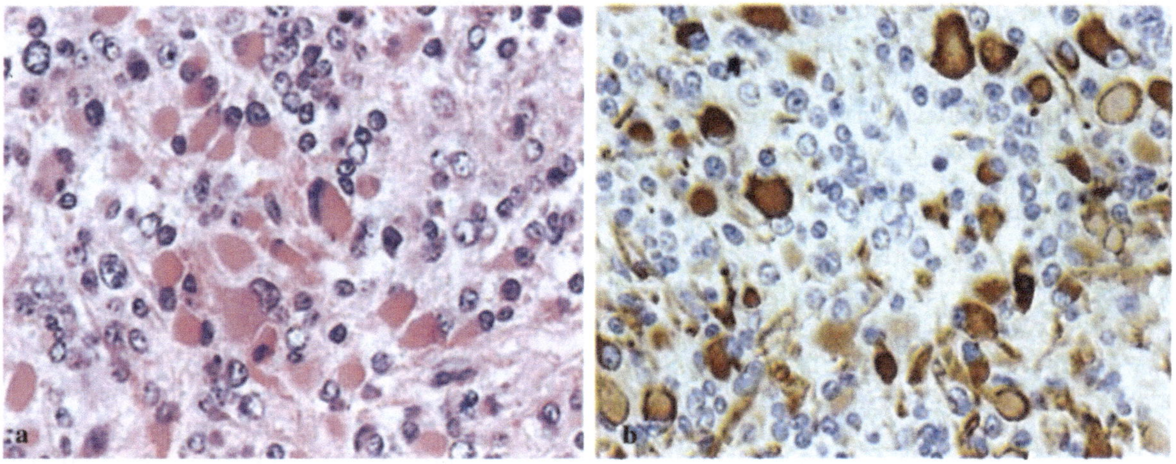

Fig. 4a, b. *Astrocitoma gemistocitico.* **a** Sono presenti grandi astrociti con citoplasma intensamente eosinofilo e nucleo eccentrico. **b** I gemistociti sono nettamente immunomarcati per la GFAP

ma diffuso di II grado) o può essere diagnosticato come tale al primo intervento. L'evoluzione dall'astrocitoma diffuso di II grado e la progressione verso il glioblastoma sono definite dalla morfologia e supportate dagli studi di genetica molecolare [15]. Più incerta la possibilità che possa svilupparsi direttamente come astrocitoma anaplasico senza lesioni precedenti identificabili. In questo caso, si ipotizza che la neoplasia derivi da cellule precursori commissionate alla differenziazione astrocitaria, per qualche errore durante i processi differenziativi.

L'astrocitoma anaplasico è una lesione infiltrante con elevata attività proliferativa e aspetti anaplastici sia focali che diffusi; ha tendenza intrinseca alla progressione verso il glioblastoma.

Gli emisferi cerebrali ne sono la sede preferenziale. L'età di maggiore incidenza è tra i 30 e i 50 anni, con leggera prevalenza nei maschi.

Macroscopicamente, si presenta come una lesione a margini sfumati, di consistenza generalmente molliccia, diversa dal parenchima nervoso sano. Talora può avere un aspetto granulare, raramente cistico o microcistico. Le strutture invase dall'astrocitoma, in particolare le circonvoluzioni corticali, sono allargate e rigonfie.

All'esame istopatologico la neoplasia mostra (1) elevata densità cellulare, con (2) polimorfismo nucleare evidente, (3) presenza di proliferazioni vascolari e (4) di mitosi (v. Cap. 5).

1. L'ipercellularità è uno dei criteri importanti per la diagnosi di anaplasia; deve però essere associata ad uno degli altri fattori istologici significativi come il polimorfismo nucleare e cellulare. In particolare, è frequente la presenza di gemistociti e di cellule giganti, per lo più raccolte in aree, ma anche commiste alle altre cellule neoplastiche.
2. I nuclei possono assumere forme complesse e grandi dimensioni. La cromatina può addensarsi in vari modi ed i nuclei appaiono spesso ipercromici. Talvolta, soprattutto quando i nuclei sono particolarmente voluminosi, possono essere evidenti i nucleoli. Ulteriori segni di anaplasia riferibili al nucleo sono la presenza di inclusioni nucleari o di cellule multinucleate.
3. La dimostrazione più o meno evidente di proliferazioni endoteliali è importante fattore istologico a significato prognostico negativo. Le proliferazioni vascolari particolarmente vivaci, con formazione di glomeruli microvascolari o di "festoni", sono indice di ulteriore progressione verso la malignità; in tal caso, l'astrocitoma anaplasico può essere considerato già virato verso il glioblastoma.

4. L'attività mitotica è un altro punto importante per la diagnosi di anaplasia, così come la valutazione della frazione di cellule proliferanti. Per convenzione, l'indice mitotico è calcolato contando le mitosi presenti in 10 campi microscopici ad alto ingrandimento (HPF). Frequentemente si osservano mitosi atipiche, caratteristiche delle cellule tumorali maligne. Nella routine diagnostica gli indici proliferativi sono valutati con metodo immunoistochimico impiegando anticorpi che marcano i nuclei delle cellule che si trovano nelle fasi del ciclo cellulare che portano alla replicazione. Gli anticorpi più usati sono PCNA e Ki-67/MIB1, entrambi attivi sulle sezioni paraffinate impiegate nella routine diagnostica. La percentuale delle cellule positive è in genere del 5-10%, anche se talora si riscontrano valori molto più alti.

L'immunoreattività per il marker gliale GFAP resta criterio di diagnosi anche se, con il progredire dell'anaplasia, alcune cellule perdono la capacità di esprimerla. Nell'astrocitoma anaplasico, è frequente la positività immunoistochimica per un altro marcatore gliale, la vimentina, solitamente presente anche negli astrociti reattivi e nelle cellule gliali immature (Fig. 5).

Glioblastoma

Il glioblastoma è il tumore gliale più maligno, presenta massima incidenza nella quinta e nella sesta decade di vita e modesta prevalenza nel sesso maschile. I glioblastomi, comunque, possono interessare ogni età e si manifestano nei bambini in circa l'8% dei casi.

Gli emisferi cerebrali ne sono la sede preferenziale. La lesione, solitamente unica, può divenire bilaterale per attraversamento delle fibre del corpo calloso; assume in questo caso un tipico aspetto radiologico, definito "a farfalla". La neoplasia è in genere localizzata nella sostanza bianca profonda, ma può raggiungere la corteccia e diffondere in superficie infiltrando anche le meningi. In altri casi può invadere rapidamente la capsula interna, il fornice, la commissura anteriore e la radiazione ottica, formando nuove masse tumorali al sito opposto di proiezione ("glioma a farfalla" o lesioni multifocali). La presentazione nel tronco cerebrale è più frequente nei giovani e nei bambini. Sono rare la localizzazione cerebellare e quella midollare.

In accordo con l'elevato grado di malignità, il glioblastoma è una neoplasia a rapida crescita, con elevata invasività ed effetto

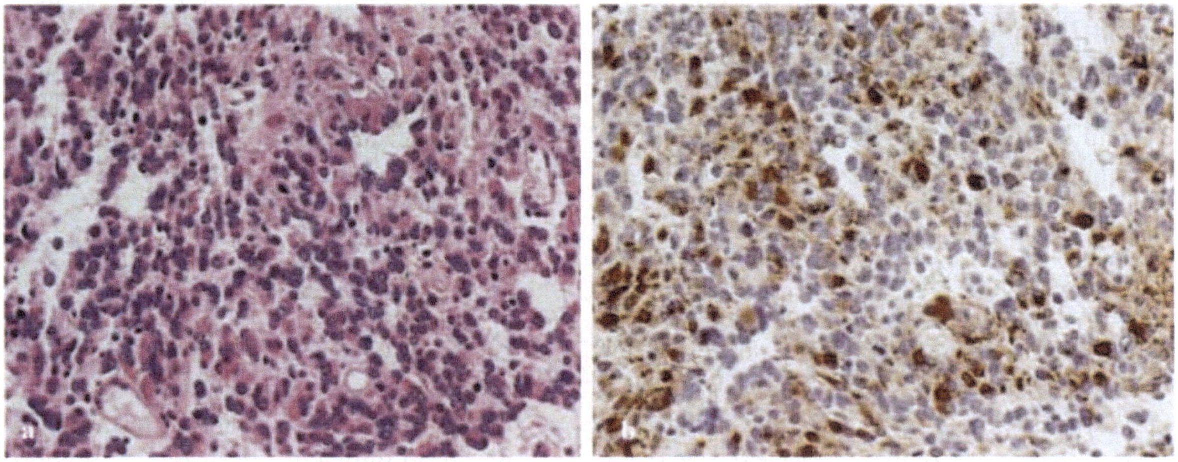

Fig. 5a, b. *Astrocitoma anaplasico con alta densità cellulare.* **a** Sono evidenti marcato polimorfismo e atipie nucleari, elevata attività mitotica. In **b**, mediante immunoistochimica, si evidenzia una diminuta espressione della GFAP nelle cellule meno differenziate

destruente nei confronti delle strutture adiacenti. Tuttavia, infiltra gli spazi subaracnoidei relativamente in pochi casi; anche la disseminazione per via liquorale non è frequente. Raramente invade il lume vascolare; eccezionali sono le metastasi extraneurali, per via ematogena [17].

Il glioblastoma può presentarsi come progressione di un astrocitoma di grado inferiore (glioblastoma secondario), ma spesso può insorgere come tale, con storia clinica breve (glioblastoma *de novo* o primario). Le due differenti origini del glioblastoma sono state dimostrate anche da studi di citogenetica e di biologia molecolare che hanno evidenziato pattern diversi nelle due forme. In ogni caso la progressione anaplastica dei gliomi a glioblastoma è tipicamente associata alla perdita di eterozigosi o alla monosomia del cromosoma 10 (v. Cap. 3) [18].

I glioblastomi primari e secondari costituiscono due entità distinte, che evolvono attraverso vie genetiche diverse, colpiscono pazienti d'età diversa e differiscono nella risposta alla terapia. I primari prevalgono nei soggetti adulti, età media 55 anni. I secondari si sviluppano in pazienti più giovani, età media <45 anni.

Dal punto di vista della biologia molecolare i glioblastomi primari sono caratterizzati dall'amplificazione e dalla sovraespressione, in forma tronca o riarrangiata, di *EGFR*, da amplificazioni/sovraespressione di MDM2 nel 50% dei casi, da mutazioni/perdite (LOH/monosomia) del cromosoma 10.

I glioblastomi secondari si sviluppano lungo una via che nel 65% dei casi comporta mutazioni del gene *TP53*, con perdita di espressione del DCC (*deleted in colorectal cancer*, gene localizzato sul cromosoma 18q, altamente espresso nel sistema nervoso), che è evento tardivo nella progressione degli astrocitomi e preferenziale nella via genetica che porta ai glioblastomi secondari, con perdita di eterozigosi sul cromosoma 19q.

Macroscopicamente il glioblastoma si presenta come una lesione disomogenea, con limiti scarsamente definiti, con aree necrotiche ed esiti di emorragie più o meno recenti. Possono essere presenti cisti, talora esito delle lesioni precedentemente descritte. Anche se solitamente unico, il glioblastoma può essere multifocale [16]. Sulla base dei riscontri autoptici e degli studi di biologia molecolare, sembra accertato che il 2.5-3% dei glioblastomi sia veramente multicentrico, con un pattern genetico differente nelle varie lesioni, a riprova dell'origine policlonale del tumore.

L'eterogeneità è caratteristica intrinseca del glioblastoma; è talora fondamentale per la diagnosi, ma può comportare difficoltà diagnostiche legate ad errori di campionatura, in particolare in caso di biopsia stereotassica quando la quantità di tessuto prelevata è molto esigua e può non risultare rappresentativa dell'intera neoplasia.

All'esame istopatologico i criteri istologici di anaplasia sono particolarmente evidenti e costantemente presenti sotto forma di elevata densità cellulare, spiccato polimorfismo cellulare e nucleare, vivaci proliferazioni vascolari, formazione di glomeruli e caratteristica presenza di necrosi circondate da pseudopalizzate (Fig. 6) [19-21]. Il numero di mitosi può essere anche molto elevato, così come gli indici di proliferazione cellulare calcolati sulla base della percentuale dei nuclei immunomarcati con PCNA e Ki-67/MIB1.

Frequente è la presenza di cellule giganti, talora mostruose; qualora queste siano preponderanti e dominino il quadro istologico, può essere posta la diagnosi di "glioblastoma gigantocellulare" (Fig. 7).

Inoltre, per la diagnosi istologica si utilizza lo studio immunoistochimico che ha il vantaggio di poter essere eseguito con metodica abbastanza semplice sulle sezioni istologiche preparate per la routine diagnostica.

All'indagine immunoistochimica l'espressione della GFAP può essere molto variabile e talora molto scarsa, mentre la vimentina è espressa nella maggioranza dei casi. Proprio per il polimorfismo cellulare e la scarsa

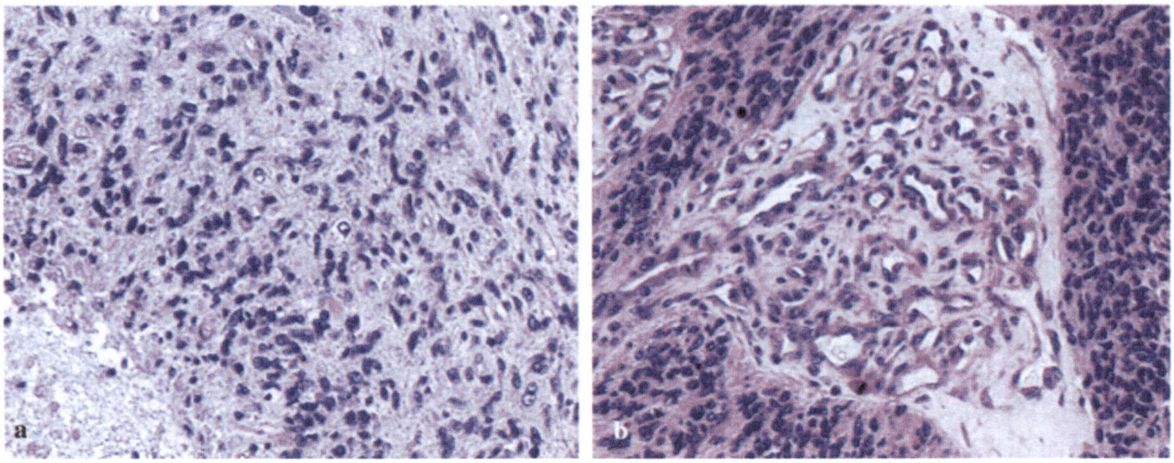

Fig. 6a, b. *Glioblastoma multiforme.* **a** Cellule polimorfe che si addensano a formare una pseudopalizzata attorno ad un'area di necrosi. **b** Proliferazioni vascolari particolarmente evidenti, con formazione dei cosiddetti glomeruli vascolari. È proliferata sia la componente stromale che endoteliale, con mitosi anche all'interno dei vasi

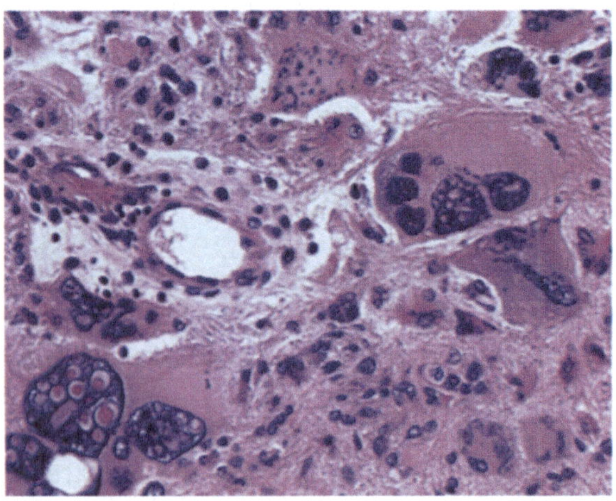

Fig. 7. Glioblastoma gigantocellulare. Tipiche cellule mostruose multinucleate

espressione dei marker gliali, la diagnosi differenziale con altre neoplasie può talvolta essere complessa e richiedere l'impiego di diversi anticorpi che definiscano l'istotipo cellulare. Per esempio, è possibile escludere la presenza di cellule di natura epiteliale, come nelle lesioni metastatiche, valutando l'espressione delle citocheratine o di marcatori specifici di altre neoplasie sistemiche. Più difficile è lo studio per l'identificazione di neoplasie altamente indifferenziate. In queste neoplasie le indagini immunoistochimiche con i diversi anticorpi possono essere negative; diviene perciò indispensabile una valutazione globale delle strutture vascolari, dell'organizzazione delle cellule e dello stroma di sostegno. Questo naturalmente richiede dei campioni di tessuto adeguati all'analisi istologica, sia per dimensioni, che per le condizioni ottimali di prelievo, conservazione e fissazione del tessuto.

Nei glioblastomi, l'indagine immunoistochimica permette anche di valutare la trasformazione e/o l'amplificazione di alcuni geni che codificano per proteine, come EGFR, PDGF receptor alfa, connessine, MDM2, coinvolte nella regolazione del ciclo cellulare. Tale valutazione può essere importante sia per la conoscenza delle caratteristiche biologiche del tumore, che per la possibile applicazione terapeutica di alcuni di questi fattori. Per esempio, la dimostrazione nel glioblastoma di amplificazione dell'*EGFR* o di espressione di tenascina trova applicazione nell'immunoterapia guidata da anticorpi.

Varie altre tecniche, come l'ibridazione *in situ* o l'ibridazione genomica comparativa, finora utilizzate solo nella ricerca, potrebbero essere impiegate per valutare alterazioni citogenetiche. Questi dati assumono importanza in relazione al significato di alcune delezioni e/o alterazioni cromosomiche per la trasformazione maligna delle cellule neoplastiche; potrebbero quindi fornire indicazioni utili nei casi in cui i criteri istologici di valutazione dell'anaplasia rimanessero dubbi ed incerto il grado di malignità.

Oligodendroglioma

L'oligodendroglioma è un tumore gliale tipico dell'età adulta, localizzato in genere negli emisferi cerebrali. La sede frontale è interessata nel 50-60% dei casi, seguita nell'ordine dalla temporale, parietale e occipitale.

Macroscopicamente l'oligodendroglioma si presenta come una lesione rosa-grigiastra ben definita, a sede tipicamente corticale e nella sostanza bianca. Piuttosto frequentemente, quando siano presenti segni di degenerazione mucoide, l'aspetto è gelatinoso. Tipiche e frequenti sono le calcificazioni, in particolare nelle zone periferiche e al passaggio cortico-sottocorticale. L'infiltrazione della leptomeninge è occasionale.

All'esame istologico si presenta come un tumore a densità cellulare moderata, composto da elementi a nucleo tondo, omogenei, contornati da citoplasma chiaro, con una rete di capillari sottili e ramificati. Frequenti e caratteristiche sono le microcalcificazioni, tuttavia non costanti. Spesso si incontrano anche aree di degenerazione mucoide e microcisti. L'attività mitotica è scarsa (Fig. 8).

Non sono disponibili marcatori utili in diagnostica. Allo studio immunoistochimico, le cellule oligodendrogliali risultano negative per i marker gliali GFAP e vimentina. Solo in alcuni casi, le cellule sono un poco più grandi, tondeggianti, con citoplasma abbondante e aspetto che ricorda quello di piccoli gemistociti, con possibile debole positività per la GFAP. L'immunoistochimica è fondamentale per la diagnosi differenziale con altre neoplasie, in particolare con il neurocitoma che esprime sinaptofisina, o con l'ependimoma a cellule chiare, che è positivo, GFAP e vimentina. Grazie all'immunoistochimica è inoltre possibile identificare la presenza di un'amplificazione del EGFR, anche in assenza di un'amplificazione del gene, o l'espressione del *vascular endothelial growth factor* (VEGF) e del suo recettore, presente in una elevata percentuale di casi [26-28].

Oligodendroglioma anaplasico

Vengono classificati come anaplasici gli oligodendrogliomi che presentano focali o diffuse caratteristiche istologiche di malignità. In particolare, questi tumori mostrano una maggior densità cellulare, con atipie cellula-

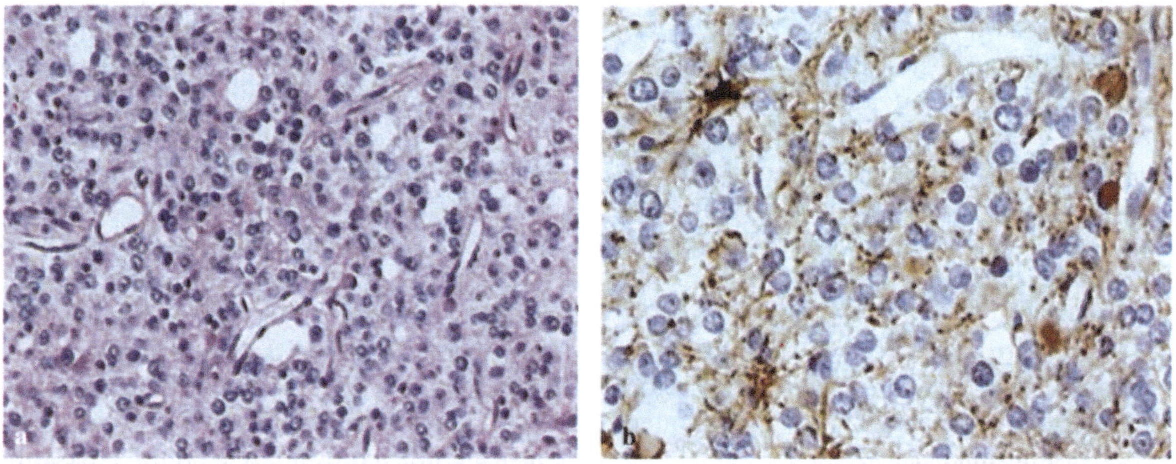

Fig. 8a, b. *Oligodendroglioma.* **a** Tipico aspetto istologico che mostra cellule a nucleo tondeggiante, separate da una delicata trama vascolare. **b** Le cellule sono negative all'immunoistochimica per la GFAP, che marca alcuni astrociti reattivi

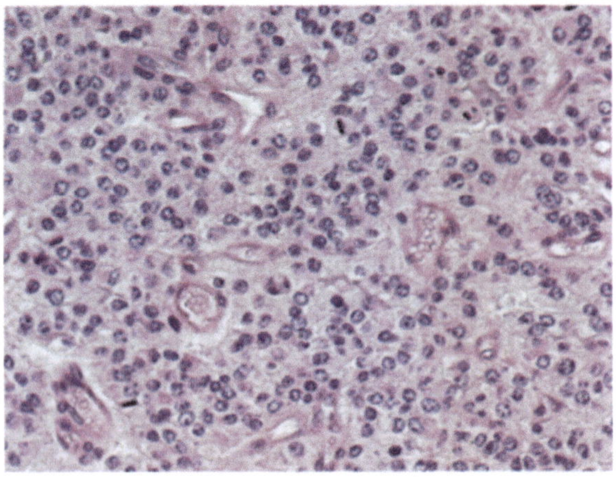

Fig. 9. Oligodendroglioma anaplasico. Si nota una aumentata cellularità, presenza di mitosi e di proliferazioni endoteliali

ri, polimorfismo nucleare, elevata attività mitotica (Fig. 9). Possono essere presenti proliferazioni vascolari e aree di necrosì. Più sono evidenti e diffusi questi aspetti istologici di malignità, peggiore è la prognosi, anche per una maggiore incidenza di disseminazione liquorale.

Oligoastrocitoma

È un tumore ben differenziato (corrispondente al grado II) con aspetti misti di oligodendroglioma e di astrocitoma. In generale è un tumore dell'adulto localizzato prevalentemente negli emisferi cerebrali. I criteri usati per la diagnosi di questa neoplasia sono molto variabili e di conseguenza sono diversi i dati di incidenza riportati nelle varie casistiche.

Per la diagnosi istologica è dibattuta la percentuale della frazione delle due componenti presenti necessaria per la diagnosi di neoplasia mista; in letteratura vengono riportati valori dall'1% al 50%, ma dalla maggior parte degli autori vengono considerati tumori misti quelli che contengono almeno il 10% dell'altra componente.

L'oligoastrocitoma con prevalente componente astrogliale sembra avere una prognosi leggermente peggiore, con una più frequente progressione anaplasica.

La diagnosi di anaplasia segue i criteri descritti sia per le forme astrocitarie che oligodendrogliali.

Tumori ependimali

Gli ependimomi sono tumori caratteristici dell'età pediatrica o delle prime decadi di vita ed originano dalle cellule ependimali della parete dei ventricoli cerebrali o del canale spinale [1, 3, 29-32]. Sono solitamente neoplasie a lenta crescita di cui è possibile la trasformazione maligna, soprattutto in età pediatrica. Rappresentano il 3-9% di tutti i tumori neuroepiteliali. Quello anaplasico può derivare dalla progressione maligna di un ependimoma di basso grado, ma tipicamente tale lesione presenta aspetti anaplastici già al primo intervento. In tal caso hanno crescita accelerata con esito sfavorevole, particolarmente nei bambini.

L'ependimoma nasce dal rivestimento ependimale del sistema ventricolare e si sviluppa nelle cavità ventricolari, negli emisferi cerebrali ed in fossa posteriore. I tumori emisferici sono spesso omogenei, circoscritti rispetto al tessuto circostante; quelli intraventricolari hanno aspetto papillare e consistenza molle.

Gli ependimomi sottotentoriali predominano nei bambini tra i 2 mesi e 16 anni. Quelli sopratentoriali colpiscono i pazienti in età pediatrica così come gli adulti (in particolare la varietà a "cellule chiare"). I tumori spinali sono invece più frequenti negli adulti e presentano un picco di incidenza tra i 30 e i 40 anni.

L'ependimoma anaplasico è più frequente nei bambini e comunque predilige la sede intracranica, in particolare la fossa posteriore.

In genere, gli ependimomi appaiono macroscopicamente come lesioni ben delimitate dal tessuto sano adiacente. Tipicamente si estendono dal quarto ventricolo all'angolo ponto-cerebellare e protrudono nella cisterna magna. Tuttavia, la forma anaplasica tende a diffondere e talora a dissemi-

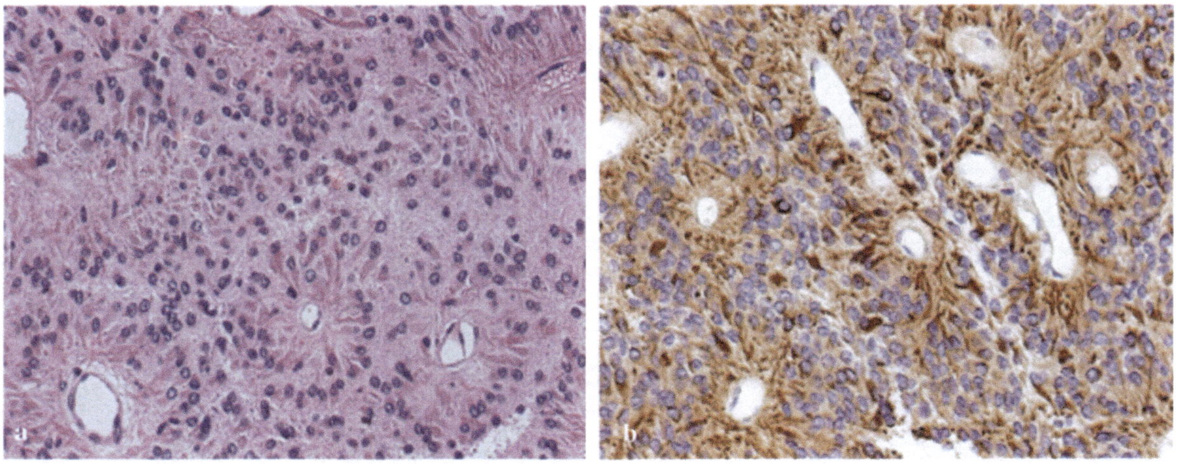

Fig. 10a, b. *Ependimoma.* **a** Caratteristico aspetto delle cellule con prolungamenti diretti alla parete del vaso a formare rosette perivascolari. In **b**, immunopositività per GFAP

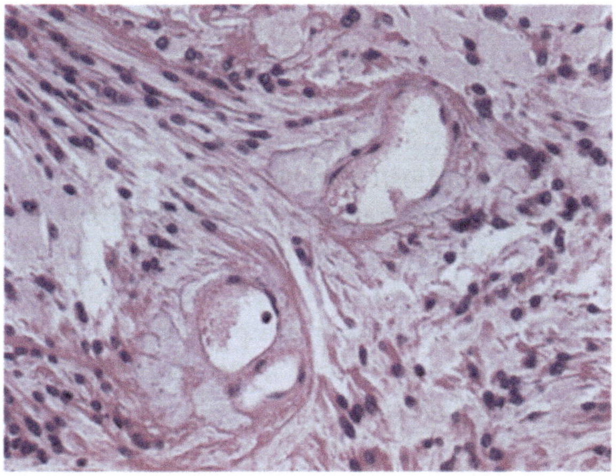

Fig. 11. Ependimoma mixopapillare. Cellule con prolungamenti lassi intorno ai vasi e degenerazione mucoide

nare per via liquorale. Le metastasi sistemiche sono eccezionali; i casi riportati sono soprattutto polmonari.

Non è ancora del tutto risolto il problema della definizione dei criteri istologici statisticamente significativi di anaplasia. Tuttavia, per gli ependimomi, sembrano correlare con una prognosi peggiore l'elevato indice mitotico e proliferativo e la presenza di foci di ipercellularità; al contrario, le proliferazioni vascolari endoteliali e la necrosi, frequenti negli ependimomi anaplasici, non risultano valide come variabili indipendenti per la definizione di anaplasia [33-35].

Gli ependimomi ben differenziati sono costituiti da elementi isomorfi, con nucleo regolare, rotondo e ovale. È caratteristico l'ordinamento compatto, a mosaico, degli elementi tumorali per lo più ordinati lungo le strutture vasali che finiscono per conferire architettura al tumore. Frequentemente le cellule si dispongono a corona intorno ad un vaso, con un orientamento radiale dei loro processi sulla parete. Queste pseudorosette vascolari sono strutture tipiche dell'ependimoma e assumono il nome di "corone raggiate" (Fig. 10). Le "rosette ependimali" cioè elementi cuboidali raccolti attorno ad un lume reale, non vasale, ed i "canalicoli" che sono lumi delimitati da epitelio tipico, sono meno frequenti, ma comunque caratteristici dell'ependimoma. Le cellule possono presentare cilia e blefaroblasti, evidenziabili con la microscopia elettronica A livello lombosacrale e della cauda, le "corone raggiate" tendono a essere molto lasse, in una matrice mixoide, caratterizzando il quadro dell'ependimoma mixopapillare (Fig. 11).

Gli ependimomi anaplasici presentano elevata densità cellulare ed elevata attività mitotica, spesso accompagnata da proliferazione microvascolare e necrosi (Fig. 12). In alcuni casi, si dimostrano evidenti caratteristiche di scarsa differenziazione, ma si riconoscono comunque le tipiche rosette perivascolari, mentre diventano rare le vere rosette

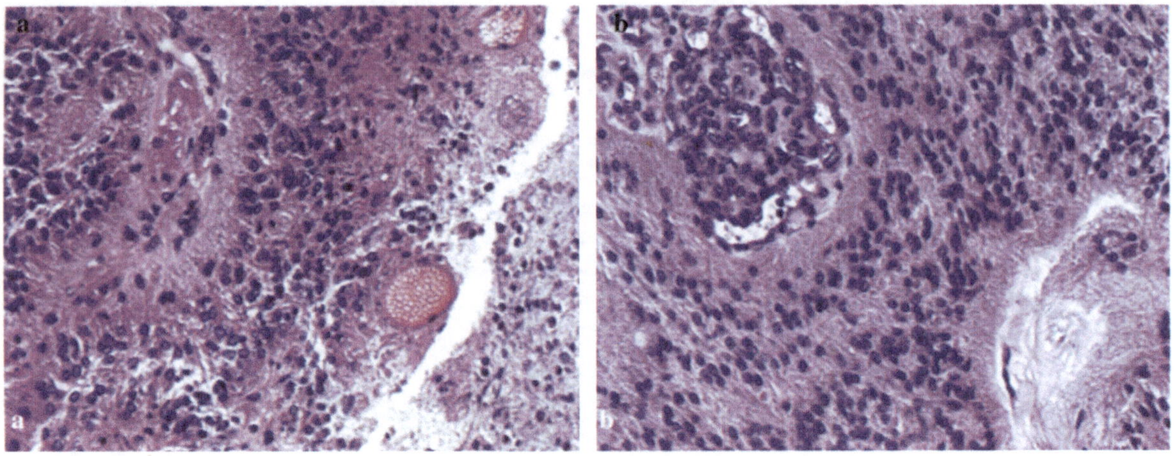

Fig. 12a, b. *Ependimoma anaplasico.* Presenza di cellule polimorfe con elevata attività mitotica, necrosi (a) e proliferazioni vascolari (b)

ependimali. Talora, in casi particolarmente indifferenziati, può essere difficile riconoscere la natura ependimale della lesione e la diagnosi certa può essere fatta solo al microscopio elettronico con la dimostrazione della presenza di blefaroblasti e di cilia, cioè di elementi tipici delle cellule ependimali.

All'esame immunoistochimico, la presenza di GFAP può risultare anche molto scarsa e limitata alle rosette perivascolari; l'espressione della vimentina è invece tipicamente abbondante.

Può essere prognosticamente utile la valutazione dell'indice proliferativo che prevede la conta della percentuale di nuclei immunomarcati con l'anticorpo anti-PCNA o MIB1/Ki-67. In particolare, un indice di marcatura con MIB1 superiore al 4% sembra significativo per indicare la forma anaplastica.

La dimostrazione di apoptosi non è diagnosticamente e prognosticamente indicativa.

Tumori embrionali

I tumori embrionali sono un gruppo di neoplasie piuttosto rare di origine e classificazione istopatologica ancora incerte; costituiscono però un'ampia e importante frazione dei tumori cerebrali pediatrici [1, 3]. Le entità istologiche identificabili si sviluppano tutte come tumori indifferenziati a cellule in genere piccole, tondeggianti, ma anche con possibili divergenti pattern di differenziazione. Per questo motivo i tumori embrionali vengono anche classificati sotto il nome di tumori neuroectodermici primitivi (PNET); se ne indica così la derivazione e l'immaturità delle cellule che li compongono.

Tra questi tumori il più frequente è il medulloblastoma.

Medulloblastoma

Il medulloblastoma è un tumore embrionale costituito da cellule indifferenziate multipotenti, la cui sede è ristretta al cervelletto. Si manifesta preferenzialmente nei bambini, è un tumore invasivo, maligno, con un'intrinseca tendenza a disseminare per via liquorale [36].

Anche se il 70% dei medulloblastomi compare in pazienti con età inferiore ai 16 anni, questa neoplasia può colpire gli adulti, nell'80% dei casi in età compresa tra i 21 e i 40 anni [37].

I pazienti affetti da medulloblastoma manifestano sintomi conseguenti all'ipertensione endocranica da ostruzione delle vie liquorali. Infatti, il 75% dei medulloblastomi si forma nel verme cerebellare, spingendosi verso il quarto ventricolo. Con l'aumentare dell'età, la sede primariamente interessata è cerebellare emisferica. La superficie ventricolare è frequentemente coinvolta; di qui consegue la facile diffusione liquorale e l'elevata incidenza di disseminazione.

Anche la prognosi del medulloblastoma resta infausta. Negli ultimi anni, la chemioterapia ha però portato dal 30% al 50-70% la sopravvivenza a 5 anni, sia nei bambini che negli adulti.

In generale, i fattori prognostici che condizionano l'esito sfavorevole sono l'età inferiore ai 3 anni, l'asportazione chirurgica parziale, la presenza di disseminazione liquorale [38, 39].

L'esclusiva localizzazione cerebellare può essere spiegata dalla differente istogenesi del cervelletto, dalle cui cellule embrionali sembra derivare il medulloblastoma, rispetto alle rimanenti componenti del sistema nervoso centrale.

Istogenesi

Tre sono le ipotesi istogenetiche:

1. Il medulloblastoma potrebbe originare dallo strato granulare esterno del cervelletto che si forma, durante l'embriogenesi, per migrazione di cellule indifferenziate dal tetto del quarto ventricolo verso la superficie della corteccia cerebellare fetale. Qui danno origine alle cellule che successivamente formano i neuroni dello strato granulare interno. Questa ipotesi spiegherebbe anche la frequente differenziazione in senso neuronale riscontrata nei medulloblastomi. Tuttavia, non ci sono dimostrazioni certe della possibilità di differenziazione delle cellule dello strato granulare esterno in cellule gliali o altro.
2. Le cellule del medulloblastoma potrebbero derivare per trasformazione delle cellule della matrice subependimale reperibili in tutto il sistema nervoso centrale embrionale, incluso il quarto ventricolo, che danno origine a cellule neuronali e gliali. Questa ipotesi è anche alla base della formazione dei tumori neuroectodermici primitivi (PNET) e della teoria che prevede un'origine comune per i medulloblastomi ed i PNET sopratentoriali.
3. Il medulloblastoma potrebbe avere più di una cellula di origine. L'ipotesi è basata su studi che mostrano un'immunoreattività differenziale alla calbindina-D28k e alla β-tubulina di classe III. La prima è una proteina neuronale legante il calcio, non espressa nello strato dei granuli esterni né nella sua progenie; la seconda è espressa nei discendenti neuronali delle cellule della matrice ventricolare e delle cellule dei granuli esterni. Questa ipotesi propone che i medulloblastomi classici possano derivare dalla matrice ventricolare, mentre i medulloblastomi desmoplastici avrebbero origine dallo strato dei granuli esterni.

All'esame neuropatologico si riconoscono alcune varianti istopatologiche, di cui le principali sono: medulloblastoma classico, desmoplastico, con estesa nodularità, a grandi cellule.

Medulloblastoma classico

Si presenta come una neoplasia ad alta densità cellulare, composta di cellule piccole, con scarso citoplasma, con nucleo ipercromico, tondo-ovale (Fig.13). Possono essere presenti rosette neuroblastiche, che sono tipiche, ma solo occasionali.

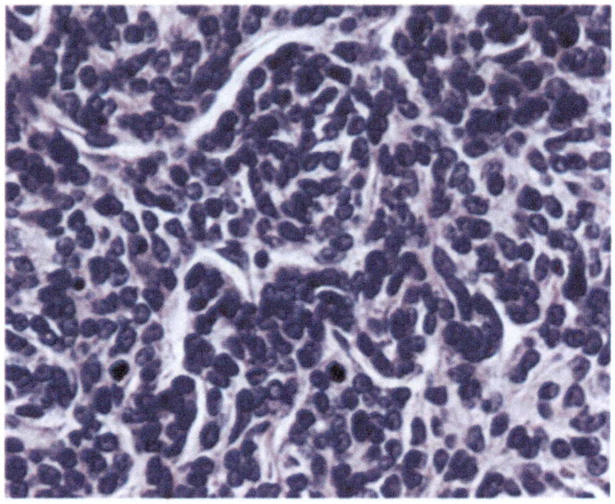

Fig. 13. Medulloblastoma. Alta densità cellulare, cellule con scarso citoplasma, nuclei ipercromici, elevata attività mitotica

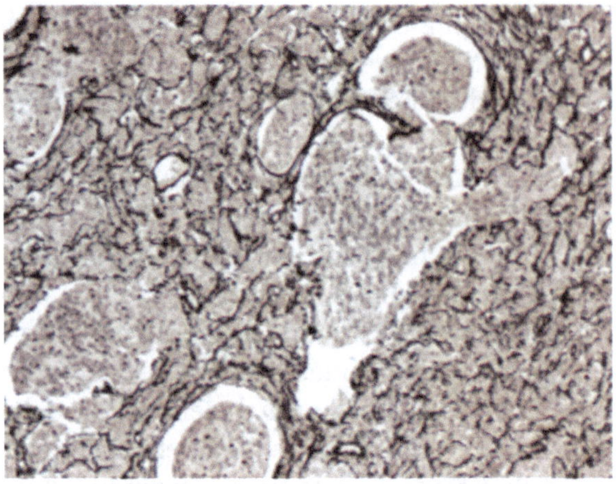

Fig. 14. Medulloblastoma desmoplastico. La colorazione per il reticolo precollagene mostra il tipico aspetto con le cosiddette "aree pallide" nel contesto della neoplasia ad elevata densità cellulare e ricca di reticolina

Numerose le mitosi, spesso atipiche. Si può osservare un'alta percentuale di nuclei apoptotici; talora sono presenti aree di necrosi per lo più a "carta geografica".

Medulloblastoma desmoplastico

Caratterizzato dalla presenza di cellule densamente impacchettate ad elevata attività proliferativa e ricca produzione di fibre reticoliniche che delimitano le tipiche zone nodulari, "isole pallide", a ridotta cellularità e nuclei monomorfi (Fig. 14).

Medulloblastoma con estesa nodularità

Ha un marcato aspetto nodulare, con uniformità dei nuclei tondeggianti. Questa variante mostra un'estesa e avanzata differenziazione neuronale; è perciò anche detta "neuroblastoma cerebellare". Costituisce la variante più frequentemente incontrata nei primi 3 anni di vita.

Medulloblastoma a grandi cellule

Variante piuttosto rara, è composto di grandi cellule pleomorfe, con nuclei larghi e nucleoli evidenti. Le necrosi sono spesso abbondanti ed estese. L'attività mitotica e apoptotica sono elevate.

Gli studi di immunoistochimica permettono di riconoscere il grado e il senso della differenziazione delle cellule del medulloblastoma [40, 41]. Infatti, lo studio con anticorpi diretti contro alcune proteine del citoscheletro rappresentate da filamenti intermedi (neurofilamenti di diverso peso molecolare, fosforilati o no, vimentina, GFAP, nestina, etc.), proteine associate ai microtubuli, o altre proteine specializzate, come la sinaptofisina, consente di individuare l'espressione di marcatori di differenziazione neuronale o gliale. Il riconoscimento della differenziazione neuronale è particolarmente importante per i tumori neuroectodermici primitivi e lo è anche per il medulloblastoma, in quanto sembra essere correlato ad una prognosi più favorevole.

L'espressione di N-CAM della superfamiglia delle immunoglobuline, valutata immunoistochimicamente, può indicare il livello di differenziazione di questi tumori. Infatti, questa molecola di adesione esercita un ruolo importante nella migrazione delle cellule durante lo sviluppo del sistema nervoso. Una particolare isoforma (N-CAM 120) è inoltre generalmente espressa in modo intenso nel medulloblastoma e nei PNET, suggerendo un possibile impiego del relativo anticorpo come marker di queste neoplasie.

Anche lo studio delle proteine fotorecettori (retinal S-antigen, rodopsina), ha permesso di riconoscerne l'espressione in alcuni medulloblastomi; il significato, tuttavia, non è ancora noto.

Sempre attraverso gli studi immunoistochimici si possono riconoscere eventuali alterazioni dell'espressione di alcuni fattori di crescita e dei relativi recettori (es. NGF e NGFR).

Numerosi studi, condotti con varie tecniche, sono rivolti alla valutazione della frazione di cellule apoptotiche nel medulloblastoma, solitamente particolarmente elevata, ed alla possibile implicazione clinica e terapeutica delle informazioni acquisite. Tuttavia, non è stata finora provata una correlazione certa tra l'indice apoptotico e la prognosi o una differente risposta alla chemioterapia [42]. Studi recenti sostengono però una correlazione positiva tra indice apoptotico e sopravvivenza maggiore.

Per la valutazione dei fattori predittivi ci si deve basare su criteri clinici (età, estensione della resezione chirurgica, presenza di metastasi) ed istologici [43]. Questi ultimi sono in parte legati alla variante del medulloblastoma ed alla presenza di una differenziazione cellulare; la valutazione degli indici di proliferazione (con PCNA e MIB1) non sembra essere significativa. A lungo si è dibattuto se la variante desmoplastica avesse una prognosi migliore del medulloblastoma classico; in letteratura sono però riportate conclusioni anche opposte [44]. Da studi recenti è comunque noto che il medulloblastoma con estesa nodularità ha sicuramente una prognosi più favorevole, mentre la varietà a grandi cellule ha un comportamento particolarmente aggressivo, con prognosi infausta a breve termine.

Tumori meningei

I tumori meningei sono lesioni che si sviluppano dalle meningi e che originano più frequentemente dalle cellule mesenchimali a differenziazione meningoteliale, cioè dalle cellule aracnoidee. Questo gruppo è costituito dal meningioma con tutte le sue varianti istologiche.

I meningiomi sono tumori frequenti, e costituiscono circa il 20% dei tumori primitivi intracranici. Sono tumori benigni ed a lenta crescita; esistono comunque casi maligni con comportamento aggressivo; alcune varianti mostrano maggiore tendenza alle recidive. Hanno maggiore incidenza tra i 50 e 70 anni, con una marcata prevalenza nel sesso femminile.

Tra i meningei si annoverano anche i tumori mesenchimali privi di differenziazione meningoteliale che comprendono un'ampia varietà di tipi istologici rari, tra cui il più frequente è l'emangiopericitoma [45]. Gli altri tumori appartenenti a questo gruppo hanno le stesse caratteristiche istologiche dei tumori dei "tessuti molli" e possono mostrare una differenziazione fibrosa, adiposa, muscolare, endoteliale, condroide o ossea.

Meningioma

I meningiomi si presentano per lo più come lesioni singole, ma possono essere multipli, in particolare nei pazienti affetti da neurofibromatosi di tipo 2 [46]. La sede prediletta è quella intracranica, soprattutto alla convessità e alla falce, ma localizzano anche alla base del cranio, nelle docce olfattorie, nell'orbita ed al tentorio. Quelli spinali sono più comunemente localizzati nel tratto dorsale. Raramente, i meningiomi possono svilupparsi anche all'interno dei ventricoli. Eccezionali sono i casi con sede in altri organi. La guarigione può essere definitiva in caso di resezione radicale [1, 3, 47].

Macroscopicamente, appaiono di solito come masse rotondeggianti, ben delimitate, talora lobulate, attaccate alla dura; spesso comprimono il tessuto cerebrale adiacente. Alcuni meningiomi del cranio attraversano la dura, invadono l'osso e possono provocare una caratteristica iperostosi. Talora possono infiltrare anche i tessuti molli extracranici come cute, muscolo, grasso.

All'esame istologico, i meningiomi mostrano aspetti molto variabili, che corrispondono ai diversi sottotipi. Solitamente le varianti hanno comportamento clinico simile, benigno; tuttavia, ne sono state identificate alcune con comportamento più aggressivo e maggiore incidenza di recidiva, senza per altro che siano presenti caratteristiche istologiche di malignità.

Meningioma meningoteliale

Composto da cellule raccolte in lobuli separati da setti connettivali, con aspetto omogeneo e cellule a nucleo ovalare o tondeggiante, chiaro, con frequenti pseudoinclusi nucleari eosinofili. Le cellule sembrano fuse tra di loro a formare sincizi. Raramente si osservano vortici e corpi psammomatosi (Fig. 15).

Meningioma fibroso

Formato da elementi fusati, disposti in fasci variamente intrecciati in una matrice costituita da abbondante collagene e reticolina. Raramente si osservano vortici e corpi psammomatosi (Fig. 16).

Meningioma transizionale

Definito anche meningioma misto in quanto contiene le caratteristiche dei due istotipi precedenti, meningoteliale e fibroso. Frequente è la formazione dei tipici vortici e la presenza di corpi psammomatosi (Fig. 17). Quando questi ultimi sono particolarmente numerosi, talora confluenti, il meningioma viene definito come *meningioma psammomatoso*; tale varietà è più frequente in sede spinale (Fig.18).

I meningiomi con prevalenza di vasi, per lo più a parete ispessita, scleroialina, sono indicati come *meningiomi angiomatosi.*

Meningioma microcistico

Composto da cellule con prolungamenti sottili in abbondante matrice mucinosa, a for-

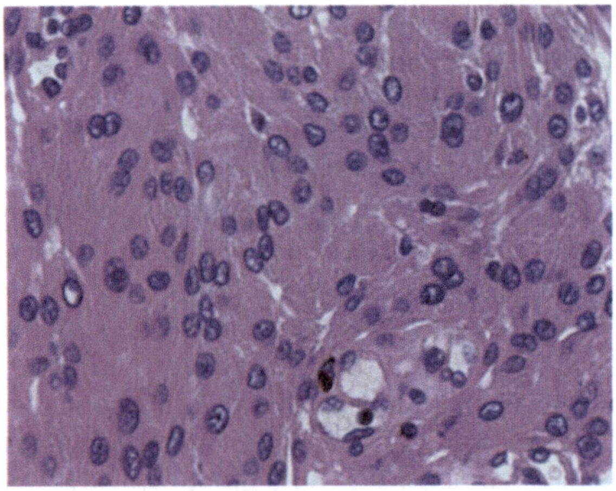

Fig. 15. Meningioma menigoteliomatoso. Aspetto compatto sinciziale delle cellule

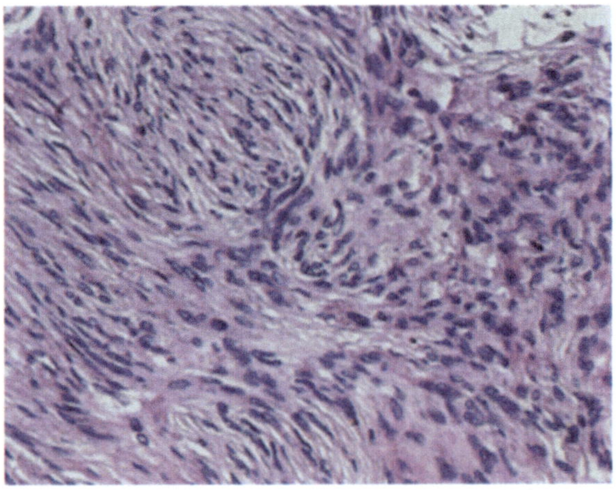

Fig. 16. Meningioma fibroso. Caratterizzato da cellule allungate disposte in fase

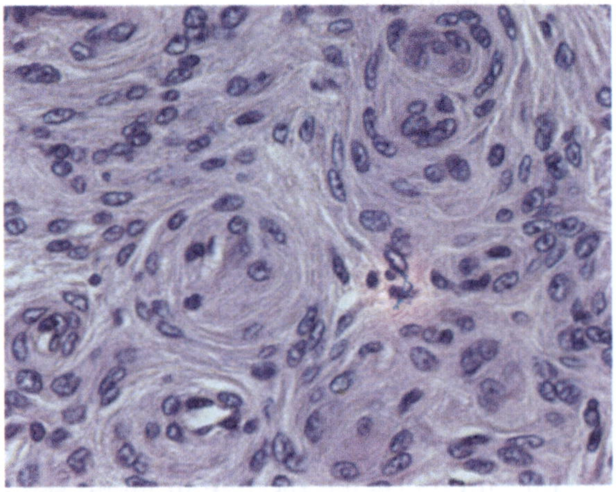

Fig. 17. Meningioma transizionale. Tipica disposizione a vortice delle cellule

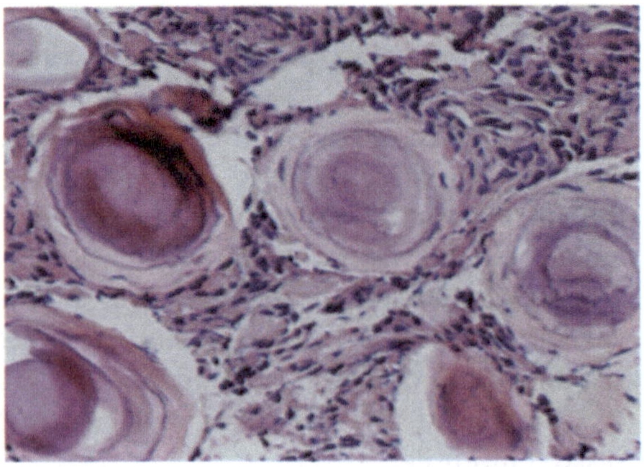

Fig. 18. Meningioma psammomatoso. Numerosi corpi psammomatosi calcifici occupano buona parte del meningioma

mare microcisti. Possono essere presenti cellule pleomorfe.

Meningioma secretorio

È caratterizzato da foci di differenziazione epiteliale, con formazione di masserelle intracellulari sferiche eosinofile, PAS-positive, circondate da cellule anch'esse positive per i marker immunoistochimici epiteliali, quali citocheratine, *epithelial membrane antigen* (EMA) e *carcino-embryonic antigen* (CEA). È una variante comunque piuttosto rara (Fig. 19).

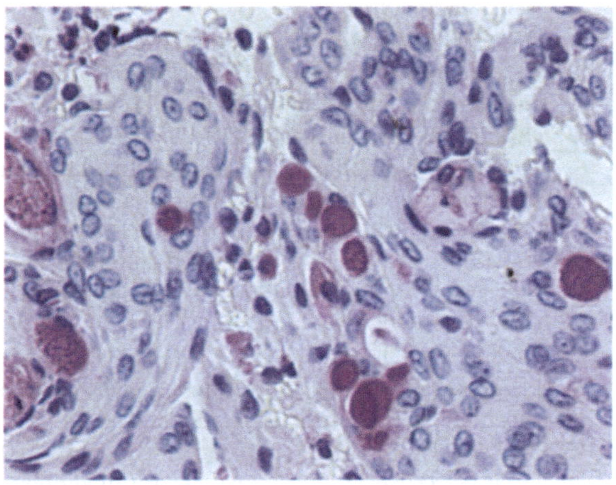

Fig. 19. Meningioma secretorio. Corpi pseudopsammomatosi PAS-positivi

Meningioma a cellule chiare, meningioma cordoide, meningioma rabdoide e meningioma papillare

Sono varianti molto rare che presentano un'incidenza di recidive elevata e un comportamento biologico più aggressivo.

Recentemente sono stati indicati anche dei criteri univoci e riproducibili per identificare la variante di *meningioma atipico*, che è indipendente dal sottotipo istologico [48, 49]. La definizione è molto importante perché consente l'identificazione dei meningiomi che hanno un comportamento più aggressivo e necessitano di un approccio terapeutico mirato. In pratica, si tratta dei criteri istologici che hanno significato di malignità e che sono costituiti da elevata attività mitotica (4 o più mitosi per 10 campi a forte ingrandimento (HPF), o almeno da 3 dei seguenti caratteri: aumentata cellularità, piccole cellule con elevato rapporto nucleo/citoplasma, nucleoli prominenti, crescita "sheet-like", focolai di necrosi (Fig. 20a). In generale, comunque, la proliferazione cellulare aumenta nel passaggio dalle forme benigne al meningioma atipico ed a quello anaplasico, che è maligno. L'indice di proliferazione può essere immunoistochimicamente valutato anche nei meningiomi per mezzo di anticorpi PCNA e MIB1/Ki-67; esso varia da <5%, nelle forme benigne, a 5-10% negli atipici, a >10% negli anaplasici (Fig. 20b).

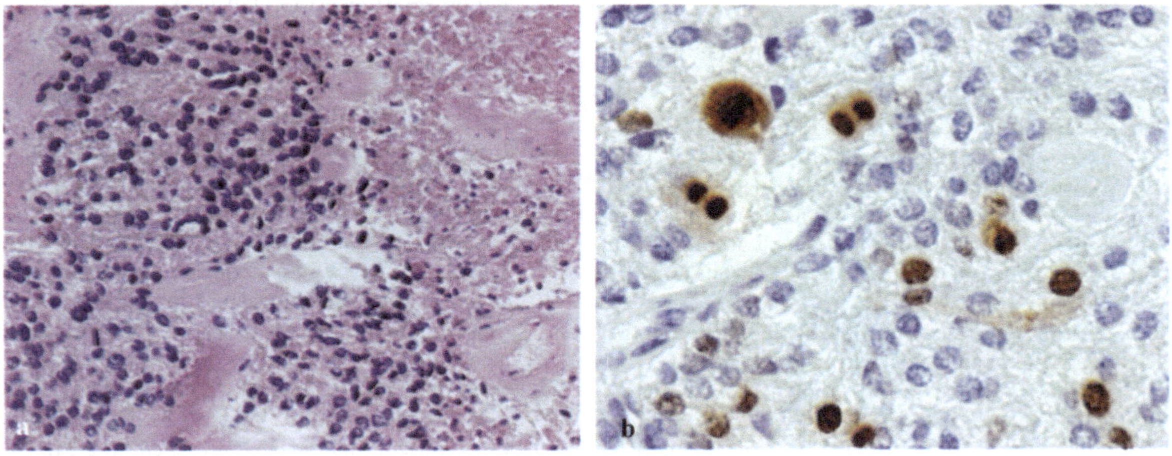

Fig. 20a, b. *Meningioma atipico.* Sono evidenti cellule polimorfe, mitosi, necrosi (**a**) ed elevato indice proliferativo con MIB1 (**b**)

Meningioma anaplasico

Presenta evidenti segni istologici di malignità con aspetto che spesso ricorda un sarcoma o un carcinoma; ha elevata attività mitotica ed aree di necrosi.

L'infiltrazione del tessuto cerebrale adiacente si può osservare anche in meningiomi istologicamente benigni. Questa caratteristica sembra indicare una maggiore probabilità di recidiva anche se non appare correlata ad un atteggiamento particolarmente aggressivo della neoplasia.

Bibliografia

1. Kleihues P, Cavenee WK (2000) WHO classification of tumours. Pathology and genetics of tumours of the nervous system. IARC Scientific Publications, Lyon
2. Kleihues P, Burger PC, Scheithauer BW (1993) The new classification of brain tumours. Brain Pathol 3:307-338
3. Russell DS, Rubinstein LJ (1989) Pathology of tumours of the nervous system, 5th edn. Edward Arnold, London
4. Ganju V, Jenkins RB, O'Fallon JR, Scheitauer BW, Ransom DT, Katzmann JA, Kimmel DW (1994) Prognostic factors in gliomas. A multivariate analysis of clinical, pathologic, flow cytometric, cytogenetic, and molecular markers. Cancer 74:920-927
5. Batra SK, Rasheed BK, Bigner SH, Bigner DD (1994) Biology of disease. Oncogenes and anti-oncogenes in human central nervous system tumors. Lab Invest 71:621-637
6. Bigner SH, Volgestein B (1990) Cytogenetics and molecular genetics of malignant gliomas and medulloblastomas. Brain Pathol 1:12-18
7. Magnani I, Guerneri S, Pollo B, Cirenei N, Colombo BM, Broggi G, Galli C, Bugiani O, Di Donato S, Finocchiaro G (1994) Increasing complexity of the karyotype in 50 human gliomas. Progressive evolution and de novo occurrence of cytogenetic alterations. Cancer Genet Cytogenet 75:77-89
8. Giese A, Westphal M (1996) Glioma invasion in the central nervous system. Neurosurgery 39:235-250
9. Plate KH, Risau W (1995) Angiogenesis in malignant gliomas. Glia 15:339-347
10. Allegranza A, Girlando S, Arrigoni GL, Veronese S, Mauri FA, Gambacorta M, Pollo B, Dalla P, Barbareschi M (1991) Proliferating cell nuclear antigen expression in central nervous system neoplasms. Virchows Arch A Pathol Anat Histopatol 419:417-423
11. Coons SW, Johnson PC (1993) Regional heterogeneity in the proliferative activity of human gliomas as measured by Ki-67 labeling index. J Neuropathol Exp Neurol 52:609-618
12. Davis RL, Onda K, Shubuya M, Lamorn K, Hoshino T (1995) Proliferation markers in gliomas: a comparison of BUDR, Ki-67, and MIB1. J Neurooncol 24:9-12
13. Louis DN, Edgerton S, Thor AD, Hedley-Whyte ET (1991) Proliferating cell nuclear antigen and Ki-67 immunohistochemistry in brain tumors: a comparative study. Acta Neuropathol 81:675-679
14. Herpers MJ, Ramaekers FC, Aldeweireldt J, Moesker O, Slooff J (1986) Co-expression of glial fibrillary acidic protein- and vimentin-type intermediate filaments in human astrocytomas. Acta Neuropathol 70:333-339
15. Dirks PB, Jay V, Becker LE, Drake JM, Humphreys RP, Hoffman HJ, Rutka JT (1994) Development of anaplastic changes low-grade astrocytomas of childhood. Neurosurgery 34:68-78
16. Barnard RO, Geddes JF (1987) The incidence of multifocal cerebral gliomas. A histologic study of large hemisphere sections. Cancer 60:1519-1531
17. Hoffman HJ, Duffner PK (1985) Extraneural metastases of central nervous system tumors. Cancer 59:1778-1782
18. Kleihues P, Ohgaki H (1997) Genetic of glioma progression and the definition of primary and secondary glioblastoma. Brain Pathol 7:1131-1136
19. Barker FG, Davis RL, Chang SM, Prados MD (1996) Necrosis as a prognostic factor in glioblastoma multiforme. Cancer 77:1161-1166
20. Burger PC, Vollmer RT (1980) Histologic factors of prognostic significance in the glioblastoma multiforme. Cancer 46:1179-1186
21. Burger PC, Vogel FS, Green SB, Strike TA (1985) Glioblastoma multiforme and anaplastic astrocytoma. Pathologic criteria and prognostic implications. Cancer 56:1106-1111
22. Coons SW, Johnson PC, Pearl DK (1997) The prognostic significance of Ki67 labeling indices for oligodendrogliomas. Neurosurgery 41:878-884
23. Dehghani F, Schachenmayr W, Laun A, Korf HW (1998) Prognostic implication of histopathological, immunohistochemical and clinical features of oligodendrogliomas: a study of 89 cases. Acta Neuropathol 95:493-504
24. Schiffer D, Dutto A, Cavalla P, Chio A, Migheli A, Piva R (1997) Role of apoptosis in the prognosis of oligodendrogliomas. Neurochem Int 31:245-250

25. Wharton SB, Hamilton FA, Chan WK, Chan KK, Anderson JR (1998) Proliferation and cell death in oligodendrogliomas. Neuropathol Appl Neurobiol 24:21-28
26. Bigner SH, Rasheed BK, Wiltshire R, McLendon RE (1999) Morphology and molecular genetic aspects of oligodendroglial neoplasms. Neuro-oncology 1:52-60
27. Christov C, Adle-Biassette H, Le Guerinel C, Natchev S, Gherardi RK (1998) Immunohistochemical detection of vascular endothelial growth factor (VEGF) in the vasculature of oligodendrogliomas. Neuropathol Appl Neurobiol 24:29-35
28. Schiffer D, Bosone I, Dutto A, Di Vito N, Chio A (1999) The prognostic role of vessel productive changes and vessel density on oligodendroglioma. J Neurooncol 44:99-107
29. Goldwein JW, Leahy JM, Packer RJ, Sutton LN, Curran WJ, Rorke LB, Schut L, Littman PS, D'Angiò GJ (1988) Intracranial ependymomas in children. Pediatr Neurosci 14:149
30. Hamilton RL, Pollack IF (1997) The molecular biology of ependymomas. Brain Pathol 7:807-822
31. Pollack IF, Gerszten PC, Martinez AJ, Lo KH, Shultz B, Albright AL, Janosky J, Deutsch M (1995) Intracranial ependymomas in chilhood: long term outcome and prognostic factors. Neurosurgery 37:655-666
32. Rosemblum MK (1998) Ependymal tumors: a review of their diagnostic surgical pathology. Pediatr Neurosurg 28:160-165
33. Schiffer D, Chio A, Cravioto H, Giordana MT, Migheli A, Soffietti R, Vigliani MC (1991) Ependymoma: internal correlation among pathological signs: the anaplastic variant. Neurosurgery 29:206-210
34. Schiffer D, Chio A, Giordana MT, Migheli A, Palma L, Pollo B, Soffietti R, Tribolo A (1991) Histologic prognostic factors in ependymoma. Childs Nerv Syst 7:177-182
35. West CR, Bruce DA, Duffner PK (1985) Ependymomas. Factors in clinical and diagnostic staging. Cancer 56:1812-1816
36. Katsetos CD, Burger PC (1994) Medulloblastoma. Semin Diagn Pathol 11:85-97
37. Hubbard JL, Scheithauer BW, Kispert DB, Carpenter SM, Wick MR, Laws ER Jr (1989) Adult cerebellar medulloblastomas: the pathological, radiographic, and clinical disease spectrum. J Neurosurg 70:536-544
38. Giordana MT, Cavalla P, Chio A, Marino S, Soffietti R, Vigliani MC, Schiffer D (1995) Prognostic factors in human medulloblastoma. A clinico-pathologic study. Tumori 81:338-346
39. McLendon RE, Friedman HS, Fuchs HE, Kun LE, Bigner SH (1999) Diagnostic markers in paediatric medulloblastoma: a Paediatric Oncology Group Study. Histopathology 34:154-162
40. Burger PC, Grahmann FC, Bliestle A, Kleihues P (1987) Differentiation in medulloblastoma. A histological and immunohistochemical study. Acta Neuropathol 73:115-123
41. Packer RJ, Sutton LN, Rorke LB, Littman PA, Sposto R, Rosenstock JG, Bruce DA, Schut L (1984) Prognostic importance of cellular differentiation in medulloblastoma in childood. J Neurosurg 61:296-301
42. Schiffer D, Cavalla P, Chiò A, Giordana MT, Marino S, Mauro A, Migheli A (1994) Tumor cell proliferation and apoptosis in medulloblastoma. Acta Neuropathol 87:362-370
43. Carrie C, Lasset C, Alapetite C, Haie M, Hoffstetter S, Demaille MC, Kerr C, Wagner JP, Lagrange JL, Maire JP (1994) Multivariate analysis of prognostic factors in adult patients with medulloblastoma. Retrospective study of 156 patients. Cancer 74:2352-2360
44. Giangaspero F, Chieco P, Ceccarelli C, Lisignoli G, Pozzuolli R, Gambacorta M, Rossi G, Burger PC (1991) Desmoplastic versus classic medulloblastoma: comparison of DNA content, histopathology and differentiation. Virchows Arch A Pathol Anat Histopatol 418:207-214
45. Pandey M, Kothary KC, Patel DD (1997) Haemangiopericytoma: current status, diagnosis and management. Eur J Surg Oncol 23:282-285
46. Antinheimo J, Haapasalo H, Haltia M, Tatagiba M, Thomas S, Brandis A, Sainio M, Carpen O, Samii M, Jaaskelainen J (1997) Proliferation potential and histological features in neurofibromatosis 2-associated and sporadic meningiomas. J Neurosurg 87:610-614
47. Kepes JJ (1982) Meningiomas. Biology, pathology, and differential diagnosis. Masson Publishing, New York
48. Perry A, Scheithauer BW, Stafford SL, Lohse CM, Wollan PC (1999) "Malignancy" in meningiomas: a clinicopathologic study of 116 patients, with grading implications. Cancer 85:2046-2056
49. Perry A, Stafford SL, Scheithauer BW (1997) Meningioma grading: an analysis of histologic parameters. Am J Surg Pathol 21:1455-1465

CAPITOLO 8

La chemioterapia dei gliomi dell'adulto

A. Boiardi, M. Eoli, A. Silvani

La chemioterapia degli astrocitomi anaplasici e dei glioblastomi

A tutt'oggi non esiste un trattamento medico di provata efficacia per i tumori gliali maligni. Il ruolo della chemioterapia è controverso. Il chemioterapico può essere somministrato in tre momenti diversi della malattia: dopo la diagnosi, contemporaneamente o subito dopo la radioterapia (chemioterapia adiuvante), prima della radioterapia (chemioterapia neoadiuvante) o al momento della progressione del tumore (chemioterapia di salvataggio).

Nessun singolo studio ha documentato differenze importanti e statisticamente significative nel tempo medio di sopravvivenza (ST) tra i pazienti sottoposti a chemioterapia adiuvante, con uno o più farmaci, rispetto a coloro che venivano sottoposti solo al trattamento radiante. Ma una meta-analisi che ha preso in considerazione sedici studi randomizzati, cui avevano partecipato complessivamente più di tremila pazienti, dimostra che vi è un incremento nella percentuale di pazienti vivi pari al 10% a un anno e pari al 9% a due anni [1]. Anche una recente analisi ha riscontrato un aumento significativo nel numero di pazienti vivi a uno e due anni tra coloro che venivano sottoposti a chemioterapia oltre al trattamento radiante, indipendentemente dalle caratteristiche istologiche del tumore, dalla durata dei sintomi e dall'età del paziente [2].

Per quanto riguarda la somministrazione della chemioterapia prima della radioterapia (neoadiuvante), diverse ricerche, compreso il trial EORTC BTG, dimostrano che il trattamento radiante può essere ritardato di 8-12 settimane somministrando teniposide (VM26) con lomustina (CCNU), anche se non si osserva un incremento del tempo medio di sopravvivenza nei pazienti sottoposti a chemioterapia [3].

La superiorità di uno schema di chemioterapia rispetto ad un altro non è dimostrata. Il farmaco meglio studiato è la carmustina (BCNU) e i protocolli chemioterapici generalmente impiegati prevedono la somministrazione di nitrosouree (CCNU, BCNU, ACNU). Uno studio osserva un aumento significativo della sopravvivenza nei pazienti con astrocitoma anaplasico trattati secondo il protocollo PCV (procarbazina, lomustine e vincristina) rispetto al solo BCNU [4]. Ma una analisi retrospettiva che ha confrontato questa chemioterapia combinata con il trattamento con solo BCNU non ha riscontrato differenze nella percentuale di sopravvivenze [5].

Diversi studi di fase II suggeriscono che la chemioterapia, somministrata al momento della progressione della lesione (chemioterapia di salvataggio), ostacola la progressione del tumore. A seconda dei criteri di valutazione della risposta alla terapia e di selezione dei pazienti, le percentuali di risposte ottenute variano da uno studio all'altro, ma complessivamente si ottiene una stabilizzazione della malattia nel 20-30% dei casi e una parziale risposta in una analoga percentuale di casi. Le nitrosouree rimangono i farmaci più utilizzati. Tre altri farmaci sono risultati però efficaci: la procarbazina, il diaziquone e, più recentemente, la temozolomide (TMZ) [6-8].

La chemioterapia degli oligodendrogliomi e degli oligoastrocitomi

Gli oligodendrogliomi e gli oligoastrocitomi di II e III grado, che rappresentano circa il 7% dei tumori gliali dell'adulto, sono invece tumori altamente chemiosensibili. Nel 1988 Craincross e MacDonald [9] dimostrarono, in sei pazienti con oligodendroglioma maligno recidivo, che il trattamento chemioterapico secondo l'associazione PCV provocava una riduzione della massa tumorale. Studi successivi hanno confermato questo dato sia negli oligoastrocitomi, che negli oligodendrogliomi di II e III grado in fase di progressione di malattia [10].

L'associazione PCV non è l'unico trattamento efficace; diversi schemi terapeutici, etoposide (VP16) e cisplatino (CDDP) o BCNU e CDDP, o carboplatino (CBDCA) in monoterapia, sono pure risultati efficaci [11-13].

Meno chiaro, rispetto a quello di salvataggio, è il ruolo della chemioterapia adiuvante e neoadiuvante nei tumori oligodendrogliali e misti. Un trial non ha dimostrato un vantaggio sulla sopravvivenza del trattamento con PCV come chemioterapia neoadiuvante [14].

Sono in corso due studi, uno in Nord America e l'altro in Europa per verificare l'utilità della chemioterapia adiuvante secondo l'associazione PCV in pazienti con oligodendrogliomi anaplasici di nuova diagnosi.

Temozolomide

Caratteristiche farmacologiche

La temozolomide (TMZ) è un nuovo farmaco recentemente introdotto per la terapia dei tumori del sistema nervoso centrale. Si tratta dell'unico medicamento approvato dalla FDA negli ultimi vent'anni, con l'indicazione del trattamento dei tumori gliali recidivi. La temozolomide è un alchilante della famiglia delle Imidazotetrazine, il cui prototipo è la dacarbazina.

Entrambi i farmaci agiscono attraverso un metabolita attivo il 5-(3-methyltraizen-1-yl) imidazole-4-carboxamide (MTIC). Mentre la dacarbazina necessita di una ossidazione da parte del citocromo P450 per generare il metabolita attivo (MTIC), la trasformazione della temozolomide nella forma attiva MTIC è spontanea. Il MTIC va incontro ad una rapida trasformazione in ioni di metildiazonio, che metilano i residui di guanina delle molecole di DNA. Il danno determinato dalla metilazione della O6-alchilguanina funge da potente induttore della apoptosi [15]. Dopo somministrazione endovenosa od orale, il profilo farmacocinetico della temozolomide è lineare, prevedibile e caratterizzato da una bassa variabilità interpaziente, perché la sua clearance non dipende dal fegato o dal rene. L'assorbimento è rapido, la biodisponibilità delle formulazioni orali ed ematica sono sovrapponibili, rendendo preferibile quella orale nella pratica clinica.

La permeabilità alla barriera ematoencefalica [16] è ottima con un T_{max} medio di 90 ore (range 0.33-2.00 ore).

La resistenza alla temozolomide è strettamente correlata all'attività dell'enzima riparatore: O6-alchilguanina-DNA alchiltransferasi (AGAT). Questa proteina è in grado di trasferire il gruppo metilico a un residuo interno di cisteina. La reazione è irreversibile ed è quindi necessaria la produzione di nuova AGAT per ripristinare le capacità di riparazione dell'enzima, in quanto la proteina alchilata è rapidamente degradata.

È interessante ricordare come nelle linee cellulari la resistenza alla temozolomide si accompagni ad una resistenza crociata con: metotrexate, taxolo, gemcitabina, CDDP, antracicline e topotecan.

La tossicità midollare rappresenta il maggior effetto collaterale. La temozolomide non determina cross-linking delle catene del DNA, a differenza di farmaci come le nitrosouree e la procarbazina, questa caratteristica determina una minore tossicità sulle cellule staminali del midollo. La somministrazione di dosi comprese tra i 150 ed i 250 mg/mq/die per 5 giorni consecutivi ogni 4 settimane causa principalmente una tossicità ematologica non cumulativa, con trombocitopenia di grado 3-4 e rappresenta la dose-limiting toxicity (DLT). La trombocitopenia può essere prolungata con un completo recupero tra la 21ª e 28ª giornata dopo il nadir e non sembra influenzata dalla precedente esposizione a nitrosouree. Per questo motivo, il farmaco risulta ben tollerato anche in pazienti pesantemente pre-trattati.

Le tossicità di tipo non ematologico, di grado lieve, sono rappresentate principalmente da nausea e vomito, segnalati più frequentemente nelle prime 24 ore dopo l'inizio della terapia, ma ben controllate dalla somministrazione, trenta minuti prima della TMZ, di desametazone 10 mg *per os* e ondasteron 8 mg. Altri effetti collaterali meno frequenti sono: anoressia 40% (grado 1-2), febbre 40% (grado 1-2), costipazione (54%, grado 1-2) e diarrea, rash cutaneo caratterizzato da eritema, prurito e desquamazione segnalato dalla 8ª alla 22ª giornata dall'assunzione.

Uso clinico

La TMZ è stata inizialmente utilizzata nel trattamento di seconda linea dei gliomi maligni e la sua efficacia ne ha permesso l'approvazione da parte della FDA. Gli studi non randomizzati, che prevedono l'impiego della temozolomide in dose singola (150-200 mg/mq) per cinque giorni consecutivi ogni 4 settimane, sono ormai molti e hanno evidenziato, una risposta obiettiva nel 9-41% dei pazienti affetti da glioma maligno recidivo (Tab. 1). Tuttavia, gli effetti sono sempre di breve durata e quindi influenzano scarsamente la sopravvivenza totale.

Tra gli studi più significativi, quello del

Tabella. 1. Temozolomide, trial clinici nei gliomi maligni

Autori	Tumore	Studio	Numero di pazienti	Dose mg/mq	CR (%)	PR (%)	Note
Brock	GBL	Fase I rec	17	75	0 (0)	7(41)	
Newlands	GBL	Fase I-II neoad Fase I-II rec	27 48	150-200* 150-200*	0 (0) 0 (0)	8(30) 12(25)	Non sicuro vantaggio su ST
Bower	AA	Fase II neoad	103	150-200*	0 (0)	5 (9)	Solo 57 pz sono stati valutati con TC/RM. 87% in SD
Yung	AA/AOA	Fase II rec	162	150-200*		57(35)	Mediana PFS 5.4 mesi; sopravvivenza totale 13.6 mesi
Friedman	GBL	Fase II neoad	33	150-200*	3 (9)	14(43)	Nessun dato sulla sopravvivenza
Yung	GBL	Fase II rec	225	150-200*			6 mesi PFS TMZ 21% vs. PCZ 8% (p=0.08); mediana PFS TMZ 2.89 mesi vs. PCZ 1.8 mesi (p=0.0063)

*150-200 mg/mq/die, 1-5 giorni ogni 28 giorni.
Rec, recurrent; *neoad*, neoadiuvante, prima della radioterapia; *GBL*, glioblastoma; *AA*, astrocitoma anaplasico; *AOA*, oligoastrocitoma anaplasico; *ST*, tempo medio di sopravvivenza; *SD*, malattia stabile; *PFS*, progression-free survival; *TMZ*, temozolomide; *PCZ*, procarbazina; *CR*, risposte complete; *PR*, risposte parziali

Temodal Brain Tumor (Tab. 2) ha reclutato 162 pazienti trattati alla dose di 150-200 mg/mq. Si tratta di uno studio multicentrico pubblicato nel 1999 su pazienti affetti da astrocitoma ed oligoastrocitoma anaplasici alla prima recidiva, già trattati con radioterapia e nitrosouree [17]. L'end-point primario dello studio era il *progression-free survival* (PFS), il tempo trascorso dalla recidiva alla successiva evoluzione della malattia. Gli Autori riportano una percentuale del 46% e 24% di pazienti non evoluti, rispettivamente, a 6 e 12 mesi e un PFS mediano di 5.4 mesi. Per quanto concerne le risposte, viene riportato ben il 62% di risposte utili, il 35% di risposte parziali (PR) + malattia stabile (SD), e l'8% di risposte complete (CR); valore, questo superiore a quello riportato in letteratura. Per sottolineare l'efficacia della TMZ gli Autori hanno identificato una coorte di 54 pazienti che si sono dimostrati resistenti da subito al trattamento con nitrosouree utilizzato in prima linea. In questo gruppo, il PFS era pari al 45% e al 29% a 6 e 12 mesi (Tab. 2). Nello studio, veniva inoltre segnalato come il mantenimento del PFS e le risposte CR, PR, SD fossero associate anche ad un miglioramento della qualità di vita.

Yung ha invece randomizzato 225 pazienti affetti da glioblastoma alla recidiva [18]; confrontando l'efficacia della temozolomide in monoterapia con quella della procarbazina. L'end-point principale dello studio era il PFS a sei mesi, mentre erano end-point secondari la sopravvivenza totale, la risposta e la valutazione della qualità di vita. A 6 mesi la differenza tra i due PFS è risultata statisticamente significativa ($p<0.0008$) (21% vs. 8%). Va ricordato, tuttavia, che il PFS mediano è risultato rispettivamente di 2.89 vs. 1.88 mesi ($p<0.0063$), con una differenza in sopravvivenza tra i due gruppi di solo 1.01 mesi.

Segnalazioni importanti di efficacia sulla recidiva emergono anche per un altro tumore tradizionalmente chemiosensibile, come l'oligodendroglioma, dove è segnalato il 17% di risposte complete [19].

Per quanto concerne il confronto tra TMZ e procarbazina il dibattito è stato ulteriormente arricchito dalle recenti pubblicazioni di Osoba [20]. Viene valutata la qualità di vita (HRQOL + BCM20) di 366 pazienti affetti da glioblastoma recidivo in funzione del trattamento con temozolomide o procarbazina (PCZ). Secondo gli Autori, prima della pro-

Tabella 2. Studio di fase II in pazienti affetti da astrocitoma anaplasico alla prima recidiva

Parametri di efficacia	Pazienti trattati (n=162)	Pazienti non responsivi al PCV (n=54)
Sopravvivenza aggiuntiva		
6 mesi	46%	45%
12 mesi	24%	29%
mediana	5.4 mesi	4.4 mesi
Sopravvivenza complessiva		
6 mesi	75%	74%
12 mesi	56%	65%
mediana	13.6 mesi	15.9 mesi
Risposte		
CR	8%	9%
CR+PR	35%	22%
CR+PR+SD	62%	59%

PCV, procarbazina, lomustina e vincristina; *CR*, risposta completa; *PR* risposta parziale; *SD*, malattia stabile

gressione di malattia i pazienti trattati con TMZ presentano un miglioramento nei parametri della qualità di vita rispetto ai valori pre-trattamento, mentre i pazienti trattati con PCZ vanno incontro ad un deterioramento degli stessi parametri, indipendentemente dalla progressione di malattia. Gli Autori concludono che il deterioramento dei punteggi della scala HRQOL, nel gruppo di pazienti trattati con PCZ, sia legato ai maggiori effetti collaterali del PCZ stesso. Considerando invece solo gli astrocitomi anaplasici trattati con TMZ alla recidiva, gli stessi Autori giungono alle medesime conclusioni in uno studio di fase II: a distanza di sei mesi dall'inizio del trattamento i pazienti che sono liberi da progressione di malattia ottengono una stabilizzazione o un miglioramento in tutti i punteggi della scala HRQOL.

Paulsen ha invece confrontato, in glioblastomi recidivi, un trattamento a base di ifosfamide (1.500 mg/mq in 5 giorni) con la TMZ [21]. Non emergono dallo studio significative differenze in efficacia tra i due farmaci sia per le risposte utili sia per quanto concerne il survival time (ST 24 vs. 21 settimane). Viene comunque sottolineato che la modalità di somministrazione della TMZ è meglio gradita e tollerata dal paziente e non richiede l'ospedalizzazione.

Per quanto concerne i tumori non recidivi, Friedman [22] ha allestito uno studio di fase II in cui la temozolomide è stata utilizzata in 33 glioblastomi prima della radioterapia come trattamento neoadiuvante (200 mg/mq/die 1-5 giorni ogni 28 giorni). In questo studio, sono riportate 17 risposte utili (3 CR + 14 PR). Il tempo medio alla progressione, tempo intercorso dalla diagnosi alla progressione (TTP), era per i 17 pazienti responsivi di 7 mesi, mentre risultava di 2 mesi nei pazienti non responsivi con un ST di 16 e 12 mesi, rispettivamente.

Stupp [23] propone l'associazione della TMZ somministrata in modo continuativo alla dose di 75 mg/mq per 6-7 settimane durante tutto il trattamento radiante (2 Gy/die). L'associazione è risultata ben tollerata. Purtroppo le radiazioni sono in grado di indurre AGAT, particolarmente quando il trattamento è protratto, per cui in assenza di un efficace inibitore della AGAT (ad esempio, benziguanina) l'effetto additivo potrebbe essere di scarsa durata.

In altri studi, il CDDP viene somministrato in associazione con la TMZ in quanto entrambi gli agenti sviluppano una singola attività nei confronti, ad esempio, dei melanomi e di altri tipi di tumore. Inoltre, il CDDP sarebbe in grado di inattivare l'AGAT, mentre a concentrazioni subterapeutiche è in grado di aumentare la sensibilità alla TMZ delle leucemie. Gli Autori dello studio consigliano un trattamento con TMZ 200 mg/mq per 5 giorni e CDDP 75 mg/mq 1 giorno ogni 4 settimane [24].

Di grande interesse sono le associazioni con le nitrosouree. È noto infatti che il legame della AGAT è irreversibile ed è quindi necessaria la produzione di nuovo enzima per ripristinare le capacità di riparazione. Tra le varie proposte quindi c'è quella di utilizzare la TMZ per ridurre nel tumore i livelli di AGAT in modo da ripristinare la sensibilità alla nitrosourea. La somministrazione sequenziale di fotomustina 4 ore dopo la temozolomide non ha prodotto significative alterazioni della farmacocinetica della TMZ ed è risultata ben tollerata, mancano invece dati circa le risposte [25].

Per quanto concerne il BCNU, il meccanismo di potenziamento ipotizzato sarebbe lo stesso. È stato tuttavia segnalato un possibile aumento degli effetti collaterali della associazione con nitrosouree, in particolare della fibrosi polmonare [26].

Qualora le risorse consumate siano valutate non solo in funzione del semplice costo del chemioterapico, ma anche in funzione della gestione complessiva di un trattamento (giorni di ospedalizzazione, esami di laboratorio e strumentali, terapie di supporto, trasfusioni), le differenze di costo tra l'uso della temozolomide e dei più comuni, anche se non codificati, trattamenti di seconda linea si modifica sensibilmente fino ad annullarsi. Diverso è il discorso, qualora si utilizzino trattamenti che non necessitano ricovero come la procarbazina. Temozolomide e procarbazina determinano, in effetti, una durata delle risposte e una sopravvivenza simile in percentuale, qualora impiegate nei gliomi recidivi. La loro tossicità, ma soprattutto il costo della terapia, sono molto diversi [27]. Analoghe considerazioni possono essere fatte nel confronto con la dacarbazina per le metastasi da melanoma. Per quest'ultime vi è un solo studio *Post-Hoc Economic*, condotto su un trial di fase III, che vede il confronto tra dacarbazina e temozolomide.

Nuovi chemioterapici

Sono in fase di sperimentazione clinica anche due altri chemioterapici, l'irinotecan e il topotecan.

L'irinotecan, analogo della camptotecina, è un inibitore della topoisomerasi I, enzima che riveste un ruolo critico nella replicazione e trascrizione del DNA. Risulta essere uno dei farmaci con maggior attività contro i gliomi dell'adulto e del bambino tra quaranta chemioterapici testati [28].

Il topotecan è anch'esso un inibitore della topoisomerasi I. Ha un'emivita di 2 ore, sembra molto più efficace, se somministrato in infusione continua, penetra discretamente la barriera ematoencefalica [29]. Attualmente sono in corso sperimentazioni cliniche per il trattamento degli oligodendrogliomi, dei linfomi cerebrali primitivi e delle metastasi cerebrali [29].

In questi ultimi anni, si assiste ad un rinnovato interesse per il trattamento medico dei gliomi maligni. Le nuove linee di ricerca mirano all'introduzione in terapia di fattori che alterano la permeabilità della barriera ematoencefalica ed alla messa a punto di modalità terapeutiche, come i trattamenti locoregionali che, con l'introduzione diretta del farmaco nella massa tumorale, ovvino all'ostacolo rappresentato dalla barriera ematoencefalica. Si prevede, inoltre, l'utilizzo di nuovi agenti citotossici, oltre a molecole che inibiscano le oncoproteine o fattori biologici coinvolti nell'oncogenesi. Inoltre, risultati preliminari incoraggianti sono stati ottenuti con l'immunoterapia, la terapia genica (vedi Cap. 19) e l'utilizzo di farmaci che blocchino la neovasogenesi tumorale.

Fattori che alterano la barriera ematoencefalica

La barriera ematoencefalica rappresenta un ostacolo per la chemioterapia delle neoplasie del sistema nervoso centrale: impedisce infatti il passaggio all'interno del parenchima cerebrale sia di sostanze ionizzate, idrofiliche, che di molecole più grandi di 18 Å. È pertanto difficile che a barriera ematoencefalica integra la cellula tumorale gliale rimanga esposta per un tempo adeguato a dosi efficaci di chemioterapico.

È in fase di sperimentazione il RMP-7, un nuovo analogo della bradichinina, capace, come la molecola originaria, di aumentare temporaneamente la permeabilità della barriera, ma con emivita più lunga. Dati preliminari dimostrano che, somministrando nell'animale il nuovo farmaco in associazione con il carboplatino, si ottengono migliori risposte terapeutiche, a discapito però di importanti effetti collaterali [30].

Il trattamento locale

La terapia locale rappresenta un'altra modalità terapeutica per eliminare l'ostacolo rappresentato dalla barriera ematoencefalica. È noto che, nella stragrande maggioranza dei casi, i tumori gliali recidivano entro due cm dall'area tumorale primitiva e che la somministrazione del chemioterapico direttamente nel tessuto tumorale riduce la tossicità sistemica e permette una prolungata esposizione della cellula tumorale ad alte concentrazioni di farmaco.

La maggior parte dei chemioterapici noti è stata utilizzata anche a livello locale [31] sia come farmaco libero che in forma di molecole veicolate da materiale biodegradabile, come i polimeri. Per quanto riguarda il trattamento con i polimeri, si rimanda al Capitolo 12 di questo libro.

Da diversi anni il nostro gruppo ha sperimentato l'uso del mitoxantrone, iniettato direttamente nella sede dell'exeresi attraverso un serbatoio di Ommaya, posizionato al momento dell'intervento.

Nel trattamento locale, la scelta del farmaco dipende, oltre che dall'attività tumoricida del chemioterapico, anche dalla sua capacità di diffusione e dalla sua emivita. Il mitoxantrone è un derivato sintetico dell'antracendione ed è provata la sua efficacia contro le cellule gliali [32, 33], con maggiore attività citotossica rispetto alle nitrosouree [34, 35]; il farmaco, inoltre, è attivo sia nei confronti di cellule in fase di replicazione che nei confronti di quelle non replicanti [36]. Si riscontrano infine elevate concentrazioni di mitoxantrone attivo nei tessuti anche mesi dopo la somministrazione [37].

Novantanove pazienti da noi seguiti negli anni 1995-1998 sono stati trattati con terapia locoregionale al momento della recidiva.

Per partecipare allo studio i pazienti sono stati selezionati in base all'età (compresa tra 18 e 60 anni), alla diagnosi istologica (astrocitoma anaplasico e glioblastoma), alla condizione clinica al momento della recidiva (Karnofsky ≥70), alle dimensioni della recidiva (≤3 cm di diametro) e al tempo intercorso tra il primo intervento e la recidiva (≥10 mesi). Inoltre, era condizione indispensabile all'inclusione nello studio la normalità delle prove emopoietiche e di funzionalità epatica e renale.

Tutti i 27 pazienti con astrocitoma anaplasico e i 72 con glioblastoma sono stati sottoposti allo stesso protocollo radioterapico e chemioterapico (cisplatino e carmustina) dopo la prima exeresi del tumore. Al momento della recidiva, sono stati suddivisi in modo non randomizzato in cinque gruppi con diverso protocollo terapeutico: (A) pazienti con diagnosi di glioblastoma sottoposti a chemioterapia di seconda linea secondo l'associazione PCV; (B) pazienti con diagnosi di glioblastoma sottoposti a chemioterapia di seconda linea secondo l'associazione PCV e a chemioterapia locoregionale con mitoxantrone, utilizzando un serbatoio di Ommaya inserito nella cavità chirurgica al momento del primo intervento; (C) pazienti con diagnosi di glioblastoma sottoposti a un secondo intervento chirurgico, a chemioterapia di seconda linea secondo l'associazione PCV e a chemioterapia locoregionale con mitoxantrone, utilizzando un serbatoio di Ommaya inserito nella cavità chirurgica al momento del secondo intervento; (D) pazienti con diagnosi di astrocitoma anaplasico sottoposti a chemioterapia di seconda linea secondo l'associazione PCV; (E) pazienti con diagnosi di astrocitoma anaplasico sottoposti ad un secondo intervento chirurgico, a chemioterapia di seconda linea secondo l'associazione PCV e a chemioterapia locoregionale con mitoxantrone, utilizzando un serbatoio di Ommaya inserito nella cavità chirurgica al momento del secondo intervento.

Il trattamento locoregionale consisteva nella somministrazione di mitoxantrone 4 mg e desametazone 2 mg ogni ventun giorni nella cavità chirurgica, mediante iniezione nel serbatoio di Ommaya.

La sopravvivenza complessiva era pari a 15.5, 26 e 27 mesi nei gruppi A, B, C rispettivamente, mentre la sopravvivenza aggiuntiva (tempo trascorso dalla recidiva alla morte) era 6.6, 12 e 16.8 mesi. Il trattamento locale è stato complessivamente ben tollerato: cinque pazienti hanno presentato crisi parziali motorie, sette cefalea transitoria, in cinque casi è stato necessario rimuovere, dopo più di venti inoculi, il serbatoio di Ommaya per la formazione di escara cutanea e di osteite reattiva.

Il tempo aggiuntivo di sopravvivenza dei pazienti del gruppo (A) trattati con la sola terapia per via sistemica è poco più di 6 mesi e solo il 5% è vivo a 2 anni, questi risultati sono in accordo con i dati della letteratura. Nei gruppi (B) e (C) il tempo aggiuntivo di sopravvivenza risulta più che raddoppiato, la differenza raggiunge la significatività statistica.

Anche nel gruppo degli astrocitomi anaplasici, la differenza nel tempo di sopravvivenza aggiuntivo tra i malati sottoposti solo a chemioterapia sistemica e quelli sottoposti a reintervento, chemioterapia sistemica e chemioterapia locoregionale è statisticamente significativa (48.5 vs. 100 mesi).

Un tempo di sopravvivenza aggiuntivo di 10.9 mesi è stato ottenuto con l'uso di chemioterapici veicolati a polimeri biodegradabili [38, 39]. Risultati analoghi sono riferiti nella casistica di Huncharek in pazienti trattati con radiochirurgia e brachiterapia interstiziale [40, 41].

L'utilità di un secondo intervento chirurgico al momento della recidiva è controversa [42-44], ma secondo i nostri risultati può essere indicato, se alla seconda exeresi si associa un trattamento chemioterapico locale. Riteniamo infatti che il trattamento locoregionale nei pazienti con recidiva possa prolungare la sopravvivenza, permettendo un buona qualità di vita [45].

Inibitori di agenti biologici

Altre strategie terapeutiche prevedono l'uso di inibitori di agenti biologici che, a differenza dei chemioterapici tradizionali, svolgono la propria azione contro il tumore bloccando molecole implicate nella differenziazione e nella proliferazione della cellula neoplastica. Gli inibitori della proteina chinasi C rappresentano un esempio di questa nuova classe di farmaci. Le proteine chinasi sono un gruppo di enzimi che permettono la trasmissione del segnale dalla membrana cellulare all'interno della cellula. Inibendo la loro azione, si interrompe la funzione di fattori di crescita, ormoni, neurotrasmettitori. Nei tumori gliali maligni, quali inibitori delle proteine chinasi C sono stati utilizzati sia chemioterapici tradizionali, come il tamoxifene, sia oligonucleotidi antisenso.

Il tamoxifene è il farmaco di elezione nel trattamento del carcinoma mammario. Ad alte dosi ha un'azione antitumorale indipendente dal legame con il recettore estrogenico, blocca infatti la proteina chinasi. La risposta è dose dipendente e il farmaco, nei tumori gliali, è stato utilizzato con la posologia di 200 mg/die *per os* in due somministrazioni, oppure iniziando con 1 g/die e utilizzando successivamente dosaggi inferiori [46].

Gli oligonucleotidi sono brevi sequenze di nucleotidi, capaci di ibridizzare il corrispondente RNA messaggero, bloccando così la sintesi proteica. Per esempio, l'oligonucleotide ISIS-3521 si lega all'RNA messaggero per la proteina chinasi C e, interrompendo la traduzione del messaggio genetico, blocca la sintesi dell'enzima. Gli oligonucleotidi antisenso purtroppo non passano la barriera intatta e tendono ad accumularsi nel sistema reticoloendoteliale.

Inibitori delle oncoproteine

Un'altra classe di farmaci svolge la propria azione, inibendo le oncoproteine. Mutazioni attivanti dei geni *Ras* si riscontrano in una elevata varietà di tumori umani. Anche questa famiglia di proteine mediano la trasduzione di segnale dai recettori posti sulla membrana della cellula al citoplasma [47]. Per porre sotto controllo l'iperattività del sistema controllato dai geni *Ras*, si possono utilizzare sia piccole molecole farmacologicamente attive sia la terapia genica.

Immunoterapia

L'immunoterapia, utilizzando diversi approcci terapeutici, ha come obiettivo la stimolazione della risposta immunitaria del paziente contro il tumore.

Negli anni '80 sono state soprattutto utilizzate le citochine e, tra queste, gli interferoni, alfa e beta. L'impiego degli interferoni, come molecole capaci di modificare la risposta immunitaria, si basa su molteplici rilievi sperimentali: diversi risultati dimostrano che queste citochine sono in grado di esaltare i sistemi effettori della risposta immunitaria. Inoltre, gli interferoni inducono l'espressione di membrana delle molecole HLA di classe I e II, evento chiave nella regolazione della risposta immunitaria. Con l'uso dell'interferone alfa-2a, in associazione con BCNU, si sono ottenuti interessanti risultati clinici nei gliomi maligni [48].

L'immunoterapia adottiva prevede invece l'utilizzo di cellule prelevate dal paziente ed espanse *in vitro*, mediante esposizione ad elevate dosi di interleuchina-2. Le cellule così ottenute, *lymphokine-activated killer* (LAK), risultano capaci di lisare le cellule tumorali, indipendentemente dalla loro presentazione antigenica. Le cellule LAK possono essere iniettate localmente attraverso un serbatoio di Ommaya, ma l'efficacia clinica risulta limitata perché le LAK hanno scarsa capacità di penetrazione nel tessuto tumorale. Inoltre, il tumore neutralizza la loro azione attraverso la produzione di *transforming growth factor-β*, (TGF-β) [49].

La radioimmunoterapia è un trattamento combinato che prevede l'uso di un anticorpo monoclonale coniugato ad un isotopo radioattivo.

Nei gliomi maligni, si utilizza comunemente un anticorpo monoclonale contro la tenascina, una molecola che costituisce la matrice extracellulare del glioma maligno, coniugato ad un radioisotopo [50]. In questo modo, il composto può raggiungere la cellula tumorale e indurne la lisi, superando il problema della eterogeneità delle cellule maligne. Purtroppo il complesso isotopo-anticorpo, pur discretamente specifico, risulta molto grosso, non supera la barriera ematoencefalica intatta e penetra solo per 7-8 mm il parenchima tumorale. Quando il composto viene iniettato endoven, la quantità che raggiunge il glioma maligno potrebbe essere molto limitata. Per questo motivo, si preferisce iniettare direttamente il complesso antigene-anticorpo nel parenchima tumorale, attraverso un serbatoio di Ommaya.

Neoangiogenesi

Nel 1971 Judith Folkman postulò che la formazione di nuovi vasi all'interno del tumore fosse un evento indispensabile per la crescita e la diffusione della neoplasia [51]. Oggi centinaia di studi sperimentali hanno confermato questa ipotesi e sono riusciti a caratterizzare una serie di eventi chiave che permettono la neoagiogenesi all'interno della neoplasia [52].

A differenza delle cellule neoplastiche, le cellule endoteliali che si trovano nel contesto del tessuto tumorale non possiedono alterazioni genetiche e costituiscono una popolazione cellulare omogenea. Ma, mentre l'endotelio dei tessuti normali è quiescente e il suo turnover avviene ogni mille giorni, la cellula endoteliale nel contesto del tessuto tumorale si divide frequentemente con un turnover di pochi giorni, dando origine a vasi neoformati.

Affinché questo processo si realizzi, è indispensabile la presenza contemporanea di cellule endoteliali, cellule neoplastiche e di diverse componenti della matrice extracellulare. La neoangiogenesi è infatti un fenomeno di attivazione bidirezionale sia delle cellule endoteliali che di quelle neoplastiche, che avviene in modo paracrino, cioè mediante la diffusione attraverso i liquidi interstiziali di fattori solubili.

Ad eccezione del *vascular endothelial growth factor* (VEGF), non esistono però fattori solubili induttori specifici dell'angiogenesi: le molecole coinvolte svolgono altre funzioni biologiche, per esempio molte sono citochine che regolano la risposta immunitaria. Inoltre, alcuni fattori hanno funzioni diverse, perfino opposte, durante il processo angiogenetico. Il TGF-β ha un'azione inibitoria sulle cellule endoteliali *in vitro*, ma *in vivo* svolge un'azione proangiogenetica, attivando altre cellule che a loro volta promuovono la formazione di nuovi vasi. L'azione proangiogenetica del *tumor necrosis factor-alfa* (TNF-α) è dose dipendente: basse concentrazioni stimolano l'angiogenesi, mentre concentrazioni elevate la inibiscono.

Accanto a fattori solubili, che stimolano l'angiogenesi, esistono molecole che inibiscono tale processo: la formazione di nuovi vasi avviene solo quando il rapporto tra fattori stimolanti e fattori inibenti la neovascolarizzazione è spostato a favore delle sostanze che promuovono la formazione di nuovi vasi.

Diversi studi sperimentali suggeriscono che durante la trasformazione in senso neoplastico della cellula vengono attivati geni che a loro volta stimolano la formazione di fattori di crescita, peptidi e proteasi indispensabili al processo di neovascolarizzazione.

Inoltre, l'ipossia e l'acidosi presenti nel tessuto neoplastico stimolano l'espressione di alcune molecole tra cui VEGF, l'unico fattore solubile finora noto capace di stimolare in modo specifico la mitosi delle cellule endoteliali. Sotto la sua azione cambia il fenotipo dell'endotelio che diviene suscettibile all'azione di alcuni fattori solubili e capace di secernere molecole come le metalloproteasi di matrice o le serin-proteasi, che inducono la disgregazione della struttura vasale e la degradazione della membrana extracellulare. Nelle fasi successive del processo, alcune cellule endoteliali si distaccano dal vaso originario e iniziano a sintetizzare la propria matrice extracellulare; successivamente, esprimono molecole di adesione, come le integrine che, guidando l'interazione tra cellule endoteliali e matrice extracellulare e tra cellula endoteliale e cellula endoteliale, rendono possibile la formazione di strutture tubolari. Durante tutto il processo le cellule endoteliali, a loro volta, secernono fattori solubili come *acid fibroblastic growth factor* (aFGF) e *basic fibroblastic growth factor* (bFGF) che stimolano sia l'endotelio che la cellula neoplastica. Diverse molecole solubili, infine, richiamano nel tessuto tumorale linfociti e monociti che liberano citochine come TNF-α e interleuchina-8 (IL-8) ad azione proangiogenetica, o ad azione inibente l'angiogenesi, come interleuchina-12 (IL-12).

Neoangiogenesi nei tumori gliali

I tumori gliali sono tra le neoplasie maggiormente vascolarizzate. Diversi sistemi di classificazione dei tumori gliali utilizzano la presenza di vasi neoformati all'interno della neoplasia come parametro di distinzione per le forme a maggior grado di malignità (v. Capp. 5 e 7); vi è inoltre una correlazione tra la densità di cellule endoteliali e di capillari all'interno del tessuto e l'aggressività del tumore astrocitario, così come tra l'espressione di bFGF e il grado di malignità della neoplasia gliale. Dati sperimentali infine suggeriscono che la transfezione di cellule di glioblastoma con un gene *TP53* wild-type comporta una riduzione dell'angiogenesi, attraverso un fattore capace di neutralizzare l'azione del bFGF, mentre l'inibizione della funzione del recettore di VEGF comporta un arresto della crescita tumorale e una necrosi diffusa del tessuto neoplastico [53].

Nel nostro laboratorio, abbiamo misurato contemporaneamente i livelli intracavitari di bFGF, VEGF, IL-12 e IL-8 in 24 pazienti con glioblastoma e in cinque pazienti con gliomi di terzo grado. Sono state riscontrate elevate concentrazioni, rispetto al plasma, di VEGF e IL-8 nella maggioranza dei pazienti, mentre i livelli intracavitari e plasmatici di IL-12 e bFGF erano simili.

Le concentrazioni di IL-8 e VEGF erano più elevate nei glioblastomi recurrent, rispetto ai glioblastomi, con concentrazioni intermedie, ed ai gliomi di terzo grado. I livelli di IL-12 erano ridotti nei pazienti con glioblastoma recurrent rispetto ai gliomi di terzo grado. Elevati livelli di VEGF e ridotti livelli di IL-12 si associano ad una prognosi peggiore a breve termine, invece le concentrazioni di bFGF non sembrano correlarsi con l'andamento della malattia.

I tumori gliali non sono le uniche neoplasie primitive del sistema nervoso centrale, in cui il processo di neovascolarizzazione gioca un ruolo fondamentale. Elevati livelli di MMP-2 e MMP-9 sono stati osservati in linee cellulari di medulloblastoma. Nostri dati suggeriscono la presenza di MMP-9, MMP-2 e TIMP-2 nel liquor dei pazienti affetti da medulloblastoma, PNET e linfoma. Risultati preliminari non suggeriscono una correlazione tra i livelli di metalloproteasi e la presenza di cellule neoplastiche nel liquido cerebrospinale. Studi recenti infatti suggeriscono che l'angiogenesi è importante non solo per la crescita dei tumori solidi, ma anche delle leucemie e dei mielomi; il processo potrebbe quindi giocare un ruolo rilevante anche nella crescita e nella diffusione dei linfomi cerebrali primitivi.

Inibitori dell'angiogenesi

L'identificazione di alcuni eventi chiave del processo angiogenetico ha permesso la scoperta di una serie di molecole in grado di interferire con fattori proangiogenetici oppure capaci di amplificare l'azione di fattori endogeni che inibiscono la neovascolarizzazione.

Sulla base del loro meccanismo d'azione, i farmaci utilizzati per inibire l'angiogenesi possono essere suddivisi in quattro classi: (a) molecole che antagonizzano l'azione di fattori di crescita; (b) sostanze che inibiscono la proliferazione e la migrazione delle cellule endoteliali; (c) sostanze che inibiscono la degradazione e la formazione della membrana extracellulare; (d) molecole che inibiscono le integrine [52, 54]. Qui parleremo solo dei farmaci impiegati contro i tumori del sistema nervoso centrale.

Molecole che antagonizzano l'azione di fattori di crescita

Anticorpi contro VEGF

Nel modello animale, anticorpi anti-VEGF inibiscono la crescita tumorale. Le molecole sono state utilizzate in uno studio di fase I in 25 pazienti con tumori metastatici: non sono stati registrati eventi avversi gravi, né la formazione di anticorpi contro gli anticorpi anti-VEGF.

Anticorpi contro i recettori di VEGF

Esistono due recettori per VEGF, il primo VEGF-R1 associato alla proliferazione della cellula endoteliale, il secondo VEGF-R2 coinvolto soprattutto nella regolazione delle interazioni tra cellule endoteliali e matrice extracellulare. Nel topo, anticorpi anti-VEGF-R2 inibiscono la trasmissione del segnale e la crescita tumorale. SU5416 è un antagonista sintetico di VEGF-R1, *in vitro* blocca la proliferazione delle cellule endoteliali e non quella delle cellule tumorali. È stato utilizzato in 63 pazienti affetti da vari tipi di tumore: nella maggioranza dei casi, la malattia è rimasta stabile per circa sei mesi.

SU6668

È un potente inibitore della tirosina chinasi con proprietà antitumorali e antiangiogenetiche. Dati preliminari suggeriscono che analoghi di SU6668 e SU5416 inibiscono la crescita di cellule di glioma e la produzione di metalloproteasi.

Interferone-α

È stata la prima molecola inibitrice dell'angiogenesi oggetto di una sperimentazione clinica: è risultata efficace nel trattamento di emangiomi pediatrici, ma con gravi effetti collaterali neurologici (paraparesi spastica).

Talidomide

Non è ben noto il meccanismo d'azione, probabilmente agisce sia inibendo la proliferazione di cellule endoteliali, indotta da VEGF e bFGF, sia sulla formazione di integrine. È stata valutata in due studi di fase II sui tumori gliali maligni recidivi.

Suramina

Inibisce numerosi fattori di crescita *in vitro*, e la produzione dell'attivatore del plasminogeno urochinasi-simile. Agisce bloccando sia la proliferazione che la migrazione delle cellule endoteliali. Nell'animale, inibisce la proliferazione sia delle cellule endoteliali che di quelle gliali.

Sostanze che inibiscono la proliferazione e la migrazione delle cellule endoteliali

TNP 470

È un derivato della fumagillina, un inibitore naturale dell'angiogenesi. Inibisce la proliferazione e la migrazione delle cellule endoteliali. Il suo target molecolare è la metionina aminopeptidasi 2, un enzima coinvolto nella proliferazione endoteliale. Ha proprietà antitumorali in una serie di modelli animali. È in corso un trial di fase II nei glioblastomi.

Squalamina

Previene la neovascolarizzazione del tumore sopprimendo la proliferazione e la migrazione delle cellule endoteliali. Sono in corso sperimentazioni cliniche su diversi tipi di tumori.

Endostatina

È il frammento terminale del collagene XVIII e inibisce in modo specifico la proliferazione endoteliale. Sono in corso trial di fase I in pazienti con diversi tumori solidi e linfomi.

Angiostatina

È un frammento del plasminogeno; si lega all'ATP sintetasi presente sulle cellule endoteliali, inducendo l'apoptosi, la migrazione e la formazione di tubuli vasali.

Penicillamina

Molecola chelante il rame che inibisce la proliferazione delle cellule endoteliali e la loro migrazione, i meccanismi d'azione non sono ancora completamente noti, inibisce l'attivatore del plasminogeno urochinasi-simile. È in fase di valutazione in pazienti con glioblastoma multiforme.

Sostanze che inibiscono la degradazione e la formazione della matrice extracellulare

Marimastat

È stato il primo inibitore delle metalloproteasi sperimentato nell'uomo. Uno studio di fase II ne ha dimostrato l'efficacia nei carcinomi gastrici e pancreatici.

BAY 12-9566

È un inibitore delle MMP-2 e MMP-9. L'efficacia e la tollerabilità sono in fase di valutazione.

AG 3340

È un inibitore selettivo delle metalloproteasi. Studi di fase I dimostrano una stabilizzazione della malattia nel 25% dei pazienti valutabili.

Molecole che inibiscono le integrine

Vitaxin è un inibitore della alfa V beta 3 integrina che regola l'adesione delle cellule endoteliali e promuove la sopravvivenza della cellula. Sono in corso studi di fase I e II.

Studi clinici che impiegano farmaci antiangiogenetici

L'efficacia *in vitro* e *in vivo* dei farmaci inibitori dell'angiogenesi è in fase di valutazione.

Per comprendere però il reale valore dei dati finora ottenuti sull'uomo occorre considerare alcune differenze tra i trattamenti chemioterapici citotossici classici e le terapie antiangiogenetiche citostatiche. I farmaci antiangiogenetici non distruggono le cellule tumorali, ne dissolvono la struttura vascolare già formata all'interno del tumore, pertanto l'end-point di trial clinici che valutino l'efficacia di trattamenti di questo tipo, non dovrebbe essere la riduzione del volume tumorale, ma il tempo di sopravvivenza o la durata del periodo libero da progressione di malattia [55]. Difficile è invece attualmente l'uso di end-point surrogati: finora mancano dati che dimostrino una buona correlazione tra i livelli serici e urinari di molecole proangiogenetiche come il bFGF e il VEGF. L'angiogenesi è infatti un fenomeno regolato soprattutto a livello locale, le cui conseguenze sistemiche non sono ancora completamente chiarite. Alcuni dati preliminari del nostro laboratorio suggeriscono che i valori di VEGF e IL-12 nel liquido intratumorale si correlano all'andamento clinico della neoplasia.

È probabile inoltre che l'efficacia dei farmaci angiogenetici sia differente a seconda della fase di crescita tumorale in cui vengono impiegati [54].

Bergers, nel topo, utilizzando quattro farmaci inibitori dell'angiogenesi, ha ottenuto risultati differenti, a seconda che i farmaci fossero utilizzati quando la cellula neoplastica non aveva ancora acquisito completamente un fenotipo maligno, quando il tumore era di piccole dimensioni, oppure quando la neoplasia era ormai in fase avanzata. A differenza dei chemioterapici tradizionali, è possibile che il momento più adatto per valutare l'efficacia delle molecole antiangiogenetiche non sia il tumore in fase avanzata con una struttura vasale già formata, ma in fase più precoce [52].

Finora tutti i farmaci sono stati valutati in monoterapia, ma la soppressione dell'angiogenesi potrebbe risultare più efficace se associata ad un trattamento chemioterapico citotossico o radiante [52, 56]. È però possibile che, soprattutto nel sistema nervoso centrale, la diminuzione dei fattori proangiogenetici, comportando una minor permeabilità dei vasi e un minor apporto di ossigeno, riduca l'efficacia dei chemioterapici tradizionali e della radioterapia. Dati preliminari non confermano queste ipotesi.

Finora due sperimentazioni cliniche che utilizzavano sostanze antiangiogenetiche sono state concluse nell'uomo. Fine [57] ha somministrato a 39 pazienti con glioblastoma, astrocitoma anaplasico e oligoastrocitoma anaplasico, già sottoposti a radioterapia e in fase di progressione di malattia, talidomide alla dose di 1200 mg/die e ha ottenuto in due casi una parziale regressione della neoplasia, una risposta minore in due pazienti e una stabilizzazione della malattia per almeno otto settimane in dodici malati.

Short ha utilizzato il farmaco alla dose di 100 mg/die in 18 malati con gliomi recidivi di alto grado e ha osservato una risposta parziale nel 6% dei malati [58].

Noi abbiamo valutato l'efficacia della talidomide al dosaggio di 400 mg/die in una casistica più uniforme, costituita da 20 pazienti con glioblastoma, già sottoposti a radioterapia e a chemioterapia, in fase di progressione; in 10 pazienti (50%) abbiamo ottenuto una stabilizzazione della malattia o una risposta parziale durata almeno otto settimane.

Bibliografia

1. Fine HA, Dear KBB, Loeffer JS et al (1993) Meta-analysis of radiation therapy with and without adjuvant chemotherapy for malignant gliomas in adults. Cancer 71:2585-2597
2. De Angelis LM , Burger PC, Green SB, Cairncross JG (1998) Malignant glioma: who benefits from adjuvant chemotherapy? Ann Neurol 44:691-695
3. EORTC Brain Tumour Group (1987). Randomized comparison of radiotherapy versus VM-26 plus CCNU followed by radiotherapy in the treatment of supratentorial malignant brain gliomas in adult patients. Fifteenth International Congress of Chemotherapy, Istanbul [Abstract]
4. Levin VA, Silver P, Hannigan J et al (1990) Superio-

rity of post-radiotherapy adjuvant chemotherapy with CCNU, procarbazine, and vincristine (PCV) over BCNU for anaplastic glioma: NCOG 6G61 final report. Int J Radiat Oncol Biol Phys 18:321-324
5. Prados MD, Scott C, Curran WJ et al (1999) Procarbazine, lomustine, and vincristine (PCV) chemotherapy for anaplastic astrocytoma: a retrospective review of Radiation Therapy Oncology Group protocols comparing survival with carmustine or PCV adjuvant chemotherapy. J Clin Oncol 17:3389-3395
6. EORTC Brain Tumor Group (1981) Evaluation of CCNU, VM-26 plus CCNU and procarbazine in supratentorial brain gliomas. J Neurosurg 55:27-31
7. EORTC Brain Tumor Group (1985) Effect of AZQ in recurring supratentorial malignant brain gliomas. A phase II study. Eur J Cancer Clin Oncol 21:143-146
8. O'Really SM, Newlands ES, Glaser MG et al (1993) Temozolomide: a new oral cytotoxic chemoterapeutic agent with promising activity against primary brain tumors. Eur J Cancer 29A:940-942
9. Cairncross JG, MacDonald DR (1988) Successful chemotherapy for recurrent malignant oligodendroglioma. Ann Neurol 23:360-364
10. Mason WP, Krol GS, De Angelis LM (1996) Low grade oligodendroglioma responds to chemotherapy. Neurology 46:203-207
11. Peterson K, Paleologos N, Forsyth P et al (1996) Salvage chemotherapy for oligodendroglioma. J Neurosurg 85:597-601
12. Silvani A, Eoli M, Salmaggi A et al (2000) Cisplatin and BCNU chemotherapy for anaplastic oligoastrocytomas. J Neurooncol 49:71-75
13. Soffietti R, Chio A, Mocellini C et al (1995) Treatment with carboplatinum of oligodendroglial tumors recurrent after PCV chemotherapy. Neurology 45:A261
14. Paleologos NA, Mac Donald DR, Vick NA, Cairncross JG (1999) Neoadjuvant procarbazine, CCNU, vincristine for anaplastic and aggressive oligodendroglioma. Neurology 53:1141-1143
15. Pegg AE (2000) Repair of O(6)-alkylguanine by alkyltransferases. Mutat Research 1:83-100
16. Newlands ES, Stevens MF, Wedge SR et al (1997) Temozolomide: a review of its discovery, chemical properties, pre-clinical development and clinical trials. Cancer Treat Rev 23:35-61
17. Yung WK, Prados MD, Yaya-Tur R et al (1999) Multicentric phase II trial in patients with anaplastic astrocytoma or anaplastic oligoastrocytoma at first relapse. J Clin Oncol 17:2762-2771
18. Yung WKA, Albrigth R, Olson J et al (2000) A phase II study of temozolomide vs procarbazine in patients with glioblastoma multiforme at the first relapse. Br J Cancer 83:588-593
19. van den Bent MJ, Keime-Guilbert F, Brandes AA et al (2001) Temozolomide chemotherapy in recurrent oligodendroglioma. Neurology 57:340-342
20. Osoba D, Brada M, Yung WKA, Prados M (2000) Health-related quality of life in patients treated with temozolomide versus procarbazine for recurrent glioblastoma multiforme. J Clin Oncol 18:1481-1491
21. Paulsen F, Hoffman W, Beker G et al (1999) Chemotherapy in the treatment of recurrent glioblastoma multiforme: ifosfamide versus temozolomide. J Cancer Res Clin Oncol 125:411-418
22. Friedman HS, McLendon RE, Kerby T et al (1998) DNA mismatch repair and O6-alkylguanine-DNA alkyltransferase analysis and response to Temodal in newly diagnosed malignant glioma. J Clin Oncol 16:3851-3857
23. Stupp R (2000) Combined radiotherapy and temozolomide in the primary glioblastoma. EANO, Copenaghen 3-6 June
24. Britten C, Rowinsky EK, Baker S et al (1999) A phase I and pharmacokinetic study of temozolomide and cisplatin in patients with advanced solid malignancies. Clin Cancer Res 5:1629-1637
25. Marzolini C, Decosterd LA, Shen F et al (1999) Pharmacokinetics of temozolomide in association with fotomustine in malignant melanoma and malignant glioma patients: comparison of oral, intravenous ad hepatic intra-arterial administration. Cancer Chemother Pharmacol 42:433-440
26. Schold SC, Kuhn JG, Chang SM (2000) A phase I trial of BCNU plus temozolomide: a North American Brain Tumor Consortiom Study. Neurooncology 2:34-39
27. Dinnes J, Cave C, Huang S et al (2001) The effectiveness and cost-effectiveness of temozolomide for the treatment of recurrent malignant glioma: a rapid and systematic review. Health Technol Assess 5:1-73
28. Hare CB, Elion GB, Houghton PJ (1997) Therapeutic efficacy of the topoisomerase I inhibitor (7-ethyl-piperidino-carbonyloxy-camptothecin) against pediatric and adult central nervous system tumor xenografts. Cancer Chemother Pharmacol 39:187-191
29. Creemers GJ, Gerrits CJ, Eckardt JR (1997) Phase I and pharmacologic study of oral topotecan administered twice daily for 21 days to adult patients with solid tumors. J Clin Oncol 15:1087-1093
30. Riley MG, Kim NN, Watson VE et al (1998) Intraarterial administration of carboplatin and the blood brain barrier permeabilizing agent RMP-7: a toxicologic evaluation in swine. J Neurooncol 36:167-178
31. Tomita T (1991) Interstitial chemotherapy for brain tumors: review. J Neurooncol 10:57-74
32. Perego P, Boiardi A, Carenini N et al (1994)

Characterisation of an established human malignant glioblastoma cell line and its response to conventional drugs. J Cancer Res Clin Oncol 120:585-592
33. Senkal M, Tonn JC, Schonmayr R, Schachenmayr W (1997) Mitoxantrone-induced DNA strand breaks in cell-cultures of malignant human astrocytoma and glioblastoma tumors. J Neurooncol 32:203-208
34. Johannes E, Wolff A, Trilling T (1999) Chemosensitivity of glioma cells in vitro: a meta analysis. J Cancer Res Clin Oncol 125:481-486
35. Nikkah G, Tonn JC, Hoffman O et al (1992) The MTT assay for chemosensitivity testing of human tumors of the central nervous system. J Neurooncol 13:13-24
36. White RJ, Durr FE (1985) Development of mitoxantrone. Invest New Drugs 3:85-93
37. Stewart DJ, Green RM, Mikhael NZ et al (1986) Human autopsy tissue concentration of mitoxantrone. Cancer Treat Rev 70:1255-1261
38. Brem H, Piantadossi S, Burger P et al (1995) Placebo controlled trial of safety and efficacy of intraoperative controlled delivery by biodegradable polymers of chemotherapy for recurrent gliomas. The Polymer-brain Tumor Treatment Group. Lancet 345:1008-1012
39. Valtonen S, Timonen U, Toivanen P et al (1997) Interstitial chemotherapy with carmustine-loaded polymers for high-grade gliomas: a randomized double-blind study. Neurosurgery 41:44-49
40. Huncharek M, Muscat J (1998) Treatment of recurrent high grade astrocytoma; results of a systematic review of 1415 patients. Anticancer Res 18:1303-1312
41. Chamberlain MC, Barba D, Kormanik P et al (1995) Concurrent cisplatin therapy and iodine-125 brachytherapy for recurrent malignant brain tumors. Arch Neurol 52:162-167
42. Ammirati M, Galich JH, Ehud A, Liao Y (1987) Reoperation in the treatment of recurrent intracranial malignant gliomas. Neurosurgery 21:607-614
43. Harsh GR, Levin VA, Putin PH et al (1987) Reoperation for recurrent glioblastoma and anaplastic astrocytomas. Neurosurgery 21:615-621
44. Moser RP (1998) Surgery for glioma relapse. Cancer 62:381-390
45. Boiardi A, Silvani A, Pozzi AL et al (1999) Interstitial chemotherapy plus systemic chemotherapy for glioblastoma patients: improved survival in sequential studies. J Neurooncol 41:151-157
46. Couldwell WT, Hinton DR, Surnock AA et al (1996) Treatment of recurrent malignant gliomas with chronic oral high-dose tamoxifen. Clin Cancer Res 2:619-622
47. Feldkamp MM, Lau N, Guha A (1997) Signal transduction pathways and their relevance in human astrocytomas. J Neurooncol 35:223-248
48. Brandes AA, Scelsi E, Zampieri P (1997) Phase II trial with BCNU plus alpha interferon in patients with recurrent high-grade gliomas. Am J Clin Oncol 20:364-367
49. Hayes RL, Koslow M, Hiesiger EM (1995) Improved long term survival after intracavitary IL-2 and lymphokine-activated killer cells for adults with recurrent malignant gliomas. Cancer 76:840-852
50. Riva P, Arista A, Tison V et al (1994) Intralesional radioimmunotherapy of malignant gliomas. An effective treatment in recurrent tumors. Cancer 73:1076-1082
51. Folkman J (1971) Tumor angiogenesis: therapeutic implications. N Engl J Med 285:1182-1186
52. Brem S (1999) Angiogenic and cancer control: from concept to therapeutic trial. Cancer Control 6:436-458
53. Bjerkvig R, Lund-Johansen M, Edvarohen K et al (1997) Tumor cell invasion and angiogenesis in the central nervous system. Curr Opin Oncol 9:223-229
54. Klohs W, Hamby J (1999) Antiangiogenic agents. Curr Opin Biotechnol 10:544-549
55. Rank L, Kerbel RS (1996) Treating cancer by inhibiting angiogenesis: new hopes and potential pitfalls. Cancer Metastasis Rev 15:231-236
56. Gastl G, Hermann T, Steurer M et al (1997) Angiogenesis as target for tumor treatment. Oncology 54:177-184
57. Fine H, Figg WD, Jaeckle K et al (2000) Phase II trial of the antiangiogenetic agent thalidomide in patients with recurrent high-grade gliomas. J Clin Oncol 18:708-715
58. Short SC, Traisish D, Dowe A et al (2001) Thalidomide as anti-angiogenic agent in relapsed gliomas. J Neurooncol 51:41-45

CAPITOLO 9

La terapia dei tumori ipofisari

S. Lodrini, G. Lasio, R. Cozzi

Gli elementi che determinano la modalità di trattamento di un adenoma ipofisario sono le caratteristiche secretorie e le dimensioni. Dal punto di vista endocrinologico, si distinguono due grandi categorie: la prima comprende gli adenomi con secrezione ormonale, quali i prolattinomi (tumori secernenti prolattina, PRL), i secernenti l'ormone della crescita (GH-secernenti), quelli secernenti adrenocorticotropina (ACTH-secernenti), i tireostimolina secernenti (TSH-secernenti) ed i rarissimi gonadotropinomi (secernenti gonadotropine); la seconda è costituita da andenomi non secernenti ("null cell" adenomas).

In base alle dimensioni, gli adenomi ipofisari si distinguono in: microadenomi, con diametro inferiore a 10 mm; mesoadenomi, il cui diametro è di 10 mm; macroadenomi dalle dimensioni maggiori di 10 mm. Questi ultimi possono avere sviluppo extrasellare ed essere invasivi con erosione delle strutture ossee adiacenti alla sella. Anche i microadenomi possono avere caratteristiche di invasività locale.

La Figura 1 mostra la complessa classificazione anatomo-radio-chirurgica (Hardy-Wilson) attualmente in uso.

Adenomi secernenti

In genere, questi adenomi provocano inizialmente sintomi esclusivamente endocrinologici, dipendenti dalla loro attività secretoria.

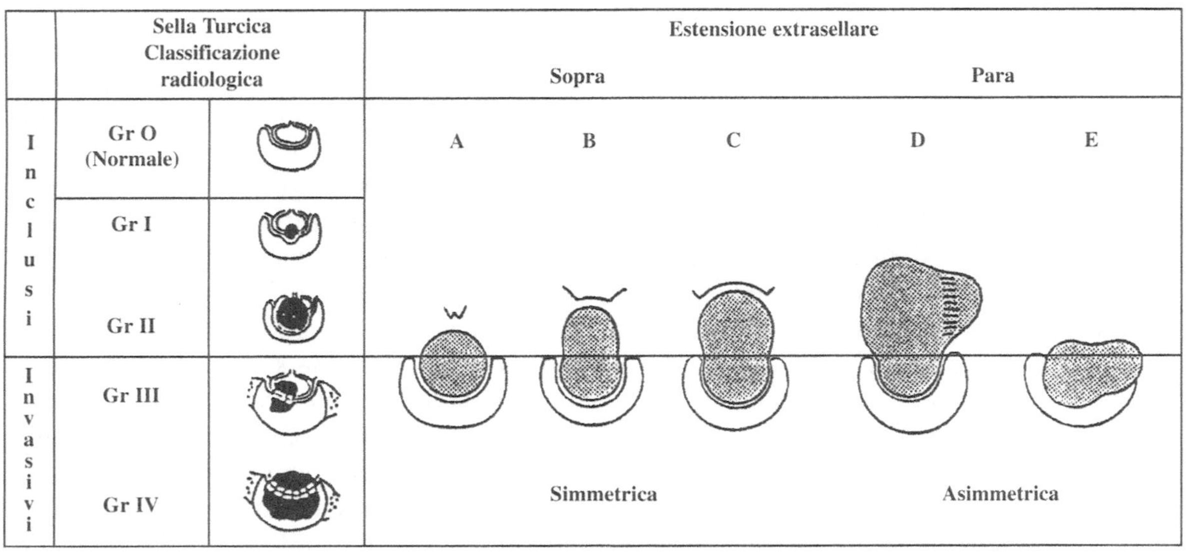

Fig. 1. Classificazione radiologica-chirurgica di Hardy-Wilson

Se non trattati, possono poi causare "segni di massa", correlati all'incremento delle dimensioni tumorali.

I *microprolattinomi* (micro-PRL) sono i tumori ipofisari più frequenti, interessano quasi esclusivamente il sesso femminile, sono responsabili della sindrome di amenorrea-galattorrea.

La diagnosi di micro-PRL va ipotizzata in presenza di valori di prolattinemia patologici e di congrua sintoma tologia clinica. I livelli di prolattinemia vengono determinati su prelievi seriati, durante infusione di soluzione fisiologica, e sono generalmente compresi tra 40 e 200 ng/ml; tuttavia, possono essere anche molto più elevati e raggiungere i 600 ng/ml. L'iperprolattinemia patologica accompagnata a negatività della MR sellare con gadolinio, può essere attribuita a microadenomi con dimensioni inferiori al limite di sensibilità dell'esame; questa ipotesi è suffragata da studi autoptici.

Il primo approccio terapeutico al microprolattinoma è medico e prevede l'impiego di dopaminergici che sono grandemente efficaci nel ridurre o normalizzare la prolattinemia; questi farmaci regolarizzano il ciclo mestruale e inducono scomparsa della galattorrea nella maggior parte delle pazienti. Talvolta il trattamento determina riduzione volumetrica dell'adenoma.

La bromocriptina è il farmaco storicamente più importante; viene somministrato a dosaggi progressivamente crescenti, da 5 a 15 mg/die, in più dosi giornaliere, fino a raggiungere il livello di somministrazione ottimale e il ripristino di flussi mestruali regolari. Sono comunque ben noti e frequenti episodi di intolleranza, caratterizzati da nausea e ipotensione ortostatica, in questi casi è opportuno sospendere il trattamento.

La cabergolina è il farmaco di più recente introduzione; ha azione assai più efficace e duratura, effetti collaterali molto minori e può essere somministrata una-due volte la settimana.

I dopaminergici hanno il limite di non essere citocidi. Anche nei casi di efficacia terapeutica, in cui si ottiene una riduzione delle dimensioni della massa tumorale, fino alla sua "scomparsa" radiologica, e una normalizzazione della secrezione anomala, l'interruzione del trattamento è seguito da un rapido incremento dei livelli di prolattinemia nel 90% dei pazienti. Per questo motivo la terapia va continuata per tutta la vita e si richiedono periodici controlli del livello di prolattina.

L'intervento chirurgico di rimozione del micro-PRL per via nasosfenoidale, d'altro canto, risolve radicalmente il problema in più dell'80% dei casi, con il ripristino di normali flussi mestruali e la conservazione di una normale funzionalità ipofisaria [1]; è quindi da considerarsi una valida alternativa allorché gli esami radiologici dimostrino la presenza di un microadenoma ben circoscritto, che non infiltri le strutture circostanti, localizzato nelle porzioni basali dell'ipofisi, facilmente raggiungibili senza sacrificio di tessuto ipofisario normale. Quella chirurgica è naturalmente la scelta obbligata per i pazienti che non vogliano essere cronicamente sottoposti a trattamento farmacologico, nei casi di resistenza alla terapia medica e in quelli di intolleranza al trattamento dopaminergico.

La percentuale di recidiva nei pazienti operati è del 5-10% nelle casistiche più consistenti. I controlli endocrinologici postoperatori possono essere interrotti dopo un anno dalla accertata guarigione.

Molte pazienti, tuttavia, temono l'intervento. In caso di microprolattinoma, noi preferiamo lasciare loro libera scelta. Le due opzioni vengono proposte in modo equilibrato e se, come spesso accade, la paziente sceglie la terapia medica, ricordiamo periodicamente l'alternativa chirurgica come rimedio agli inconvenienti di una terapia a tempo indeterminato. Tuttavia, è nostra consuetudine ricordare alle pazienti, soprattutto se in età fertile, che il microprolattinoma non possiede una accertata evolutività e che, provocando alterazioni mestruali e sterilità, agisce da contraccettivo naturale. Se la paziente non desidera avere gravidanze e non si sente menomata dall'amenorrea, si può contemplare l'opzione del non trattamento. In tal caso, deve essere mantenuto un costante controllo endocrinologico, radiologico e osseo.

I *macroprolattinomi* sono presenti in entrambi i sessi, ma con prevalenza nel sesso femminile; in queste pazienti, l'amenorrea porta ad una diagnosi più precoce, spesso quando l'adenoma si è sviluppato poco oltre i limiti sellari. Negli uomini, invece, questi tumori sono spesso diagnosticati dopo che hanno raggiunto dimensioni assai cospicue e dopo invasione delle strutture ossee e nervose circostanti; quasi sempre dopo compromissione dei nervi ottici con gravi danni visivi. L'eventuale invasione del seno cavernoso provoca alterazione dei nervi oculomotori; l'inglobamento bilaterale della carotide è frequente.

Nei macroprolattinomi, i valori di prolattinemia sono sempre elevati, fino a diverse migliaia di ng/ml; in ogni caso devono essere maggiori di 200 ng/ml. Nei casi con valori compresi tra 150 e 200 ng/ml, può insorgere il dubbio che l'ipersecrezione ormonale non sia di origine tumorale, ma sia determinata da una iperproduzione ormonale causata da perdita del tono inibitorio ipotalamico per effetto meccanico di compressione del peduncolo ipofisario da parte della neoplasia.

Nel macroprolattinoma, il trattamento di scelta è medico; i farmaci dopaminergici infatti agiscono sui recettori delle cellule tumorali PRL-secernenti; nella maggior parte dei casi determinano il blocco della ipersecrezione ormonale, ottenendo normalizzazione dei livelli di PRL, riduzione delle dimensioni tumorali e miglioramento del danno visivo. Generalmente, la sensibilità al trattamento è maggiore nei tumori con valori ormonali più elevati. La bromocriptina e la cabergolina hanno un effetto straordinario, sia sulla ipersecrezione di PRL che sul volume del tumore. Nel giro di pochi giorni, i livelli di PRL scendono da molte migliaia di ng/ml a valori normali, mentre il tumore si riduce drasticamente di volume in poche settimane, con miglioramento clamoroso della sintomatologia, soprattutto visiva. L'effetto è così importante che la scomparsa del tumore dalle ossa del basicranio, precedentemente erose, può provocare fistole liquorali e obbligare ad interventi di riparazione chirurgica per via nasosfenoidale o intracranica. È quindi necessario iniziare il trattamento farmacologico con cautela, aumentando gradualmente il dosaggio farmacologico e facendosi guidare da dosaggi seriati della prolattinemia e da esami radiologici (RM o TC), che monitorizzino la regressione della massa tumorale [2].

La riduzione dei valori di PRL determina la regressione dell'ipogonadismo, dell'amenorrea nella donna e dell'impotenza nell'uomo, con il recupero della fertilità.

L'intervento chirurgico, al contrario, fornisce ridotte garanzie di risoluzione, in quanto l'asportazione del tumore è spesso incompleta, può provocare importanti danni neurologici e visivi e compromettere la funzione ipofisaria in precedenza integra. Per questi motivi, il trattamento dei macroprolattinomi è quasi sempre di pertinenza medica. Anche nei casi in cui i valori di prolattinemia siano compresi tra 150 e 200 ng/ml, può essere utile effettuare in prima istanza un trattamento medico farmacologico per testarne poi a breve distanza i risultati sulle dimensioni tumorali. Ovviamente l'effetto di *shrinkage* si mantiene finchè viene mantenuta la terapia, la cui interruzione induce immediata ricrescita tumorale e aumento della prolattinemia. Nella nostra ventennale esperienza con questi farmaci, abbiamo osservato un solo caso di mancata ricrescita dell'adenoma, dopo sospensione di un trattamento che durava da 15 anni. La chirurgia ha comunque un ruolo importante anche per i macroprolattinomi, in particolare nei casi di macroadenoma scarsamente o per nulla sensibili ai dopaminergici e in quelli di *escape* al trattamento. Le possibilità di successo chirurgico sono estremamente ridotte, in quanto dipendono sia dalla estensione del tumore che dalle sue capacità secretorie, sempre elevate in questi tumori [1].

Sono frequenti le segnalazioni di *escape* dalla terapia. Per ragioni ancora ignote, tumori sensibili per lunghi periodi ai dopaminergici, talora smettono improvvisamente di esserlo e ricominciano a crescere. In questi casi, occorre intervenire tempestivamente, prima che il tumore ritorni al suo volume iniziale. All'interno dei tumori, si possono anche verificare acutamente fenomeni degenerativi, quali emorragie o sviluppo di cisti necrotiche, talora non diagnosticati, che scatenano la cosiddetta "apoplessia tumorale" ad esordio ictale, con gravi deficit visivi, fino alla cecità acuta, ipertensione endocranica, deficit di nervi cranici. Questa evenienza richiede un intervento chirurgico urgente, mirato a decomprimere le strutture lese e consentirne il recupero funzionale. Va però considerato che il trattamento medico prolungato induce in molti casi fibrotizzazione e indurimento del tumore, rendendone più difficile l'asportazione. È questa una possibilità da discutere chiaramente con il paziente che tuttavia è quasi sempre soddisfatto della terapia medica e che preferisce evitare l'incognita di un intervento.

Per gli *adenomi GH-secernenti* il trattamento medico non è così attraente come per i prolattinomi: i dopaminergici si sono rivelati efficaci solo in una piccola percentuale di casi, soprattutto nei casi di iperproduzione tumorale mista GH/PRL, vengono impiegati raramente.

Da oltre 15 anni si è diffuso l'uso dell'octreotide, octapeptide sintetico analogo della somatostatina, a lunga durata d'azione, dotato di potente attività inibitoria della secrezione di GH e privo di effetto *rebound* alla sua sospensione. L'octreotide dimezza i livelli di GH nell'87% dei pazienti acromegalici e li normalizza (<2.5 ng/mL) in circa il 50% dei casi. Tuttavia, l'octreotide richiede somministrazioni sottocutanee multiple (3 volte al giorno) o tramite microinfusore; in passato era pertanto spesso rifiutato dai pazienti. Da qualche anno sono disponibili altri analoghi sintetici della somatostatina, quale il lanreotide [3] e l'octreotide (LAR), che vengono somministrati per via intramuscolare ogni 14-28 giorni con enorme miglioramento della compliance terapeutica. L'efficacia di questa terapia è molto elevata, tanto che normalizza i valori di GH anche nel 75% dei pazienti. Questi farmaci, non avendo azione citocida, obbligano comunque il paziente ad un'assunzione cronica. In alcuni casi gli analoghi della somatostatina determinano una riduzione delle dimensioni tumorali; questo effetto, insieme al miglioramento delle condizioni cliniche generali, è stato utilizzato nella fase prechirurgica per migliorare la prognosi e il risultato operatorio. Ad ogni modo, in caso di adenoma GH-secernente, l'adenomectomia per via nasosfenoidale resta la prima scelta terapeutica. Tuttavia, data l'elevata percentuale di persistenza di ipersecrezione patologica di GH dopo l'intervento, i nuovi farmaci a lunga durata d'azione possono costituire una valida alternativa e la prima opzione terapeutica allorché sia presente invasione tumorale, molto frequente nei casi di adenoma GH-secernente, oppure quando si voglia ridurre il rischio di danni iatrogeni della funzione ipofisaria, come nei pazienti giovani con desiderio di fertilità. L'intervento presenta pochi rischi, ma normalizza la situazione ormonale solo nel 60-80% dei casi. I criteri di guarigione, attualmente molto selettivi, sono definiti nei valori di GH<1 ng/ml al test di soppressione con glucosio (OGTT) e normalizzazione della somatomedina [4]. Analogamente a quanto accade nei prolattinomi, la percentuale di guarigioni chirurgiche è tanto più elevata quanto minore è il livello pre-operatorio di

GH e quanto minori sono le dimensioni della lesione. Il trattamento medico viene spesso utilizzato anche nei casi di successo chirurgico solo parziale.

Il trattamento radiante è talora efficace nei pazienti con malattia residua dopo intervento chirurgico, ma consente la normalizzazione dei livelli di GH solo a distanza di molti anni.

La adenomectomia selettiva è l'unica terapia realmente valida nei casi di *adenoma ACTH-secernente* che provocano la malattia di Cushing. Il successo terapeutico consiste nella regressione dell'ipercortisolismo; per mantenersi nel tempo, deve accompagnarsi alla comparsa di ipocortisolismo post-chirurgico anche prolungato. Valori solo normalizzati della cortisolemia possono infatti essere seguiti da recidiva della malattia. I pazienti vanno pertanto controllati ed eventualmente trattati a lungo con terapia sostitutiva.

La neuroradiologia dei microadenomi ACTH-secernenti è spesso normale. L'ostacolo maggiore nel controllo di queste neoplasie è dato dalla difficoltà di localizzazione certa. Nei casi di ipercorticosurrenalismo ACTH-dipendente, in cui non si ottenga la visualizzazione neuroradiologica dell'adenoma, è necessario ricorrere ad un prelievo ematico dai seni petrosi inferiori mediante cateterismo venoso che permetta, attraverso la misurazione del gradiente di ACTH centro/periferia, di confermare la diagnosi di malattia di origine ipofisaria e di indirizzare il chirurgo sul lato della ghiandola da esplorare. Se l'intervento fallisce, è controverso il ricorso ad un secondo intervento di ipofisectomia totale. La sindrome di Cushing assai raramente può anche essere provocata da iperplasia diffusa del tessuto ACTH-secernente o da un tumore ectopico. Nel primo caso, l'ipofisectomia è il trattamento di scelta, mentre, nel secondo, il problema principale è localizzare la fonte anomala di ACTH; in caso di mancata riuscita, si instaura un trattamento palliativo con ketoconazolo, un antimicotico che inibisce la secrezione surrenale. La surrenectomia può però essere l'unica modalità di trattamento. Il trattamento radiante dovrebbe essere riservato ai tumori invasivi e agli insuccessi chirurgici.

Va ricordato che l'acromegalia, come la malattia di Cushing, nel lungo periodo provocano danni devastanti come ipertrofia cardiaca, diabete, obesità, ipertensione, deformità ossee e sindromi dolorose da intrappolamento nervoso periferico; devono pertanto essere trattate con tutta l'aggressività possibile.

Il trattamento è chirurgico anche per i rarissimi *adenomi TSH-secernenti*. Questo tipo di adenoma ha una prevalenza di circa 2-6 casi per milione e, data la difficoltà diagnostica, si presenta generalmente allo stadio di macroadenoma quando si estende al di fuori della sella. La resezione radicale è frequentemente impossibile e vi è indicazione alla radioterapia e/o al trattamento con gli analoghi della somatostatina.

I *gonadotropinomi* (adenomi secernenti gonadotropine) vengono considerati fra gli adenomi secernenti, ma sono in realtà quasi sempre incapaci di produrre ormoni. Rappresentano il 10% circa di tutti gli adenomi. La diagnosi è istologica e prevede l'impiego di tecniche immunoistochimiche. Sono più frequenti nel sesso maschile e si manifestano allo stadio di macroadenomi. Il trattamento è perciò chirurgico e deve essere eventualmente associato a radioterapia nei casi di asportazione incompleta.

Adenomi non secernenti

I *macroadenomi non secernenti* [5] sono frequenti come i prolattinomi e interessano entrambi i sessi. La terapia è esclusivamente chirurgica. I tentativi terapeutici con dopaminergici compiuti in passato hanno fornito risultati scarsi e contrastanti. Presentano sviluppo subdolo; in mancanza di segni disendocrini, l'ipopituitarismo da essi provocato viene diagnosticato solo tardivamente, quando compaiono disturbi visivi importanti. Questi ultimi si sviluppano lentamente, tanto che il paziente stesso li accetta talora come provocati dal normale processo di invecchiamento. Per questo motivo i macroadenomi non secernenti arrivano al chirurgo avendo raggiunto notevoli dimensioni; l'intervento risulta difficoltoso, frequentemente incompleto, a volte già programmato come multiplo. Le recidive e le ricrescite sono molto frequenti, fino al 25 %. Spesso anche il reintervento è, di forza, parziale, soprattutto quando il tumore abbia invaso il seno cavernoso o si sviluppi attorno ai vasi del poligono di Willis.

La radioterapia stereotassica conformazionale o la radiochirurgia sono completamenti necessari di una chirurgia incompleta. In più del 90% dei casi si ottiene l'arresto della crescita tumorale, con una percentuale di tossicità per il SNC quasi nulla nel breve periodo. A distanza di anni circa il 50% dei pazienti sviluppa però ipopituitarismo, tale da richiedere una terapia ormonale sostitutiva. La radioterapia coinvolge inoltre le carotidi e gli altri vasi maggiori alla base del cervello ed aumenta in maniera significativa il rischio di stroke da occlusione di tali vasi. Nonostante la ben nota sensibilità degli adenomi ipofisari al trattamento radiante, esso andrebbe utilizzato solo in casi selezionati.

Gli studi immunoistochimici hanno evidenziato come circa il 15 % dei macroadenonomi non secernenti siano in realtà secernenti; producono infatti precursori inattivi, catene α e β degli ormoni tireotropo e gonadotropi. Questo dato non modifica il trattamento.

Bibliografia

1. Frankel RH, Tindall GT (1999) Prolactinomas. In: Krisht AF, Tindall GT (eds) Pituitary disorders, Cap. 11. Lippincot Williams and Wilkins, Baltimore, pp 199-208
2. Cappabianca P, Lodrini S, Felisati G et al (2001) Cabergoline induced CSF rhinorrhea in patients with macroprolactinomas. Report of three cases. J Endocrinol Invest 24:183-187
3. Cozzi R, Barausse M, Sberna M et al (2000) Lanreotide 60 mg, a longer-acting somatostatin analog: tumor shrinkage and hormonal normalization in acromegaly. Pituitary 3:231-238
4. KreutzerJ, Vance ML, Lopes MB, Laws ER (2001) Surgical management of GH-secreting adenomas: an outcome study using modern remission criteria. J Clin Endocrinol Metab 86:4072-4077
5. Falbush R, Buchfelder M, Honegger J, Nomikos P (1999) Nonfunctional pituitary adenomas. In: Krisht AF, Tindall GT (eds) Pituitary disorders, Cap. 19. Lippincot Williams and Wilkins, Baltimore, pp 281-286

CAPITOLO 10

La terapia dei linfomi

A. Silvani, M. Eoli, A. Boiardi

Il linfoma primitivo del sistema nervoso centrale (PCNSL) è un linfoma extranodale che coinvolge l'asse craniospinale senza evidenza di malattia sistemica. Considerato in passato un'affezione rara, rappresenta dallo 0.5 al 1.2% di tutte le neoplasie cerebrali (1.5-2.8 per milione). La sua frequenza è fino a 10 volte maggiore nei pazienti positivi per HIV o comunque immunodepressi. Tuttavia, nell'ultimo decennio è stata dimostrata una crescente incidenza anche nella popolazione normale [1-5].

La neoplasia colpisce tutte le età, con un picco tra la quinta e la sesta decade. Negli immunodepressi l'esordio è più precoce con un interessamento prevalente del sesso maschile.

Istologia

Il linfoma cerebrale origina da una proliferazione monoclonale o policlonale di linfociti o cellule immunoblastiche e, nella maggioranza dei casi, viene considerato come una neoplasia ad alto grado di malignità [6]. Macroscopicamente si presenta grigio, di consistenza molle, con crescita infiltrativa di tipo vasocentrico. La necrosi e le emorragie non sono frequenti. Nella maggioranza dei casi la neoplasia esprime una positività per i markers di superficie dei linfociti B; meno del 10% sono i linfomi a cellule T [7, 8], mentre aneddotiche sono le segnalazioni di linfomi di Hodgkin primitivi del SNC [9] (Tab. 1).

Le modalità di coinvolgimento del SNC di

Tabella 1. Linfomi primitivi del sistema nervoso centrale

Linfomi a cellule B I più frequenti: oltre il 90% dei casi Immunoistochimica: CD20+, CD79+ Espressione monoclonale di imunoglobuline: IgM-Kappa Scarsa rilevanza clinica dei subtipi istologici (Working formulation, Kiel Classification e REAL Classification)	**Linfomi a cellule T** Meno del 10% dei casi Più frequente nella donna Localizzazione preferenziale in FCP
Angiotrofico Linfociti B a grandi cellule Accumulo in vasi piccoli e medi Occlusioni vascolari Infarti disseminati di piccole dimensioni	**Malattia di Hodgkin** Eccezionale come primitivo del SNC Reed-Stemberg cells+ Immunoistochimica: CD30+, (Ber-H2 o Ki-1)+, CD15+, CD45RB- PCR per Epstein-Barr virus frequente + Localizzazione preferenziale in FCP
MALT Linfoma a cellule B associato alle mucose Rara origine dalla dura Basso grado di malignità Linfociti piccoli, differenziazione plasmacellulare o centrocitico-like Immunoistochimica: CD20+, CD79+, CD5-, CD10-, CD23-	

MALT, mucose-associated lymphoid tumor; *FCP*, fossa cranica posteriore

un linfoma sistemico e lo sviluppo di un PCNSL sono differenti. Nel caso di malattia sistemica la diffusione leptomeningea, con un potenziale coinvolgimento multifocale di tutto il nevrasse, è l'evenienza più comune. Coinvolge il 4-11% di tutti i pazienti con una percentuale che sale ad oltre il 40% quando le sedi originarie della malattia sono anatomicamente vicine al SNC (seni paranasali, orbite, etc.) [4].

Il PCNSL tende invece a presentarsi come un tumore cerebrale, lo sviluppo può risultare ubiquitario con localizzazioni nel parenchima, nelle meningi, nel nevrasse e nell'occhio [1].

Nel 40% dei pazienti la localizzazione cerebrale si presenta come singola alla TC ed alla RM con contrasto. Ha invece esordio multifocale nella maggioranza dei casi di complicanze dell'HIV. La sede è più frequentemente sovratentoriale (9:1); nel 35% dei casi, si sviluppa a partire da strutture profonde come il corpo calloso, il setto pellucido, il talamo o i nuclei della base.

Patogenesi

La patogenesi è oscura. È stato suggerito che il virus di Epstein-Barr (EBV) e l'Herpes virus di tipo 6 possano, attraverso l'attivazione e il riarrangiamento di proto-oncogeni, indurre la trasformazione dei linfociti e contemporaneamente agire sull'espressione delle molecole di adesione come le adressine e le integrine [10, 11]. Nel tumore e nel liquor dei pazienti immunodepressi, viene riportata una PCR positiva per EBV in percentuali che nelle differenti casistiche variano dal 50 al 100% dei casi testati; la prevalenza scende al 15% circa nei pazienti immunocompetenti [12]. Nel liquor di soggetti sani si trovano solo pochi linfociti di tipo T e non si riscontrano linfociti B. È questo un apparente paradosso circa l'origine della malattia per la cui spiegazione sono state avanzate diverse ipotesi non suffragate da dati patofisiologici certi. I linfociti B potrebbero andare incontro a trasformazione neoplastica al di fuori del SNC e trovare nel SNC un santuario immunoprivilegiato dove crescere. Tuttavia, questa possibilità è poco supportata dalla assenza sui linfociti di markers di superficie "specifici" in grado di guidare una migrazione all'interno del sistema nervoso centrale. L'altra ipotesi è che la cellula B vada incontro ad una trasformazione durante il transito nel letto vasale del SNC.

Clinica

La storia è spesso di breve durata, con sintomi che anticipano di sole due o tre settimane la diagnosi. Le alterazioni dello psichismo e la cefalea sono i sintomi che più frequentemente precedono la comparsa di deficit focali. All'esordio, la comizialità interessa solo il 10% dei casi; come per i gliomi, questo è probabilmente dovuto all'interessamento prevalente di strutture cerebrali profonde rispetto alla corteccia.

Liquor

Nel 75% dei casi la lesione ha uno sviluppo in prossimità dello spazio liquorale, per cui è comprensibile l'alta incidenza della disseminazione subependimale [6]. L'esame liquorale rappresenta un'importante tappa nella diagnosi dei PCNSL. Nello 85% dei pazienti la proteinoracchia risulta elevata, ma solo raramente oltre i 150 mg/dl [13]. La glicoracchia è generalmente nei limiti della norma; risulta diminuita nel 30% dei casi con disseminazione leptomeningea. Nel 50% dei casi, è segnalata pleiocitosi costituita da linfociti con franche caratteristiche di malignità o linfociti reattivi [13, 14]. La ricerca di cellule tumorali nel liquor risulta positiva solo in un quarto circa dei pazienti (Tab. 2).

Il frequente coinvolgimento leptomenin-

Tabella 2. Alterazioni liquorali più comuni nei linfomi cerebrali primitivi

Cellule
Pleiocitosi nel 25-60% dei casi
Citologico positivo per cellule tumorali
Massima sensibilità dopo tre prelievi
PCNSL 5-25%
Metastatici 70%
Aumento dei positivi con l'impiego del citofluorimetro
Glicorachia
Diminuita o stabile
Diminuita nel 30% di disseminazioni subependimali
Proteinorachia
Aumentata nel 50% dei casi
Raramente aumentata oltre 150 mg/dl
Bande oligoclonali
Circa nel 20% dei casi
Aumentata LDH
Aumentata β2-microglobulina

geo è un dato spesso misconosciuto [2] anche perché sono pochi i pazienti che, a dispetto della spiccata propensione della neoplasia a invadere lo spazio subaracnoideo, sviluppano una franca sintomatologia da interessamento meningeo. Le localizzazioni spinali, in assenza di interessamento cerebrale, risultano estremamente rare [15] (Fig. 1). Il 20% circa dei pazienti ha un coinvolgimento oculare sotto forma di uveiti resistenti allo steroide o infiltrati tumorali linfocitari tali da determinare necrosi retiniche o ostruzioni del letto vascolare venoso ed arterioso [16].

Neuroradiologia

L'attuale definizione della TC e della RM permette spesso di formulare la diagnosi sulle sole immagini (Tab. 3). Tuttavia, condizioni come la sarcoidosi, la toxoplasmosi, le metastasi da melanoma, i tumori germinali ed i gliomi maligni, possono avere un quadro radiologico simile.

Alla TC basale, il PCNSL si presenta più frequentemente isodenso o iperdenso, mentre alla NMR, sempre senza contrasto, ha caratteristiche di isointensità del segnale in circa il 70% dei casi. Dopo contrasto, in oltre il 60% dei casi le immagini TC e NMR assumono un intenso enhancement, uniformemente distribuito [17] (Fig. 2). Più raramente il contrasto si distribuisce in modo irregolare come nelle metastasi e nei gliomi, con aspetti cistici e, nel 15% dei casi, immagini a bersaglio. La disomogeneità nell'assunzione del mezzo di contrasto può risultare un utile elemento di diagnosi differenziale rispetto ai gliomi e alle metastasi dove quest'ultima presentazione è sicuramente prevalente. Solo il 20% delle lesioni non assume contrasto [18, 19].

Nei pazienti HIV positivi, invece, le immagini MR sono spesso ipodense prima del gadolinio; dopo contrasto, nella maggioranza dei casi compare un anello di enhancement che riflette probabilmente l'alta incidenza di fenomeni necrotici presenti nei tumori di questi pazienti (Tab. 3).

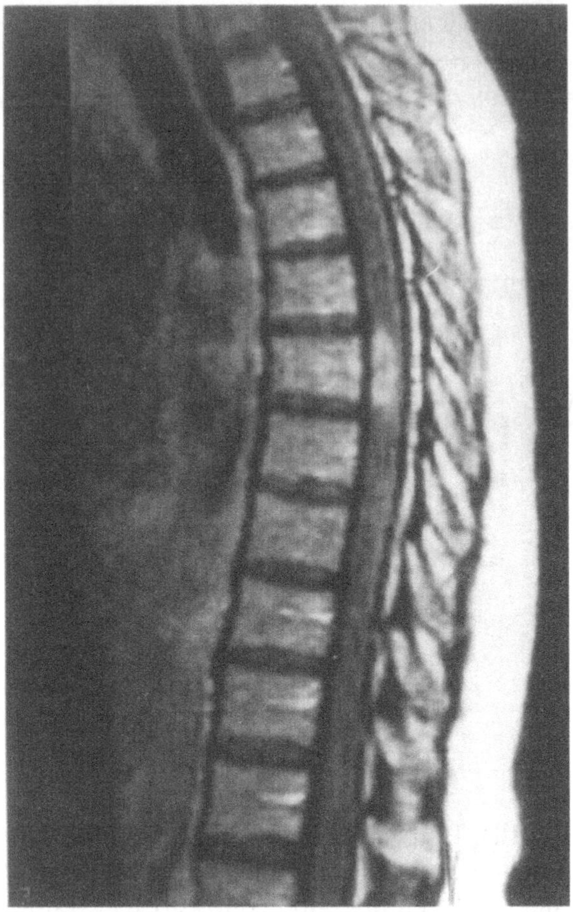

Fig. 1. RM midollo, sezione sagittale T1-pesata dopo gadolinio. Nel tratto dorsale del midollo, l'esame evidenzia un'insolita localizzazione primitiva di linfoma

Tabella 3. Caratteristiche neuro-radiologiche più comuni nei PCNSL

TC	RM
Pazienti con PCNSL	
Lesioni profonde	Multifocali nel 25% dei casi
Frequente vicinanza ependima	Mal definite con contorni sfumati
Edema marcato	Effetti di massa marcati
Rare le calcificazioni	Rari i sanguinamenti
Iperdense	Iperintense-isointense in T1
Captazione omogenea del contrasto	Ipointense-lievemente iperintense in T2 e DP
Non presa di contrasto nel 20% dei casi	Captazione omogenea del contrasto
	Non presa di contrasto nel 20% dei casi
Pazienti con PCNSL e HIV positivi/AIDS	
Ipodensità	Ipointensità
	Maggior numero di casi multifocali
	Aspetto di ring enhancement

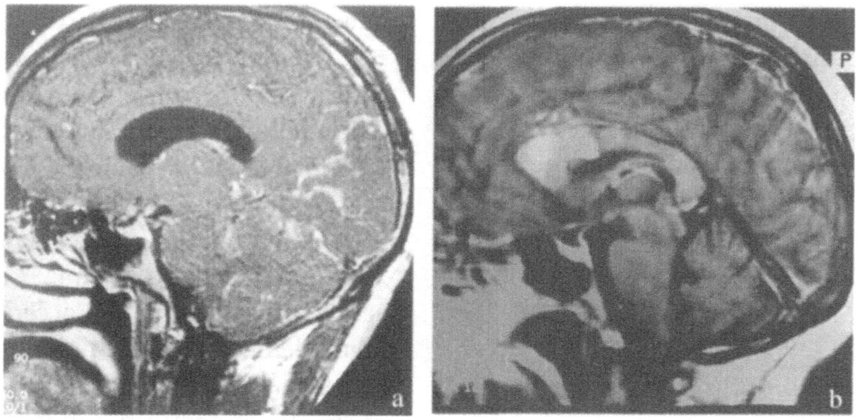

Fig. 2a, b. *RM, sezioni assiali T1-pesate dopo gadolinio.* Nella evoluzione della malattia, è emersa una prima localizzazione a carico dello splenio del corpo calloso (**a**), seguita a distanza di un mese da una nuova localizzazione (**b**) a carico del ginocchio del corpo calloso. Entrambe le localizzazioni sono caratterizzate da una presa di contrasto nodulare, intensa ed omogenea

Staging

Dopo l'esame TC e RM, lo staging per i pazienti con sospetto linfoma include l'esame del liquor, la ricerca d'inclusi nel vitreo da effettuare con lampada fessura, la ricerca di anticorpi anti-HIV. La TC del torace e dell'addome viene eseguita di routine, ma l'interessamento sistemico è molto raro nei casi in cui una lesione cerebrale sia suggestiva per un linfoma [14]. Anche l'esecuzione della scintigrafia con gallio è raramente utile.

Chirurgia

Le caratteristiche di crescita infiltrativa del linfoma rendono scarsamente utile la chirurgia [20]. Nel caso in cui le immagini radiologiche siano suggestive per un linfoma si preferisce procedere in prima istanza con una biopsia. Lo steroide è il trattamento che più frequentemente viene somministrato alla diagnosi della neoplasia cerebrale; tuttavia, per sue capacità citolitiche sul linfocita è spesso responsabile della negativizzazione o comunque delle difficoltà d'interpretazione istologica. Per questo motivo in caso di sospetto diagnostico di linfoma cerebrale il trattamento steroideo dovrebbe essere rimandato a dopo la biopsia.

Terapia

Steroidi

Una dose di 24 mg di desametazone è in grado di indurre drammatici miglioramenti clinici nell'80% dei pazienti. Nel 40% dei casi, alla TC/RM si osserva una sensibile riduzione o la scomparsa della massa tumorale.

La risposta al trattamento steroideo è tuttavia limitata, nella maggior parte dei pazienti non persiste oltre i sei mesi, anche se sono riportati singoli casi nei quali il vantaggio è perdurato anche per anni [21].

Radioterapia

La radioterapia è stata considerata per lungo tempo il trattamento standard. Dopo radioterapia, si ottiene scomparsa completa della lesione nel 40-100% dei pazienti [6, 13]; purtroppo le recidive, frequentemente radioresistenti, sono un evento pressoché certo e, nel 70% dei casi, s'instaurano nella sede primitiva della lesione.

Il dosaggio e il frazionamento della radioterapia sono ancora oggetto di dibattito. Alcuni Autori indicano come 40 Gy il limite al di sotto del quale sarebbero più frequenti e rapide le recidive [22, 23]; altri invece suggeriscono il limite di 50 Gy. L'orientamento attuale è quello di somministrare una dose compresa tra i 40 e i 50 Gy su tutto l'encefalo estendendosi fino alla seconda vertreba cervicale, con la frequente aggiunta di una dose ulteriore (boost) di 10/15 Gy sull'area tumorale [19, 23].

L'irradiazione del nevrasse pur segnalata da alcuni Autori come utile non è più attuata di routine.

Chemioterapia

Non esistono in letteratura ampie casistiche che analizzino in studi randomizzati il ruolo della chemioterapia nei linfomi cerebrali anche se è nota da tempo la sensibilità di questi tumori ai chemioterapici [24, 25]. Gli studi hanno preso inizialmente in considerazione neoplasie trattate solo alla recidiva con farmaci e schemi mutuati dalle forme sistemiche [22, 26]. Protocolli come il CHOP, BACOD e MACOP-B si sono dimostrati in grado d'indurre sensibili riduzioni della massa tumorale nel 60-80% dei casi, senza tuttavia migliorare significativamente la sopravvivenza [6, 14, 27, 28].

Il metotrexate (MTX) è il farmaco che viene considerato più efficace nel trattamento di questa patologia. Le alte dosi di MTX e citarabina (Ara-C) sono in grado di attraversare la barriera ematoencefalica raggiungendo concentrazioni liquorali terapeutiche per oltre 48 ore dalla somministrazione venosa [27]. Dopo singola somministrazione venosa di una alta dose di Ara-C, si ottengono concentrazioni terapeutiche anche nel vitreo e nell'umore acqueo suggerendo quindi una utilità del farmaco nel coinvolgimento linfomatoso dell'occhio [27]. Le alte dosi di MTX (3-10 mg/mq e.v.), somministrate dopo la radioterapia, risultano attive nel 60% dei pazienti e sono in grado d'indurre risposte complete e durature.

Purtroppo la somministrazione di MTX dopo la radioterapia è gravata da un elevato rischio di leucoencefalopatia che si manifesta clinicamente con demenza, mioclonie ed un quadro RM caratterizzato da diffusa demielinizzazione periventricolare. Questa complicanza, comune anche all'Ara-C, è segnalata però molto raramente, quando la somministrazione di MTX o di Ara-C precede e non segue il trattamento radiante [26].

Negli ultimi anni, l'atteggiamento nei confronti della chemioterapia è cambiato nel senso di una sempre più accentuata anticipazione dell'uso del chemioterapico alle prime fasi della malattia [14, 26]. Questo nuovo approccio terapeutico è in via di validazione; sono riportate risposte significative e durature a dosi di MTX comprese tra 1 e 3 g/mq, ma non è ancora stato definitivamente stabilito il timing del trattamento radiante. Neuwelt riporta una mediana di survival time (ST) di oltre 44 mesi in un ristretto numero di pazienti trattati con alte dosi di MTX per via arteriosa e trattamento radiante iniziato solo alla recidiva [26].

Alcuni Autori sostengono invece la indifferibilità della radioterapia che non dovrebbe essere somministrata solo alla recidiva, ma in ogni paziente alla conclusione della chemioterapia e nel tentativo di ottenere un consolidamento delle risposte [28]. Con questo approccio i risultati sono molto interessanti in termini di sopravvivenza; soprattutto nei pazienti di età superiore ai sessant'anni sono però importanti anche le complicanze neurologiche [29].

Da oltre 10 anni il nostro gruppo ha scelto di rimandare il trattamento radiante al momento della recidiva [30, 31] solo nei pazienti responsivi alla chemioterapia con alte dosi di MTX (CR+PR). Nella nostra esperienza, le risposte complete alla RM ammontano a circa l'80% dei pazienti; la sopravvivenza totale è di circa 40 mesi, la tossicità neurologica contenuta. Da notare che il rinvio della radioterapia non modifica la sensibilità al trattamento radiante di "salvataggio" con risposte nell'ordine dell'80% dei casi.

Non esistono larghe casistiche sul trattamento delle recidive. È stata riportata una buona efficacia della temozolomide in monoterapia [32] e in associazione con le nitrosouree [33]. Il trattamento con alte dosi seguite da autotrapianto di midollo osseo sarebbe caratterizzato da una buona efficacia, ma gravato da importante tossicità neurologica [34].

Bibliografia

1. De Angelis LM (1995) Current management of primary central nervous system lymphoma. Oncology 9:63-71
2. De Angelis LM (1999) Primary central nervous system lymphoma. J Neurol Neurosurg Pyschiatry 6:699-701
3. Eby NL, Grufferman S, Flannelli CM, Schold SC, Vogel S, Burger PC (1988) Increasing incidence of primary CNS lymphoma in the US. Cancer 62:2461-2465
4. Herman TS, Hammond N, Jones SE (1979) Involvement of the central nervous system by non-Hodking's lymphoma. Cancer 43:390-397
5. Selch MT, Shimitzu KT, De Salles AF, Sutton C, Parker RG (1994) Primary central nervous system lymphoma. Results at the University of California at Los Angeles and review of the literature. Am J Clin Oncol 17:286-293
6. Letendre L, Banks PM, Reese DF, Miller RH, Scanlon PW, Kiely JK (1984) Primary lymphoma of the central nervous system. Cancer 49:939-943
7. Grant JW, Isaacson PG (1992) Primary central nervous system lymphoma. Brain Pathol 2:97-109
8. Johanna M, Gijtenbeek M, Rosenblum M, DeAngelis LM (2001) Primary central nervous system T-cell lymphoma. Neurology 57:716-718
9. Ashby MA, Barber PC, Holmes AE, Freer CE, Collins R (1988) Primary intracranial Hodgkin's disease. A case report and discussion. Am J Surg Pathol 12:294-299
10. Paulus W, Jellinger K, Hallas C, Ott G, Müller-Hermelink HK (1993) Human Herpes virus-6 and Epstein-Barr virus genome in primary cerebral lymphomas. Neurology 43:1591-1593
11. Bashir R, Coakham H, Hochberg F (1992) Expression of LFA-1/ICAM-1 in CNS lymphomas: a possible mechanism for lymphoma homing into the brain. J Neuroncol 12:103-110.
12. Jellinger KA, Paulus W (1995) Primary central nervous system lymphomas: new pathological developments. J Neuroncol 24:33-36.
13. Wildemann B, Jansen O, Haas J, Vogt-Schaden ME, Storch-Hagenlocher B (2001) Rapid distinction of acute demyelinating disorders and central nervous system lymphoma by molecular analysis of cerebrospinal fluid cells. J Neurol 248:127-130
14. De Angelis LM, Yahalom J, Heinemann MH (1990) Primary CNS lymphoma: combined treatment with chemotherapy and radiotherapy. Neurology 40:80-86
15. Lachance DH, O'Neill BP, MacDonald DR (1991) Primary leptomeningeal lymphoma: report of 9 cases, diagnosis with immunocytochemical analysis and review of the literature. Neurology 41:95-100
16. Gill MK, Jampol LM (2001) Variations in the presentation of primary intraocular lymphoma: case reports and a review. Surv Ophthalmol 45:463-471
17. Buhring U, Herrlinger U, Krings T, Thiex R, Weller M, Kuker W (2001) MRI features of primary central nervous system lymphomas at presentation. Neurology 57:393-396
18. De Angelis LM (1992) Primary central nervous system lymphoma (PCNSL) presenting as non-enhancing lesion on MR scan. Neurology 42[Suppl 3]:389
19. De Angelis LM, Yahalom J, Thaler HT (1992) Combined modality of treatment for primary CNS lymphoma. J Clin Oncol 10:635-643
20. Hayakawa T, Takakura K, Abe H, Yoshimoto T, Tanaka R, Sugita K, Kikuchi H, Uozumi T, Hori T, Fuki H, Ushio Y, Nomura K, Matsutami M, Mohri N, Kamanishi T, Aozasa K, Nagashima K (1994) Primary central nervous system lymphoma in Japan. A retrospective co-operative study by CNS-Lymphoma Study Group in Japan. J Neurooncol 19:197-215
21. Vaquero J, Martinez R, Rossi E (1984) Primary cerebral lymphoma: the "ghost tumour". Case report. J Neurosurg 60:174-176
22. Vokes EE, Ultmann JE, Golomb HM (1985) Long-term survival of patients with localized diffuse histiocytic lymphoma. J Clin Oncol 3:1309-1317
23. Sagermann RH, Collier CH, King GA (1983) Radiation therapy of microgliomas. Radiology 149:567-570
24. Lachance DH, Gockerman J, Halperin E (1994) Cyclophosphamide, doxorubicin, vincristine and prednisone for primary central nervous system lymphoma: short-duration response and multifocal intracerebral recurrence preceding radiotherapy. Neurology 44:1721-1727
25. Grote TH, Grosh WW, List AF, Wiley R, Cousar JB, Johnson DH (1989) Primary lymphoma of the central nervous system. Am J Clin Oncol 12:93-100
26. Neuwelt EA, Goldman DL, Dahlborg SA (1991) Primary CNS lymphoma treated with osmotic blood-brain barrier disruption: prolonged survival and preservation of cognitive function. J Clin Oncol 9:1580-1590

27. Selvin ML, Piall EM , Aherne GW (1983) Effect of dose and schedule on pharmacokinetics of high-dose cytosine arabinoside in plasma and cerebrospinal fluid. J Clin Oncol 1:546-551
28. Reni M, Ferreri AJ, Guha-Thakurta N, Blay JY, Dell'Oro S, Biron P, Hochberg FH (2001) Clinical relevance of consolidation radiotherapy and other main therapeutic issues in primary central nervous system lymphomas treated with upfront high-dose methotrexate. Int J Radiat Oncol Biol Phys 51:419-425
29. Bessell EM, Graus F, Lopez-Guillermo A, Villa S, Verger E, Petit J, Holland I, Byrne P (2001) CHOD/BVAM regimen plus radiotherapy in patients with primary CNS non-Hodgkin's lymphoma. Int J Radiat Oncol Biol Phys 50:457464
30. Boiardi A, Silvani A, Valentini S, Salmaggi A, Allegranza A, Broggi G (1993) Chemotherapy as a first treatment for primary malignant non-Hodgkin's lymphoma of the central nervous system: preliminary data. J Neurol 241:96-100
31. Boiardi A, Silvani A, Pozzi A, Fariselli L, Broggi G, Salmaggi A (1999) Chemotherapy is effective as early treatment for primary central nervous system lymphoma. J Neurol 246:31-37
32. Reni M, Ferreri AJ, Landoni C, Villa E (2000) Salvage therapy with temozolomide in an immunocompetent patient with primary brain lymphoma. J Natl Cancer Inst 92:575-576
33. Silvani A, Eoli M, Salmaggi A, Zappacosta B, Boiardi A (2001) A phase I trial of temozolomide plus nimustine in glioblastoma recurrent patients. Seventh National Congress of the Italian Association of Neuro-oncology. Turin October 2001. Neurooncology 3[Suppl. 1]:27
34. Soussain C, Suzan F, Hoang-Xuan K, Cassoux N, Levy V, Azar N, Belanger C, Achour E, Ribrag V, Gerber S, Delattre JY, Leblond V (2001) Results of intensive chemotherapy followed by hematopoietic stem-cell rescue in 22 patients with refractory or recurrent primary CNS lymphoma or intraocular lymphoma. J Clin Oncol 19:742-749

CAPITOLO 11

La terapia delle carcinomatosi meningee

A. Silvani, M. Eoli, A. Boiardi

La carcinomatosi meningea (CM) è una complicanza neoplasica dovuta all'invasione del liquor e delle leptomeningi da parte di cellule tumorali.

Circa il 5% degli affetti da tumore sviluppa questa complicanza. I linfomi e le leucemie ne sono più spesso all'origine; mentre le cause più frequenti tra i tumori solidi sono, nell'ordine: carcinoma mammario, neoplasie polmonari, melanomi, neoplasie primitive del sistema nervoso centrale (SNC) e tumori del tratto gastrointestinale. Un discorso a parte merita l'AIDS, malattia in cui la linfomatosi meningea interessa circa il 20% dei pazienti affetti da linfoma sistemico non Hodgkin (Tab. 1).

Nell'ultimo decennio la frequenza della CM è in aumento probabilmente per il prolungamento della sopravvivenza globale dei malati tumorali dovuta alla disponibilità di strumenti diagnostici più sensibili. Per le neoplasie solide sono cambiati anche gli istotipi più frequentemente coinvolti. In passato, le neoplasie gastriche erano le cause più frequenti di CM (45%); questo primato attualmente spetta alle neoplasie della mammella (5-34%), al microcitoma polmonare (SCLC) 10-25% ed al melanoma (17-26%); per i tumori del tratto gastroenterico la percentuale si è invece notevolmente ridotta al 4-14%. L'intervallo tra la diagnosi della malattia primitiva e lo sviluppo della CM è variabile da 5 a 90 mesi ma, soprattutto per il medulloblastoma, sono riportati casi con

Tabella 1. Incidenza della carcinomatosi meningea secondo l'istotipo tumorale

Tumore primitivo	Pazienti affetti (%)
Tumori solidi	4-15
Carcinoma mammario	5-34
Tumore polmonare a piccole cellule (SCLC)	10-25
Melanoma	17-26
Tratto gastroenterico	4-14
Tumori cerebrali primitivi	1-2
Tumori ematologici	
Linfomi	7-15
Linfoma non-Hodgkin in AIDS	20-22
Leucemia mielode acuta	20-50
Leucemie acute del bambino	8-20
Leucemia mielode cronica	5
Leucemia linfoide cronica	20

latenze superiori anche ai dieci anni. In circa il 10% dei casi la CM si sviluppa inaspettatamente in pazienti dove la malattia primitiva è in remissione. Spesso è associata a: metastasi cerebrali parenchimali (40%), durali (15-35%), epidurali (5%) e noduli leptomeningei (40%) [1].

Senza trattamento, la maggioranza dei pazienti sopravvive per 4-6 settimane dalla diagnosi; il decesso è causato da deterioramento del quadro neurologico. La progressione della malattia sistemica e le complicanze correlate sono invece causa più frequente di morte per i pazienti sottoposti a terapia.

Fisiopatologia

È a tutt'oggi oggetto di speculazioni quale sia la via seguita dalle cellule per migrare dal tumore primitivo alle leptomeningi. È possibile che micrometastasi raggiungano lo spazio subaracnoideo attraverso il letto vascolare arterioso (arterie parenchimali, plessi coriodei) o venoso (plesso venoso di Batson). La neoplasia si può anche estendere direttamente a partire da anastomosi venose createsi all'interno di metastasi ossee (cranio o vertebre) o in metastasi a sede epidurale. Esiste poi la possibilità di una propagazione per continuità a partire da strutture che siano a diretto contatto o in vicinanza delle leptomeningi, come nel caso di neoplasie del SNC, dei seni paranasali, del faringe. Da ultimo, le cellule neoplastiche si possono diffondere per via retrograda, lungo il decorso dei nervi cranici e spinali, seguendo gli spazi perineurali.

Penetrate nello spazio subaracnoideo, le cellule tumorali si diffondono accumulandosi, prevalentemente per gravità, in strati che determinano un marcato ispessimento delle leptomeningi soprattutto della base cranica e sul fondo del sacco durale. Le cellule circondano e invadono le radici nervose, formano delle cuffie perivascolari, si propagano agli spazi di Virchow-Robin, coinvolgono più superficialmente la pia madre, interessano in profondità il parenchima cerebrale.

Diagnosi

Nei pazienti neoplastici, la CM dovrebbe essere sempre sospettata quando i sintomi suggeriscono un coinvolgimento di aree anatomiche multiple all'interno del SNC. Le manifestazioni cliniche più comuni sono: cefalea da ipertensione endocranica, paralisi dei nervi cranici, demenza, dolori lombari, radicolopatie, in particolare della cauda. In circa il 40% dei pazienti, l'evoluzione della CM è anche caratterizzata dallo sviluppo di idrocefalo [2] (Tab. 2).

Radiologia

La risonanza magnetica con gadolinio è l'esame radiologico di elezione. Lo studio dovrebbe esplorare l'encefalo e l'intero nevrasse; è altamente specifico e risulta positivo anche in un'alta percentuale di casi in cui il liquor non evidenzia cellule neoplastiche. Lo studio RM risulta importante anche per la possibilità di dimostrare noduli parenchimali o leptomeningei e per evidenziare eventuali alterazioni della dinamica liquorale [3]. La RM ed in minor misura la TC evidenziano presa di contrasto, nodulare o diffusa, a livello delle convessità, delle cisterne o subependimale, associata o meno ad idrocefalo (Fig. 1). Nelle immagini in T2 e densita protonica (DP) la CM è caratterizzata da un aumento diffuso dell'intensità di segnale lungo le convessità.

Tra le nuove tecniche RM viene segnalata una buona sensibilità delle sequenze FLAIR che, in particolari condizioni, danno maggiori informazioni delle stesse sequenze con gadolinio [4].

Tabella 2. Sintomi e segni delle carcinomatosi meningee

	Sintomi	**Segni**
Emisferi cerebrali	Cefalea Turbe dello psichismo Nausea e vomito Ipostenia Comizialità	Confusione Demenza Crisi epilettiche Papilledema Deficit di lato
Nervi cranici	Diplopia Ipoacusia Assimmetria rima orale Calo del visus	Oftalmoplegia Deficit sensitivo-motorio V Deficit dell'VIII Neuropatia ottica
Radici spinali	Ipostenia Alterazione delle sensibilità Dolore Disturbi sfinterici	Ipostenia Deficit sensitivi Alterazioni riflessi profondi Ritenzione-incontinenza Rigor e altri segni meningei

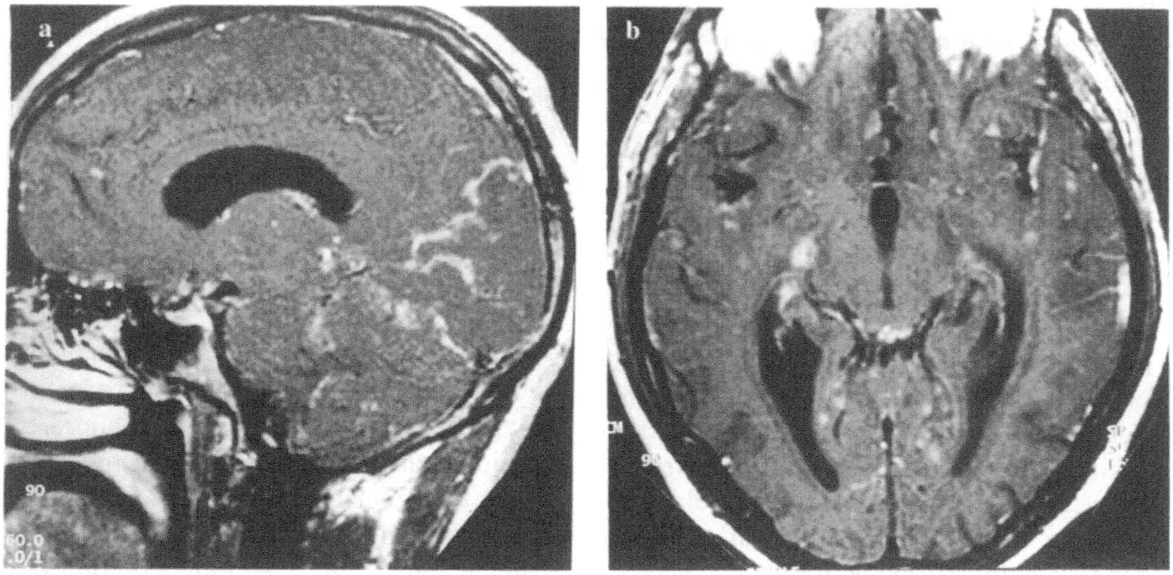

Fig. 1a, b. *RM encefalo, sezioni assiali e sagittali T1-dipendenti dopo gadolinio.* Nell'immagine assiale (**a**), si notano numerosi noduli di disseminazione associati ad ispessimento piale. Nell'immagine sagittale (**b**), il mezzo di contrasto si accumula in modo evidente lungo il decorso del solco parieto-occipitale e della scissura calcarina

Liquor

L'esame del liquor da puntura lombare (PL) è più sensibile di quello intraventricolare ed andrebbe eseguito più volte anche in pazienti portatori di catetere intraventricolare. Il prelievo da catetere ventricolare è spesso meno informativo; evidenzia in genere valori più elevati di glicoracchia, con proteinoracchia più bassa e minori probabilità di ottenere un citologico positivo. La presenza di cellule neoplastiche nel liquor risulta diagnostica ad eccezione che nei pazienti con sospetto di linfomatosi e con linfociti reattivi, spesso difficilmente distinguibili dai neoplasici. Un citologico negativo non esclude la diagnosi di carcinomatosi; il 50% circa dei pazienti con CM ha citologico negativo alla prima PL; la percentuale si riduce a circa il 15% dopo tre rachicentesi. Il citologico sarà più frequentemente positivo nei pazienti con coinvolgimento meningeo esteso. In contesto adeguato, altri segni come linfocitosi modesta, aumento delle proteine, sono sospetti, ma non diagnostici; la riduzione della glicoracchia si riscontra invece in genere solo nelle CM e nelle infezioni da batteri [2].

Pleiocitosi è presente in circa il 50% dei pazienti, il riscontro di eosinofilia è altamente sospetto per una forma linfatica (ma attenzione ai pazienti in terapia con Ibrufen). Un liquor xantocromico può suggerire un sanguinamento, tra le lesioni secondarie che più frequentemente sanguinano si ricorda il melanoma.

I markers tumorali su liquor risultano poco sensibili e specifici, una loro utilità potrebbe essere quella di monitorare con le eventuali fluttuazioni una terapia. I marker utilizzati sono: l'antigene carcinoembrionario (CEA) per gli adenocarcinomi, l'α-fetoproteina e la β-HCG (*β-human chorionic gonadotropin*) per le neoplasie testicolari e i germinomi, l'acido idrossi-indolacetico nel caso di tumori carcinoidi e le immunoglobuline nel caso dei mielomi.

Un livello liquorale elevato di CEA è di utilità solo se i livelli serici sono bassi. Spesso si riscontrano dei valori elevati di beta-glucoronidasi, tuttavia le fluttuazioni sono molto ampie e possono riflettere varie patologie, quali infezioni batteriche, virali, fungine e tubercolari.

Il riscontro di elevati valori di lattico deidrogenasi (LDH) è segnalato in varie patologie (ictus, meningiti, etc.), tuttavia la percentuale di pazienti con CM che hanno una elevazione delle LDH liquorali è di circa l'80%. L'isoenzima-5 della LDH è segnalato positivo nel carcinoma mammario, polmonare e nel melanoma, ma anche in meningiti batteriche.

Il dosaggio della β2-microglobulina è di una certa utilità solo nei pazienti in cui si sospetti una CM da malattie ematologiche, va ricordato che un suo movimento si riscontra anche dopo il trattamento intratecale con metotrexate (MTX).

La ferritina è un marker sensibile di uno stato infiammatorio delle meningi, ma non è specifica nella diagnosi di LC. Sono segnalati casi di positività della fosfatasi alcalina in tumori polmonari, mentre l'antigene prostatico specifico (PSA) può essere elevato nel caso di carcinomatosi da neoplasie prostatiche [5].

L'uso di anticorpi monoclonali può essere utile nel distinguere tra linfociti reattivi e cellule tumorali.

Trattamenti

La prognosi delle CM rimane infausta e i trattamenti hanno un significato solo palliativo; tuttavia, una diagnosi precoce e un trattamento aggressivo contribuiscono a migliorare la qualità di vita dei pazienti ed occasionalmente vengono segnalate delle remissioni di lunga durata [6]. Un comportamento differente è da segnalare nelle CM da leucemie e linfomi, dove la sensibilità della neoplasia al MTX e alla citarabina (Ara-C) può indurre remissioni anche durature. Tra i tumori solidi le migliori risposte al trattamento radiante e chemioterapico si osservano nelle CM da carcinoma mammario con un miglioramento clinico in circa il 60% delle pazienti e una sopravvivenza ad un anno del 15%. Per le altre neoplasie solide le risposte sono molto minori con una mediana di sopravvivenza per il SCLC e melanoma di circa 4 mesi. Difficilmente i pazienti non responsivi alla chemioterapia sopravvivono più di 4 settimane.

Nel momento in cui è stata formulata la diagnosi di CM è necessario stabilire se e come trattare il paziente. Alla decisione contribuiscono in varia misura fattori prognostici come: Karnofsky performance status, patologie concomitanti, aspettativa di vita, nonché, non ultimo, il desiderio del paziente. Vanno inoltre considerati: l'istotipo di partenza e lo stato della malattia sistemica. Così pazienti con una malattia sistemica in remissione e con tumori potenzialmente responsivi sono candidati ad un trattamento aggressivo. Mentre è poco probabile che un trattamento antineoplastico possa essere utile in pazienti profondamente debilitati dalla malattia sistemica o con deficit neurologici fissi; per questi pazienti è più ragionevole proporre il solo trattamento di supporto (antidolorifici, antiemetici, etc.) (Tab. 3).

La CM coinvolge l'intero nevrasse per cui il trattamento deve teoricamente coprire l'intero spazio subaracnoideo cranio-spinale includendo il sistema ventricolare e le cisterne della base cranica.

Non esiste un trattamento standard ma avendo in mente le precedenti considerazioni si consiglia una chemioterapia intratecale associata o meno ad una chemioterapia sistemica nel caso di malattia primitiva attiva. L'impiego della radioterapia dovrebbe essere riservato al trattamento delle localizzazioni sintomatiche e della malattia nodulare (bulky).

Chemioterapia intratecale

La somministrazione intratecale di chemioterapici permette di ottenere nel liquor concentrazioni farmaco-terapeutiche con tossicità ematologica relativamente contenuta (<18%). I farmaci utilizzati nella pratica clinica sono pochi: MTX, Ara-C e Thiotepa; inoltre, non sono disponibili dati che in studi randomizzati provino la superiorità di uno o dell'altro di questi farmaci o della loro combinazione (Tab. 4).

L'MTX è il farmaco abitualmente di prima scelta nei pazienti con carcinomatosi da tumori solidi. Uno schema di trattamento consigliato può prevedere la somministrazione due volte alla settimana di 10-15 mg di

Tabella 3. Fattori che contribuiscono alla scelta terapeutica

	Trattamento aggressivo	Trattamento sintomatico
Istologia	Chemio-radiosensibili	Chemio-radioresistenti
Storia naturale del tumore	Indolenti, crescita lenta	Aggressivi, crescita rapida
Estensione sistemica della malattia	Assente o minima	Diffusa
Deficit neurologici	Nessuno o minimi	Multipli, ingravescenti
KPS	≥ 70	< 70
Interessamento SNC	Assente	Presente
Blocchi liquorali	Assente	Presente
Malattia-bulky	Assente	Presente
parenchimale	Assente	Presente
subaracnoidea	Assente	Presente

KPS, Karnofsky performance status; *SNC*, sistema nervoso centrale

Tabella 4. Chemioterapia intratecale

Chemioterapico	Schema di trattamento	Indicazioni
Metotrexate (MTX)	10-15 mg, 2 volte alla settimana	Tumori solidi
Cytarabina (Ara-C)	25-100 mg, 2-3 volte alla settimana	Leucemie-linfomi
Thiotepa	10 mg, 2-3 volte alla settimana diluiti in acqua per preparazioni iniettabili	Tumori solidi-linfomi

MTX fino a che il liquor non mostri una risposta parziale (citologico, cellularità, proteine, glicoracchia). In questo caso il trattamento proseguirà con una somministrazione settimanale fino alla risposta completa. Ottenuta la negativizzazione del liquor il trattamento dovrebbe essere ripetuto due o tre volte al mese. Questa modalità terapeutica, pur essendo in grado di indurre risposte, talora anche durature, è in grado di ottenere delle sopravvivenze mediane di circa sei mesi. La somministrazione intratecale di MTX è associata però ad aracnoiditi e leucoencefalopatie. Viene segnalata occasionalmente una mielite trasversa come reazione idiosincrasica alla somministrazione di MTX intratecale, che può manifestarsi da 30 minuti a 48 ore dopo l'inoculo e per la quale non esiste un trattamento specifico. Più comune è la leucoencefalopatia che compare in media dopo un anno dalla terapia ed è più frequente nei pazienti trattati anche con radioterapia.

Ara-C è in genere preferita nelle neoplasie ematologiche o come seconda linea nei tumori solidi che non abbiano risposto al MTX. Viene somministrata due-tre volte la settimana alla dose di 25-100 mg. Viene descritta come meglio tollerata rispetto al MTX; come il metotrexate è un farmaco ciclo-specifico quindi risulterà più efficace quando siano ottenute concentrazioni liquorali elevate per un lungo periodo. Recentemente si è reso disponibile un composto depot (DepoCyt) che dopo la somministrazione di una singola dose di 50 mg consente di ottenere delle concentrazioni terapeutiche anche dopo 14 giorni dalla somministrazione [6].

Il Thiotepa è l'unico alchilante ad oggi disponibile per la somministrazione intratecale; uno schema di trattamento consigliato è quello di 7.5-10 mg 2 o 3 volte alla settimana fino alla risposta, seguito da una somministrazione quindicinale per altri 2-3 mesi. Rispetto ai precedenti ha migliore tollerabilità e minor incidenza di complicanze neurologiche.

Accanto a questi farmaci utilizzati di routine vi sono altri chemioterapici o biomodulatori allo studio in singoli trial. L'etoposide (VP16) è stato recentemente utilizzato in disseminazioni da medulloblastoma con risultati incoraggianti.

La modalità di somministrazione più utilizzata è quella della rachicentesi, sottoponendo il paziente a due o tre rachicentesi alla settimana. Per ovviare a questo problema, in pazienti selezionati, può essere impiantata una porte sottocutanea che rende meno indaginosa e traumatica la somministrazione. L'inoculo a livello lombare ha però un'altra limitazione legata alla frequente compartimentalizzazione del sistema liquorale. La presenza di "blocchi", spesso clinicamente silenti, può impedire al chemioterapico iniettato a livello lombare di raggiungere la convessità cerebrale. La percentuale di "blocchi liquorali" è elevata (40%) anche in pazienti che non abbiano una clinica suggestiva [1]. Nel caso di blocchi evidenti può essere utilizzata la radioterapia con campi mirati, mentre va sempre valutata la possibilità d'impiantare un reservoir intraventricolare.

Radioterapia

Il chemioterapico somministrato per via intratecale è in grado di diffondere non oltre i 2-3 mm dall'interfaccia encefalo-tumore-liquor, quindi in presenza di localizzazioni nodulari (malattia-bulky), parenchimali e/o subaracnoidei è indicato il trattamento radiante [7].

Il trattamento esteso a tutto l'encefalo e nevrasse è caratterizzato da gravi tossicità (mielodepressione, mucositi, etc.), quindi il suo impiego è oggi riservato alla sola meningosi leucemica. Il trattamento standard consiste in 24 Gy in 8 sedute su 10-14 giorni, somministrati direttamente nelle sedi di maggior coinvolgimento clinico.

Vi sono studi che indicano una buona efficacia e tollerabilità dell'associazione radioterapia-chemioterapia intratecale.

Bibliografia

1. Chamberlain MC (1994) Pediatric leptomeningeal metastasis: 111In-DTPA cerebrospinal fluid flow studies. J Child Neurol 9:150-154
2. Chamberlain MC (2000) Neoplastic meningitis: a guide to diagnosis and treatment. Curr Opin Neurol 13:641-648
3. Chamberlain MC (1995) Comparative spine imaging in leptomeningeal metastases. J Neurooncol 23:233-238
4. Tsuchiya K, Katase S, Yoshino A, Hachiya J (2001) FLAIR MR imaging for diagnosing intracranial meningeal carcinomatosis. AJR Am J Roentgenol 176:1585-1588
5. Thomas JE, Falls E, Velasco ME, Zaher A (2000) Diagnostic value of immunocytochemistry in leptomeningeal tumor dissemination. Arch Pathol Lab Med 124:759-761
6. Glantz MJ, Jaeckle KA, Chamberlain MC, Phuphanich S, Recht L, Swinnen LJ, Maria B, La Follette S, Berry G, Bernard F, Howell B (1999) A randomized controlled trial comparing intrathecal sustained-release cytarabine (DepoCyt) to intrathecal methotrexate in patients with neoplastic meningitis from solid tumors. Clin Cancer Res 5:3394-3402
7. Glantz MJ, Hall WA, Cole BF (1995) Diagnosis management and survival of patients with leptomeningeal cancer based on cerebrospinal fluid-flow status. Cancer 75:2919-2931

CAPITOLO 12

Polimeri biodegradabili e rilascio locale di chemioterapici

F. DiMeco, G. Petrangolini, P. Rizzo, A. Olivi, H. Brem

La sopravvivenza media dei pazienti affetti da gliomi maligni è ancora oggi inferiore ad un anno [1]. L'aggiunta della chemioterapia sistemica la può prolungare, ma è associata ad una significativa tossicità [1, 2]. Uno dei fattori principalmente responsabili della inefficacia della chemioterapia è costituito dalla barriera ematoencefalica (BEE), la cui presenza limita grandemente la penetrazione degli agenti terapeutici all'interno del parenchima cerebrale. Di conseguenza, per raggiungere concentrazioni di farmaco efficaci a livello del sito tumorale, devono essere somministrate per via sistemica dosi di farmaco molto elevate. Sfortunatamente, la tossicità invariabilmente legata a questi farmaci è dose-limitante e la dose sistemica tollerata spesso non permette di raggiungere concentrazioni ottimali a livello tumorale. L'attenzione dei ricercatori si è rivolta quindi allo sviluppo di trattamenti innovativi. In particolare, l'osservazione che l'80% dei gliomi maligni recidiva nel raggio di 2 cm dal sito tumorale originario, non disgiunta dalla considerazione che le metastasi sono eccezionalmente rare [3], hanno indotto i ricercatori e i clinici a concentrare i loro sforzi sul controllo locale della malattia.

L'impianto diretto, a livello del sito tumorale, di polimeri in grado di rilasciare il farmaco rappresenta una strategia di controllo locale della malattia che permette allo stesso tempo di superare le limitazioni imposte dalla BEE. In aggiunta, i polimeri garantiscono un rilascio continuo e controllato nel tempo del principio attivo che, somministrato per via sistemica, verrebbe invece rapidamente eliminato dai meccanismi di clearance. Un ulteriore vantaggio offerto da questo tipo di tecnologia è rappresentato dalla possibilità di utilizzare agenti terapeutici il cui impiego è sempre stato controindicato per problemi di tossicità sistemica.

In questo Capitolo descriviamo le varie fasi dello sviluppo di questo nuovo approccio, dalla selezione di un sistema di polimeri adeguato, agli studi preclinici che ne hanno dimostrato la tollerabilità ed efficacia, ai trial clinici che hanno condotto la statunitense Food and Drug Administration (FDA) all'approvazione dell'uso clinico dei polimeri veicolanti BCNU per il trattamento dei tumori gliali maligni. Illustriamo, inoltre, i più recenti indirizzi di ricerca che porteranno a futuri sviluppi delle strategie di somministrazione locale degli agenti antineoplastici mediato da polimeri per il trattamento dei gliomi maligni.

Polimeri utilizzati per il rilascio controllato di farmaci a livello cerebrale

Benché siano disponibili vari tipi di polimeri per la somministrazione locale di farmaci [4], solamente alcuni di essi soddisfano i criteri necessari per l'impiego in ambito clinico nel trattamento delle lesioni cerebrali. Tra questi, primi tra tutti, la mancanza di tossicità e la capacità di garantire un rilascio controllato di farmaci sia ad alto che a basso peso molecolare. In linea generale, i polimeri utilizzabili appartengono a due differenti categorie a seconda del meccanismo di rilascio: polimeri che rilasciano attraverso meccanismi di diffusione e polimeri che rilasciano attraverso meccanismi di degradazione. Le matrici non biodegradabili sono un esempio di polimero che rilascia il farmaco per diffusione a livello della interfaccia tra composto e tessuto. Questi polimeri vennero inizialmente descritti da Langer e Folkmann [4, 5] che scoprirono come le macromolecole potessero essere incorporate all'interno di un polimero di etilen-vinil-acetato (EVAc) non biodegradabile, in grado di rilasciare il farmaco in maniera costante e riproducibile. In quanto non biodegradabili, tuttavia, questi composti non rappresentano il polimero ideale. Infatti, la matrice vuota del polimero, rimasta in corrispondenza del sito d'impianto quale corpo estraneo, poneva il presupposto di un successivo reintervento di asportazione. Al contrario, i polimeri biodegradabili garantiscono il rilascio controllato del farmaco attraverso un meccanismo di graduale erosione di superficie della matrice [6]. Questi polimeri, in quanto biodegradabili, non necessitano di essere rimossi chirurgicamente e sembrano pertanto più adatti ad un impianto intracerebrale.

La matrice polianidridica formata da carbossi-fenossi-propano e acido sebacico (p(CPP)-SA) è un esempio di polimero biodegradabile. Questi copolimeri di polianidride reagiscono con acqua formando acidi dicarbossilici e permettono un rilascio continuo del farmaco incorporato. I copolimeri di polianidride sono estremamente idrofobici; questa caratteristica protegge gli agenti chemioterapici dall'idrolisi e dalla degradazione enzimatica. Pertanto, dal momento che la matrice si degrada a ritmo costante, farmaci che somministrati per via sistemica avrebbero una emivita di pochi minuti, possono essere rilasciati in forma biologicamente attiva per un periodo anche estremamente lungo. È possibile inoltre, variando il rapporto tra CPP e SA nella formulazione del polimero, variare la velocità di degradazione del polimero e conseguentemente variare il profilo di rilascio del farmaco. La velocità di degradazione, infatti, può essere significativamente aumentata con l'aumentare della percentuale di SA [7]. Il procedimento di manifattura del polimero p(CPP)-SA è stato ormai ampiamente studiato e perfezionato. I farmaci vengono incorporati nella matrice a bassa temperatura (al di sotto di 37°C) e il composto viene quindi disidratato e compresso. La matrice polimerica solida può quindi essere forgiata in qualsiasi forma, come *wafer*, barrette, fogli o microsfere [7].

Il copolimero formato da fatty-acid-dimer e acido sebacico (FAD-SA) è un altro esempio di polimero biodegradabile che ha in comune con il sistema p(CPP)-SA sia il meccanismo di rilascio che la possibilità di variarne la cinetica, variando il rapporto tra i due monomeri. Tuttavia, diversamente dai copolimeri p(CPP)-SA che sono stati concepiti per il rilascio di molecole idrofobiche, i copolimeri FAD-SA sono stati specificamente sviluppati per trasportare composti idrofilici [8].

Agenti antineoplastici rilasciati da polimeri

La prima applicazione di questa nuova strategia terapeutica si è ottenuta con lo studio di *wafer* a rilascio controllato di BCNU. La scelta del BCNU deriva da una serie di osservazioni: (1) è il farmaco più frequentemente utilizzato nel trattamento dei gliomi maligni; (2) la sua somministrazione sistemica è limitata dalla tossicità (mielodepressione e fibrosi polmonare); (3) l'emivita serica è di soli 15 minuti; (4) non richiede attivazione metabolica per esercitare la propria attività citotossica.

I risultati degli studi preclinici [9] e clinici [10] hanno portato nel 1996 la FDA ad approvare l'impiego in ambito clinico dei BCNU-*wafer* al 3.85% per il trattamento dei glioblastomi recidivanti. Si tratta della prima nuova forma di trattamento dei tumori cerebrali maligni approvata negli Stati Uniti dall'FDA in 23 anni. Sulla scorta della esperienza statunitense, il trattamento dei tumori cerebrali maligni con BCNU-*wafer* è stato successivamente approvato e regolamentato in altri 21 Paesi. Ulteriori studi sperimentali, condotti sui modelli animali, hanno poi dimostrato che all'aumento della dose di BCNU (fino al 32%) corrisponde un miglioramento dell'efficacia terapeutica [11]. Recentemente, il consorzio NABTT, con la sponsorizzazione dell'NIH, ha concluso un trial clinico multicentrico di fase I, mirato a valutare la tollerabilità, anche riferita alla dose massima, di *wafer* veicolanti quantità crescenti di BCNU (fino al 28%). Questo studio ha dimostrato la buona tollerabilità del trattamento di pazienti affetti da gliomi maligni recidivanti con polimeri veicolanti dosi di BCNU fino al 20% [12].

I risultati ottenuti con i BCNU-*wafer* hanno aperto la strada all'utilizzo dei polimeri biodegradabili come veicoli per una varietà di altri farmaci antineoplastici. In particolare, questo approccio ha rinnovato l'interesse verso agenti che si erano dimostrati estremamente promettenti dal punto di vista sperimentale, ma il cui utilizzo in ambiente clinico era limitato o controindicato, a causa dell'impermeabilità della BEE o degli effetti tossici sistemici. Ad esempio, il *paclitaxel* è dotato di una potente azione antitumorale nei confronti di colture di cellule di glioma maligno [13]. La sua utilità è però limitata perché non è in grado di penetrare in maniera efficace la BEE. Di conseguenza, nonostante l'efficacia dimostrata nei confronti dei gliomi *in vitro*, i trial clinici in cui è stato somministrato per via sistemica hanno fallito nel dimostrarne i benefici. È stato quindi ipotizzato che un sistema di rilascio locale mediato da polimeri avrebbe potuto sfruttare al meglio le potenzialità terapeutiche di questo farmaco. Perciò, il taxolo è stato incorporato in polimeri p(CPP)-SA, da cui è rilasciato in maniera controllata per un periodo di tempo che può arrivare fino alle 1000 ore. Walter e coll. [14] hanno riportato che il taxolo rilasciato da tali polimeri è efficace nel trattamento dei gliosarcomi 9L di ratto. Inoltre, studi condotti sui primati, hanno dimostrato una ottima biodistribuzione del taxolo rilasciato a livello intracerebrale con concentrazioni tumoricide di farmaco a 5 cm dal sito d'impianto del polimero fino a 30 giorni dopo l'impianto [15].

Gli *inibitori della topoisomerasi* sono un'altra classe di agenti molto promettenti nella terapia dei tumori cerebrali. Tuttavia, come nel caso del taxolo, la loro azione è penalizzata dalla scarsa penetrazione nel sistema nervoso centrale (SNC). Inoltre, il loro utilizzo è limitato dalla importante tossicità sistemica. Weingart e coll. [16] hanno dimostrato che uno di questi, la *camptotecina*, rilasciata dal polimero non biodegradabile EVAc, aumenta in modo significativo la sopravvivenza di ratti nei quali siano stati indotti gliosarcomi 9L. Sulla base di evidenze sperimentali, una varietà di derivati della camptotecina sono attualmente in fase di preparazione in vista di trial clinici futuri.

I *derivati del platino*, hanno dimostrato di possedere notevoli potenzialità nel trattamento delle neoplasie cerebrali, quali gliomi maligni, medulloblastomi, gliomi delle vie ottiche, gliomi del tronco cerebrale ed ependimomi. Sfortunatamente, l'utilizzo sistemico di tali agenti è limitato dalla marcata tossicità, in particolare ematologica. Inoltre, in quanto idrosolubili, hanno notevoli difficoltà nell'attraversamento della BEE. Dunque, i polimeri a rilascio controllato costituiscono uno strumento ideale per oltrepassare questi limiti e sfruttare appieno il potenziale antineoplastico di questi farmaci. Tra i derivati del platino, il *carboplatino* si è dimostrato superiore per il trattamento locale dei tumori maligni cerebrali essendo estremamente efficace *in vitro* e, quando rilasciato direttamente nel contesto del SNC, dotato di minore neurotossicità rispetto agli altri composti. Perciò, il carboplatino è stato incorporato sia nei polimeri biodegradabili FAD-SA che p(CPP)-SA e ne è stato ottimizzato il rilascio

[17]. È stato inoltre sviluppato un metodo per incapsulare il carboplatino in microcapsule di etilcellulosa [18] che, essendo in forma liquida, offrono la possibilità di essere somministrate per via stereotassica, ad esempio quando non è indicata la resezione chirurgica. È stato così documentato che la somministrazione locale di carboplatino, sia tramite polimeri solidi che microcapsule, è sicura e offre risultati significativi nel modello sperimentale di glioma murino F98 [17, 18]. Sulla base di queste promettenti osservazioni, sono in fase di attuazione studi sperimentali volti a stabilire la tollerabilità e la tossicità nei primati dei polimeri a base di carboplatino.

La *ciclofosfamide* è un agente alchilante non utilizzabile per il trattamento sistemico di tumori cerebrali dal momento che il suo metabolita attivo, la 4-idrossi-ciclofosfamide (4-HC), non attraversa la BEE. Judy e coll. [19] hanno elaborato un procedimento di incorporazione della 4-idroperossi-ciclofosfamide (un derivato idrofilico del CY che spontaneamente si converte nella forma attiva 4-HC) in polimeri FAD-SA. Il rilascio controllato di 4-HC da parte dei polimeri ha esteso la sopravvivenza media di animali inoculati a livello intracerebrale con cellule di glioma F98 da 14 (controlli-placebo) a 77 giorni.

Risultati altrettanto incoraggianti sono stati raggiunti con l'*adriamicina* somministrata localmente per mezzo dei polimeri p(CPP)-SA [20] e, più recentemente, con il *mitoxantrone* [21].

L'antimetabolita *5-fluoro-uracile* (5-FU) gode di notevole potenzialità nel trattamento dei tumori, perché combina proprietà anti-metaboliche con importanti proprietà radiosensibilizzanti. Anche questo farmaco trova importanti limitazioni nell'ambito della terapia adiuvante dei tumori cerebrali maligni, a causa dell'incapacità di attraversare la BEE. Il fatto però che mostri un basso grado di neurotossicità lo rende un prezioso candidato per il trattamento locale dei tumori cerebrali maligni. Menei e coll. [22] hanno dimostrato che il rilascio locale di 5-FU da parte di microsfere è sicuro ed efficace nel prolungare la sopravvivenza dei ratti nei quali siano stati indotti gliomi C6. Inoltre, gli stessi Autori hanno descritto uno studio clinico in cui è stata testata la tollerabilità e la distribuzione del 5-FU somministrato localmente tramite microsfere, seguito da irradiazione esterna in pazienti affetti da glioblastomi neodiagnosticati.

Data l'eterogeneità dei gliomi maligni e l'evidenza che i regimi plurifarmacologici sono spesso più efficaci dei singoli agenti, gli sforzi attuali dei ricercatori sono orientati ad esplorare combinazioni di agenti per la terapia interstiziale dei tumori cerebrali maligni. Recentemente, nell'ambito del trattamento dei tumori sistemici, dati preclinici e clinici hanno dimostrato il sinergismo prodotto dalla combinazione di composti del platino con altri chemioterapici, come i taxani, la camptotecina e i suoi derivati, la doxorubicina e la ciclofosfamide. Su questa base, si pensa che interessanti prospettive possano aprirsi con la sperimentazione di differenti combinazioni locali di questi agenti.

Rilascio locale di inibitori dell'angiogenesi

Studi sperimentali preliminari, basati sulla somministrazione locale di inibitori dell'angiogenesi, sono stati eseguiti con una combinazione di *eparina* e *cortisone* co-rilasciati da polimeri EVAc non biodegradabili [23]. Questo tipo di combinazione si è rivelata efficace nell'inibizione della neovascolarizzazione indotta dal carcinoma VX2 nelle cornee di ratto. Il rilascio controllato locale di cortisone ed eparina da parte di polimeri p(CPP)-SA è inoltre risultato efficace nel rallentare la crescita di gliosarcomi 9L impiantati per via sottocutanea nei ratti [23]. Tuttavia, quando applicato alla terapia dei gliomi intracranici, questo indirizzo di studio si è dimostrato non percorribile in quanto gravato da un grosso rischio di emorragie cerebrali. In seguito, Tamargo e coll. hanno descritto l'attività antiangiogenica espressa dalla *minociclina* (una tetraciclina semi-sintetica) rilasciata dai polimeri [24]. La somministrazione locale di minociclina da parte di polimeri a rilascio controllato si è dimostrata efficace nell'inibizione della neovascolarizzazione tumorale indotta nelle cornee di ratto, e così pure nel prolungamento della sopravvivenza di ratti inoculati in sede intracranica con cellule 9L di gliosarcoma. Il trattamento locale con minociclina ha inoltre dimostrato proprietà sinergiche con la somministrazione sistemica di BCNU [25].

Citochine

L'utilizzo delle citochine è andato gradualmente aumentando in oncologia. Ad esempio, allo stato attuale l'*interleuchina-2* (IL-2) è approvata dalla FDA per il trattamento di pazienti affetti da neoplasia renale metastatica. Data la motivazione razionale alla base dell'impiego della chemioterapia locale nel trattamento dei tumori cerebrali e considerato che le citochine svolgono la propria attività immunomodulante in modo paracrino, l'immunoterapia locale basata sulle citochine sembrerebbe avere un forte potenziale nel controllo della crescita dei tumori dell'encefalo. Il rilascio locale di una citochina da parte di cellule modificate geneticamente, superando la BEE, garantisce un'elevata concentrazione della molecola con potenti proprietà immunoregolatorie direttamente al sito tumorale, mentre riduce fortemente la tossicità sistemica. Questa strategia di trasferimento genico *ex vivo*, seguita da impianto interstiziale, si è dimostrata efficace nel trattamento dei tumori cerebrali sperimentali [26]. Tuttavia, molte considerazioni di ordine pratico limitano l'applicazione di questa strategia in ambito clinico. È stato ipotizzato così che le tecnologie di rilascio controllato possano rappresentare una strategia più semplice e più pratica per ottenere la produzione di citochine a livello del sito tumorale, in alternativa all'utilizzo di cellule modificate geneticamente. Pertanto, abbiamo testato l'attività antitumorale prodotta dal rilascio locale di IL-2 da parte di microsfere (MS), nei confronti di modelli di tumore cerebrale sia primitivo che metastatico. Le MS sono state prodotte attraverso una procedura di coacervazione di gelatina e condroitin-solfato. Il processo di manifattura delle MS è stato successivamente ottimizzato, fino a soddisfare tutti i criteri di riproducibilità e di caratteristiche di rilascio della citochina (circa due settimane *in vitro*). La terapia locale con IL-2 per mezzo di MS di gelatina e condroitin-solfato si è dimostrata altamente efficace nel trattamento di tumori cerebrali metastatici, quali il melanoma B16 in topi ed i gliosarcomi 9L di ratto [27]. L'analisi istologica del sito tumorale in animali che hanno ricevuto MS di IL-2 ha rivelato necrosi massiva del tumore con marcati infiltrati linfocitari nelle regioni circostanti le lesioni e l'impianto del polimero.

Oltre all'IL-2, è stato recentemente sviluppato un processo simile per incapsulare l'*interleuchina-12* (IL-12) all'interno delle MS. La IL-12 ha un forte potenziale nella terapia dei tumori cerebrali maligni [26] dal momento che somma alle proprietà immunomodulatorie una marcata azione antiangiogenica. È stato dimostrato che, nel trattamento dei gliosarcomi 9L di ratto, le MS veicolanti IL-12 sono altrettanto efficaci delle cellule ingegnerizzate a secernere la stessa citochina [28].

Grazie alla semplicità di manifattura, di utilizzo e alla loro riproducibilità, soprattutto se paragonata con le cellule modificate geneticamente, le MS rappresentano un sistema di rilascio locale di agenti immunomodulanti teoricamente ideale per lo sviluppo di un vaccino per il trattamento dei tumori cerebrali.

Chemio-immunoterapia

In considerazione dell'evidenza teorica e sperimentale dell'aumentata antigenicità dei tumori dopo esposizione a farmaci citotossici, abbiamo ipotizzato che la somministrazione locale combinata di agenti immunomodulatori e chemioterapici da parte di polimeri biodegradabili potesse agire sinergicamente in modelli di tumore cerebrale. Inizialmente, abbiamo stabilito la validità di questa ipotesi utilizzando cellule ingegnerizzate geneticamente a secernere IL-2 in combinazione con polimeri veicolanti BCNU e carboplatino, nel trattamento del modello di tumore cerebrale metastatico murino B16 [29]. In seguito, abbiamo testato l'efficacia della combinazione di MS IL-2 con BCNU, carboplatino o adriamicina incorporate in polimeri, nella terapia di tumori primitivi maligni di ratto (gliosarcoma 9L, glioma F98). Questa combinazione di chemioterapia ed immunoterapia si è dimostrata valida nel migliorare l'efficacia terapeutica di entrambi i singoli trattamenti.

Conclusioni

L'impiego di polimeri biodegradabili, quale veicolo e sistema di rilascio locale di uno o più agenti antineoplastici, rappresenta un potente strumento che si è aggiunto di recente all'arsenale neurochirurgico per il trattamento dei tumori cerebrali. Questo sistema di rilascio controllato a livello intracerebrale rappresenta un mezzo efficace per superare i limiti imposti dalla BEE e per raggiungere elevate concentrazioni locali del principio attivo, minimizzando nel contempo la tossicità sistemica. I successi ottenuti con gli studi preclinici e clinici con i polimeri che rilasciano BCNU hanno incoraggiato l'impiego dei polimeri biodegradabili come veicoli per molti altri chemioterapici altrimenti inutilizzabili contro tumori cerebrali. Inoltre, il principio di somministrazione locale dei chemioterapici è stato esteso sia ad altri tipi di tumore che ad altre classi di agenti antitumorali. Tra questi ultimi, gli inibitori della neovascolarizzazione e gli agenti immunoterapici che, da soli o in combinazione tra loro, hanno dimostrato di possedere un notevole potenziale per il miglioramento dell'outcome dei pazienti affetti da tumori cerebrali maligni.

Bibliografia

1. Parker S, Tong T, Bolden S, Wingo PA (1996) Cancer statistics, 1996. CA Cancer J Clin 46:5-27
2. Black P (1991) Brain tumors - part I. N Engl J Med 324:1471-1476
3. Hochberg F, Pruitt A (1980) Assumptions in the radiotherapy of glioblastoma. Neurology 30:907-911
4. Langer R (1990) New methods in drug delivery. Science 249:1527-1533
5. Langer R, Folkman J (1976) Polymers for the sustained release of proteins and other macromolecules. Nature 263:797-800
6. Tamargo R, Brem H (1992) Drug delivery to the central nervous system: a review. Neurosurgery Quarterly 2:259-279
7. Chasin M, Domb A, Ron E, Mathiowitz E, Leong K, Laurencin C, Brem H, Grossman S, Langer R (1990) Polyanhydrides as drug delivery systems. In: Langer R (ed) Biodegradable polymers as drug delivery systems. Marcel Dekker, New York, pp 43-70
8. Domb A, Bogdansky S, Olivi A, Judy K, Dureza C, Lenartz D, Pinn M, Colvin O, Brem H (1991) Controlled delivery of water soluble and hydrolytically unstable anti-cancer drugs for polymeric implants. Polymer Prepr 32:219-220
9. Grossman S, Reinhard C, Colvin O, Chasin M, Brundrett R, Tamargo R, Brem H (1992) The intracerebral distribution of BCNU delivered by surgically implanted biodegradable polymers. J Neurosurg 76:640-647
10. Valtonen S, Timonen U, Toivanen P, Kalimo H, Kivipelto L, Heiskanen O, Unsgaard G, Kuurne T (1997) Interstitial chemotherapy with carmustine-loaded polymers for high-grade gliomas: a randomized double-blind study. Neurosurgery 41: 44-49
11. Sipos E, Tyler B, Piantadosi S, Burger P, Brem H (1997) Optimizing interstitial delivery of BCNU from controlled release polymers for the treat-

ment of brain tumors. Cancer Chemother Pharmacol 39:383-389

12. Olivi A, Barker F, Tatter S, Bruce J, Judy K, Engelhard H, Burak E, Hilt D, Grossman S, Fisher JD, Piantadosi S (1999) Toxicity and pharmacokinetics of interstitial BCNU administered via wafers: results of a phase I study in patients with recurrent malignant glioma. Proceedings of the American Society of Clinical Oncology, Atlanta, GA, pp 15-18
13. Cahan M, Walter K, Colvin O, Brem H (1994) Cytotoxicity of taxol in vitro against human and rat malignant brain tumors. Cancer Chemother Pharmacol 33:441-444
14. Walter K, Cahan M, Gur A, Tyler B, Hilton J, Colvin O, Burger P, Domb A, Brem H (1994) Interstitial taxol delivered from a biodegradable polymer implant against experimental malignant glioma. Cancer Res 54:2207-2212
15. Fung L, Ewend M, Sills A, Sipos E, Thompson R, Watts M, Colvin O, Brem H, Saltzman W (1998) Pharmacokinetics of interstitial delivery of carmustine, 4-hydroperoxycyclophosphamide, and paclitaxel from a biodegradable polymer implant in the monkey brain. Cancer Res 58:672-684
16. Weingart J, Thompson R, Tyler B, Colvin O, Brem H (1995) Local delivery of the topoisomerase I inhibitor camptothecin sodium prolongs survival in the rat intracranial 9L gliosarcoma model. Int J Cancer 62:605-609
17. Olivi A, Ewend MG, Utsuki T, Tyler B, Domb AJ, Brat DJ, Brem H (1996) Interstitial delivery of carboplatin via biodegradable polymers is effective against experimental glioma in the rat. Cancer Chemother Pharmacol 39:90-96
18. Utsuki T, Brem H, Pitha J, Loftsson T, Kristmundsdottir T, Tyler B, Olivi A (1996) Potentiation of anticancer effects of microencapsulated carboplatin by hydroxypropyl alpha-cyclodextrin. J Controlled Release 40:251-260
19. Judy K, Olivi A, Buahin K, Domb A, Epstein J, Colvin O, Brem H (1995) Effectiveness of controlled release of a cyclophosphamide derivative with polymers against rat gliomas. J Neurosurg 82:481-486
20. Perry V, Burke M, Tyler B, Brem H (1999) Adriamycin impregnated pCPP-SA polymers for local treatment of intracranial neoplasms. Proceedings of the Society for Neuro-Oncology, San Francisco, CA, pp 12-15
21. DiMeco F, Li KW, Tyler BM, Wolf AS, Brem H, Olivi A (2002) Local delivery of mitoxantrone for the treatment of malignant brain tumors. J Neurosurg *(in press)*
22. Menei P, Venier M, Gamelin E, Saint-Andrè J, Hayek G, Jadaud E, Fournier D, Mercier P, Guy G, Benoit J (1999) Local and sustained delivery of 5-fluorouracil from biodegradable microspheres for radiosensitization of glioblastoma: pilot study. Cancer 86:325-330
23. Tamargo R, Leong K, Brem H (1990) Growth inhibition of the 9L glioma using polymers to release heparin and cortisone acetate. J Neurooncol 9:131-138
24. Tamargo R, Bok R, Brem H (1991) Angiogenesis inhibition by minocycline. Cancer Res 51:672-675
25. Weingart J, Sipos E, Brem H (1995) The role of minocycline in the treatment of intracranial 9L glioma. J Neurosurg 82:635-640
26. DiMeco F, Rhines LD, Hanes J, Tyler BM, Brat D, Torchiana E, Guarnieri M, Colombo MP, Pardoll DM, Finocchiaro G, Brem H, Olivi A (2000) Paracrine delivery of IL-12 against intracranial 9L gliosarcoma in rats. J Neurosurg 92:419-427
27. Hanes J, Sills A, Zhao Z, Suh K, Tyler B, DiMeco F, Brat D, Choti M, Leong K, Pardoll D, Brem H (2001) Controlled local delivery of interleukin-2 by biodegradable polymers protects animals from experimental brain tumors and liver tumors. Pharm Res
28. DiMeco F, Rhines L, Hanes J, Lawson C, Tyler B, Aggarval A, Perry V, Brem H, Olivi A (1999) Local delivery of IL-12 by microspheres (IL-12 MS) against experimental brain tumors. Proceedings of the Congress of Neurological Surgeons, Boston, MA, pp
29. Sampath P, Hanes J, DiMeco F, Tyler B, Brat D, Pardoll D, Brem H (1999) Paracrine immunotherapy with interleukin-2 and local chemotherapy is synergistic in the treatment of experimental brain tumors. Cancer Res 59:2107-2114

CAPITOLO 13

La chemioterapia dei tumori del bambino

M.R. Balestrini, M. Massimino

I tumori cerebrali dell'infanzia rappresentano la seconda causa di cancro dopo le leucemie e sono i più frequenti tumori solidi dell'età pediatrica. Nell'ultimo decennio, gli studi epidemiologici ne hanno inoltre dimostrato l'aumento della frequenza, sia assoluta che rapportata alle neoplasie emopoietiche, forse dovuto ad una più precoce e migliore accuratezza diagnostica [1].

L'incidenza dei tumori cerebrali nei bambini è stimata attorno a 2.5-4 casi su 100 000 bambini di età inferiore a 15 anni [2] (Fig. 1).

Ben nota è la diversa incidenza dei vari tipi di tumore cerebrale nelle diverse fasce di età; mentre nell'età adulta sono di gran lunga più frequenti i tumori a istologia maligna, nell'infanzia il rapporto è invertito e prevalgono i tumori istologicamente benigni.

Le neoplasie a basso grado di malignità rappresentano il 55-65% dei tumori cerebrali infantili, contro il 35-45% di quelle maligne.

Nell'ambito delle neoplasie di basso grado, è stato enucleato un gruppo di tumori gliali [low-grade gliomas (LGG)], classificati di I e II

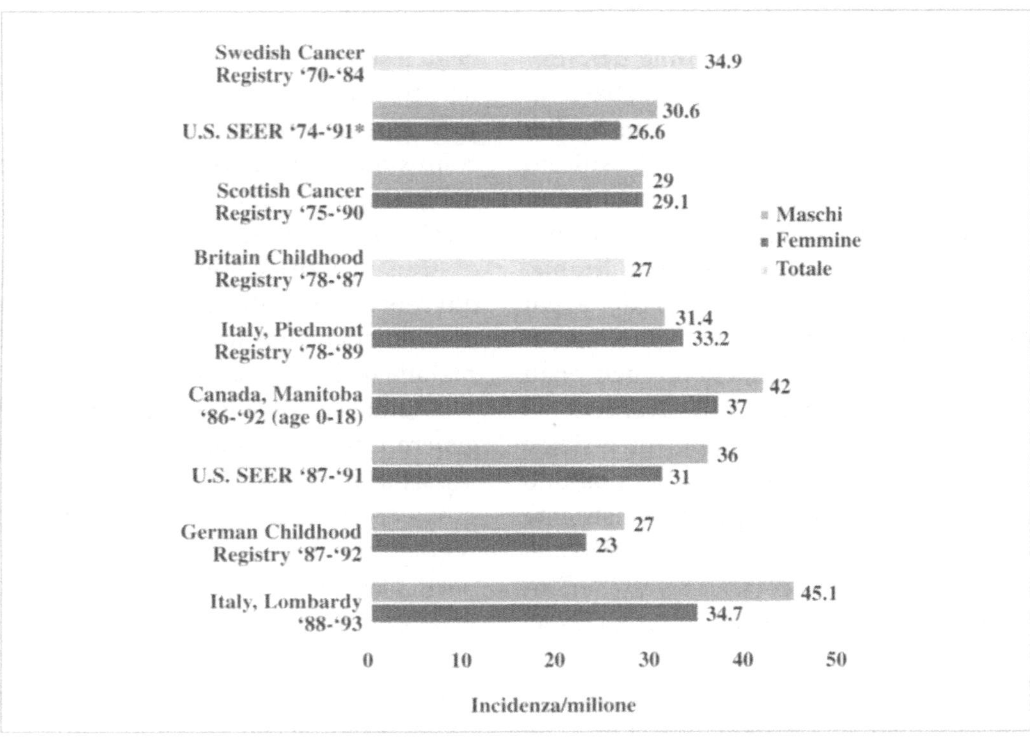

Fig. 1. Incidenza dei tumori del sistema nervoso nei bambini. Dati ricavati da registri di popolazione

Tabella 1. Classificazione dei tumori gliali di basso grado

Tumori di origine neuroepiteliale	**Grado WHO**
Tumori gliali	
Tumori astrocitari	
Astrocitoma pilocitico	I
Astrocitoma non pilocitico (fibrillare, protoplasmatico, gemistocitico, gigantocellulare)	II
Tumori oligodendrogliali	
Oligodendroglioma	II
Tumori ependimali	
Ependimoma	II
Mixopapillare	I
Ependimoma subependimale	I
Tumori dei plessi corioidei	
Papilloma del plesso	I
Gliomi misti	
Oligoastrocitoma	II
Ependimoastrocitoma	II
Tumori misti glio-neuronali	
Ganglioglioma	
Tumore neuroepiteliale disembrioplastico (DNT)	I
Xantoastrocitoma pleiomorfo	II
Tumore subependimale a cellule giganti	I

grado dalla WHO, che hanno come denominatore comune l'origine neuroepiteliale: di essi, il tipo istologico più rappresentato è l'astrocitoma pilocitico (Tab. 1) che è classificato di I grado. Diversamente dal pilocitico, l'astrocitoma fibrillare è classificato di II grado, per la sua caratteristica maggiormente infiltrante. L'istologia dei gliomi di basso grado è più complessa, in quanto comprende gliomi misti (oligoastrocitoma) e componenti neuronali (gangliogliomi e gangliocitomi) (Tab. 1).

Il termine glioma raggruppa un insieme eterogeneo di tumori primitivi, che possono svilupparsi in qualunque parte del sistema nervoso centrale. Nei bambini, in particolare, la localizzazione della neoplasia riveste un'importanza fondamentale sia a fini tassonomici che prognostici.

È noto che il concetto di benignità istologica è diverso da quello di benignità clinica: un tumore istologicamente benigno può avere un comportamento altamente maligno a causa di altri fattori, quali l'età di insorgenza, il volume della lesione e soprattutto la sua localizzazione. In passato, il fattore topografico è stato ampiamente sottovalutato, determinando confusione nell'analisi dei risultati a distanza della terapia di gliomi con istologia simile, ma localizzazione diversa.

Una classificazione ideale dei gliomi dovrebbe pertanto tenere conto sia delle caratteristiche morfologiche che della localizzazione della neoplasia (Tab. 2).

I tumori gliali di basso grado presentano in genere una crescita abbastanza lenta; purché asportati in maniera completa, tendono, salvo rare eccezioni, a recidivare localmente. Per ragioni non ancora chiarite alcuni gliomi, in particolare quelli a localizzazione otticochiasmatica, possono presentare una crescita più accelerata di quanto atteso statisticamente; in particolare, questa evenienza si verifica nei pazienti più piccoli, di età inferiore ai 5 anni. Altra caratteristica dei gliomi in questa sede è la tendenza alla disseminazione lungo le vie liquorali, malgrado la benignità istologica. In

Tabella 2. Classificazione topografica dei tumori gliali

Sopratentoriali	
	Gliomi emisferici
	Gliomi emisferici a localizzazione profonda
	Gliomi intraventricolari
	Gliomi della regione otticochiasmatica
Sottotentoriali	
	Gliomi del tronco cerebrale
	Gliomi del cervelletto

alcune casistiche [3], la percentuale di disseminazione raggiunge anche il 30% dei casi; tale percentuale è ancora più elevata nei gliomi ipotalamici associati a sindrome diencefalica [4]. Inoltre, una piccola percentuale di gliomi, soprattutto se sottoposti a terapia radiante, mostra una spontanea evoluzione verso un più alto grado di malignità [5], non comportandosi quindi come tumori benigni. Un'altra piccola quota di gliomi, in particolare gli otticochiasmatici, possono invece presentare una spontanea involuzione, con documentazione radiologica di riduzione della massa tumorale [6, 7].

Trattamento chirurgico dei gliomi di basso grado

La localizzazione del tumore è fondamentale ai fini della prognosi chirurgica. Gli astrocitomi cerebellari, ad esempio, hanno attualmente una morbidità e/o mortalità legata all'intervento chirurgico assai bassa e, in caso di asportazione completa, la sopravvivenza a 10-20 anni è stimata attorno al 94% [8]. Anche i gliomi emisferici sono abbastanza frequenti e presentano una buona prognosi: la migliore è legata al tipo istologico astrocitoma pilocitico. I risultati a distanza sono più dubbi per il tipo istologico ganglioglioma, tumore relativamente frequente, soprattutto in regione temporale [9].

I tumori della regione dei nuclei della base e del talamo sono istologicamente benigni, in circa il 50% dei casi; tuttavia, l'impossibilità di una loro asportazione chirurgica totale, rende molto più incerta la prognosi anche dei tumori a basso grado qui localizzati. Altrettanto si può dire delle lesioni neoplastiche che partono dal tronco cerebrale; mentre in alcuni casi con espansione esofitica dorsale è possibile un approccio chirurgico aggressivo [10], nelle forme intrinseche, soprattutto pontine, non vi è alcuna indicazione all'intervento, neppure con finalità diagnostiche.

In questo ambito, vanno infine considerati i tumori della regione otticochiasmatica, che possono presentarsi da soli o in associazione a neurofibromatosi tipo 1 (NF1). Il glioma intraorbitario, se confinato ad un solo nervo ottico e accompagnato da grave deficit visivo, può subire una asportazione completa; viceversa, l'intervento su lesioni della regione ipotalamochiasmatica è gravato da una più alta morbidità.

D'altra parte, mentre i gliomi otticochiasmatici non associati ad NF1 mostrano spesso una crescita aggressiva, in particolare nei bambini di età inferiore ai 5 anni, quelli in NF1 sono spesso paucisintomatici e presentano evoluzione molto più lenta, "indolente", tale da rendere oggi universalmente accettata una condotta di attesa che prevede come necessaria una documentazione clinica o strumentale di evolutività di malattia prima di un qualunque approccio terapeutico [8, 11].

Terapia complementare dei gliomi di basso grado

Sino a circa 15 anni fa, la radioterapia veniva considerata l'unica alternativa terapeutica alla chirurgia per questi tipi di tumore. Numerosi studi dei primi anni '80 hanno documentato l'effetto spesso devastante della radioterapia effettuata sul SNC dei bambini, in particolare se minori di 5 anni, sia per le sequele neuroendocrine con gravi disturbi della crescita e deficit ormonali multisistemici [12], che per le sequele neuropsicologiche, con gravi danni allo sviluppo cognitivo [13, 14]. Almeno per questa fascia di età, il trattamento è ora tendenzialmente abbandonato.

Negli anni '80, gli studi sull'efficacia della chemioterapia nei gliomi di basso grado hanno verificato la possibilità di dilazionare il trattamento radiante in età meno a rischio per i danni a distanza e hanno valutato l'effetto di singoli chemioterapici quali il carboplatino, la ciclofosfamide, l'etoposide; nessuno di questi farmaci ha però evidenziato una significativa efficacia nell'arrestare la crescita tumorale.

L'utilizzo di chemioterapie combinate è invece risultato utile anche nei gliomi di basso grado. La combinazione actinomicina e vincristina, somministrata a 24 pazienti con gliomi otticochiasmatici, ha procurato nel 62.5% dei pazienti una riduzione del volume tumorale maggiore del 50% o un arresto nella progressione di malattia per una mediana di 4.3 anni; ha così permesso di protrarre i tempi di un trattamento alternativo [15].

La combinazione di agenti chemioterapici (cisplatino, vincristina, ciclofosfamide, etoposide), per il trattamento dei gliomi di basso grado, ha invece dato risultati controversi e poco comparabili tra i diversi trial, sia per la limitatezza delle casistiche, che per le diverse combinazioni dei farmaci usati.

Gli studi di Packer e coll. del 1993 [16] e 1997 [17] su un gruppo di bambini di età inferiore ai cinque anni con recidiva di glioma di basso grado e/o con nuova diagnosi e progressione di malattia prevedevano un protocollo di trattamento caratterizzato dall'associazione di carboplatino e vincristina. Il periodo di induzione era di circa tre mesi, quello di mantenimento risultava piuttosto lungo. I dati del 1997, riguardanti 78 bambini, riportano una sopravvivenza libera da malattia (PFS rate) del 75±6% a due anni e del 68±7% a tre anni, con dimostrazione radiologica della riduzione della massa tumorale di almeno il 50% (regressione completa in alcuni casi) in più di 1/3 dei pazienti, senza una significativa differenza tra neoplasie associate o meno a NF1. In questo studio, l'età inferiore ai due anni si è rivelata il fattore prognostico più favorevole [17]. Lo stesso Packer, commentando un lavoro del gruppo di Prados [18] sul trattamento dei gliomi infantili di basso grado con un regime combinato di cinque farmaci (6-tioguanina, procarbazina, dibromodulcitol, CCNU e vincristina), conclude che i risultati ottenuti, cioè risposta oggettiva nel 36% dei casi e stabilizzazione di malattia nel 59%, sembrano meno positivi, ma la casistica considerata ha un'età mediana molto più elevata (sino a 18 anni).

Un recente lavoro [11] riporta i risultati su una coorte di 14 bambini di età inferiore ai 3 anni, affetti da glioma otticochiasmatico: 8 pazienti sono stati trattati con carboplatino in monoterapia, 4 hanno ricevuto un'associazione di carboplatino e vincristina e 2 un'associazione di altri agenti (VP16 e vincristina, vincristina + cisplatino + VP16). La PFS rate di questi pazienti è del 100% a due anni e del 63% a 5 anni, indipendentemente dalla chemioterapia eseguita. Anche in questo studio viene sottolineata la maggior efficacia del trattamento nei pazienti di età inferiore ai due anni.

Diversamente dalla scuola americana, che ha molto influenzato la condotta terapeutica dei gruppi di studio europei, per il trattamento dei gliomi di basso grado in progressione di malattia, è stato da noi studiato ed applicato uno schema di chemioterapia che prevede l'utilizzo di cisplatino e VP16 a dosi non mielotossiche, per una durata complessiva di un anno circa. Il razionale dell'uso di questi farmaci è costituito dal riscontro di una positiva risposta nei primi pazienti trattati e dalla verifica della scarsa tossicità a distanza del cisplatino. Non abbiamo infatti avuto evidenza di nefrotossicità acuta o cronica. A fine trattamento, il 21% dei pazienti presentava alterazioni dei potenziali evocati uditivi, ma non deficit funzionalmente rilevanti perché le anomalie uditive non erano apprezzabili nel range di frequenza del linguaggio parlato.

Anche l'utilizzo di VP16, somministrato non cronicamente per tre giorni consecutivi al mese, ha permesso di ottenere una marcata riduzione del rischio di trasformazione midollare. Dei 34 bambini trattati, di cui 3 già pretrattati con altri farmaci, il 67% ha avuto una risposta volumetrica e nessun tumore è progredito in corso di terapia. La sopravvivenza, libera da progressione di malattia, è stata del 78% a 3 anni, con un follow-up mediano di 40 mesi. Nessun paziente è stato irradiato alla diagnosi, né alla progressione.

In conclusione, si può affermare che la chemioterapia si è dimostrata efficace nell'evitare l'utilizzo della radioterapia e nel protrarre significativamente il tempo di progressione di malattia. Sono però necessari ulteriori dati di follow-up per poterla considerare il trattamento definitivo dei gliomi di basso grado.

Lo studio adeguato dei pazienti è condizione preliminare al corretto utilizzo della chemioterapia; devono perciò essere considerate molte variabili quali:

1. l'associazione o meno con NF1;
2. l'evidenza di progressione di malattia (soprattutto per i bambini trattati chirurgicamente che talvolta mostrano uno spontaneo arresto di crescita del tumore);
3. l'età dei pazienti al momento della progressione di malattia.

Va inoltre considerato che l'utilizzo di tecniche radioterapiche sempre più raffinate, quali la radioterapia frazionata conformazionale o stereotassica, permette di raggiungere con maggiore precisione il campo da irradiare con un maggior risparmio del tessuto sano circostante. Non si ha però ancora una documentazione degli effetti a distanza di questo tipo di approccio.

Cenni di trattamento delle neoplasie maligne

Il trattamento dei tumori maligni dell'età pediatrica ha permesso di ridurre la mortalità per questa patologia.

La percentuale di controllo dell'evoluzione della neoplasia è di circa il 40% a 5 anni per l'insieme delle neoplasie [19]. Negli anni '50, l'idea di un trattamento complementare alla chirurgia non era percorribile; le guarigioni per il medulloblastoma trattato con sola chirurgia erano del 10% [20]. Negli anni '60-'70 hanno avuto inizio gli studi clinici controllati sul medulloblastoma. Dopo un intervento chirurgico "ampio", sono state applicate dosi elevate di radioterapia, prima solo sull'encefalo, poi sull'intero sistema nervoso centrale, per evitare la disseminazione della malattia [21]. In alcuni grossi Centri oncologici, sono stati inoltre utilizzati modelli chemioterapici applicati anche ad altre neoplasie, specialmente ematologiche [21, 22]. Solo negli anni '80 sono stati disegnati protocolli di cura delle neoplasie del sistema nervoso dei bambini, nei quali un intervento chirurgico ampio e completo diventa fattore prognostico discriminante [23]. Riferendoci sempre come modello al medulloblastoma, ricordiamo studi in cui la sopravvivenza libera da malattia (PFS) è del 60-70% a 5 anni [21, 24].

L'esperienza maturata dall'osservazione dei sempre più numerosi pazienti guariti [25, 26], ha indotto una più attenta valutazione dei danni neuro-psicologici, endocrinologici e somatici prodotti dai trattamenti. La radioterapia, individuata come principale causa, dopo la chirurgia, degli effetti tardivi dei trattamenti, viene ora effettuata con dosi e campi ridotti, specialmente nei bambini più piccoli [27-29] senza fattori di rischio relativi all'estensione di malattia. Per i neurooncologi dell'età pediatrica, l'introduzione della chemioterapia è diventata indispensabile per ridurre le dosi della radioterapia, migliorare la sopravvivenza e limitare i danni tardivi.

Équipes di neurooncologi, neuropsicologi, fisiatri, endocrinologi, ortopedici, hanno infatti cominciato ad affiancare le tradizionali figure del neurochirurgo, radioterapista e oncologo pediatra. La guarigione deve infatti

Tabella 3. Trattamento "standard" delle principali neoplasie maligne

	Tipo di trattamento	Riferimento bibliografico	Sopravvivenza a 5 anni
Astrocitoma di alto grado	S, RL, ± C (CCNU, VCR o terapia di fase II con farmaci ad alte e dosi)	[30-35]	15-30%
Glioblastoma	Come sopra		10%
Neoplasie intrapontine	S + RL ± C (CCNU, VCR, temozolomide in fase II)	[10]	<10%
Medulloblastoma	S, CSI, ± C (CDDP, CCNU, VCR o protocolli cooperativi)	[20-24, 27, 29, 40, 42]	40-60%
Ependimoma	S, RL (C usata solo in caso di residuo: CDDP, VP16, EDX)	[43, 45-47]	40-60%

S, chirurgia; *C*, chemioterapia; *CSI*, radioterapia craniospinale; *RL*, radioterapia locale; *CCNU*, carmustina; *VCR*, vincristina; *CDDP*, cisplatino; *EDX*, ciclofosfamide

essere perseguita, cercando di evitare danni tardivi gravi, con l'obiettivo di garantire una buona qualità di vita nell'età adulta.

Si è deciso di delineare qui il trattamento dei principali istotipi maligni riscontrabili nell'età pediatrica, omettendo la discussione su neoplasie di più raro riscontro (germinomi, tumori dei plessi, neoplasie rabdoidi).

Nella Tabella 3, sono stati elencati i trattamenti standard per queste neoplasie, con le voci bibliografiche di maggior rilievo e gli indici di sopravvivenza a cinque anni.

Gliomi maligni

Non esiste un "gold-standard" per il trattamento delle neoplasie gliali maligne dato che i risultati permangono insoddisfacenti. È noto che l'asportazione completa è elemento prognosticamente favorevole, così come la radioterapia, che raddoppia la sopravvivenza libera da progressione (PFS) senza tuttavia farla coincidere con la guarigione [30, 31]. Dalla fine degli anni '80, il trattamento adiuvante ha cominciato ad includere le nitrosouree [32]; in seguito, sono stati effettuati schemi di polichemioterapia con farmaci in grado di attraversare la barriera ematoencefalica. Quest'approccio ha portato la PFS al 30% a 3 anni [31, 32]. Con l'introduzione dei fattori di crescita leucocitari sono state finalmente impiegate dosi elevate di chemioterapici, ma indicazioni ed efficacia sono ancora controversi [33-35]. I trial più recenti impiegano farmaci "vecchi" con modalità posologiche nuove (metotrexate cronico *per os*, VP16 orale, ciclo-fosfamide orale), con lo scopo di modificare l'assetto di quiescenza del ciclo cellulare o di prevenire lo sviluppo di cloni resistenti [36-38].

I piani terapeutici adottati in Italia riflettono le esperienze locali. Noi privilegiamo l'uso della chemioterapia ad alte dosi, seguita da radioterapia; altri gruppi conducono studi di fase II con radioterapia associata a farmaci radiosensibilizzanti.

Scopo della chemioterapia ad alte dosi è il superamento della resistenza della barriera ematoencefalica nel periodo immediatamente post-operatorio mediante farmaci potenzialmente efficaci con attività dose-dipendente (tiotepa, ciclofosfamide, etoposide, metotrexate, carboplatino). I gliomi maligni hanno sviluppo infiltrante tale da renderli, per definizione, inoperabili radicalmente. La chemioterapia ad alte dosi può ridurne il residuo macro- o microscopico, aumentando così l'efficacia sucessiva della radioterapia. Nel caso dei tumori embrionari, come il medulloblastoma, la chemioterapia ad alte dosi può servire come "consolidamento" prima o dopo la radioterapia, quando si sia ottenuta la remissione con le terapie standard. Ad oggi, abbiamo trattato 18 pazienti di cui 15 con residuo macroscopico di malattia. Abbiamo raggiunto una PFS del 51% a due anni. Questo dato è migliore di quanto ottenuto con i trattamenti più convenzionali precedentemente adottati [39].

Medulloblastoma

Come sottolineato in precedenza, il "gold standard" della terapia adiuvante del medulloblastoma è costituito dalla radioterapia a dosi massimali sul sistema nervoso centrale (35 Gy), con sovradose sulla sede della neoplasia o sull'intera fossa posteriore (50-54 Gy) [40]. L'aggiunta della chemioterapia prima o dopo la radioterapia ha permesso di migliorare le percentuali di guarigione [21, 24]. Si è però costatato che i pazienti guariti non potevano aspirare ad una qualità di vita soddisfacente per il numero, la gravità e la progressione nel tempo di effetti collaterali, quali ritardo di maturazione cognitiva, danni psicologici, perdita di funzioni endocrine, iposviluppo somatico [14]. Nonostante una PFS del 74%, ottenuta negli anni '80 con una combinazione di chemio-radioterapia in una serie di 38 pazienti affetti da medulloblastoma, dal 1985 abbiamo deciso di stratificare il trattamento radiante per fasce di età, riducendo le dosi, ma intensificando la chemioterapia per i bambini di età inferiore ai 10 anni. Diversi altri gruppi hanno praticato piani di cura paragonabili, ottenendo risultati soddisfacenti anche con basse dosi di radioterapia [27-29, 41].

Stiamo ora adottando un protocollo di trattamento con chemioterapia sequenziale ad alte dosi e radioterapia iperfrazionata, nuovamente stratificata in relazione all'età [42]. I risultati (PFS 72%, con un follow-up mediano di 2 anni) appaiono promettenti, anche considerando che circa la metà dei 50 pazienti trattati è ad alto rischio per la presenza di malattia metastatica. Dalle valutazioni neuropsicologiche finora effettuate, sembra, inoltre, che a questo vantaggio in termini di guarigione corrisponda anche un vantaggio in termini di qualità di vita.

Ependimomi

L'inclusione degli ependimomi nel gruppo delle neoplasie maligne non è casuale. Malgrado il grading distingua le forme benigne da quelle anaplastiche, appare evidente la necessità di un trattamento complementare. Tale terapia risulta particolarmente importante per le neoplasie non asportate in maniera completa e con origine dal quarto ventricolo [43].

In passato, la terapia adiuvante dell'ependimoma è stata estremamente difforme a seconda della sede e del grading della neoplasia [44-46]. Dal 1993 è in corso in Italia uno studio che stratifica i pazienti in base al risultato chirurgico [47]. Per i pazienti con asportazione completa è prevista solo la radioterapia locale con tecnica iperfrazionata, mentre per quelli con residuo tumorale viene effettuata anche una chemioterapia che utilizza etoposide, ciclofosfamide e vincristina. Lo studio ha finora reclutato 61 pazienti, di cui 43 senza residuo macroscopico di malattia; questa serie di pazienti rappresenta lo studio prospettico più ampio finora pubblicato (Tab. 4). I risultati ottenuti a 4 anni sono una PFS del 55% per tutti i pazienti, ma con una differenza significativa per i pazienti operati in maniera completa (PFS 63%), rispetto a quelli con residuo neoplastico post-chirurgico (PFS 35%).

Al momento, non sono disponibili protocolli universalmente accettati per il trattamento dei bambini affetti da recidiva di neoplasie del sistema nervoso centrale, né esistono criteri ben individuabili per la prosecuzione o l'interruzione della terapia specifica.

Le terapie di seconda linea, come l'etoposide *per os*, la temozolomide o la re-irradiazione, trovano indicazione solo se l'équipe

Tabella 4. Recenti risultati nel trattamento degli ependimomi

	Pz (*n*)	Sede	Trattamento	Risultati
Needle (1997) Cancer 80:341	19	qualsiasi; ± residuo	RT/HF RT locale + +VCR, CBDCA, IFO	EFS 5aa:74%
Robertson (1998) J Neurosurg 88:695	32	qualsiasi; 53% residuo	CSI+ a) CCNU, VCR, PDN b) "8 in uno"	EFS 5aa:50%
Horn (2000) J Ped Hem Onc 21:203 (retrospettiva)	83	> infratentoriale; ± residuo	± RT (± CSI)+ alchil. + nitrosurea	EFS 5aa: 42% OS 5aa:57%
Timmermann (2000) I J Rad OBP 46:287	55	qualsiasi; 28 NED, 27 ED	CSI o RT locale ± CT	OS 3aa: 75.6% NED EFS: 83.3% ED EFS: 38.5%
Paulino (2000) I J Rad OBP 47:585 (retrospettiva)	34	qualsiasi; ± residuo	CSI/encef/ RT locale ± CT	EFS 5aa: 61.8%

NED, assenza di residuo post-chirurgico; *ED*, presenza di residuo post-chirugico; *RT*, radioterapia; *CSI*, radioterapia craniospinale; *HF RT*, radioterapia iperfrazionata; *CT*, chemioterapia; *EFS*, sopravvivenza libera da eventi; *OS*, sopravvivenza globale; *VCR*, vincristina; *CBDCA*, carboplatino; *IFO*, ifosfamide; *CCNU*, carmustina; *PDN*, prednisone

terapeutica e i genitori del bambino, che di tale équipe sono parte integrante, ne concordano l'effettuazione. Ogni decisione terapeutica va discussa e motivata avendo ben presente la qualità della vita residua del paziente. Occorre avere sempre ben presente che, accanto a quello di guarire, è fondamentale il compito di "prendersi cura": arte preziosa tra quelle che i medici sono tenuti ad imparare e applicare [48].

Bibliografia

1. Gurney JG, Severson RK, Davis S, Robison LL (1995) Incidence of cancer in children in the United States. Cancer 75:2186-2195
2. Farinotti M, Ferrarini M, Solari A, Filippini G (1998) Incidence and survival of childhood CNS tumours in the region of Lombardy, Italy. Brain 121:1429-1436
3. Mamelak AN, Prados MD, Obana WG et al (1994) Treatment options and prognosis for multicentric juvenile pilocytic astrocytoma. J Neurosurg 81:24-30
4. Perilongo G, Carollo C, Salviati L et al (1997) Diencephalic syndrome and disseminated juvenile pilocytic astrocytomas of the hypothalamic-optic chiasm region. Cancer 80:142-146
5. Krieger MD, Gonzales-Gomez I, Levy ML, McComb JG (1997) Recurrence patterns and anaplastic change in a long term study of pilocytic astrocytomas. Pediatr Neurosurg 27:1-11
6. Rossi LN, Triulzi F, Parazzini C, Maninetti MM (1999) Spontaneous improvement of optic pathways lesions in children with NF1. Neuropediatrics 30:205-209
7. Zuccoli G, Ferrozzi F, Sigorini M et al (2000) Early spontaneous regression of a hypothalamic/chiasmatic mass in NF1: MR findings. Eur Radiol 10:1076-1078
8. Reddy A, Packer RJ (1999) Chemotherapy of low-

grade gliomas. Childs Nerv Syst 15:506-513
9. Balestrini MR, Zanette M, Micheli R et al (1990) Hemispheric cerebral tumors in children. Long term prognosis concerning quality of life: considerations on a series of 64 cases operated upon. Childs Nerv Syst 6:143-147
10. Pollack IF, Hoffman HJ, Humphreys RP, Becker L (1993) The long-term outcome after surgical treatment of dorsally exophitic brain stem gliomas. J Neurosurg 78:859-863
11. Silva MM, Goldman S, Keating G et al (2000) Optic pathway hypothalamic gliomas in children under three years of age: the role of chemotherapy. Pediatr Neurosurg 33:151-158
12. Duffner PK, Cohen ME, Anderson SW et al (1983) Long-term effects of treatment on endocrine function in children with brain tumors. Ann Neurol 14:528-532
13. Copeland DR, Fletcher JM, Pfefferbaum-Levine B et al (1985) Neuropsychological sequelae of childhood cancer in long term survivors. Pediatrics 75:745-753
14. Mulhern RK, Reddick WE, Palmer SL et al (1999) Neurocognitive deficits in medulloblastoma survivors and white matter loss. Ann Neurol 46:834-841
15. Rosenstock JG, Packer RJ, Bilaniuk L et al (1985) Chiasmatic optic glioma treated with chemotherapy. A preliminary report. J Neurosurg 63:862-866
16. Packer RJ, Lange B, Ater J et al (1993) Carboplatin and vincristine for recurrent and newly diagnosed low-grade gliomas of childhood. J Clin Oncol 11:850-856
17. Packer RJ, Ater J, Allen J et al (1997) Carboplatin and vincristine chemotherapy for children with newly diagnosed progressive low-grade gliomas. J Neurosurg 86:747-754
18. Prados MD, Edwards MS, Rabbitt J et al (1997) Treatment of pediatric low-grade gliomas with a nitrosourea based multiagent chemotherapy regimen. J Neurooncol 32:235-241
19. Young JL Jr, Ries LG, Silverberg E et al (1986) Cancer incidence, survival and mortality for children younger than 15 years. Cancer 58:598-602
20. Laurent JP, Chang CH, Cohen ME (1985) A classification system for primitive neuroectodermal tumors (medulloblastoma) of the posterior fossa. Cancer 56:1807-1809
21. Fossati-Bellani F, Gasparini M, Lombardi F et al (1984) Medulloblastoma. Results of a sequential combined treatment. Cancer 54:1956-1961
22. Packer RJ, Siegel KR, Sutton LN et al (1988) Efficacy of adjuvant chemotherapy for patients with poor-risk medulloblastoma: a preliminary report. Ann Neurol 24:503-508
23. Zeltzer PM, Boyett JM, Finlay JL et al (1999) Metastasis stage, adjuvant treatment, and residual tumor are prognostic factors for medulloblastoma in children: conclusions from the Children's Cancer Group 921 randomized phase III study. J Clin Oncol 17:832-845
24. Packer RJ, Finlay JL (1996) Chemotherapy for childhood medulloblastoma and primitive neuroectodermal tumors. Oncologist 1:381-393
25. Palmer SL, Goloubeva O, Reddick WE et al (2001) Patterns of intellectual development among survivors of pediatric medulloblastoma: a longitudinal analysis. J Clin Oncol 19:2302-2308
26. Mulhern RK, Palmer SL, Reddick WE et al (2001) Risks of young age for selected neurocognitive deficits in medulloblastoma are associated with white matter loss. J Clin Oncol 19:472-479
27. Thomas PR, Deutsch M, Kepner JL et al (2000) Low-stage medulloblastoma: final analysis of trial comparing standard-dose with reduced-dose neuraxis irradiation. J Clin Oncol 18:3004-3011
28. Brand WN, Schneider PA, Tokars RP (1987) Long-term results of a pilot study of low dose cranial-spinal irradiation for cerebellar medulloblastoma. Int J Radiat Oncol Biol Phys 13:1641-1645
29. Goldwein JW, Radcliffe J, Johnson J et al (1996) Updated results of a pilot study of low dose craniospinal irradiation plus chemotherapy for children under five with cerebellar primitive neuroectodermal tumors (medulloblastoma). Int J Radiat Oncol Biol Phys 34:899-904
30. Finlay JL, Wisoff JH (1999) The impact of extent of resection in the management of malignant gliomas of childhood. Childs Nerv Syst 15:786-788
31. Sposto R, Ertel IJ, Jenkin RD et al (1989) The effectiveness of chemotherapy for treatment of high grade astrocytoma in children: results of a randomized trial. A report from the Childrens Cancer Study Group. J Neurooncol 7:165-177
32. Massimino M, Gandola L, Casanova M et al (2000) Concomitant chemoradiotherapy for childhood poor-prognosis gliomas. Med Pediatr Oncol 34:147-150
33. Bouffet E, Mottolese C, Jouvet A et al (1997) Etoposide and thiotepa followed by ABMT (autologous bone marrow transplantation) in children and young adults with high-grade gliomas. Eur J Cancer 33:91-95
34. Graham ML, Herndon JE 2nd, Casey JR et al (1997) High-dose chemotherapy with autologous stem-cell rescue in patients with recurrent and high-risk pediatric brain tumors. J Clin Oncol 15:1814-1823
35. Grovas AC, Boyett JM, Lindsley K et al (1999) Regimen-related toxicity of myeloablative chemotherapy with BCNU, thiotepa, and etoposide followed by autologous stem cell rescue for children with newly diagnosed glioblastoma multiforme: report from the Children's Cancer Group. Med Pediatr Oncol 33:83-87

36. Mulne AF, Ducore JM, Elterman RD et al (2000) Oral methotrexate for recurrent brain tumors in children: a Pediatric Oncology Group study. J Pediatr Hematol Oncol 22:41-44
37. Chamberlain MC (1997) Recurrent supratentorial malignant gliomas in children. Long-term salvage therapy with oral etoposide. Arch Neurol 54:554-558
38. Wolff JE, Molenkamp G, Westphal S et al (2000) Oral trofosfamide and etoposide in pediatric patients with glioblastoma multiforme. Cancer 89: 2131-2137
39. Massimino M, Luksch R, Gandola L et al (1998) Sequential chemotherapy, high-dose thiotepa with circulating progenitor cells rescue followed by radiotherapy for childhood high-grade glioma. Feasibility of a mono-institutional pilot study. 8th International Symposium on Pediatric Neuro-Oncology, Rome, p 170
40. Evans AD, Jenkin RD, Sposto RD et al (1990) The treatment of medulloblastoma: the results of a prospective randomized trial of radiation therapy with and without CCNU, vincristine and prednisone. J Neurosurg 72:572-582
41. Thomas PR, Deutsch M, Kepner JL et al (2000) Low-stage medulloblastoma: final analysis of trial comparing standard-dose with reduced-dose neuraxis irradiation. J Clin Oncol 18:3004-3011
42. Cefalo GS, Gandola L, Massimino M et al (2000) Efficacy, toxicity, and feasibility of high-dose sequential chemotherapy (CT) plus hyperfractionated accelerated radiotherapy as adjuvant treatment in childhood medulloblastoma: preliminary results. Proceedings of American Society of Clinical Oncology, New Orleans, XXXVI Annual Meeting, p 635
43. Salazar OM, Castro-Vita H, Van Houtte P et al (1983) Improved survival on cases of intracranial ependymoma after radiation therapy. Late report and recommendations. J Neurosurg 59:652-659
44. Healey EA, Barnes PD, Kupsky WJ et al (1991) The prognostic significance of postoperative residual tumor in ependymoma. Neurosurgery 28:666-672
45. Bouffet E, Perilongo G, Canete A, Massimino M (1998) Intracranial ependymomas in children: a critical review of prognostic factors and a plea for cooperation. Med Pediatr Oncol 30:319-329
46. Perilongo G, Massimino M, Sotti G et al (1997) Analyses of prognostic factors in a retrospective review of 92 children with ependymoma: Italian Pediatric Neuro-oncology Group. Med Pediatr Oncol 29:79-85
47. Massimino MR, Perilongo G, Sotti G et al (1999) Role of high-dose hyperfractionated radiotherapy (HF-RT) and vincristine (VCR), VP16 and cyclophosphamide (CYCLO) chemotherapy (CT) in childhood ependymoma (EPD): a study of the Italian Pediatric Neuro-Oncology Group. Proceedings of American Society of Clinical Oncology, XXXV Annual Meeting, Atlanta, p 545
48. Cassel CK, Vladeck BC (1997) ICD-9 code for palliative or terminal care. N Engl J Med 336:1029-1030

CAPITOLO 14

La chirurgia dei gliomi dell'adulto

G. Broggi, C. Marras, I. Dones, P. Ferroli, A. Franzini, M. Marchetti

Il chirurgo che per primo eseguì con successo un intervento d'asportazione di un tumore cerebrale intrassiale fu Hughes Bennett che, nel 1884, asportò un glioma cerebrale in un paziente di 25 anni. Allora, l'unico elemento diagnostico e di localizzazione di una lesione del sistema nervoso centrale (SNC) era rappresentato dall'accurata valutazione clinica che fu possibile, in quel caso, grazie alle osservazioni di Rickam Godlee [1]. Il termine astrocitoma fu comunque introdotto per la prima volta da Virchow nel 1863. Il contributo di Cushing allo sviluppo della neurochirurgia moderna e, in particolare, al trattamento dei gliomi, è senz'altro indiscutibile; nel 1926, Cushing descrisse per la prima volta le caratteristiche di un oligodendroglioma [2]. Nel 1929, Bailey e Bucy portarono a termine uno studio d'estremo interesse, basato sulla descrizione di 13 casi di glioma e sulla correlazione tra comportamento clinico e aspetti neuropatologici [3].

Le attuali conoscenze riguardanti i tumori gliali permettono di individuare caratteristiche comuni a tutti i tipi istologici: (1) essi possono originare in qualsiasi punto del SNC, ma prevalgono in sede sovratentoriale; (2) sono più frequenti negli adulti; (3) presentano un'ampia varietà istopatologica e di comportamento biologico; (4) indipendentemente dal grado istologico, tendono ad infiltrare il parenchima cerebrale circostante; (5) gli istotipi di basso grado tendono ad evolvere verso forme di maggiore malignità [4].

In base alla classificazione della World Health Organization, le differenti entità clinicopatologiche dell'adulto sono rappresentate dall'astrocitoma di basso grado, oligodendroglioma e forme miste (grado I e II), dall'astrocitoma e oligodendroglioma anaplastico (grado III), dal glioblastoma multiforme (grado IV) [5] (Figg. 1-4) (v. Capp. 1, 5).

I gliomi di basso grado costituiscono il 15% dei tumori cerebrali dell'adulto [6]. I differenti studi epidemiologici documentano un'inciden-

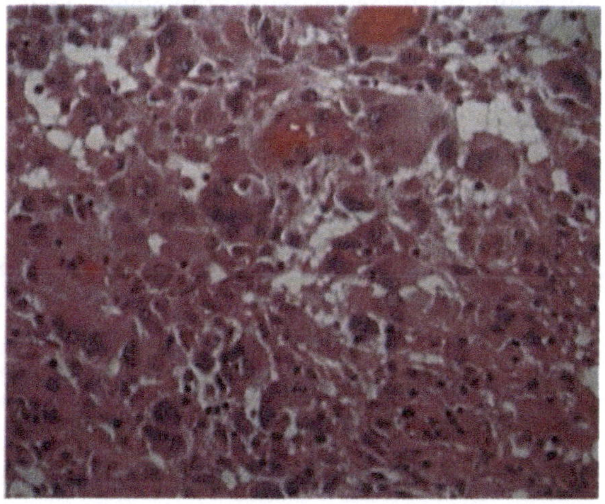

Fig. 1. Preparato istologico di glioblastoma multiforme caratterizzato da un alto grado di anaplasia (Ematossilina-Eosina)

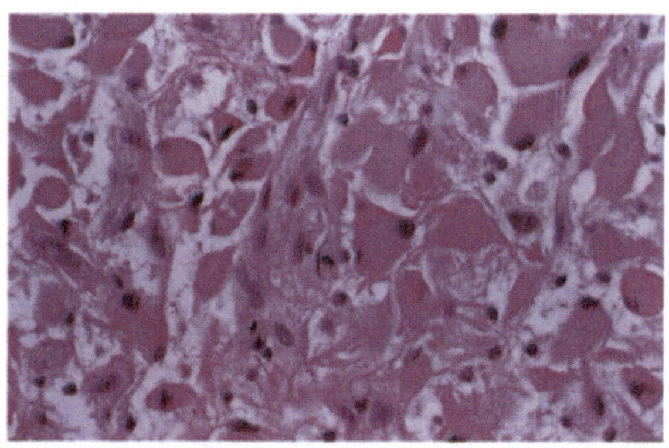

Fig. 2. Preparato istologico di astrocitoma gemistocitico caratterizzato da cellule con abbondante citoplasma, scarse atipie nucleari e bassa cellularità (Ematossilina-Eosina)

za annuale degli astrocitomi di 5.4 casi per 100 000 abitanti; l'incidenza dei gliomi di basso grado sarebbe di 0,9 casi per 100 000 abitanti [7]. Gli oligodendrogliomi rappresentano il 4-7% [8], mentre il glioblastoma e l'astrocitoma anaplastico danno ragione del 20-50% dei tumori primitivi del SNC [9] (v. Cap. 1).

La neurochirurgia, grazie al progresso tecnologico, alle acquisizioni di biologia molecolare e allo sviluppo di altre discipline (neuroanestesia, neurorianimazione, neuroradiologia), ha permesso negli ultimi decenni un significativo miglioramento del trattamento delle neoplasie cerebrali, con una importante riduzione della morbilità, un aumento della sopravvivenza e un miglioramento della qualità di vita.

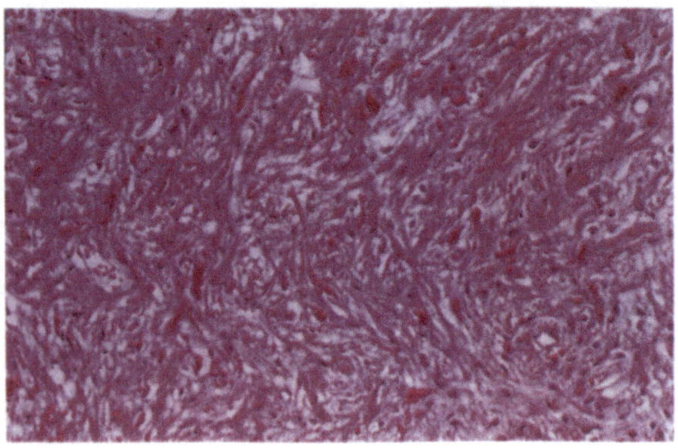

Fig. 3. Preparato istologico di astrocitoma fibrillare di basso grado in cui è riscontrabile la tipica morfologia cellulare fusiforme, la bassa cellularità e modeste atipie nucleari (Ematossilina-Eosina)

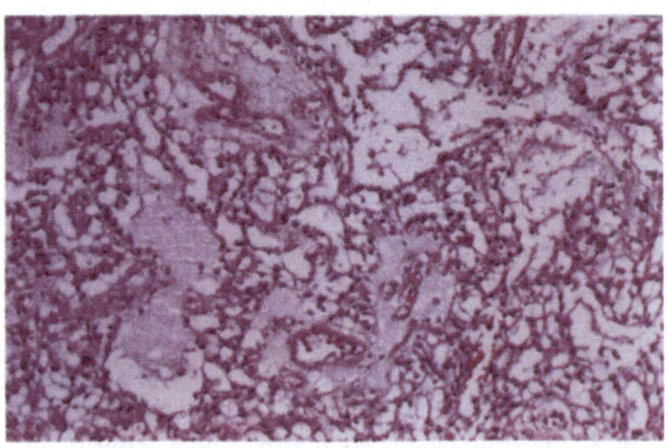

Fig. 4. Preparato istologico di astrocitoma pilocitico caratterizzato dall'accumulo di fibre di Rosenthal, dalla disposizione lobulare e da aree di atipia nucleare senza segni di malignità (Ematossilina-Eosina)

In base a queste osservazioni, riporteremo l'esperienza complessiva del nostro Istituto nel trattamento delle neoplasie cerebrali.

Trattamento chirurgico

Dal 1978 ad oggi, presso l'Istituto Nazionale Neurologico "C. Besta", sono stati sottoposti a trattamento chirurgico 4356 pazienti con glioma sovratentoriale. L'età è compresa tra i 18 e i 75 anni con un rapporto M/F di 1.7.

Tutti i pazienti sono stati sottoposti ad una valutazione neuroradiologica che nei primi anni prevedeva la TC con eventuale valutazione angiografica, successivamente comprendeva la risonanza magnetica nucleare (RM) (Fig. 5) [9-11], la angioRM, la RM funzionale e la RM spettroscopica. Sono stati sottoposti a trattamento di asportazione 3572 pazienti, 1090 a procedura bioptica stereotassica. Questi ultimi sono stati distinti in due gruppi: *gruppo 1*, costituto da 632 pazienti operati tra il 1978 e il 1988; *gruppo 2*, formato da 458 pazienti operati dal 1989 ad oggi. Negli ultimi 5 anni, 1500 pazienti sono stati trattati con l'ausilio di sistemi di neuronavigazione.

La diagnosi di glioma di III o IV grado o di glioma di basso grado con aree di malignità (alta cellularità, atipie cellulari, mitosi, necrosi, pattern angiogenico patologico) è stata posta in 3354 pazienti (77%). In questi casi, il trattamento chirurgico è stato seguito da quello adiuvante radioterapico (dose totale 60 Gy su campo definito alla TC) e chemioterapico per via sistemica (BCNU, CCNU, PCV). Negli ultimi 3 anni, 99 casi di glioblastoma sono stati sottoposti a chemioterapia loco-regionale; il chemioterapico (mitoxantrone alla dose di 4 mg ogni 15/20 giorni) è stato somministrato attraverso un serbatoio di Ommaya-Rickam posizionato nel sottocute e connesso ad un catetere posto in sede tumorale.

Il neuronavigatore è stato impiegato in 1098 interventi d'asportazione di glioma o glioma recidivo per via craniotomica, in 27 biopsie "frameless" a cielo coperto, in 18

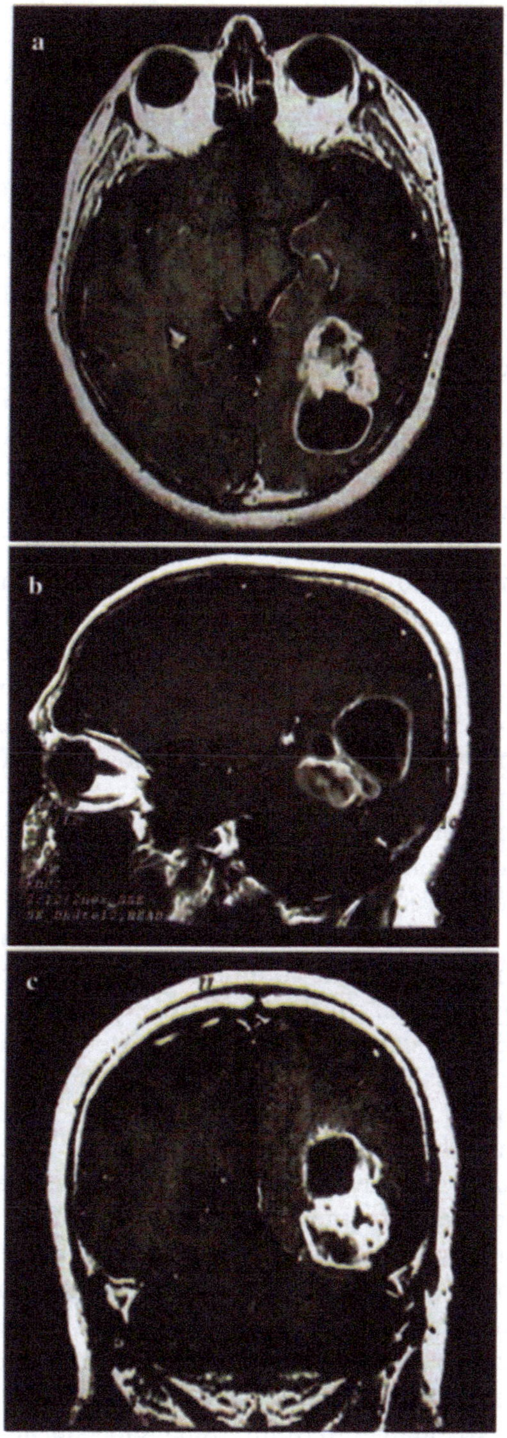

Fig. 5a-c. *Immagini RM con gadolinio.* Paziente di 62 anni portatore di GBM temporo-parieto-occipitale sinistro. Le scansioni assiale (**a**), sagittale (**b**) e coronale (**c**) documentano una lesione di circa 2 cm di diamentro captante disomogeneamente mezzo di contrasto e delimitata da moderato edema periferico

biopsie per via endoscopica assistita, in 56 biopsie stereotassiche assistite, in 22 punture assistite di tumori cistici e posizionamento di serbatoio sottocutaneo. I sistemi utilizzati sono stati: Radionics OTS (66 casi), Zeiss STN (23 casi), Sofamor Danek Stealth Station (328 casi), Philips Easy Guide (804 casi) [8]. A seconda delle caratteristiche neuroradiologiche della lesione, l'uso del sistema di neuronavigazione ha previsto l'esecuzione di una TC o RM con l'ausilio di marker cutanei. Le immagini sono state trasferite alla stazione di lavoro e ricostruite tridimensionalmente. Questo tipo di procedura è stato realizzato in corso di trattamento chirurgico per via craniotomica, stereotassica o endoscopica. Infatti, in corso di procedura stereotassica o endoscopica, è stato possibile utilizzare come pointer l'ago da biopsia o l'endoscopio, visualizzando sullo schermo durante il trattamento il controllo della posizione raggiunta. L'entità dell'asportazione è stata sempre pianificata preoperatoriamente sulle immagini del neuronavigatore e verificata intraoperatoriamente.

I sistemi stereotassici utilizzati sono stati inizialmente il casco di Riechert e il BRW, più recentemente il casco di Leksell e il CRW. Le indicazioni alla biopsia stereotassica sono state:

1. lesioni situate in profondità in aree funzionalmente critiche (regione capsulare e dei gangli della base, tronco encefalico);
2. lesioni multiple in cui la diagnosi differenziale fra lesioni primitive, secondarie, di origine infettiva o infiammatoria non fosse altrimenti ottenibile;
3. lesioni in cui la storia clinica e le immagini neuroradiologiche hanno condotto alla diagnosi di possibili tumori radiosensibili come linfomi e germinomi;
4. mancanza di consenso del paziente all'intervento d'exeresi.

Le controindicazioni alla biopsia stereotassica sono state:

1. lesioni di possibile origine vascolare;
2. lesioni corticali;

3. lesioni della regione insulare;
4. voluminose lesioni con importante effetto massa, determinanti una distorsione del tronco o un'ernia cerebrale interna.

La TC, eseguita dopo l'applicazione del casco in anestesia locale, ha costituito la metodica neuroradiologica usata routinariamente per la scelta del target da biopsiare. Nei casi in cui la TC non ha permesso una soddisfacente visualizzazione della lesione, si è preferito utilizzare la RM con casco stereotassico compatibile, o metodiche computerizzate che permettessero la sovrapposizione e la fusione delle immagini TC e RM.

Allo scopo di evidenziare le aree della lesione a più alta cinetica cellulare, che sono caratterizzate da un più alto contenuto di colina, in alcuni gliomi di basso grado la scelta del target è stata effettuata attraverso l'ausilio della RM spettroscopica. L'intervento è sempre stato condotto in anestesia locale, attraverso un foro di trapano di 3 mm. Prelievi multipli seriati sono stati eseguiti con l'ago di Nashold, verificando intraoperatoriamente le caratteristiche istologiche del tessuto attraverso colorazione con blù di metilene.

Gli interventi di asportazione della neoplasia sono stati complessivamente 1098. In 6 casi (0.54%) la procedura di neuronavigazione è stata interrotta per motivi tecnici durante l'intervento. In tutti gli altri casi è stato possibile completare l'intervento rispettando il programma operatorio "virtuale" precedentemente stabilito sul neuronavigatore. L'asportazione è stata radiologicamente totale in 926 casi (84.3%) e parziale in 172 casi (15.6%). In 143 casi (13%), l'intervento è stato eseguito per asportare lesioni residue o recidive. Nel 7% dei casi, gli interventi sono stati effettuati su tumori giudicati inoperabili per estensione o per sede da altri centri neurochirurgici. Ai controlli postoperatori, in nessun paziente si è evidenziato un residuo tumorale non previsto preoperatoriamente. L'accuratezza iniziale del sistema è stata mantenuta sempre inferiore ai 5 mm. Il tempo aggiuntivo richiesto per la messa a punto del sistema di navigazione in ogni intervento è stato di 15-30 minuti. In 15 casi, urti accidentali durante l'intervento hanno provocato spostamenti del cranio rispetto alla testiera di Mayfield o dei sistemi di riferimento ottici, tale per cui l'errore reale superava il centimetro. L'uso del neuronavigatore ha consentito di utilizzare craniotomie più piccole (diametro sempre inferiore ai 4 cm) e approcci transulcali mirati sulla lesione senza mai effettuare false traiettorie; l'identificazione della lesione è stata possibile anche nei casi in cui l'aspetto macroscopico appariva simile a quello del tessuto sano. Il cosiddetto "brain shift" ha introdotto un errore variabile da 2 a 15 mm a fine asportazione, dipendente dalla sede e dimensioni della lesione, dall'entità della deliquorazione e dalla posizione del capo. Nel 15% dei casi, nel primo postoperatorio si sono manifestati deficit neurologici aggiunti. Tale percentuale è scesa al 7% al primo controllo ambulatoriale, 4-8 settimane dopo l'intervento. La mortalità a 30 giorni è stata dell'1.4%.

Le biopsie con assistenza del neuronavigatore sono state complessivamente 101 così ripartite: 27 "frameless" a cielo coperto, 18 con assistenza endoscopica, 56 stereotassica. Il bersaglio prescelto è stato raggiunto in tutti i casi. Il materiale prelevato è stato insufficiente per la diagnosi in due casi in cui la procedura endoscopica è stata sospesa, per sanguinamento, al primo tentativo di prelievo. In 8 casi, nella stessa seduta operatoria, è stata effettuata la terzoventricolocisternostomia. In due casi di biopsia endoscopica, si è manifestata un'emorragia endoventricolare, che ha posto indicazione al posizionamento di un drenaggio esterno. La mortalità è risultata nulla. Non si sono registrati deficit aggiuntivi a distanza.

Le biopsie stereotassiche senza assistenza del neuronavigatore sono state complessivamente 989. Nel gruppo 1, la mortalità è stata dell'1.7%; nel gruppo 2, si è ridotta allo

0.7%. La morbilità dal 4% (gruppo 1) è passata al 2.1% (gruppo 2). In tutti i casi, il peggioramento clinico si è manifestato in seguito ad una complicanza emorragica localizzata in sede di prelievo. Gli errori di targeting, nel gruppo 1, sono stati il 4% con un'attendibilità diagnostica dell'85%. Nel gruppo 2, gli errori di targeting sono stati il 2% e l'attendibilità l'87%.

La sopravvivenza dei pazienti con glioma di basso grado è stata del 58% a 5 anni e del 30% a 10 anni. La sopravvivenza è decisamente inferiore nei pazienti con glioma di alto grado: 30% ad un anno, 20% a due anni, 10% a tre anni. Nei pazienti con glioblastoma, il trattamento della recidiva e, in casi selezionati, l'impiego della chemioterapia loco-regionale, hanno permesso di raggiungere una mediana di sopravvivenza di 27.2 mesi. Lo stesso tipo d'approccio ha permesso una mediana di sopravvivenza di 100.5 mesi nei pazienti con astrocitoma anaplastico (v. Cap. 8).

Risultati del trattamento

Nonostante le nuove acquisizioni sulla biologia dei tumori e la maggiore efficacia delle terapie adiuvanti, la chirurgia volta all'asportazione della lesione o al semplice prelievo bioptico rappresenta un momento fondamentale nella cura dei gliomi. I recenti progressi delle metodiche neuroradiologiche non sono ancora in grado di evidenziare elementi che permettano una diagnosi certa. A parte rare eccezioni [10], senza accertamento istologico non è possibile intraprendere alcun trattamento specifico.

L'obiettivo terapeutico dovrebbe essere quello di asportare la maggior parte del tumore riducendo le possibilità di determinare alterazioni funzionali. Uno studio retrospettivo eseguito su 603 pazienti sottoposti al solo trattamento chirurgico (attraverso biopsia, rimozione parziale o totale della lesione), ha dimostrato una correlazione tra la sopravvivenza e la quantità di tessuto patologico asportato [11]. In uno studio randomizzato, focalizzato sul valore della radioterapia postoperatoria, la chirurgia è stata indicata come uno dei quattro maggiori indici prognostici [12].

L'asportazione chirurgica offrirebbe al paziente una serie di vantaggi: la citoriduzione meccanica permette la rimozione di un alto numero di cellule resistenti alla radioterapia e alla chemioterapia; una parte delle cellule residue potrebbe quindi andare incontro a mitosi e diventare radio e chemio-sensibile [13]. La maggiore efficacia della terapia adiuvante dipenderebbe dall'alterazione postoperatoria della barriera ematoencefalica [14]. La decompressione chirurgica permette, inoltre, di controllare l'ipertensione endocranica, favorendo la ripresa funzionale delle strutture contigue. La chirurgia consente di ottenere una quantità di tessuto tale da favorire un'approfondita analisi istopatologica.

Se l'indicazione chirurgica è indiscutibile nel caso di gliomi di alto grado di malignità, non altrettanto avviene quando si considerano i gliomi di basso grado. Gran parte degli Autori è concorde sulla potenziale evoluzione maligna dei bassi gradi. Scherer, nel 1940, dopo un'estesa analisi istologica dei gliomi di basso grado, sosteneva la possibile presenza di foci di anaplasia [15]. Russel e Rubinstein hanno documentato aree di anaplasia nel 50% dei casi analizzati e, basandosi su una serie di 129 autopsie, hanno sostenuto che circa il 28% dei gliomi maligni derivavano da gliomi di basso grado [16]. Muller e coll. esaminarono le recidive di 72 pazienti portatori di glioma di basso grado [12, 13]; nel 55% dei casi l'analisi istologica evidenziava un astrocitoma anaplastico e nel 30% un glioblastoma multiforme [17]. La letteratura non è comunque unanime; Piepmeier evidenziava questa potenzialità nel 13% dei gliomi di basso grado [18]. Spesso, i pazienti con glioma di basso grado sono neurologicamente integri e l'intervento chirurgico può causare sequele neurologiche; il monitoraggio radiologico può essere quindi una soluzione da tenere in considerazione.

In uno studio retrospettivo si è confrontato un gruppo di pazienti con glioma di basso grado sottoposti a trattamento chirurgico con un secondo gruppo non trattato; gli Autori non hanno trovato alcuna differenza tra i due gruppi, in termini di trasformazione e di sopravvivenza [19]. Le indagini neuroradiologiche non sono in grado di fornire dati sufficienti per distinguere un glioma di basso grado (Figg. 6, 7) da uno di alto grado di malignità: la presa di contrasto è assente nel 30% dei pazienti con astrocitoma anaplasico e nel 4% dei pazienti con glioblastoma multiforme [20]. In base a queste osservazioni, il trattamento chirurgico risulterebbe indispensabile per una corretta diagnosi e per asportare lesioni potenzialmente maligne, con risultati migliori in termini di sopravvivenza. L'exeresi della lesione, oltre ad avere un impatto positivo sulla prognosi, favorisce il controllo dell'epilessia. Va però considerato che, nel 72% dei casi, le crisi tendono a ripresentarsi anche dopo il trattamento chirurgico, malgrado l'inizio di una terapia antiepilettica adeguata. L'intervento chirurgico infatti non risolve abitualmente il problema epilettologico associato a tumori infiltranti, che recidivano rapidamente e la cui rimozione chirurgica può spesso essere solo parziale (v. Cap. 22).

La scelta dell'opzione chirurgica per una recidiva di glioma maligno è possibile in pazienti di età inferiore ai 65 anni, con stato funzionale del paziente (KPS) superiore a 70, "time to progression" superiore agli 8 mesi e, ovviamente, assenza di controindicazioni anestesiologiche. In questi casi, l'associazione del trattamento chirurgico con la chemioterapia intratecale loco-regionale (mitoxantrone) (Figg. 8, 9) permette un significativo incremento della sopravvivenza [21].

La neurochirurgia moderna permette di ottenere risultati prima insperati. L'utilizzo routinario del microscopio operatorio, l'introduzione dell'aspiratore ad ultrasuoni (Cavitron ultrasonic aspirator – CUSA), la ricerca del target con metodiche stereotassiche, con sistemi di neuronavigazione o di ecografia, hanno permesso di ridurre la possibilità di sequele neurologiche e di rendere fattibili ampie asportazioni del tumore. Le tecniche di monitoraggio elettroencefalografico pre- ed intra-operatorio si sono dimostrate altrettanto utili specie nel trattamento delle patologie caratterizzate da foci epilettogeni. Un'ulteriore evoluzione è stata resa possibile dall'introduzione dei sistemi operatori che utilizzano "assistenza di immagini neuroradiologiche" (*image guided surgery, IGS*).

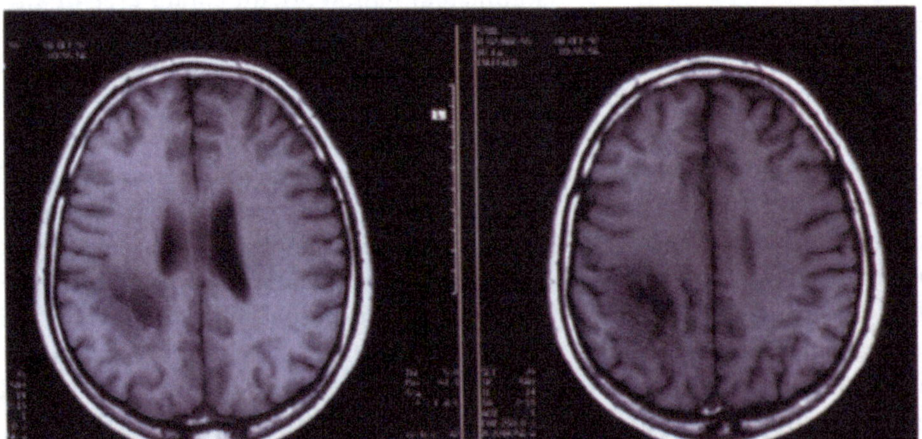

Fig. 6. *Immagine RM assiale con gadolinio.* Glioma di basso grado in paziente di 35 anni con storia di crisi parziale motoria sinistra. La lesione è caratterizzata da una immagine ipointensa frontale posteriore destra, non captante il mezzo di contrasto paramagnetico

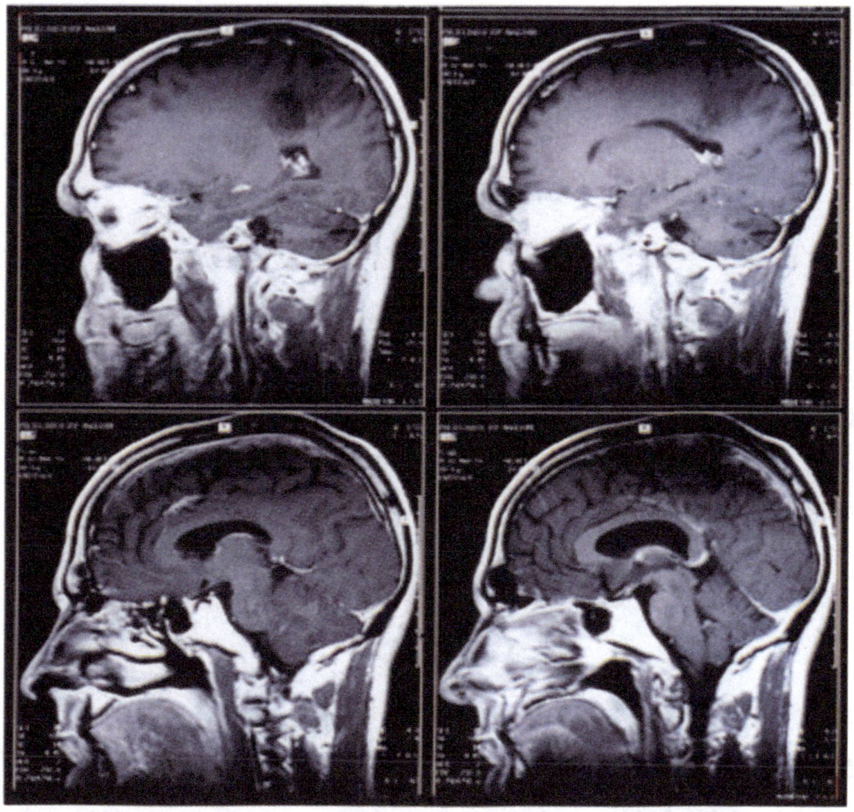

Fig. 7. Proiezioni sagittali del caso descritto in Figura 6

Le metodiche di neuronavigazione virtuale, seguite da quelle TC e RM preoperatorie, (Figg. 6 e 7) hanno reso sempre più semplici e sicuri gli interventi di asportazione di tumori, specialmente se localizzati in aree eloquenti, a loro volta eventualmente evidenziate da RM funzionale (fMRI) o dalla spettroscopia in RM (H-RMS).

Il neuronavigatore ha radicalmente mutato l'approccio chirurgico dei gliomi. Tradizionalmente, il tumore veniva esposto attraverso ampie craniotomie che permettevano il corretto orientamento. Dopo un'ampia apertura durale, il tumore veniva circoscritto attraverso la dissezione del parenchima circostante macroscopicamente sano. In questo modo, erano ritenute facilmente operabili solo lesioni localizzate in aree silenti poiché il trauma chirurgico sul tessuto eloquente circostante era spesso causa di deficit neurologici aggiunti. Il neuronavigatore risolve i problemi di orientamento, permette l'esposizione della lesione e la sua asportazione attraverso piccole craniotomie, agisce esclusivamente all'interno del tessuto patologico e consente di rispettare il tessuto nervoso circostante. Possono essere affrontate anche lesioni estese in profondità o verso aree eloquenti (Figg. 5, 6, 8, 9), poiché l'exeresi si interrompe quando il navigatore indica la prossimità di aree funzionalmente importanti. Pur avendo lo scopo di una radicalità radiologica, si privilegia così la qualità della vita a scapito di un eventuale residuo neoplastico che potrà essere successivamente affrontato in modo selettivo con la chemioterapia anche loco-regionale, la radioterapia mirata o la radioimmunoterapia. L'entrata nella pratica clinica della RM funzionale permette inoltre di riconoscere in fase pre-operatoria le aree eloquenti che possono essere risparmiate durante il "surgical planning" virtuale e il trattamento chirurgico successivo.

La RM spettroscopica può fornire informazioni utili, individuando le aree lesionali

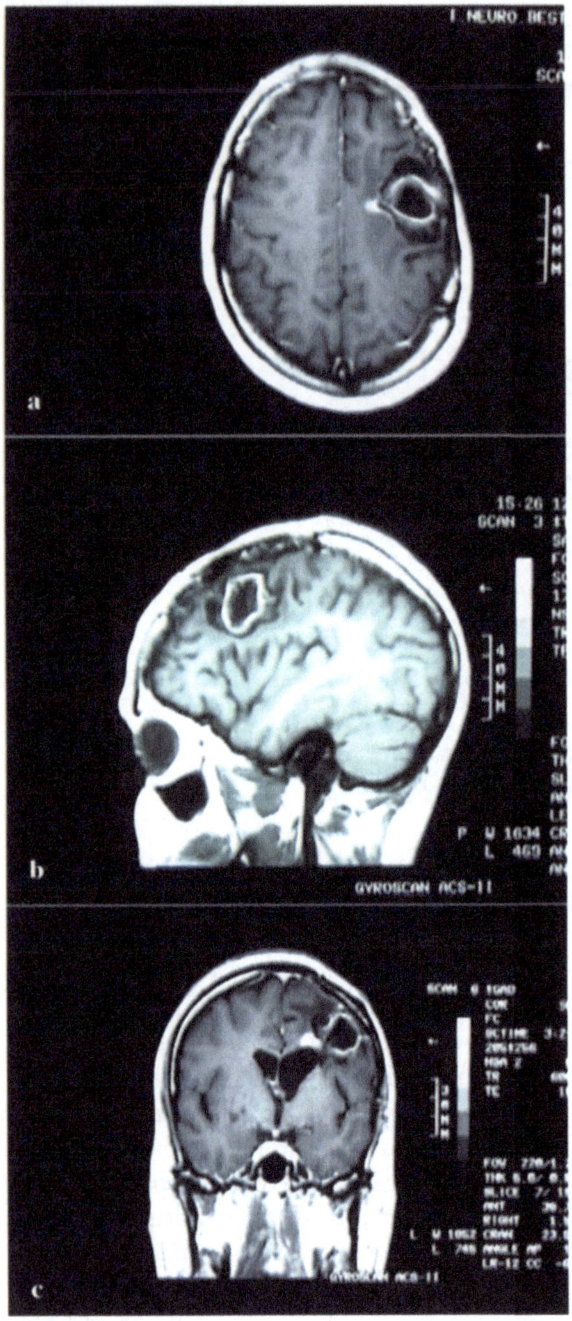

Fig. 8a-c. a RM assiale con gadolinio eseguita su una paziente di 22 anni portatrice di seconda recidiva di glioblastoma multiforme (GBM) frontale sinistro, precedentemente trattata con mitoxantrone intratecale. L'esame documenta la ricrescita della lesione che appare di aspetto rotondeggiante con cercine di captazione periferico e modesto edema circostante. La stessa lesione è documentata nelle proiezioni sagittale (**b**) e coronale (**c**)

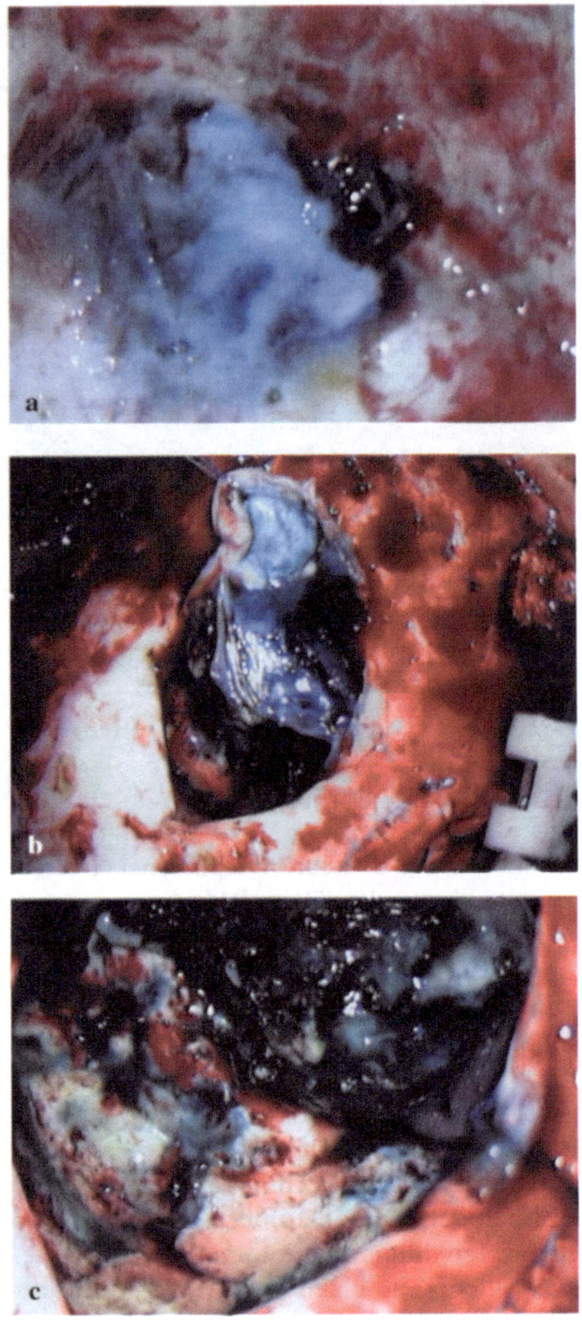

Fig. 9a-c. Immagini intraoperatorie della stessa paziente della Figura 8. **a** In prossimità della lesione, la dura madre appare di aspetto bluastro per la caratteristica colorazione determinata dal mitoxantrone. **b** Dopo apertura della dura madre è possibile osservare la neoplasia che si presenta con il medesimo aspetto cromatico. In **c** è possibile osservare una chiara delimitazione fra la recidiva e il parenchima circostante, apparentemente sano

a più alto "turnover" cellulare, segnalate da un picco della colina, così come quelle verosimilmente coinvolte nella genesi di eventuali crisi epilettiche, contrassegnate da aumento del lattato.

Nei casi in cui la lesione aggetta nel sistema ventricolare, un'alternativa alla biopsia stereotassica è costituita dalla biopsia per via endoscopica. Tale metodica è utile soprattutto quando la lesione determina un idrocefalo ostruttivo, per il cui trattamento ci sia indicazione ad una terzoventricolocisternostomia o ad una plastica dell'acquedotto. L'uso del navigatore facilita l'orientamento endoventricolare e il riconoscimento della lesione, non sempre facile in presenza di distorsione delle strutture anatomiche o quando questa sia ricoperta da ependima normale.

Il limite maggiore del neuronavigatore è il cosiddetto "brain shift". Il brain shift è maggiore in caso di ampie aperture ossee e durali, di lesioni con importante effetto massa e di apertura delle cavità ventricolari con conseguente marcata deliquorazione. Per questa ragione il campo della ricerca si è rivolto verso le metodiche di monitoraggio operatorio "reale", che rispetto alla metodica "virtuale" superino il problema rappresentato dal brain shift. Sono promettenti i risultati da noi ottenuti con la TC intraoperatoria, ancora in fase di studio.

La RM aperta, in uso presso pochissimi Centri, è senza dubbio la metodica che fornisce i migliori risultati.

L'esposizione alle radiazioni ionizzanti, nel caso della TC, gli alti costi della RM e della strumentazione dedicata, rappresentano i limiti maggiori al loro utilizzo.

La biopsia stereotassica rappresenta il trattamento chirurgico di scelta nei pazienti in cui l'intervento di asportazione è ritenuto particolarmente rischioso. In questi casi, la biopsia stereotassica, seppure comporti limiti di campionamento, è la metodica più sicura e meno invasiva per ottenere frammenti di tessuto patologico per la diagnosi e il successivo trattamento adiuvante [23] (v. Cap. 20).

Le controindicazioni assolute al trattamento chirurgico sono rappresentate dai casi di glioma diffuso del tronco e in particolare del ponte. Le localizzazioni multiple, quelle nel corpo calloso con estensione controlaterale e quelle nei nuclei della base o in aree eloquenti un tempo rappresentavano una controindicazione alla chirurgia. Attualmente, grazie ai sistemi diagnostici e di monitoraggio pre-operatori, le localizzazioni in tali sedi possono essere trattate chirurgicamente con un'asportazione totale o subtotale che preservi comunque l'aspetto funzionale.

Il trattamento dei gliomi o delle recidive è stato caratterizzato negli ultimi 20 anni da indici di morbilità e mortalità sempre più bassi. Negli anni '70 la mortalità variava tra il 17 e il 27% e la morbidità tra il 35 e il 65% [23]; attualmente, la morbidità si aggira intorno all'8%, mentre la mortalità è di circa il 2.7%, nei 30 giorni successivi al trattamento [24, 25].

La mortalità e la morbidità sono decisamente inferiori nella procedura stereotassica che si dimostra essere una metodica sicura; esse sono rispettivamente dell'1% e del 3%, con un'incidenza di eventi emorragici del 3%, evidenti sul piano clinico nell'1% dei casi [26] (v. Cap. 20). L'affidabilità diagnostica della biopsia di circa il 90%. In caso di incertezza sulla natura di una lesione diagnostica, non è giustificato esporre un paziente a radioterapia prima di una valutazione istopatologica [27].

Prognosi

L'età, lo stato funzionale del paziente (KPS), l'estensione dell'asportazione chirurgica e il grado istologico sono i fattori prognostici di maggior valore.

Nei gliomi con alto grado di malignità, il trattamento chirurgico, associato alla radioterapia e alla chemioterapia, permette un aumento della sopravvivenza. La sopravvivenza mediana dei pazienti con glioblastoma, sottoposti al solo trattamento chirurgico, è di 5 mesi; questo valore aumenta con il trattamento adiuvante chemio- e/o radioterapico ed è di circa 11 mesi per il glioblastoma e di 24 mesi per l'astrocitoma anaplastico [28, 29] (v. Cap. 8). Secondo alcuni Autori, in pazienti selezionati, il trattamento chirurgico delle recidive e la chemioterapia locoregionale permettono di ottenere un ulteriore incremento dei tempi di sopravvivenza; i risultati ottenuti sono di 27.2 mesi per i glioblastomi e di 100.5 mesi per gli astrocitomi anaplasici [21].

Recenti studi sulla sopravvivenza dei pazienti con glioma di basso grado dimostrano una prognosi decisamente migliore per i gradi I e II; la mediana è di 7.5 anni, con una sopravvivenza a 5 anni del 65% e di circa il 40% a 10 anni [30, 31]. Il ruolo della radioterapia nel trattamento postoperatorio dei pazienti, è ancora oggetto di discussione [30-32] (v. Capp. 17, 18); la maggior parte dei principali Centri di neurooncologia ha abbandonato questo tipo d'approccio, ma non esistono studi conclusivi che permettano di escludere la potenzialità terapeutica del trattamento radiante.

Basi biologiche di possibili applicazioni terapeutiche

La migliore conoscenza della genetica e della biologia dei tumori è l'elemento a cui tutte le discipline di neuroscienze fanno riferimento per il trattamento futuro dei tumori cerebrali. Molte di queste ricerche sono basate sulla conoscenza del meccanismo angiogenico, inteso come complesso fenomeno biologico che coinvolge un'ampia varietà di molecole nella proliferazione delle cellule endoteliali, nel rimaneggiamento della matrice intercellulare (ECM), nella proliferazione e infiltrazione cellulare [33-35], (v. Capp. 3, 8, 19).

Esperimenti condotti *in vivo* e *in vitro* hanno dimostrato che, in assenza di un'adeguata vascolarizzazione, non sono possibili un sufficiente apporto metabolico e una efficace eliminazione dei cataboliti; in queste condizioni, la crescita di un tumore è limitata e la frazione delle cellule proliferanti è uguale a quella che va incontro a necrosi [36].

Lo studio dei fattori responsabili del fenomeno angiogenico si è concentrato soprattutto sui fattori di crescita, sulle proteine della matrice intercellulare (fibronectina, fibrinogeno, laminina, entactina, tenascina, vitronectina, trombospondina, fattore di von Willebrand), sui recettori di adesione (integrine, immunoglobuline, caderine) e sugli enzimi proteolitici (metalloproteasi).

I fattori di crescita di maggiore interesse sono il *fibroblast growth factor* (FGF) e il *vascular endotelial growth factor* (VEGF) [37-39]. Gli FGF costituiscono un gruppo di potenti mitogeni delle cellule endoteliali; all'interno di questo gruppo si è visto come FGF acido e basico siano prodotti nei tumori cerebrali umani. L'espressione di FGF basico (bFGF), nelle cellule dei tumori gliali, è correlata con il grado di anaplasia. Uno studio condotto su pazienti pediatrici dimostra che nel 62% dei casi è possibile isolare bFGF nel liquor e che il liquor contenente bFGF ha effetto mitogeno sulle cellule endoteliali in coltura [40]. Nei gliomi, FGF2 e VEGF hanno la capacità di attivare la proliferazione dell'endotelio vascolare e sono fortemente espressi *in vitro* nelle linee cellulari di glioblastoma [39]. VEGF venne inizialmente ritenuto un importante mediatore dell'angiogenesi con un'attività correlata allo stato d'ipossia, ma è sempre più evidente che la sua espressione è influenzata da altri fattori di crescita come FGF4 [35, 41].

Le integrine rappresentano una famiglia di glicoproteine transmembrana di fondamentale importanza nel meccanismo d'adesione cellulare: permettono l'ancoraggio delle cellule e la loro migrazione, crescita, proliferazione e differenziazione [42]. Esse interagiscono con le proteine della matrice intercellulare e/o con proteine di membrana (counter receptor: ICAM-1, ICAM-2), determinando l'attivazione di protein-chinasi

[43]. Nei tumori e nel parenchima cerebrale sano dell'uomo, si è documentata *in vivo* e *in vitro* una bassa espressione di integrine e una stretta correlazione tra la loro espressione ($\alpha_v\beta_3$, $\alpha_v\beta_5$) e la malignità del tumore [44]. L'espressione di $\alpha_v\beta_3$ è correlata con l'angiogenesi e l'utilizzo di anticorpi specifici anti-$\alpha_v\beta_3$ e anti-$\alpha_v\beta_5$ è in grado di inibire la migrazione cellulare e l'angiogenesi indotta da bFGF [45, 46]. Le proteine della ECM nei tumori cerebrali sono differentemente espresse rispetto al tessuto normale e la presenza di alcune, come la vitronectina, è tipica dei tumori cerebrali [47].

Le metalloproteasi sono enzimi Zn^+-dipendenti, capaci di degradare un'ampia varietà di proteine della ECM; a livello endoteliale una delle più studiate metalloproteasi, la MMP2, è funzionalmente correlata con $\alpha_v\beta_3$ [48]. Uno dei frammenti di MMP2, denominato PEX, è in grado di interagire con $\alpha_v\beta_3$, bloccando l'interazione integrina/metalloproteasi, e di inibire quindi il meccanismo angiogenico indotto da bFGF [48].

Questa rapida rassegna ha lo scopo di evidenziare la complessità dei meccanismi che stanno alla base della genesi dei tumori, senza considerare i numerosissimi aspetti della genetica dei tumori (v. Cap. 3) e del meccanismo apoptotico che insieme ad altri pongono le basi del moderno approccio della neuro-oncologia.

Alla luce di questa osservazione è a noi chiaro come l'integrazione multidisciplinare sia il fondamento della ricerca e della terapia dei tumori.

Bibliografia

1. Bennett AH, Godlee RJ (1884) Excision of a tumor from the brain. Lancet, 1090-1091
2. Bailey P, Cushing H (1926) A classification of the tumors of the glioma group on a histogenetic basis with a correlated study of prognosis, vol. 1. Lippincott, Philadelphia
3. Bailey P, Bucy PC (1929) Oligodendrogliomas of the brain. J Pathol Bacteriol 32:735-751
4. Cavenee WK, Bigner DD, Newcomb EW, Paulus W (eds) Kleihues P (1997) Astrocytic tumours. Tumours of the nervous system. In: Kleihues P, Cavenee W (eds) IARC Scientific Publications, Lyon, pp 2-48
5. Kleihues P, Burger PC, Scheithauer BW (1993) The new WHO classification of brain tumours. Brain Pathol 3:255-268
6. Guthrie BL, Laws ER (1990) Supratentorial low-grade gliomas. Neurosurg Clin N Am 1:37-48
7. Radhakrishnan K, Bohnen NI, Kurland LT (1993) Epidemiology of brain tumors. In: Morantz RA, Walsh (eds) Brain tumors: a comprehensive text. Marcel Dekker, New York
8. Mork SJ, Lindegaard KF, Halvorsen TB (1985) Oligodendroglioma: incidence, and biological behavior in a defined population. J Neurosurg 63:881-889
9. Mao Y, Desmeules MR, Semenciw R (1991) Increasing brain cancer rates in Canada. CMAJ 145:1583-1591
10. Albright AL, Packer RJ, Zimmermann R (1993) Magnetic resonance scans should replace biopsies for the diagnosis of diffuse brain stem gliomas: a report from the Children's Cancer Group. Neurosurgery 33:1026-1030
11. Salcman M (1985) Supratentorial gliomas: clinical features and surgical therapy. In: Wilkins RH, Rengachary SS (eds) Neurosurgery. Mc Graw-Hill, New York, pp 550-579
12. Medical Research Council Brain Tumour Working Party (1990) Prognostic factors for high-grade malignant glioma: development of a prognostic index. J Neurooncol 9:47-55
13. Hoshino T (1984) A commentary on the biology and growth kinetics of low-grade and high-grade gliomas. J Neurosurg 61:895-900
14. Salcman M, Broadwell RD (1991) The blood-brain barrier. Salcman M (ed) Neurobiology of brain tumors. Concepts in neurosurgery, vol 4. Williams & Wilkins, Baltimore, pp 229-249
15. Scherer JH (1940) Cerebral astrocytoma and their derivates. Am J Cancer 40:159-198
16. Russel DS, Rubinstein LJ (1989) Pathology of tumors of the nervous system, 5th edn. William & Wilkins, Baltimore, pp 126-225
17. Muller W, Afra D, Schroder R (1977) Supratentorial recurrences of gliomas: morphological studies in relation to time intervals with astrocytomas. Acta Neurochir (Wien) 37:75-91
18. Piepmeir JM (1987) Observations on the current treatment of low-grade astrocytic tumors of the cerebral hemispheres. J Neurosurg 67:177-181
19. Recht LD, Lew R, Smith TW (1992) Suspected low-grade glioma: is deferring treatment safe? Ann Neurol 31:431-436
20. Chamberlain MC, Murovic JA, Levin VA (1988) Absence of contrast enhancement on CT brain

scans of patients with supratentorial malignant gliomas. Neurology 38:1371-1374
21. Boiardi A, Salmaggi A, Pozzi A, Broggi G, Silvani A (1996) Interstitial chemotherapy with mitoxantrone in recurrent malignant glioma: preliminary data. J Neurooncol 27:157-162
22. Munari C, Betti OO (1989) The stereotactic biopsy of brain lesions: a critical review. In: Broggi G, Gerosa MA (eds) Cerebral gliomas. Elsevier Science Publishers, Amsterdam, pp 179-206
23. Leibel SA, Gutin PH, Wara WM (1989) Survival and quality of life after interstitial implantation of removable high activity iodine-125 sources for the treatment of patients with recurrent malignant gliomas. Int J Radiat Oncol Biol Phys 17:1129-1139
24. Salcman M (1993) Intrinsic cerebral glioma. In: Apuzzo MLJ (ed) Brain surgery, complication avoidance and management. Churchill Livingstone, New York, pp 379-390
25. Ciric I, Ammirati M, Vick N (1987) Supratentorial gliomas: surgical consideration and immediate postoperative results. Gross total resection versus partial resection. Neurosurgery 22:21-26
26. Apuzzo MLJ, Chandrasoma PT, Cohen D (1987) Computed imaging stereotaxy: experience and perspective related to 500 procedures applied to brain masses. Neurosurgery 20:930-937
27. Taratuto A, Sevlever G, Piccardo P (1991) Clues and pitfalls in stereotactic biopsy of the central nervous system. Arch Pathol and Lab Med 115:596-602
28. Chang CH, Horton J, Schoenfeld D (1983) Comparison of postoperative radiotherapy and chemotherapy in the multidisciplinary management of malignant gliomas. A joint Radiation Therapy Oncology Group and Eastern Cooperative Oncology Group Study. Cancer 53:999-1007
29. Walker MD, Green SB, Byar DP (1980) Randomised comparison of radiotherapy and nitrosureas for the treatment of malignant glioma after surgery. N Engl J Med 303:1323-1329
30. Vertosick FT, Selker RG, Arena VC (1991) Survival of patients with well-differentiated astrocytomas diagnosed in the era of computed tomography. Neurosurgery 28:496-501
31. McCormack BM, Muller DC, Budzilovich GN (1992) Treatment and survival of low-grade astrocytomas in adults. Neurosurgery 31:636-642
32. North CA, North RB, Epstein JA (1990) Low-grade cerebral astrocytomas: survival and quality of life after radiation therapy. Cancer 66:6-14
33. Folkman J (1971) Tumor angiogenesis: therapeutic implications. N Engl J Med 285:1182-1186
34. Brooks PC (1996) Role of integrins in angiogenesis. Eur J Cancer 14:2423-2429
35. Seghezzi G, Patel S, Ren CJ, Gualandris A (1998) Fibroblast growth factor-2 (FGF-2) induces vascular endothelial growth factor (VEGF) expression in the endothelial cells of forming capillaries: an autocrine mechanism contributing to angiogenesis. J Cell Biol 141:1659-1673
36. Knighton D, Ausprunk D, Tapper D, Folkman J (1997) Avascular and vascular phases of tumor growth in the chick embryo. Br J Cancer 35:347-356
37. Bikfalvi A, Klein S, Pintucci G, Rifkin D (1997) Biological roles of fibroblast growth factors-2. Endocr Rev 18:26-45
38. Zagzag D, Miller DC, Sato Y, Rifkin D, Burstein DE (1990) Immunolocalization of basic fibroblast growth factor in astroctomas. Cancer Res 50:7393-7398
39. Plate K, Breier G, Millauer B, Ulrich A, Risau W (1993) Up-regulation of VEGF and its cognate receptors in a rat glioma model of tumor angiogenesis. Cancer Res 53:5822-5827
40. Li VW, Folkert RD, Watanabe H (1994) Microvessel count and cerebrospinal fluid basic fibroblast growth factor in children with brain tumors. Lancet 344:82-86
41. Ferrara N, Davis-Smyth T (1997) The biology of VEGF. Endocr Rev 18:4-25
42. Hynes RO (1992) Integrins: versatility, modulation, and signaling in cell adhesion. Cell 69:11-25
43. Ruoslahti E (1991) Integrins. J Clin Invest 87:1-5
44. Paulus W, Baur I, Schuppan D, Roggendorf W (1993) Characterization of integrin receptors in normal and neoplastic human brain. Am J Pathol 143:154-163
45. Brooks P, Stromblad S, Klemke R, Visscher D, Sarkar FH, Cheresh D (1995) Antiintegrin $\alpha_v\beta_3$ blocks human breast cancer growth and angiogenesis in human skin. J Clin Invest 96:1815-1822
46. Brooks P, Clark RA, Cheresh D (1994) Requirement of vascular integrin $\alpha_v\beta_3$ for angiogenesis. Science 264:569-71
47. Bello L, Zhang J, Nikas D, Strasser J, Villani R, Cheresh D, Carrol R, Black P (2000) $\alpha_v\beta_3$ and $\alpha_v\beta_5$ integrin expression in meningiomas. Neurosurgery 5:1185-1195
48. Brooks P, Siletti S, von Schalcha T, Friedlander M, Cheresh D (1998) Disruption of angiogenesis by PEX, a non catalytic metalloproteinase fragment with integrin binding activity. Cell 92:391-400

CAPITOLO 15

La chirurgia dei tumori cerebrali del bambino

L.G. Valentini, S. Visintini, C.L. Solero

Le neoplasie del sistema nervoso centrale (SNC) sono i più frequenti tumori solidi in età pediatrica; l'incidenza in questa fascia di età è seconda solo a quella della leucemia. Gli studi epidemiologici hanno inoltre evidenziato un aumento della frequenza di questi tumori nell'ultimo decennio, in assoluto e in rapporto alle neoplasie emopoietiche, che potrebbe essere dovuto ad una maggiore accuratezza degli strumenti diagnostici. L'intervento chirurgico riveste per tutte queste lesioni una grande importanza, essendo sia lo strumento diagnostico che la prima, e in molti casi la più rilevante, tappa terapeutica.

Gli istotipi tumorali che si osservano in età pediatrica sono molteplici: 50% sono benigni, 40% maligni, il rimanente 10% è di grado intermedio [1] (Tab 1).

Riveste una notevole importanza nei bambini il concetto di "malignità per sede"; infatti, le lesioni di istologia benigna o intermedia, localizzate in strutture della linea mediana, quali l'ipotalamo e il troncoencefalo, sono difficilmente asportabili chirurgicamente in modo radicale, senza causare gravi danni neurologici. Questi casi rappresentano il 15-20% di tutte le neoplasie di questa fascia d'età.

Tabella 1. Tumori del sistema nervoso centrale nell'infanzia: incidenza [1]

Neoplasia	Incidenza
Medulloblastoma	20-25%
Astrocitoma cerebellare	12-18%
Glioma emisferico	14-30%
Gliomi troncoencefalo	6-15%
Craniofaringioma	6-9%
Glioma ottico-ipotalamico	4-8%
Ependimomi fossa posteriore	4-8%
Tumori germinali	1.5-4%
Pineocitomi-blastomi	0.5-2%

La fossa cranica posteriore è un'altra sede frequente di neoplasia (dal 45% al 60% nelle diverse casistiche), mentre le lesioni emisferiche sopratentoriali sono più rare che nell'adulto (30% circa).

Data la sede e la frequente malignità istologica, il quadro sintomatologico d'esordio più usuale è quello della sindrome da ipertensione endocranica, dovuto sia alla rapidità di crescita che al blocco delle vie di circolazione liquorale.

L'aggressività istologica e l'elevato indice mitotico rendono peraltro queste lesioni molto sensibili alle terapie adiuvanti (chemio- e radioterapia), che giocano quindi un ruolo chiave nel trattamento.

Prenderemo ora in esame gli specifici problemi clinici e terapeutici che ogni singolo gruppo istologico presenta, facendo in particolare riferimento alla casistica da noi trattata.

Glioma anaplasico e glioblastoma

Si tratta di un istotipo molto raro nei bambini; nell'adulto, rappresenta il 60% delle neoplasie cerebrali primitive; nell'età pediatrica, solo il 12% dei gliomi è di grado elevato (III e IV).

La localizzazione più frequente è quella emisferica sopratentoriale, ma in età pediatrica anche il tronco cerebrale può essere interessato (tumori del troncoencefalo); la sintomatologia caratteristica (critica o, più spesso, deficitaria) è rapidamente ingravescente fino ad un quadro di ipertensione endocranica [2].

I gliomi maligni dell'adulto hanno miglior prognosi quanto minore è l'età alla diagnosi. Un analogo comportamento è riscontrabile anche nei gliomi dell'età pediatrica [3].

Il trattamento di scelta è l'asportazione chirurgica il più radicale possibile, seguita dalla radioterapia, sia sul focolaio che sull'encefalo *in toto*, e dalla chemioterapia.

Da una revisione di 20 pazienti pediatrici affetti da glioblastoma da noi trattati con il protocollo aggressivo sopra menzionato, risulta una mediana di sopravvivenza superiore ai quattro anni, cioè di gran lunga maggiore di quella riportata nell'adulto; anche la percentuale di sopravvivenza a lungo termine (15%) è superiore a quella generalmente riportata e mostra una netta correlazione con l'entità dell'asportazione. Questi risultati inducono ad una maggiore aggressività chirurgica nei pazienti pediatrici, anche alla luce del fatto che tre bambini della nostra serie sono liberi da malattia a 10 anni dal trattamento.

Glioma emisferico

In età pediatrica, le lesioni gliali emisferiche hanno un'incidenza compresa fra il 14% e il 30% di tutte le neoplasie del SNC; gli istotipi più frequenti sono i gliomi di basso grado, che comprendono le varianti pilocitica, fibrillare, protoplasmatica, oligodendrogliale e gradi intermedi, come la forma gemistocitica.

Il quadro clinico è dominato dalla sindrome da ipertensione endocranica e dalla comparsa di crisi comiziali, che divengono nel tempo scarsamente responsive alla terapia farmacologia. La sintomatologia deficitaria è più rara; la durata della storia clinica è spesso lunga [4].

Mentre nelle forme localizzate la terapia è chirurgica, nelle forme diffuse l'intervento può essere rinviato fino all'eventuale verificarsi di una progressione della malattia; un atteggiamento di attesa è particolarmente consigliabile nei casi asintomatici o in quelli con sintomatologia critica farmacologicamente controllata.

Negli ultimi anni, il nostro atteggiamento nei confronti delle lesioni di basso grado è diventato più interventista. Infatti, l'astrocitoma pilocitico può assumere disomogeneamente mezzo di contrasto e pertanto porsi in diagnosi differenziale con lesioni maligne. Altre forme di II grado, come le forme miste oligo-astrogliali e l'astrocitoma gemistocitico, tendono a degenerare, pur non assumendo mezzo di contrasto.

Nell'asportazione di queste lesioni, che anche in visione microscopica sono scarsamente differenziabili dal tessuto sano, è di grandissima utilità l'applicazione della neuronavigazione (v. Capp. 14, 21)

Tumori neuronali

Gli istotipi tumorali infantili sono determinati dallo sviluppo di un clone neuronale isolato o associato a quello di altri stipiti cellulari.

Per queste neoplasie a lento accrescimento e frequentemente associate a displasie corticali è stata ipotizzata l'origine malformativa.

Si definiscono gangliocitomi le neoplasie composte solo da cellule neuronali e gangliogliomi quelle in cui anche il tessuto gliale partecipa al processo neoplastico. Nei bambini, sono frequenti i tumori neuronali con una vivace reazione desmoplastica leptomeningea, definiti gangliogliomi desmoplasici infantili; i tumori disembrioplastici neuroepiteliali (DNET) sono caratterizzati dalla coesistenza di cellule tumorali della serie astro- e oligodendrogliale con neuroni atipici (da cui la definizione disembrioplastici) [5]. Il neurocitoma è invece una neoplasia che colpisce preferenzialmente il giovane adulto ed è localizzata all'interno del sistema ventricolare.

La porzione mesiale del lobo temporale è la sede di insorgenza più frequente dei tumori neuronali. Un'altra forma caratteristica è la malattia di Lhérmitte Duclos o gangliocitoma displasico del cervelletto, che coinvolge massivamente il tessuto cerebellare.

Il quadro clinico del tumore neuronale emisferico è dominato dall'epilessia, che diviene spesso farmacoresistente con il passare degli anni ed è tale da provocare alterazioni dell'apprendimento e del comportamento [6].

La lunga durata di una epilessia lesionale può favorire l'insorgenza di focolai epilettogeni distanti dalla lesione; in questi casi, la sola rimozione della neoplasia risulterà inefficace nel controllo della sintomatologia critica [7]. Anche da questo fatto deriva la necessità che il trattamento chirurgico dell'epilessia lesionale sia preceduto da accurati esami clinici e neurofisiologici (v. Cap. 22).

La trasformazione maligna dei tumori neuronali è rara, in età pediatrica, ed è quasi sempre a carico della componente gliale; una serie recente avrebbe correlato tale trasformazione con il trattamento radioterapico postoperatorio, rendendone l'indicazione ancora più controversa [8].

Negli ultimi anni, abbiamo rivisto la casistica pediatrica di neoplasie neuronali sopratentoriali da noi operate a partire dal 1981: si tratta di un gruppo di 30 pazienti con età media di 11 anni all'intervento. Ne abbiamo confermato la prevalenza maschile (19/30) e la preferenziale localizzazione temporale (53%), più spesso mesiale. Nella maggior parte dei casi, l'epilessia, farmaco-resistente in più del 70% dei pazienti, è stata il sintomo d'esordio. La durata media della storia clinica preoperatoria è di 30 mesi. In nessun paziente il trattamento chirurgico è stato gravato da complicanze maggiori; la RM postoperatoria ha dimostrato che l'asportazione è "radiologicamente completa" nel 56% dei casi. Ad un controllo effettuato mediamente dopo 6 anni, solo due pazienti sono risultati portatori di residui lesionali che hanno mostrato carattere evolutivo tale da richiedere il reintervento. Il 78% dei pazienti affetti da epilessia farmacoresistente ha ottenuto un miglioramento del quadro clinico: in 14 casi le crisi erano ben controllate dai farmaci, in 4 è stato addirittura possibile sospenderli. Riteniamo quindi che la pura asportazione della lesione trovi indicazione nel trattamento della comizialità conseguente a tumore neuronale.

Nell'età pediatrica, il trattamento chirurgico sembra anche essere l'unico in grado di controllare la lenta evoluzione della lesione: nessuno dei nostri pazienti ha infatti mostrato un'evoluzione maligna, descritta invece nelle casistiche che non sono selezionate in base all'età.

Glioma ottico-ipotalamico

Si tratta di una lesione specifica di questa fascia d'età: rappresenta circa il 5% di tutte le neoplasie cerebrali infantili.

Clinicamente i pazienti presentano un quadro caratterizzato da disturbi del visus, dell'appetito e dell'accrescimento somatico. Frequentemente, nel periodo immediatamente precedente la diagnosi si instaura una sindrome da ipertensione endocranica, talora con idrocefalo biventricolare dovuto a chiusura dei forami di Monro.

Nei bambini più piccoli (meno di due anni), le difficoltà diagnostiche possono portare ad un quadro più avanzato, caratterizzato da ambliopia, segnalata dalla presenza di un caratteristico nistagmo pendolare e da "cachessia ipotalamica" (*failure to thrive*), denominata sindrome di Russell.

Il quadro istologico di queste neoplasie è quasi sempre benigno: si tratta nella maggior parte dei casi di astrocitoma pilocitico. Il comportamento può essere considerato maligno per la sede.

Gli esami neuroradiologici mostrano una lesione soprasellare solida, con enhancement disomogeneo. A causa della paucisintomaticità, questi tumori sono spesso diagnosticati tardivamente, quando il notevole sviluppo della massa tumorale e la grave compromissione del quadro anatomico possono rendere molto complessa l'identificazione radiologica e addirittura chirurgica delle vie ottiche anteriori (Fig. 1).

L'enhancement, che spesso si osserva è indicativo di una elevata vascolarizzazione, che può talora assumere le caratteristiche angiografiche del blush delle fistole arterovenose, tipiche del glioma maligno (Fig. 2).

I gliomi ottico-ipotalamici associati a neurofibromatosi-1 (NF1) hanno tipicamente una crescita diffusa lungo le vie ottiche; radiologicamente si distinguono per una alterazione di segnale nelle immagini T2 pesate e per la presa di contrasto. La maggior parte di questi pazienti rimane a lungo neurologicamente stabile; in rari casi, si è osservato un miglioramento spontaneo del visus. Sono pochi i pazienti affetti da neurofibromatosi che mostrano una progressione del deficit tale da richiedere il trattamento chirurgico [9].

Sono degli anni '80 le prime proposte di asportazione chirurgica, la più generosa possibile, di queste lesioni un tempo considerate inoperabili. L'atteggiamento veniva giustifi-

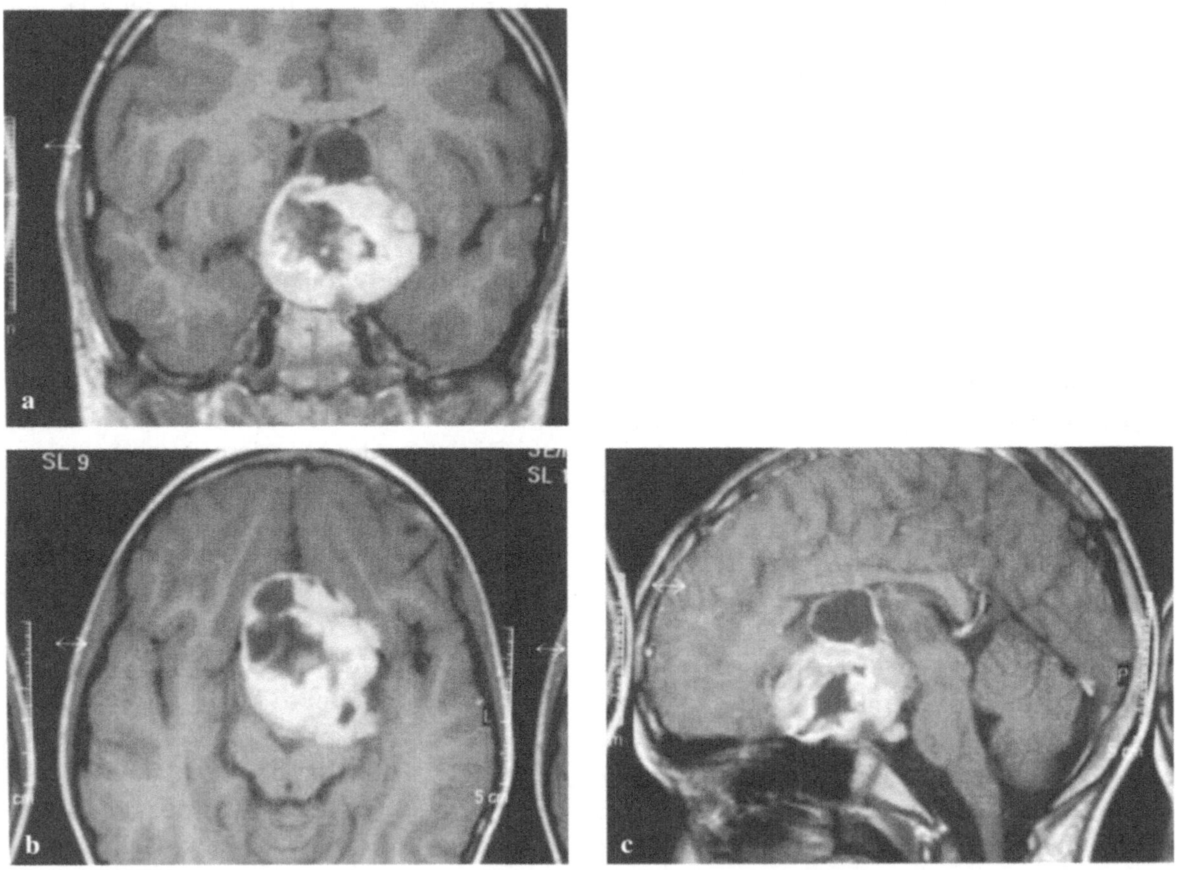

Fig. 1a-c. RMN preoperatoria che mostra un astrocitoma pilocitico dell'ipotalamo in visione **a** coronale, **b** assiale, **c** sagittale: al momento della diagnosi il piccolo paziente aveva tre anni e da alcuni mesi presentava uno scarso accrescimento staturo-ponderale e nelle ultime settimane era comparso un quadro di cefalea e vomito mattutino

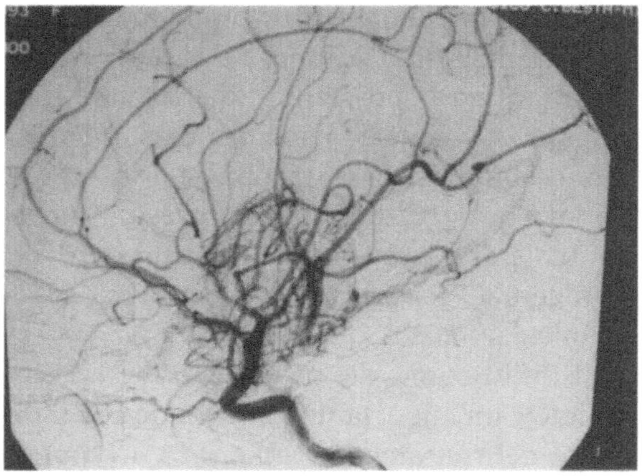

Fig. 2. Arteriografia in un caso di astrocitoma pilocitico dell'ipotalamo con presenza di vasi neoformati

cato con la bassa morbilità e la buona sopravvivenza a medio termine [10].

Dalla metà degli anni '90 è stata proposta l'associazione dell'asportazione chirurgica subtotale ad un protocollo chemioterapico [11]. Abbiamo pertanto rivalutato i 77 pazienti con glioma ottico-ipotalamico da noi trattati tra il 1970 ed il 1990: (a) 13 gliomi dei nervi ottici che interessavano un solo nervo, trattati mediante la sezione del nervo e l'asportazione completa del glioma; (b) 24 gliomi diffusi, associati ad NF1, che hanno mostrato una scarsissima evolutività ad un follow-up medio di 9 anni, con il 20% di regressione e miglioramento spontaneo del visus; (c) 38 casi di glioma massivo dell'ipotalamo. Più della metà dei pazienti di quest'ultimo gruppo ha mostrato progressione di malattia, nonostante il trattamento con brachiterapia e/o asportazione parziale, previa biopsia stereotassica. All'epoca infatti l'intervento chirurgico veniva effettuato solo in casi selezionati, con finalità esclusivamente diagnostiche e quindi senza ottenere un vero e proprio debulking della massa tumorale.

I deludenti risultati ottenuti in questo periodo ci hanno indotto ad una condotta chirurgica più aggressiva, mirata all'asportazione chirurgica sub-totale, seguita da chemioterapia ed eventuale reintervento sul residuo lesionale. La bassa morbilità postoperatoria ottenuta, nonostante la generosità della exeresi e il buon controllo della malattia a medio termine, ci incoraggiano a seguire questa linea terapeutica, che attualmente riteniamo la più promettente per i gliomi ottico-ipotalamici massivi con progressione di malattia (Fig. 3).

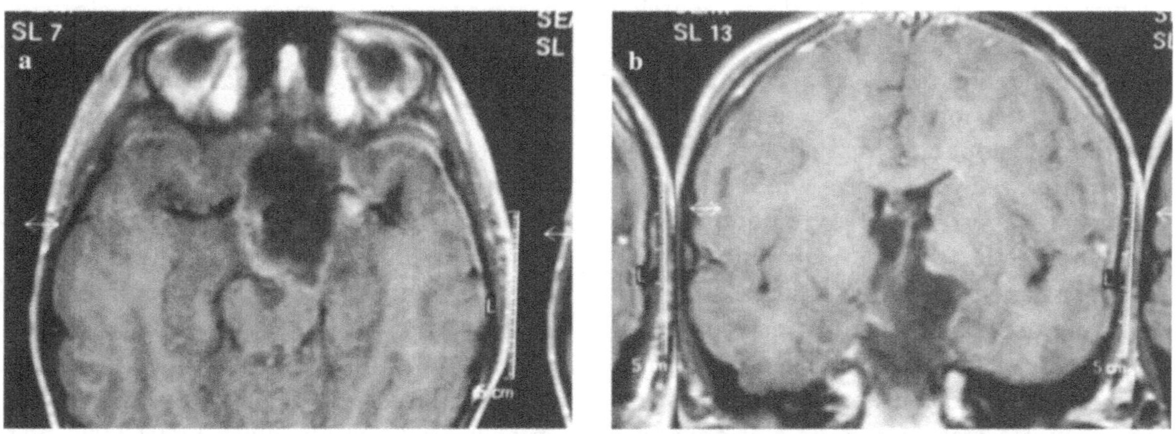

Fig. 3a, b. MRI postoperatoria che mostra i risultati dell'asportazione di un astrocitoma pilocitico dell'ipotalamo. Il paziente è il medesimo delle immagini precedenti; la lesione è stata asportata con un intervento chirurgico in due tempi, mediante approccio interemisferico. Fra i due interventi, il bambino è stato sottoposto a chemioterapia (protocollo dei "gliomi di basso grado"), con riduzione sensibile della massa dopo alcuni mesi di trattamento e stabilizzazione per più di un anno. In seguito, il paziente è stato rioperato per una ricrescita repentina; dopo l'intervento di asportazione subtotale il quadro è rimasto stabile per due anni; si segnala che non è stata effettuata terapia radiante

Medulloblastoma

È una delle neoplasie del SNC più frequenti in età pediatrica: rappresenta infatti il 20-25% nelle diverse casistiche. È stata riscontrata una netta prevalenza (2/1) nel sesso maschile; la massima incidenza si riscontra fra i 3 e gli 8 anni.

Nella maggior parte dei casi, i sintomi di esordio, oltre alla sindrome da ipertensione endocranica, sono l'atassia del tronco, i disturbi della motilità oculare estrinseca, il vomito incoercibile da interessamento del pavimento del IV ventricolo, la rigidità nucale.

Le indagini neuroradiologiche evidenziano la presenza di una lesione con localizzazione più frequentemente mediana, nella porzione superiore del verme cerebellare, che assume vivacemente mezzo di contrasto, ma in modo disomogeneo per la presenza di componenti cistico-necrotiche. Il trattamento della lesione prevede l'exeresi chirurgica, effettuata in visione microscopica, mediante una craniectomia sub-occipitale mediana. In assenza di una pervietà del setto interatriale all'esame ecocardiografico, l'intervento viene da noi eseguito in posizione seduta.

Nei molti casi di dilatazione del sistema ventricolare, nel corno frontale del ventricolo laterale viene posizionato un catetere di derivazione liquorale esterna da utilizzare per le detensioni urgenti nell'immediato periodo postoperatorio, quando si possono verificare crisi ipertensive endocraniche da mancata riapertura delle vie liquorali. Solo nel 30% dei pazienti, la dilatazione ventricolare permane sintomatica e necessita di trattamento dopo la fase acuta. Una valida alternativa alla derivazione ventricoloperitoneale è la terzoventricolocisternostomia endoscopica. Questo trattamento ha il vantaggio di prevenire le complicanze da "shunt" (sindrome da iperdrenaggio, infezioni) e la, peraltro assai rara ma possibile, disseminazione peritoneale della neoplasia [12].

La sopravvivenza media a 5 anni è strettamente correlata a fattori prognostici, quali l'entità dell'asportazione, l'età superiore ai tre anni (per la possibilità di effettuare trattamento radiante) e l'assenza di disseminazione liquorale al momento della diagnosi. Se tutti questi fattori sono favorevoli, la percentuale di sopravvivenza a 5 anni può raggiungere il 75%; in caso contrario, può essere inferiore al 25% [13, 14].

L'infiltrazione del pavimento del IV ventricolo è un'importante limitazione alla radicalità del trattamento chirurgico. L'asportazione di questa componente può infatti provocare gravi complicanze sia intraoperatorie, con bradicardia fino all'arresto cardiaco, che postoperatorie: diplegia faciale, deficit della motilità oculare, disfagia.

I trattamenti adiuvanti hanno anch'essi un ruolo chiave nella cura del medulloblastoma. I protocolli sono stati modificati nel tempo, in parte per l'introduzione di farmaci più efficaci, in parte per la progressiva scoperta di gravi effetti collaterali tardivi di alcuni trattamenti. I danni prodotti dalla terapia radiante ad alte dosi sul SNC in fase evolutiva sono noti dall'inizio degli anni '80. Essi sono inversamente proporzionali all'età dei bambini, divengono inaccettabili al di sotto dei 3 anni, per il ritardo mentale anche grave successivo a microcefalia, calcificazioni della sostanza bianca, mancata mielinizzazione [15, 16]. Sulla base di questi dati, dalla metà degli anni '80 non si effettua più radioterapia panencefalica nei pazienti al di sotto dei tre anni di età. Negli anni '90, sono stati messi a punto protocolli chemioterapici sempre più efficacemente mirati a "ritardare" la radioterapia fino al compimento del 3° anno.

La somministrazione di chemioterapia intrarachidea, allo scopo di prevenire la disseminazione liquorale della malattia, è stata abbandonata all'inizio degli anni '90, perché potenziava gli effetti tossici della radioterapia.

Negli ultimi anni, si iniziano anche ad osservare gli effetti "oncogeni" delle terapie adiuvanti: alcuni pazienti trattati con massicce dosi di radioterapia sviluppano secondi tumori, il più frequente dei quali è il meningioma radio-indotto.

Nel 1993, abbiamo rivalutato la nostra casistica, correlando con la sopravvivenza il quadro istologico di 108 pazienti con medulloblastoma. Si trattava di pazienti sottoposti negli anni '70 e '80 a trattamenti adiuvanti somministrati in modo abbastanza omogeneo (radioterapia craniospinale a dosi elevate e chemioterapia comprendente anche metotrexate endorachide). Abbiamo osservato che la variante desmoplasica è correlata ad una prognosi migliore, contrariamente a quella con differenziazione neuronale che ha mostrato una prognosi più sfavorevole. Abbiamo concluso che il miglior risultato ottenuto nella forma desmoplasica poteva essere attribuito alla frequente asportazione chirurgica completa, possibile per la maggior consistenza e per i limiti più netti che la componente connettivale conferisce a queste lesioni [17].

Solo dall'analisi della casistica degli anni '90, in cui è stata applicata diffusamente la RMN postoperatoria precoce per valutare la radicalità dell'asportazione, potremo trarre delle conclusioni sul significato prognostico dei piccoli residui tumorali (Fig. 4).

Ependimoma del IV ventricolo

Questa neoplasia della fossa posteriore, più rara del medulloblastoma, ha una incidenza del 4-8% nei tumori cerebrali infantili, con un picco sotto i 4 anni e colpisce indifferentemente i due sessi.

Il quadro sintomatologico non è diverso da quello tipico delle altre lesioni della fossa cranica posteriore, essendo caratterizzato da sindrome da ipertensione endocranica e deficit della motilità oculare estrinseca. La neoplasia spesso origina dalla regione del recesso laterale del IV ventricolo, dove può interessare il nucleo del nervo facciale e le strie acustiche. Tramite il recesso laterale, la neoplasia può estendersi lateralmente nell'angolo pontocerebellare, rendendo più complessa l'asportazione chirurgica completa.

Le possibili varianti istologiche rappresentano veri e propri stipiti tumorali differenti, più maligni, come l'ependimoblastoma (assimilabile ai PNET per la sua origine da cellule embrionarie) e l'ependimoma maligno. Tali varianti influenzano in senso negativo la prognosi.

Nelle forme classiche, un fattore prognostico favorevole è rappresentato dall'entità dell'asportazione; sono state riportate sopravvivenze del 70% a 3 anni, in caso di asportazio-

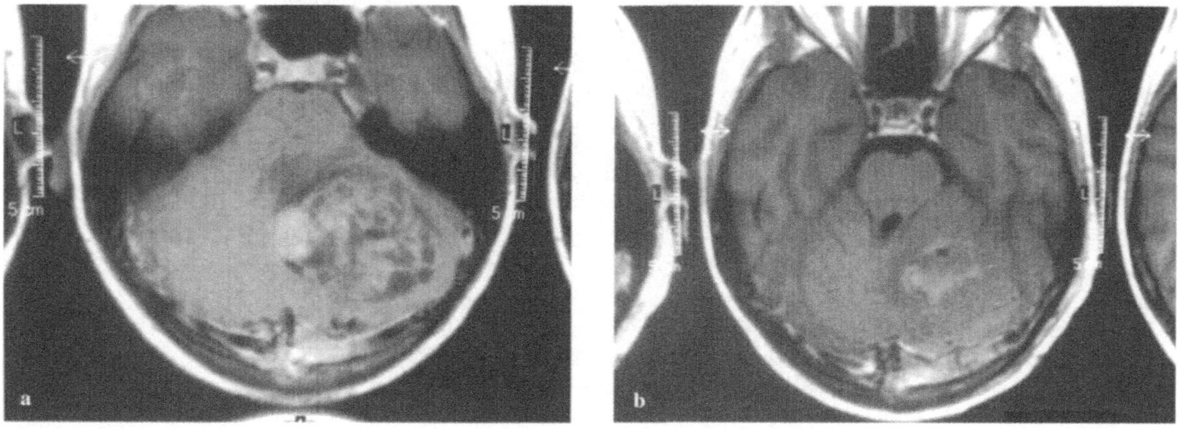

Fig. 4a, b. RMN pre- (**a**) e postoperatoria (**b**) di un piccolo paziente affetto da medulloblastoma del verme cerebellare. Nell'immediato postoperatorio è frequente osservare una modesta presa di mezzo di contrasto delle pareti della cavità che non necessariamente costituisce segno di residuo lesionale

ne completa, contro il 5%, in caso di asportazione parziale [18].

Anche i trattamenti aggiuntivi sono importanti in questa neoplasia che ha una elevata tendenza alla disseminazione per via liquorale. La radioterapia viene utilizzata solo nei bambini di età superiore ai 3 anni e ne migliora la prognosi. La sopravvivenza media a 5 anni è del 20% nei bambini minori di 3 anni, mentre è dell'80%, nei bambini più grandi che possono essere sottoposti a radioterapia (Fig. 5).

Astrocitoma cerebellare

È una delle neoplasie più frequenti dell'età pediatrica ed è secondo solo al medulloblastoma (12-28% nelle diverse casistiche). Non sono state osservate differenze di incidenza nei due sessi e l'età in cui viene effettuata la diagnosi è intorno agli 8-9 anni.

Si tratta di neoplasie benigne, a lento accrescimento, che possono per questo presentarsi in modo subdolo (sintomatologia addominale per anni, torcicollo, macrocra-

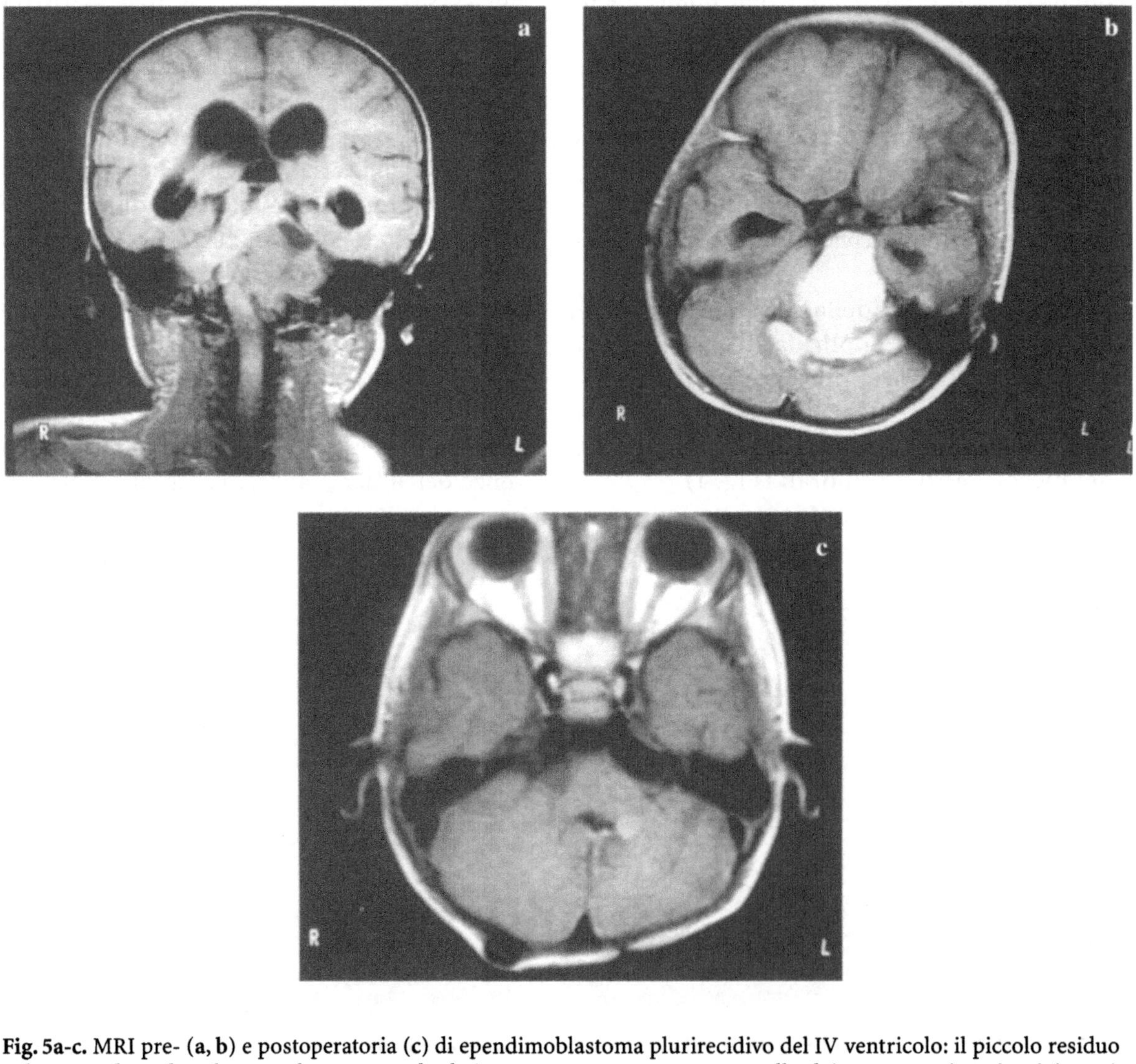

Fig. 5a-c. MRI pre- (**a, b**) e postoperatoria (**c**) di ependimoblastoma plurirecidivo del IV ventricolo: il piccolo residuo nel recesso laterale, aderente al tronco cerebrale è stato mantenuto sotto controllo dai trattamenti aggiuntivi, ma è stato responsabile della ripresa di malattia dopo la loro sospensione

nia, che ne fanno ipotizzare l'insorgenza nei primi anni di vita); a lunga distanza dall'insorgenza di sintomi anche lievi, il quadro può evolvere in una sindrome da ipertensione endocranica, associata a disturbi deficitari quali l'atassia.

Gli esami neuroradiologici mostrano una lesione cistica con presa di mezzo di contrasto a cercine, con un nodulo murale, a sede prevalentemente cerebellare emisferica. Il trattamento di scelta è chirurgico e prevede l'asportazione sia del nodulo murale che della parete della cisti, possibile origine di rare recidive.

La prognosi è buona: è infatti uno dei rari casi di neoplasia cerebrale infantile, in cui si può parlare di guarigione in caso di asportazione totale, senza necessità di alcuna terapia aggiuntiva (Fig. 6).

Glioma del tronco cerebrale

Rappresenta il 5-15% delle neoplasie cerebrali infantili. Il quadro istologico può andare dall'astrocitoma pilocitico al glioblastoma. In questa sede però anche le lesioni di basso grado, se diffuse, possono comportar-

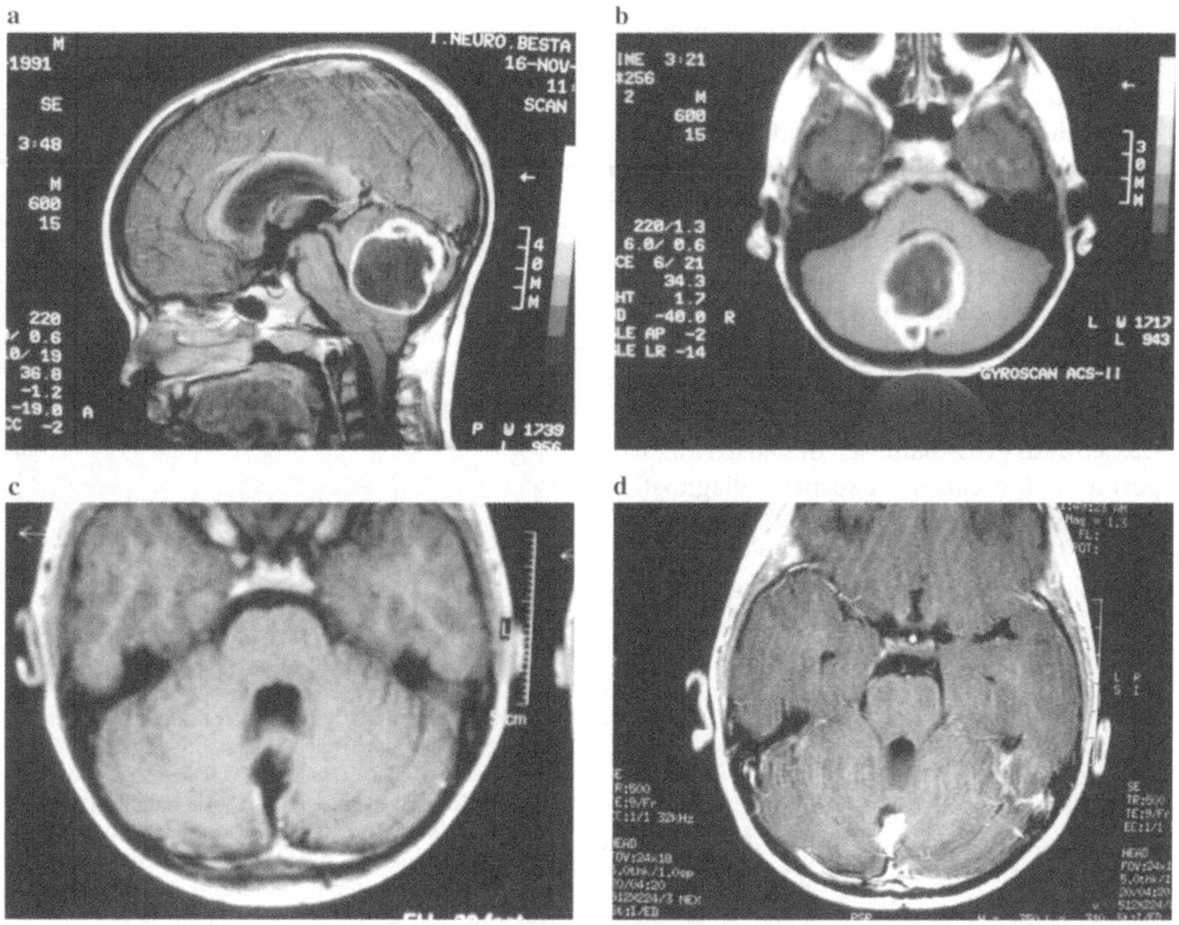

Fig. 6a-d. MRI pre- (**a, b**) e postoperatoria (**c, d**) di una bambina di 6 anni da molti mesi affetta da vomito mattutino, con sintomi recenti di ipertensione endocranica. L'asportazione è apparentemente completa (**c**). Dopo alcuni anni gli esami neuroradiologici mostrano la trasformazione di una presa di mezzo di contrasto puntiforme in vera e propria recidiva (**d**)

si come maligne. I criteri di categorizzazione, basati sia sul quadro istologico che sulla estensione della lesione, hanno permesso di riconoscere delle entità ben definite dal punto di vista prognostico, che necessitano di trattamenti diversi.

Nel bambino, la forma più frequente è il glioma diffuso ponto-mesencefalico (Fig. 7). La neoplasia è di grado intermedio (astrocitoma fibrillare), ma ha andamento rapidamente evolutivo, con rapida progressione a gradi più elevati. In età pediatrica, si osserva con una certa frequenza anche il glioblastoma del tronco.

Il tumore diffuso pontino veniva sottoposto un tempo ad accertamento diagnostico mediante biopsia stereotassica; attualmente, si limita l'impiego della biopsia ai casi dubbi, in quanto la procedura è gravata da una elevata morbilità ed è stata spesso osservata una scarsa correlazione fra i diversi gradi di malignità bioptica e l'andamento clinico. La prognosi di queste forme è infatti severa anche in caso di lesioni istologicamente benigne. Il tipo di trattamento complementare è mirato sulle caratteristiche neuroradiologiche (Fig. 8).

In altri casi, osserviamo delle lesioni cistiche con nodulo murale, cui corrisponde una diagnosi istologica di astrocitoma pilocitico. L'assenza di grossolani vasi di scarico alla RM permette di escludere il sospetto diagnostico di emangioblastoma.

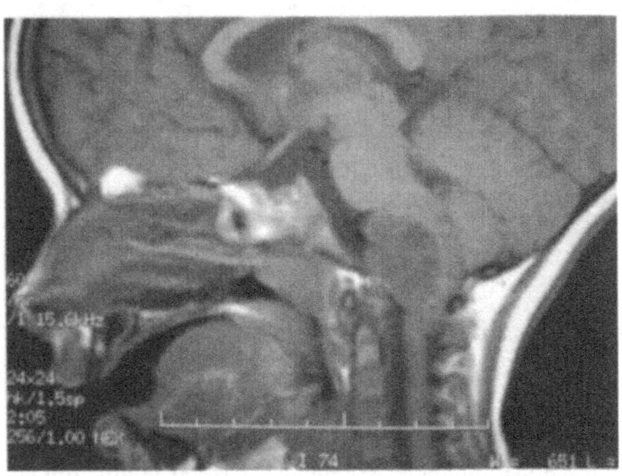

Fig. 7. MRI del cosiddetto "tumore diffuso del ponte"

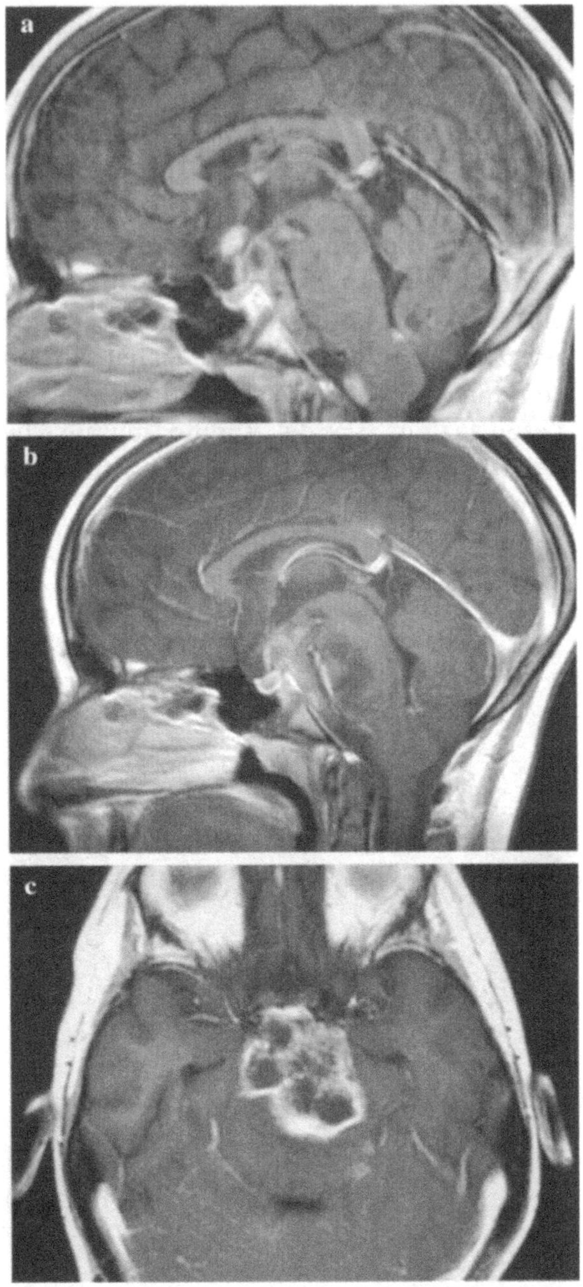

Fig. 8a-c. Il tentativo di asportazione chirurgica del tumore diffuso del tronco non risolve il problema del trattamento della neoplasia. RMN precedente (**a**) e seguente (**b**) l'intervento: i limiti sono indefiniti e la neoplasia ingloba l'arteria basilare; l'asportazione è stata, di necessità, parziale. La neoplasia è stata controllata, per circa un anno dalle terapie adiuvanti; successivamente è progredita con diffusione anche liquorale (**c**)

Nelle lesioni cistiche o ben delimitate, il trattamento chirurgico di aggressione diretta può essere risolutivo, quando sia possibile effettuare una resezione completa della neoplasia; è comunque gravato dal rischio di importanti deficit neurologici postoperatori. Tali rischi possono essere un poco ridotti, se la lesione affiora sulle pareti del tronco cerebrale; in questo caso, è infatti minore la quantità di parenchima sano che deve essere attraversato dalla traiettoria chirurgica.

Un'altra categoria a prognosi favorevole è rappresentata dalle lesioni del mesencefalo, sia a carico della lamina quadrigemina che della regione periacqueduttale. Si tratta di neoplasie che mostrano quasi sempre uno scarsissimo potenziale evolutivo. I sintomi possono essere correlati ai deficit della motilità oculare coniugata (sindrome di Parinaud) o, più frequentemente, all'idrocefalo secondario a stenosi dell'acquedotto. Nella maggioranza dei casi, il trattamento chirurgico dell'idrocefalo risolve il quadro sintomatologico. È pertanto raramente indicato il trattamento di aggressione diretta di queste neoplasie che permangono invariate ai controlli neuroradiologici seriati.

L'astrocitoma pilocitico si può presentare anche in forma solida. L'assenza di prodotti di degradazione dell'emoglobina permette di escludere il sospetto diagnostico di angioma cavernoso, un'altra lesione solida caratteristica del troncoencefalo.

L'astrocitoma pilocitico solido è di frequente riscontro sotto forma di tumore esofitico della giunzione bulbo midollare. In questi casi, è possibile effettuare l'asportazione quantomeno della componente esofitica. La prognosi può essere favorevole perché l'eventuale residuo lesionale può rimanere stabile per lunghi periodi (Fig. 9).

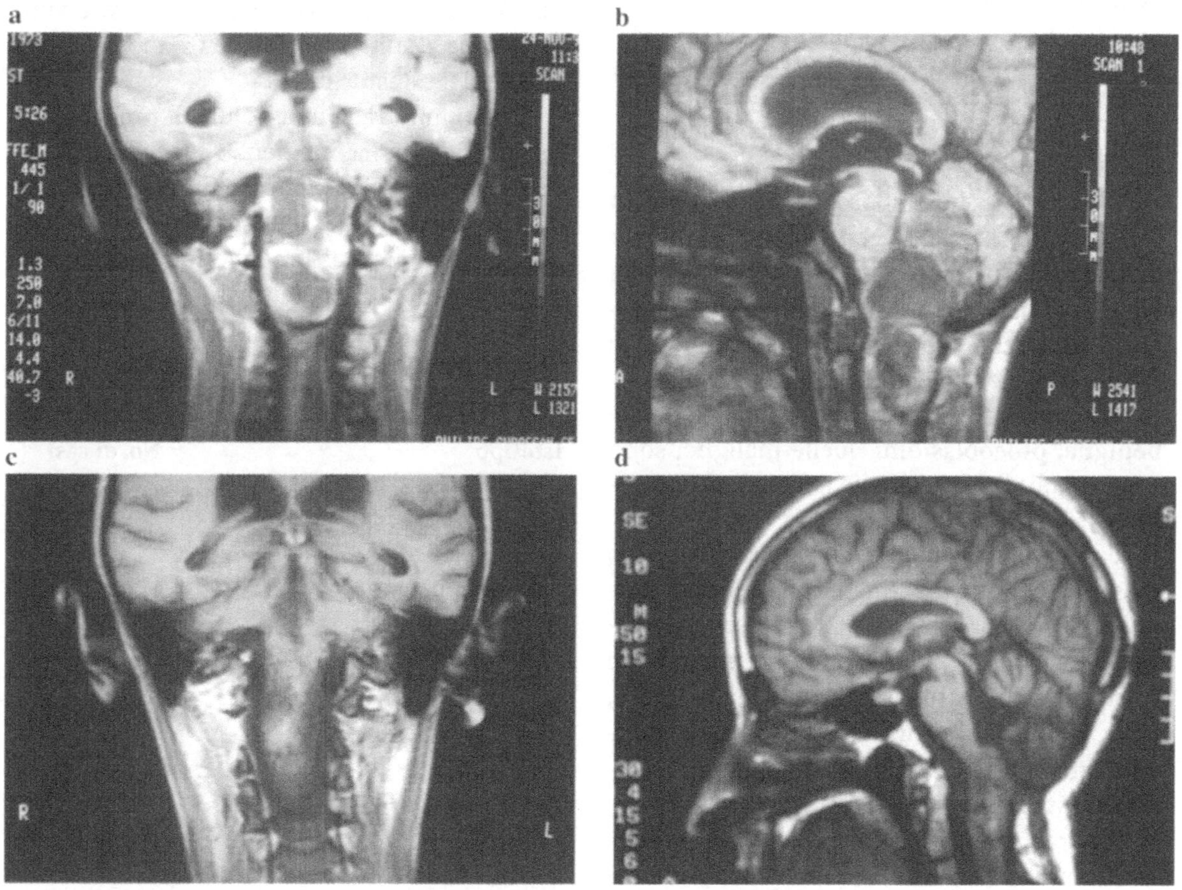

Fig. 9a-d. Quadro RM pre-(**a, b**) e postoperatorio (**c, d**) di astrocitoma pilocitico del tronco cerebrale. Il residuo ancora presente nel midollo cervicale è rimasto stabile ed asintomatico per quasi 10 anni

In caso di evolutività del residuo, è stato proposto l'utilizzo del protocollo chemioterapico per i gliomi di basso grado (v. Cap. 17).

In una nostra revisione del 1997 riguardante le neoplasie del tronco cerebrale da noi trattate in un periodo di 10 anni, 51 bambini risultano sottoposti ad accertamento istologico. Sulla base del quadro radiologico, 29 hanno eseguito biopsia stereotassica e trattamenti adiuvanti; 23 pazienti con neoplasie maligne hanno mostrato rapida progressione; 32 sono stati operati direttamente; nei 23 in cui il quadro istologico si è dimostrato benigno, si è ottenuto un buon controllo della malattia. L'aspetto RM si è confermato criterio utile per la scelta dei casi da operare direttamente.

Tumori della ghiandola pineale

Le neoplasie delle regione pineale sono rare; rappresentano al massimo il 2% delle neoplasie riportate nelle diverse casistiche pediatriche (0.5-2%).

Gli istotipi che si possono riscontrare in questa regione sono diversi e vanno dal glioma della lamina quadrigemina alle neoplasie della serie germinale. In questo Capitolo, ci occuperemo solo delle neoplasie che originano dalle cellule proprie della ghiandola pineale.

Si classificano come pineocitomi le forme benigne; pineoblastomi quelle maligne; sono descritte forme intermedie miste, di transizione [19, 20].

È stata osservata una prevalenza nel sesso maschile e il quadro clinico è quello caratteristico delle neoplasie di questa regione: disturbi della motilità oculare coniugata verso l'alto (sindrome di Parinaud), atassia, nistagmo e, nelle forme più avanzate, sindrome da ipertensione endocranica, condizionata dall'idrocefalo associato.

Radiologicamente, si presentano come lesioni ad elevata cellularità, nella maggior parte dei casi con vivace presa di mezzo di contrasto. I pineocitomi possono avere l'aspetto di lesioni a limiti ben definiti, mentre alla diagnosi i pineoblastomi sono in media di dimensioni maggiori e invadono le strutture circostanti.

Una caratteristica del pineoblastoma è la elevata tendenza alla disseminazione liquorale, presente quasi nella metà dei casi già alla diagnosi, che ne condiziona la prognosi negativa. Uno screening liquorale, sia RMN che citologico, è pertanto sempre indicato.

La regione pineale è di difficile approccio chirurgico, sia per la sede profonda che per la vicinanza con i collettori venosi profondi. Sono state messe a punto varie vie di aggressione chirurgica a questa regione. Il nostro gruppo utilizza la via sopracerebellare sottotentoriale a meno che l'estensione della lesione sopratentoriale, soprattutto laterale, non renda indicata la via suboccipitale transtentoriale.

Nel 1997, sono stati rivisti tutti i casi di bambini affetti da neoplasia della regione pineale da noi trattati nei 15 anni precedenti. In Tabella 2, sono riportate le frequenze relative dei diversi istotipi.

Per quanto raro in assoluto, il pineoblastoma presenta una incidenza maggiore in età pediatrica, mentre il pineocitoma è più frequente in età adulta. Nella nostra serie, le neoplasie originate dal parenchima pineale rappresentavano il 24% dei casi.

Tabella 2. Neoplasie della regione pineale nei bambini: istotipi riscontrati in 42 casi

Istotipo	No. di casi
Vari	
Cisti epidermoide	1
Papilloma	3
Ependimoma	2
Glioma	
Basso grado	8
Alto grado	3
Pineali	
Pineoblastoma	9
Pineocitoma	1
Germinali	
mMGCT	1
Teratoma	6
Germinoma	8

mMGCT, tumore germinale misto maligno "secernente"

La diagnosi è stata ottenuta mediante biopsia stereotassica in 8 bambini; in uno, mediante aggressione diretta della lesione; quattro pazienti sono stati sottoposti ad intervento chirurgico aperto dopo la diagnosi bioptica. In caso di lesione pineale sospetta per pineoblastoma oppure per germinoma, la biopsia stereotassica riveste a nostro giudizio ancora un ruolo preminente. Infatti, i germinomi non necessitano di resezione chirurgica e, nel caso dei pineoblastomi, non è stata dimostrata una reale correlazione fra l'entità della resezione e la prognosi.

I pineoblastomi hanno una elevata tendenza alle complicanze postchirurgiche sia per le caratteristiche infiltranti che per la tendenza al sanguinamento del residuo lesionale; la prognosi infausta sembra essere migliorata solo dal trattamento radio- e chemioterapico. La diagnosi bioptica dovrebbe essere pertanto direttamente seguita dal trattamento adiuvante. Tuttavia, per questo tipo di neoplasia, deve ancora essere messo a punto un protocollo veramente efficace.

In linea con i dati della letteratura [21] e nonostante il trattamento aggressivo, ben 6 dei nostri 9 piccoli pazienti risultavano deceduti, per progressione di malattia, entro 5 anni dalla diagnosi.

Tumori germinali

È stato ipotizzato che le neoplasie germinali primitive del SNC abbiano origine dalle cellule gonadiche primitive, residui embrionari che permangono nella regione diencefalica pineale e che vengono attivati dal metabolismo ormonale del periodo adolescenziale. Queste neoplasie sono rare in assoluto, ma per il picco di incidenza che presentano in età adolescenziale, possono raggiungere il 4% delle casistiche pediatriche. Hanno una nettissima prevalenza nel sesso maschile. La regione sovrasellare e quella pineale sono le sedi più frequenti, ma sono state osservate localizzazioni temporali ed emisferiche.

Gli istotipi, che si possono osservare singolarmente oppure in associazione, sono: germinoma, carcinoma embrionario, corioncarcinoma, carcinoma del seno endodermico (carcinoma del sacco vitellino o di Yolk) e teratoma. Le forme miste, che comprendono una componente secernente al loro interno, vengono definite *mixed malignant germ cell tumors* (mMGCT), in quanto la presenza di una seppur piccola componente maligna condiziona la prognosi in senso negativo. Ogni istotipo presenta positività di specifici marcatori tumorali sierici e liquorali ed ha una diversa risposta alle terapie adiuvanti.

Il *germinoma* è una lesione caratterizzata da una doppia popolazione cellulare: voluminose cellule simil-sinciziotrofoblastiche e piccole cellule linfocitosimili; questa caratteristica istologica rende il tumore facilmente riconoscibile anche su prelievi bioptici di piccole dimensioni. Non sono disponibili marcatori tumorali; sono stati descritti valori borderline di *beta human chorionic gonadotropin* (β-HCG), ma la presenza di positività dei marcatori indica la presenza di componenti germinali maligne e la diagnosi di forma mista (mMGCT).

Il germinoma puro è altamente radiosensibile (Fig. 10), ma in caso di dosi insufficienti o di campi troppo ristretti può ripresentarsi a livello della linea mediana e delle cavità ventricolari. Nei bambini, le alte dosi di radioterapia possono causare gravi danni a distanza. Negli ultimi anni, sono stati perciò applicati protocolli di trattamento che prevedono l'impiego della chemioterapia prima della radioterapia, al fine di ridurre dosi e campi della stessa. La chemioterapia non può considerarsi una alternativa alla terapia radiante, ma si è dimostrata efficace in associazione a dosi ridotte di radioterapia.

Il *teratoma* può presentarsi nelle forme matura, immatura e maligna; il trattamento è la resezione chirurgica; anche l'eventuale componente maligna di origine epiteliale è infatti scarsamente responsiva ai trattamenti adiuvanti. In questo caso, i marcatori tumora-

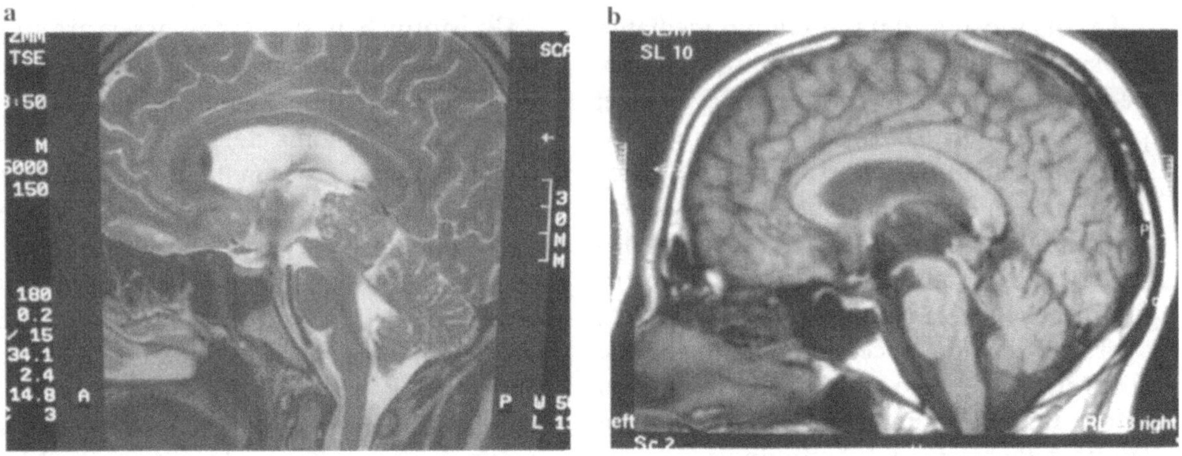

Fig. 10a, b. Quadro RM pre- (**a**) e post-trattamento radiante (**b**) di germinoma pineale in un paziente sottoposto ad accertamento bioptico. Si può osservare la completa scomparsa della lesione, non recidivata a distanza di molti anni

li liquorali sono negativi. Invece, in caso di positività dei marcatori, deve essere posta diagnosi di tumore misto secernente (mMGCT) o teratocarcinoma. La frequente presenza di aree pluricistiche, di calcificazioni talora voluminose e la disomogeneità di enhancement sono lo specchio radiologico del quadro istologico in cui sono presenti tessuti derivati da tutti e tre i foglietti embrionari, comprendenti talora veri e propri annessi cutanei (Fig. 11).

Il *mMGCT*, altrimenti detto "tumore secernente" per la positività dei marker tumorali, comprende forme miste, composte da cellule germinali tipo corioncarcinoma (innalzamento della β-HCG), oppure da cellule del tumore del seno endodermico (positività alla alfa-feto proteina-AFP) o ancora da cellule altamente indifferenziate, caratteristiche del carcinoma embrionario (positività di entrambi i marker). È più frequente ritrovare queste componenti all'interno di un germinoma, oppure di un teratoma, piuttosto che in forme pure. Le varianti istologiche sono molto chemiosensibili, anche se si tratta sempre di neoplasie altamente maligne che possono richiedere tutti e tre i trattamenti: chemioterapico per la porzione "secernente", radioterapico per la componente di germinoma e chirurgico per la componente di teratoma [22, 23]. Può infatti accadere che un tumore misto secernente con

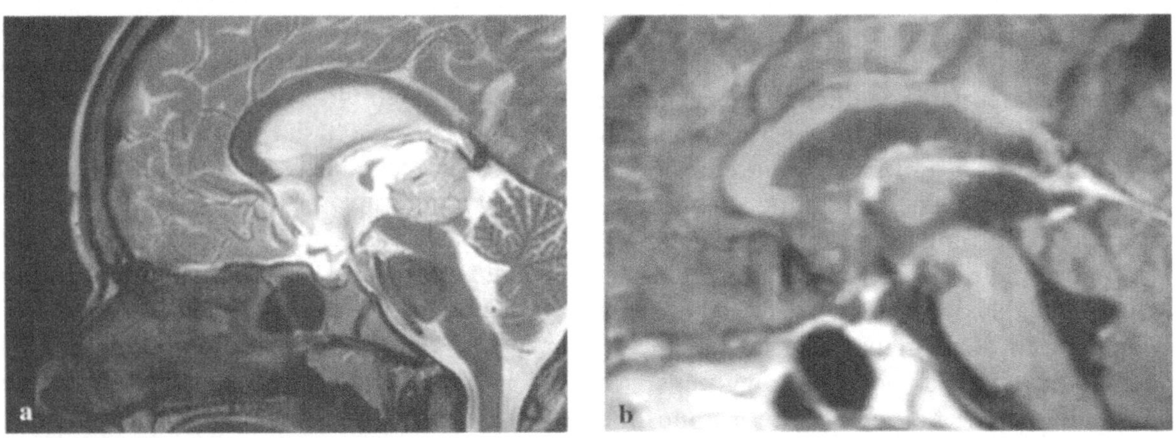

Fig. 11a, b. Quadro RM pre- (**a**) e post-chirurgico (**b**) di un paziente di 4 anni sottoposto a resezione mediante craniectomia suboccipitale mediana e approccio sopracerebellare di una lesione disomogenea, istologicamente diagnosticata come "teratoma maturo"

componente di germinoma, documentata mediante biopsia stereotassica, una volta sottoposto a chemio- e radioterapia, mostri una normalizzazione dei marker e si riduca inizialmente di dimensioni, senza scomparire; il residuo che si accresce lentamente, senza innalzamento dei marker, è verosimilmente un teratoma, trattabile solo mediante aggressione chirurgica diretta.

In una serie di 66 casi da noi trattati dagli anni '80 ad oggi, i pazienti di età inferiore ai 16 anni erano 40 (60%). Nella prima infanzia, l'istotipo prevalente è il teratoma, mentre il germinoma aumenta di frequenza man mano che ci si avvicina all'età adolescenziale.

I germinomi puri sono stati per la maggior parte sottoposti a biopsia stereotassica, seguita dalla radioterapia; infatti, non è provato che l'entità dell'asportazione chirurgica influenzi favorevolmente la prognosi. Unica controindicazione alla biopsia è la presenza di piccole localizzazioni infundibolari. Per contro, questa tecnica si è dimostrata altamente diagnostica e priva di complicanze nelle lesioni voluminose ed in sede pineale.

Un secondo gruppo di pazienti è stato sottoposto alla sola RT panencefalica con "boost" sul focolaio; ad un follow-up medio di 8 anni, l'88% è libero da malattia. Negli ultimi anni, nel tentativo di ridurre la dose di radioterapia, i pazienti più giovani e quelli con localizzazioni soprasellari sono stati sottoposti anche a chemioterapia; l'84% di questi pazienti è libero da malattia ad un follow-up medio di 5 anni.

Un ultimo gruppo di 9 pazienti è stato sottoposto ad intervento di asportazione; in prima approssimazione, il trattamento chirurgico sembra essere correlato ad una prognosi migliore: 6 pazienti sottoposti a resezione e radioterapia sono guariti. Il campione è però troppo ridotto per permettere considerazioni conclusive. Si può comunque ipotizzare che l'aggressione diretta del tumore, se eseguita in Centri con adeguata esperienza, sia oggi strumento diagnostico sicuro come la biopsia stereotassica [24]. L'intervento chirurgico isolato non cura però la malattia; 3 dei nostri pazienti, che hanno rifiutato il trattamento radiante, hanno tutti presentato ripresa di malattia in tempi brevi.

I pazienti affetti da teratoma sono stati tutti sottoposti ad intervento di asportazione della lesione, con guarigione completa nelle forme mature; nelle forme maligne ed immature con marker negativi, abbiamo constatato progressione di malattia, nonostante le terapie adiuvanti. Tale comportamento è stato imputato alla presenza di cellule maligne nella componente epiteliale della neoplasia, che è

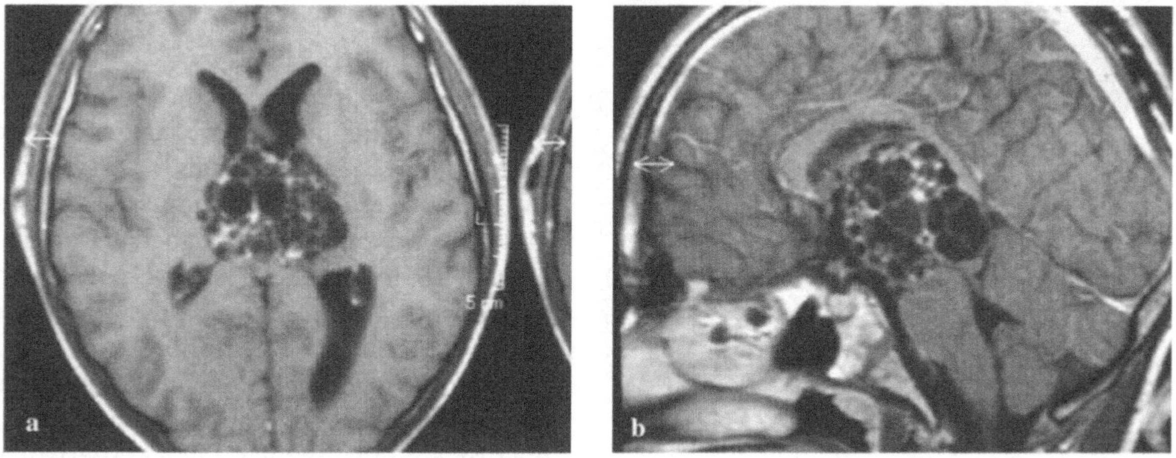

Fig. 12a, b. Quadri RM dimostrativi della ricrescita di residuo di teratoma in un mMGCT, dopo una iniziale risposta della lesione alla chemioterapia, documentata sia radiologicamente che con la negativizzazione dei marcatori tumorali

scarsamente sensibile alle terapie adiuvanti (Fig. 12).

Abbiamo seguito 7 casi di mMGCT in età pediatrica; si tratta di forme molto aggressive che sono state trattate negli ultimi anni con chemioterapia e radioterapia solo sulla base del rialzo dei marcatori tumorali liquorali. La risposta a questa terapia è stata migliore nei bambini in confronto agli adulti trattati con analogo protocollo aggressivo di terapie adiuvanti.

Il trattamento chirurgico è stato utilizzato solo in 3 casi, per ricrescita di una componente di teratoma a distanza di anni dall'inizio del trattamento e dopo la iniziale normalizzazione dei marcatori tumorali (Fig. 13). Questo conferma che la terapia di scelta dell'mMGCT deve essere basata sulle componenti tumorali presenti nella lesione.

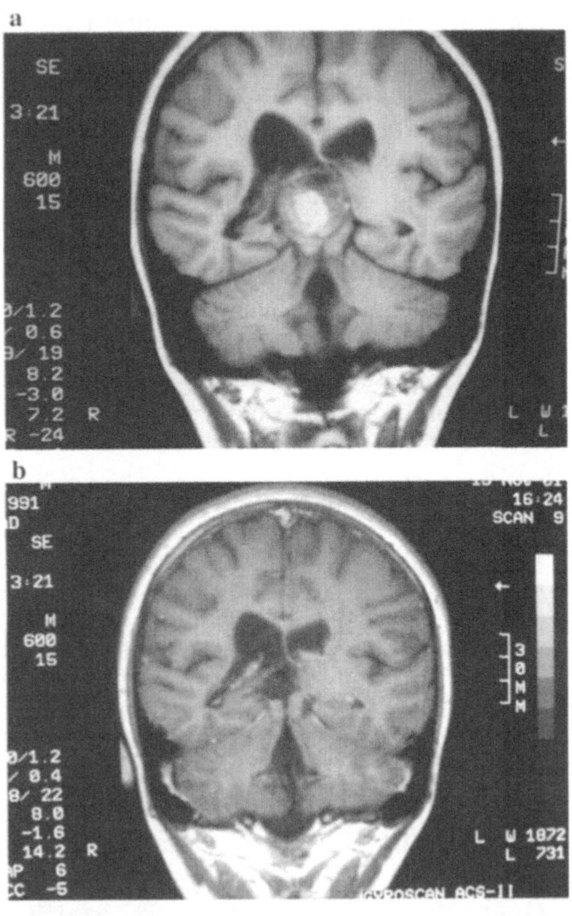

Fig. 13a, b. RM pre- (**a**) e postoperatoria (**b**) di un paziente di 9 anni, portatore di un residuo di teratoma in mMGCT, che aveva mostrato negativizzazione dei marker e riduzione volumetrica postchemioterapica

Neoplasie intraventricolari

Il papilloma dei plessi corioidei costituisce la neoplasia intraventricolare caratteristica dell'età pediatrica. Esso può presentarsi con un quadro di idrocefalo ipersecretivo oppure con un quadro di rallentamento ideomotorio.

Il trattamento della lesione è chirurgico, per via trancorticale nel punto di maggiore sviluppo della neoplasia. Le difficoltà dell'asportazione sono principalmente rappresentate dalla abbondanza della vascolarizzazione. Per ovviare a questo problema sono state proposte tecniche di embolizzazione diretta preoperatoria. Un ulteriore problema è rappresentato dalla formazione di igromi postchirurgici.

Nei bambini più piccoli, sono state descritte forme molto maligne, con quadri di proliferazione cellulare che giungono fino al vero e proprio carcinoma del plesso corioideo, che a volte può anche essere congenito. In tali casi, il trattamento chirurgico isolato non basta e deve essere associato alla chemio e radioterapia che, se precedono l'intervento, possono facilitarne la radicalità.

Meningiomi

Questi tumori rappresentano solo l'1-2% delle casistiche pediatriche, mentre nelle diverse serie di pazienti adulti variano dal 13% al 27%. Nei bambini, non si osserva la prevalenza femminile tipica dell'età adulta, mentre è più frequente l'associazione con NF1. In tal caso, le lesioni possono essere multiple e associate a neurofibromi.

L'asimmetria cranica, dovuta a sindrome da ipertensione endocranica, rappresenta il quadro sintomatologico più caratteristico; sintomi meno specifici sono la posizione coatta del capo e i disturbi comportamentali, associati o meno a crisi comiziali. Frequentemente, queste lesioni raggiungono dimensioni notevoli, ma possono essere asintomatiche per la plasticità delle ossa del cranio.

Radiologicamente, i meningiomi in età pediatrica sono caratterizzati dalla presenza di componenti cistiche e, più frequentemente rispetto all'adulto, hanno una localizzazione intraventricolare. La mancanza di impianto durale, che si può osservare nei bambini, può rendere più complessa la diagnosi differenziale con altre neoplasie.

Il trattamento è esclusivamente chirurgico. L'obiettivo è l'asportazione radicale della massa; questa può essere resa difficile dalle dimensioni, dalla sede e, nelle varianti sarcomatose, dalla infiltrazione della corteccia cerebrale.

Nel periodo compreso fra il 1975 e il 2000, sono stati da noi operati per meningioma 22 bambini (età media 9 anni). Le crisi comiziali e la sindrome da ipertensione endocranica (32%) sono i sintomi d'esordio più frequentemente rilevati. Analogamente a quanto riportato in letteratura [25, 26], segni caratteristici come la asimmetria del cranio e la posizione coatta del capo sono frequenti (23%).

Nella nostra casistica, abbiamo rilevato un'incidenza pari al 14% di varianti sarcomatose e 27% di forme con segni di atipia. Queste percentuali superano nettamente le percentuali di meningiomi con caratteristiche di malignità osservate nelle serie di pazienti adulti. I trattamenti adiuvanti, quali chemio e radioterapia, non ne hanno modificato significativamente la prognosi infausta.

Bibliografia

1. Pollack IF (1994) Current concepts: brain tumors in children. N Engl J Med 331:1500-1507
2. Artico M, Cervoni L, Celli P et al (1993) Supratentorial glioblastomas in children: a series of 27 surgically treated cases. CNS 9:7-9
3. Campbell JW, Pollack IF, Martinez JA et al (1996) High-grade astrocytomas in children: radiologically complete resection is associated with an excellent long-term prognosis. Neurosurgery 38:258-264
4. Laws ER Jr, Taylor WF, Clifton MB et al (1984) Neurosurgical management of low-grade astrocytomas of the cerebral hemispheres. J Neurosurg 61:665-673
5. Dumas-Duport C, Scheithauer BW, Chodkiewicz JP et al (1988) Dysembryoplastic neuroepithelial tumor: a surgically curable tumor of young patients with intractable partial seizures. Neurosurgery 5:545-556
6. Engel J, van Ness PC, Rasmussen TB et al (1993) Outcome with respect to epileptic seizures. In: Engel J Jr (ed) Surgical treatment of the epilepsies, 2nd ed. Raven Press, New York, pp 209-221
7. Casazza M, Avanzini G, Broggi G et al (1989) Epilepsy course in gangliogliomas: a study of 16 cases. Acta Neurochir 46:17-20
8. Rumana CS, Valadka AB (1998) Radiation therapy and malignant degeneration of benign supratentorial gangliogliomas. Neurosurgery 42:1038-1041
9. Deliganis AV, Geyer JR, Berger MS (1996) Prognostic significance of type 1 Neurofibromatosis in childhood optic glioma. Neurosurgery 38:1114-1119
10. Gillet GR, Symon L (1987) Hypothalamic glioma. Surg Neurol 28:291-300
11. Sutton LN, Molloy PT, Sernyak H et al (1995) Long-term outcome of hypothalamic/chiasmatic astrocytomas in children treated with conservative surgery. J Neurosurg 83:583-589
12. Berger MS, Baumeinster B, Geyer R et al (1991) The risks of metastases from shunting in children with primary central nervous system tumors. J Neurosurg 74:872-877
13. Garton G, Schomberg PJ, Scheitauer BW (1990) Medulloblastoma: prognostic factors and outcome of treatment: review of the Mayo Clinic experience. Mayo Clin Proc 65:1077-1086
14. Rutka JT, Hoffman HJ (1991) A critical review of medulloblastoma: from a difficoult past to a promising future. Neurosurgery Quarterly 1:54-78
15. Donahue B (1992) Short and long-term complication of radiation therapy for pediatric brain tumors. Pediatr Neurosurg 18:207-217
16. Duffner PK, Cohen ME, Thomas PR et al (1985) The long term effects of cranial irradiation on the central nervous system. Cancer 1:1841-1847
17. Palmer JO, Kasselberg AG, Netsky MG (1981) Differentiation of medulloblastoma. J Neurosurg 55:161-169
18. Pollack IF, Gerszten PC, Martinez JA (1995) Intracranial ependimomas in childhood: long-term outcome and prognostic factors. Neurosurgery 37:655-667
19. Cho BK, Wang KC, Nam DH et al (1998) Pineal tumors. Experience with 48 cases over 10 years.

CNS 14:53-58
20. Scheithauer BW (1985) Neuropathology of pineal region tumors. Clin Neurosurg 32:351-383
21. Duffner PK, Cohen ME, Sandford RA et al (1995) Lack of efficacy of postoperative chemotherapy and delayed radiation in very young children with pineoblastoma. Med Pediatr Oncol 25:38-44
22. Chang TK, Wong TT, Hwang B (1995) Combination chemotherapy with vinblastine, bleomycin, cisplastin and etoposide (VBPE) in children with primary intracranial germ cell tumors. Med Pediatr Oncol 24:368-372
23. Calaminus G, Bamberg M, Baranzelli MC et al (1994) Intracranial germ cell tumors: a comprehensive update of the european data. Neuropediatrics 25:26-32
24. Sawamura Y, De Tribolet N, Ishii N et al (1987) Management of primary intracranial germinomas: diagnostic surgery or radical resection? J Neurosurg 87:262-266
25. Drake JM, Hoffman HJ (1991) Meningiomas in children. In: Al Mefty O (ed) Meningiomas. Raven Press, New York, pp 145-152
26. Germano IM, Edwards MSB, Davis LD et al (1994) Intracranial meningiomas of the first two decades of life. J Neurosurg 80:447-453

CAPITOLO 16

La chirurgia delle metastasi cerebrali

S. Giombini

I tumori maligni che metastatizzano al cervello sono numerosi; la letteratura riporta un'incidenza del 12-35% (media 25%) di metastasi cerebrali nei pazienti affetti da cancro [1]. Le metastasi incidono per circa il 50% di tutte le lesioni espansive intracraniche, costituendo il tumore cerebrale in assoluto più frequente, ma il loro trattamento più adeguato resta, per molteplici motivi, controverso. Intanto, l'evoluzione dei mezzi diagnostici (tomografia assiale computerizzata, TC, risonanza magnetica, RM) ha cambiato radicalmente la valutazione del singolo caso in quanto ha reso possibile la dimostrazione di lesioni multiple in vivo più frequentemente di quanto in passato si ritenesse. L'evoluzione della tecnica chirurgica, con la microchirurgia e la neuronavigazione, ha permesso di ottenere maggiore radicalità di asportazione con traumatismo e danno neurologico fortemente ridotti. L'avvento di una terapia alternativa efficace, come la radiochirurgia, ha ulteriormente messo in discussione i ruoli del neurochirurgo e del radioterapista "classico", anche se l'esperienza in questo campo è relativamente scarsa. Infine, ma non meno importante, è la considerazione che nel porre l'indicazione terapeutica è fondamentale puntualizzare la situazione extraneurologica del singolo paziente eseguendo la "stadiazione" della malattia tumorale ed introducendo così ulteriori variabili nella valutazione finale di rischi, benefici e risultati a breve e lungo termine. L'assenza, fino a pochi anni fa, di studi prospettici, giustificata dai fattori elencati e da altri ancora, ha reso problematico il giudizio su casistiche troppo selezionate e difformi; tuttora, è difficile generalizzare e proporre linee guida universalmente accettate, ma questo fatto comporta almeno il vantaggio di permettere la discussione approfondita del singolo paziente e di applicare la soluzione terapeutica più ragionata.

Incidenza

Negli studi autoptici, l'incidenza di tumori metastatici cerebrali è molto elevata. Nel 10% di casi, il parenchima cerebrale costituisce l'unica localizzazione [1, 2]. Il numero delle metastasi cerebrali nel singolo paziente è riportato in uno studio con TC ad alta risoluzione eseguito su circa 300 casi; nel 49% dei pazienti, è stata dimostrata un'unica localizzazione, localizzazione duplice nel 21%, triplice nel 13% [3].

I tumori primitivi che hanno maggiore propensione a dare metastasi al cervello sono quelli polmonari e quei tumori, come il carcinoma mammario e il melanoma, che più spesso e precocemente danno lesioni ripetitive ai polmoni. In queste circostanze, le metastasi cerebrali sono frequentemente multiple [4-6]. La facilità di accesso alle arterie a destino cefalico e fattori "microambientali" specifici del parenchima cerebrale, favorenti l'attecchimento di emboli di cellule neoplastiche, sono senz'altro fattori che contribuiscono alla disseminazione [7].

Nell'ambito cranico, si osserva una certa predilezione da parte di certi tumori a metastatizzare in aree specifiche, come ad esempio il linfoma, che si ripete quasi esclusivamente a livello leptomeningeo [1], o il carcinoma prostatico, che va ad interessare la dura e le ossa del cranio [8]. Altri tumori, come il polmonare a piccole cellule, i tumori di organi pelvici (utero, prostata) e del tratto gastro-enterico, metastatizzano quasi sempre nel compartimento sottotentoriale [3]. A questo proposito, si può osservare che circa l'80% delle metastasi interessa gli emisferi cerebrali, il 10-15% il cervelletto, l'1-3% il tronco-encefalo [9], verosimilmente in accordo al volume ed alla relativa irrorazione ematica di questi compartimenti.

Valutando questo aspetto da un'altra angolatura, possiamo dire che i tumori primitivi di polmone, mammella, pelle (melanoma) e intestino metastatizzano preferibilmente al parenchima, mentre ad ossa e meningi diffondono prevalentemente neoplasie, ancora della mammella, della prostata, il linfoma, il melanoma e il neuroblastoma. Ad indicare l'eterogeneità di comportamento di tumori a partenza anche dallo stesso organo, va ricordato che i tumori mammari che danno metastasi ossee tendono a non coinvolgere il parenchima cerebrale e viceversa.

Dai dati autoptici è stato calcolato che, per un totale di oltre 500 000 decessi prevedibili nel 1993 negli Stati Uniti a causa di neoplasie maligne sistemiche, circa 130 000 pazienti avrebbero sviluppato metastasi intracraniche (20-25%), più di 80 000 di esse sarebbero state cerebrali [10]. Questo dato, senz'altro impressionante, dimostra che l'incidenza delle metastasi endocraniche tende ad aumentare rispetto al passato; il motivo non è del tutto chiarito, ma probabilmente deriva dal prolungamento della sopravvivenza determinato da un più efficace trattamento dei tumori primitivi e delle metastasi sistemiche, che darebbe a cellule "santuarizzate" nel sistema nervoso centrale (SNC) il tempo di svilupparsi.

Se analizziamo i dati epidemiologici riguardanti la frequenza con cui i vari tumori primitivi causano lesioni secondarie endocraniche uniche, troviamo al primo posto il tumore del polmone, seguito dal mammario, quindi dai melanomi, dai tumori renali e del tratto intestinale. Al sesto posto vi sono le metastasi di cui non si riesce a scoprire l'origine. Dal punto di vista speculativo, è utile osservare che questo ordine è del tutto sconvolto quando si prendono in considerazione casistiche più selezionate di singoli centri. Una nostra revisione degli anni 1980-1990, vedeva ugualmente il tumore del polmone al primo posto (37%), ma al 2° posto vi erano le metastasi di origine sconosciuta (23%), al 3° quelle della mammella (12%), al 4° quelle dell'intestino (10%). In una recente casistica neurochirurgica francese [11], si nota ugualmente una difformità, con il tumore al polmone sempre al primo posto, ma anche qui l'origine sconosciuta è subito dopo, seguita da tumore al rene, mammella e intestino; i melanomi sono all'8° posto a fronte del 3° posto riportato dalla letteratura oncologica sopramenzionata.

Anatomia e fisiopatologia

Cellule tumorali maligne possono giungere al cervello sia per via ematogena che, meno frequentemente, per disseminazione da zone limitrofe come il cranio o i tessuti molli di testa e collo. Gli emboli di cellule neoplastiche tendono a fermarsi dove le arteriole cerebrali si restringono, cioè al confine tra sostanza bianca e sostanza grigia; esse tendono poi a crescere in modo concentrico, con una configurazione sferica che provoca spostamento più che invasione del parenchima cerebrale. Infatti, le metastasi sono in genere ben delimitate anche microscopicamente e quindi sono asportabili radicalmente in molti casi. Più infiltranti sono invece le metastasi da linfoma, carcinoma renale e melanoma. La rapida crescita che spesso le caratterizza provoca in alcuni casi necrosi centrale e quindi la tendenza ad una conformazione irregolare, meno specifica.

È tipico di alcuni tumori, quali i melanomi, i carcinomi del testicolo, il coriocarcinoma, dare metastasi emorragiche; questa evenienza, riportata nel 15% dei casi di metastasi cerebrale [12], è verosimilmente causata da invasione e successiva rottura di vasi cerebrali limitrofi.

L'edema che circonda la metastasi è evenienza molto comune: è di tipo vasogenico, dovuto a danno endoteliale diretto, per infiltrazione e compressione tumorale, o indiretto, per effetto biochimico di tossine neoplasiche che alterano la barriera ematoencefalica [13].

Manifestazioni cliniche

Le manifestazioni neurologiche provocate dalle metastasi cerebrali non sono diverse da quelle di qualsiasi altra lesione espansiva endocranica; la diagnosi di natura sarà impossibile nei casi in cui non sia già noto il tumore primitivo. Anche precisi segni focali come emiparesi, afasia, epilessia parziale, disturbi cognitivi e comportamentali sono solo indicatori di probabile sede, non di natura. La storia breve, di giorni o settimane, indica usualmente una lesione a crescita rapida; la tumultuosità della crescita è soprattutto indicata dalla presenza di vasto edema cerebrale cui più spesso è legata la rapida progressione dei sintomi e la comparsa di ipertensione endocranica.

In circa il 10% dei casi l'esordio, può essere di tipo ictale: per emorragia intratumorale, ostruzione acuta delle vie liquorali, ischemia cerebrale da compressione vascolare metastatica.

Alcuni Autori riportano una maggior frequenza di crisi epilettiche nei pazienti con metastasi multiple, come in caso di melanoma [5, 14].

Diagnosi

La RM è attualmente l'esame di scelta per le lesioni metastatiche cerebrali; è superiore alla TC [15] specie per le localizzazioni in fossa cranica posteriore. L'esame dopo somministrazione di contrasto para-magnetico è ulteriormente indicativo, va sempre eseguito, è l'unico che può evidenziare la presenza di una carcinomatosi meningea.

Nel caso di metastasi molto piccole, che sfuggono regolarmente alla TC anche se eseguita con doppio contrasto, le immagini di RM pesate in T2 sono molto significative a causa di un "effetto di sommazione" di tumore e edema che provoca intensità di segnale molto maggiore rispetto al parenchima circostante.

Sia alla TC che alla RM, l'aspetto tipico della metastasi cerebrale è quello di una masserella intra-parenchimale, rotondeggiante, circondata da abbondante edema. La somministrazione del mezzo di contrasto rende le metastasi iperdense alla TC o iperintense alla RM: se appaiono tali all'esame di base, si deve sospettare un'emorragia intratumorale, frequente in pazienti affetti da melanoma, coriocarcinoma, carcinoma renale.

La presenza di necrosi centrale conferisce alla metastasi un aspetto ad anello, dopo mezzo di contrasto. Soprattutto nei casi di tumore primitivo non conosciuto, sarà da prendere in considerazione la diagnosi differenziale con l'ascesso o col glioma di alto grado, quasi sempre di impossibile soluzione pur con l'ausilio di esami complementari come la scintigrafia con leucociti marcati.

La TC evidenzia con precisione zone di erosione ossea o di rimaneggiamento; risulta pertanto superiore alla RM nei casi di metastasi che coinvolgono strutture ossee, sia della volta che della base cranica.

TC e RM saranno anche utili nel controllo dei pazienti sottoposti a trattamento chirurgico o di altro tipo, sia per la valutazione di complicanze immediate, sia per evidenziare precocemente residui o ricrescita tumorale. Bisogna, tuttavia, tenere ben presente che durante le prime settimane dopo la rimozione chirurgica d'una metastasi, l'usuale presa di contrasto delle pareti del focolaio operatorio è spesso indice di alterazioni post-operatorie da rottura della barriera ematoencefalica o da neovascolarizzazione, piuttosto che di residuo tumorale. Tuttavia, la recidiva locale sarà molto probabile se tali alterazioni resteranno evidenti ai controlli successivi o prenderanno la forma di noduli veri e propri.

Trattamento

È utile sottolineare che la metastasi cerebrale è parte di una malattia sistemica che nella maggior parte dei casi (solo il 5% circa dei pazienti non evidenzierà mai un tumore primitivo) porterà a gravi problemi extracranici che saranno la causa del decesso; si è infatti calcolato che il decesso è dovuto a progressione sistemica della malattia primitiva per il 70% circa dei pazienti con metastasi cerebrale [16, 17].

Date le premesse, è chiaro che raramente il trattamento otterrà un risultato positivo definitivo; quasi sempre lo scopo sarà di ottenere un rapido miglioramento per offrire un duraturo periodo di remissione dei sintomi. In altri termini, il fine è di mantenere un'accettabile qualità di vita, allungandone la durata. La scelta del trattamento più adeguato al singolo paziente sarà pertanto basata sulla sua reale efficacia, statisticamente convalidata, nell'eliminare la specifica lesione cerebrale, con miglioramento neurologico e della sopravvivenza.

In linea di massima, nel porre l'indicazione ad un trattamento specifico, saranno da tenere presenti alcuni criteri relativi allo stato generale del paziente, alla stadiazione del tumore primario e alle caratteristiche delle localizzazioni cerebrali. Possiamo così elencarli:

1. numero e topografia della/e metastasi cerebrale/i;
2. istologia del tumore primario;
3. possibilità di controllo del tumore primario;
4. presenza di metastasi extracraniche;
5. età, sesso, stato neurologico e clinico generale;
6. valutazione dopo trattamento cortisonico.

In base a questi criteri, i pazienti che giungono alla nostra osservazione saranno verosimilmente assegnabili a due gruppi di trattamento:

Gruppo A: paziente con lesioni cerebrali ripetitive multiple (o anche unica), ma con malattia sistemica diffusa incontrollabile, fatale a breve termine. Per questi malati è ipotizzabile unicamente una terapia palliativa (corticosteroidea) e di supporto assistenziale; in qualche caso potrà essere somministrata la radioterapia panencefalica o, per tumori chemiosensibili, uno o più cicli di chemioterapia.

Gruppo B: paziente con metastasi cerebrale unica e tumore primitivo già trattato con successo, stabile o curabile con buona probabilità di lunga sopravvivenza, senza diffusione sistemica. In casi selezionati, le metastasi cerebrali possono essere due o tre, ma ugualmente trattabili come una metastasi unica. Per tali pazienti, la terapia sarà senz'altro più aggressiva, di tipo chirurgico o radiochirurgico (si vedranno più avanti luci e ombre delle varie opzioni), eventualmente associata alla panirradiazione encefalica.

Volendo a questo punto prendere in considerazione più specifica le varie opzioni terapeutiche, ci sembra opportuno discuterle adattandole alle varie situazioni da affrontare nella pratica quotidiana, a seconda cioè che il paziente presenti lesioni ripetitive cerebrali o cerebellari, sia affetto da tumore primitivo noto o non noto, con sintomi importanti oppure del tutto asintomatico. Possiamo così individuare le seguenti categorie di lesioni ripetitive endocraniche e discutere i provvedimenti più idonei nell'ambito di ciascuna situazione:

1. metastasi cerebrali "de novo";

2. metastasi cerebrali sincrone;
3. metastasi cerebrali metacrone;
4. metastasi cerebellari;
5. metastasi asintomatiche.

Metastasi cerebrali "de novo"

Fanno parte di questa categoria i pazienti che non hanno in anamnesi un tumore maligno noto; la loro storia è unicamente neurologica e l'accertamento relativo alla lesione endocranica pone principalmente un problema di diagnosi differenziale. Questo tipo di esordio costituisce il 4-10% dei casi di metastasi cerebrale [18]. TC e RM pongono in discussione diagnosi alternative, in particolare va affrontato il problema diagnostico differenziale tra neoplasia gliale maligna e ascesso cerebrale. La relativa rarità di quest'ultima patologia, che dovrebbe essere l'epifenomeno di una malattia infettiva embolizzante spesso misconosciuta, come ad esempio l'endocardite batterica, insieme alla possibilità di indagini poco invasive, come la scintigrafia con leucociti marcati, possono svalutare o rafforzare questa possibilità, ma non offrire una certezza diagnostica. Quasi sempre si dovrà ricorrere ad un esame diagnostico invasivo, quale la biopsia stereotassica, oppure all'intervento chirurgico diretto che potrà, nel contempo, sia chiarire la diagnosi di natura della lesione che risolvere l'incombente pericolo causato da una lesione endocranica con effetto di massa.

Una volta accertata la diagnosi istologica della metastasi, si procederà con lo screening oncologico alla ricerca del tumore primitivo e di eventuali altre localizzazioni secondarie, guidati anche dalle caratteristiche microscopiche del "pezzo" cerebrale. In casi non rarissimi tale ricerca potrà non evidenziare alcuna patologia tumorale di base.

In una nostra casistica riguardante 102 casi di metastasi sopratentoriali, 24 pazienti (23.5%) risultano appartenere a questa prima categoria.

Metastasi cerebrali sincrone

Sono anche chiamate lesioni "simultanee" o "coincidenti"; si è calcolato che nei centri oncologici di maggior riferimento vengono osservati in media 1-2 casi all'anno.

Il polmone è molto spesso la sede del tumore primitivo; se questo è eliminabile chirurgicamente e la metastasi cerebrale ugualmente asportabile in modo radicale, i pazienti hanno buona probabilità di sopravvivenza (20-40% a 5 anni) [19-21]. A questo punto, si presenta spesso il dilemma decisionale su quale delle due sedi, polmonare e cerebrale, aggredire per prima. Il primo intervento viene in generale effettuato sulla localizzazione endocranica per prevenire l'aggravarsi del danno neurologico.

Nella nostra casistica già citata, su 102 pazienti con metastasi sopratentoriali, in 28 (18%) è stato individuato contemporaneamente un tumore primitivo (appartengono quindi a questa categoria). I nostri casi costituiscono la gran parte (28/35) dei pazienti operati per lesione secondaria da tumore polmonare: ciò conferma l'elevata frequenza di intervallo breve o brevissimo tra diagnosi di tumore primitivo a sede polmonare e localizzazione cerebrale.

Metastasi cerebrali metacrone

Dette anche "sequenziali", rappresentano un evento comune e costituiscono il 70-80% di tutte le lesioni intracraniche secondarie [22].

L'intervallo di tempo che trascorre tra diagnosi e trattamento del tumore primitivo e comparsa della localizzazione cerebrale è importante ai fini prognostici in quanto la sua brevità è direttamente proporzionale ed indice sicuro di elevata aggressività della malattia tumorale di base [23]. Nel trattare queste categorie di metastasi, in particolare di quelle singole, ci soffermeremo sull'aspetto generale della terapia specifica delle metastasi cerebrali e quindi discuteremo le varie opzioni attualmente disponibili.

Le metastasi cerebrali singole, pur essendo meno della metà del globale, sono da sempre oggetto della maggior attenzione sia nella pratica clinica che in letteratura, per l'ovvio motivo che teoricamente permettono la migliore prognosi.
Fino all'inizio degli anni 1990 esisteva molta incertezza sul loro trattamento ottimale. Due studi randomizzati, nel 1990 e nel 1993, hanno invece indicato che la microchirurgia seguita da radioterapia panencefalica è il trattamento di scelta, purché i pazienti siano in buone condizioni generali e la malattia tumorale sistemica non presenti segni di progressione da almeno 3 mesi [24, 25]. A fronte di questi studi, i cui aspetti salienti sono mostrati nella Tabella 1, nel 1996 Mintz e coll. [26] non concludevano per una migliore sopravvivenza dei pazienti trattati chirurgicamente; la loro casistica faceva parte di uno studio randomizzato, ma i pazienti non erano selezionati o stratificati e potevano essere portatori di una malattia extracranica ancora "minimamente" attiva.

Si può affermare con certezza che, in assenza di altre localizzazioni secondarie, l'opzione chirurgica è "preferita" nei pazienti di età non superiore ai 60-65 anni, in buone condizioni generali (*Karnofsky performance score* > 70%), con malattia tumorale di base stabilizzata da almeno 3 mesi. In queste condizioni, il paziente sottoposto prima a intervento chirurgico e quindi a radioterapia, avrà una sopravvivenza mediana di 10 mesi con sopravvivenza del 20% circa, a 2 anni [22, 27]. Questo gruppo di pazienti, ideale candidato alla chirurgia, sfortunatamente rappresenta solo il 20-25% del totale dei portatori di lesioni ripetitive cerebrali [16].

Per le caratteristiche della metastasi cerebrale (spesso superficiale, a limiti definiti, di dimensioni moderate, poco vascolarizzata, facilmente clivabile dal parenchima circostante) e per i supporti tecnici intraoperatori disponibili negli ultimi anni (microchirurgia, localizzazione con ultrasuoni o con la neuronavigazione per le localizzazioni subcorticali, aspiratori ad ultrasuoni per la frammentazione e rimozione progressiva di lesioni più profonde), la chirurgia di queste lesioni è sostanzialmente semplice, con mortalità e morbilità scarse, inferiori al 5% [23]; tra i pazienti da noi operati la mortalità è stata dell'1.8%.

Dopo la sua introduzione, la cosiddetta "radiochirurgia" è diventata un'alternativa importante alla microchirurgia: un primo requisito per tale opzione è che la diagnosi

Tabella 1. Risultati salienti degli studi di Patchell e coll. [24] e di Vecht e coll. [25]

	48 pazienti [24]		63 pazienti [25]	
	Chir + RT	**RT**	**Chir + RT**	**RT**
Sopravvivenza mediana	40 settimane	15 settimane	40 settimane	24 settimane
Incidenza di recidiva locale	20%	52%	?	?
Durata dell'indipendenza funzionale (KPS > 70)	38 settimane	8 settimane	30 settimane	14 settimane
Mortalità peri-operatoria	4%	4%	9%	0%
Morbidità	8%	17%	12%	?

Chir, chirurgia; *RT*, radioterapia; *?*, dato non disponibile

istologica sia accertata. Va infatti sottolineato che il paziente affetto da cancro sistemico può risultare contemporaneamente portatore di una neoplasia cerebrale non correlata al tumore principale. Nello studio di Patchell e coll. [24] ben l'11% dei casi con sospetta metastasi è risultato portatore di una differente patologia endocranica. Il trattamento radiochirurgico può essere effettuato con l'acceleratore lineare o il gamma-knife di Leksell, somministrando una dose di elevata energia concentrata sulla lesione, con meno del 10% della dose totale al tessuto sano circostante. Poichè l'irradiazione al tessuto cerebrale aumenta rapidamente con l'elevarsi del volume-bersaglio, l'uso della radiochirurgia è limitato a metastasi di diametro inferiore ai 30-35 millimetri.

La possibilità di trattare lesioni secondarie profonde e anche multiple, la scarsa invasività e il minimo disagio per il paziente di una procedura molto spesso eseguita in day-hospital, l'indicazione per tumori anche radioresistenti, come le metastasi da carcinoma del colon o da melanoma, l'elevato tasso di controllo locale (>90%), fanno sì che la radiochirurgia riscuota sempre maggiori consensi [22]. È infatti sicuramente accertata [23] la superiorità dei suoi risultati rispetto a quelli del trattamento radiante panencefalico tradizionale; sarà invece necessario acquisire ulteriore esperienza per decidere se la radiochirurgia è da preferire al trattamento microchirurgico. I dati finora disponibili non sono univoci, essendo comparsi in letteratura sia lavori che affermano la superiorità della microchirurgia sulla radiochirurgia [28] o, viceversa, della radiochirurgia sulla microchirurgia [29], oppure la parità del risultato finale [30]. È anche in discussione l'opportunità di far seguire alla radiochirurgia un trattamento radiante panencefalico tradizionale [27].

A corollario di queste considerazioni sulle varie opzioni terapeutiche, va sottolineato comunque che non sono poche le situazioni ad indicazione chirurgica assoluta. La necessità di ottenere rapidamente un miglioramento neurologico e prevenire quindi gravi complicazioni da effetto-massa, le metastasi di dimensioni superiori a quelle accettate per la radiochirurgia, la presenza di importante edema perilesionale ulteriormente aggravabile da una terapia non ablativa, sono tutte condizioni che fanno preferire un rapido intervento chirurgico. Questo sarà ugualmente attuato nei casi di fallimento di precedenti tentativi terapeutici, come nei pazienti trattati con radiochirurgia e incompleto controllo locale della malattia. A quest'ultimo aspetto del problema si affianca l'evenienza di recidiva dopo buona risposta iniziale. La gran parte delle recidive è locale (60%) e si verifica entro circa 6 mesi dalla terapia iniziale [31]. Le opzioni terapeutiche sono spesso più limitate che all'inizio, in quanto spesso i pazienti sono già stati irradiati e la malattia sistemica può essere nel frattempo progredita. In tali casi la ripetizione del trattamento radiante non ha dato risultati soddisfacenti, sia come risposta locale che come qualità e durata della sopravvivenza [32].

La risposta alla chemioterapia è ugualmente deludente. Fanno comunque eccezione i casi di tumori chemiosensibili come il coriocarcinoma ed il tumore della mammella.

Il reintervento e la radiochirurgia sono ancora attuabili in assenza di progressione della malattia e con recidiva unica; entrambe le opzioni hanno buone possibilità di successo, simili a quanto prevedibile al primo tentativo [33-35].

Due terzi di tutte le metastasi craniche sono multiple; la sopravvivenza varia da 3 a 6 mesi, a seconda della presenza o meno di fattori che ne facilitino il trattamento e quindi migliorino il risultato finale.

Questi fattori riguardano sia le condizioni generali del paziente (età inferiore ai 60-65 anni, buone condizioni neurologiche generali, malattia di base sotto controllo), che le caratteristiche delle lesioni ripetitive (numero, sede, dimensioni, entità dell'edema circostante). Nella situazione più favorevole, le metastasi possono essere irradiate (radioterapia panencefalica o radiochirurgia) o sottoposte a trattamento chirurgico. L'intervento può essere eseguito sulla lesione più pericolosa e urgente, riservando poi il trattamento radiante alle altre sedi e/o al resto dell'encefalo. In casi selezionati, la chirurgia può interessare contemporaneamente più lesioni ripetitive (con lo stesso approccio o con due craniotomie separate). Bindal e coll. [34] riportano, in casi simili, una sopravvivenza mediana di 14 mesi; cioè un risultato sovrapponibile a quelli ottenuti in caso di metastasi singole.

Metastasi cerebellari

Le metastasi in fossa cranica posteriore ed in particolare quelle cerebellari, hanno caratteristiche specifiche tali da giustificare una trattazione a parte.

La presenza di segni di ipertensione endocranica, frequentemente causata dall'idrocefalo secondario alla neoplasia e all'edema satellite, provoca un esordio e un quadro clinico usualmente più severi. Questa situazione richiede inevitabilmente un veloce accertamento diagnostico con TC o, meglio, RM, quindi immediata terapia cortisonica seguita dall'intervento diretto; la radiochirurgia è infatti rischiosa se causa aumento dell'effetto massa. In questa sede, mortalità e morbilità chirurgiche sono maggiori, tuttavia minori che per altre forme di trattamento.

La nostra casistica comprende 40 pazienti con metastasi cerebellari osservati in 10 anni: il 58% delle metastasi proveniva da tumore polmonare primitivo. L'intervento, radicale in 38/40 casi, è stato gravato da una mortalità del 5% con sopravvivenza media di 14 mesi (7-69 mesi).

Metastasi asintomatiche

Un problema differente è il trattamento di metastasi cerebrali senza sintomi e segni neurologici. Possono essere un riscontro occasionale in pazienti affetti, ad esempio, da melanoma o carcinoma renale nei quali, prima di iniziare la terapia sistemica specifica, si voglia accertare la situazione cerebrale.

Il melanoma è un tumore molto aggressivo. La radioterapia è usualmente indicata per le sue metastasi cerebrali, prima che diventino sintomatiche. Il tumore renale ha invece comportamento incostante e le sue metastasi cerebrali sono tenute in osservazione e vengono trattate se o quando diventano sintomatiche. Nella stadiazione del tumore polmonare è sempre previsto un accertamento neuroradiologico sull'encefalo. L'aggressività nota del tumore di base rende necessario il trattamento immediato delle metastasi cerebrali; la scelta della opzione più idonea si rifarà ai criteri più volte espressi e sulle caratteristiche del singolo paziente.

Conclusioni

Le metastasi intracraniche costituiscono la più frequente complicanza neurologica di un tumore maligno e la più comune lesione espansiva cerebrale.

La maggior parte dei pazienti si presenta purtroppo con metastasi multiple inoperabili, oppure con metastasi singola, ma in un quadro di malattia sistemica inarrestabile. Per tali pazienti va considerato solo un trattamento palliativo con cortisonici ed eventuale radioterapia panencefalica.

Solo una minoranza di pazienti potrà invece usufruire di terapia più appropriata e aggressiva; i candidati migliori sono quelli con metastasi unica, buone condizioni generali e neurologiche, malattia sistemica sotto controllo stabile. Per tali pazienti la microchirurgia e la radiochirurgia offrono buone possibilità di allungare la sopravvivenza con accettabile qualità di vita. Quest'ultimo aspetto della prognosi, ancora oggi in assoluto severa nella maggioranza dei casi, deve sempre essere preso in considerazione e guidare le nostre decisioni.

Bibliografia

1. Posner JB, Chernik NL (1978) Intracranial metastases from systemic cancer. Adv Neurol 19:579-592
2. Selker RG (1989) Intracranial metastatic disease: development of a surgical philosophy. In: Long DM (ed) Current therapy in neurological surgery, vol 2. BC Decker, Toronto, pp 54-56
3. Delattre JY, Krol G, Thaler HT et al (1988) Distribution of brain metastases. Arch Neurol 45:741-744
4. Takakura K, Sano H, Hojo S et al (1982) Metastatic tumors of the central nervous system. Tokyo: Igaku-Shoin, 112-118
5. Byrne TN, Cascino TL, Posner JB (1983) Brain metastases from melanoma. J Neurooncol 1:313-317
6. Boogerd W, Vos VW, Hart AAM et al (1993) Brain metastases in breast cancer; natural history, prognostic factors and outcome. J Neurooncol 15:165-174
7. Henson RA, Urich H (1982) Cancer and the nervous system. The neurological manifestations of systemic malignant disease. Blackwell Scientific, Oxford, pp 3-58
8. Taylor HG, Lefkowitz M, Shoog SJ et al (1984) Intracranial metastases in prostate cancer. Cancer 53:2728-2730
9. Sano K (1991) Intracranial metastatic tumors: an overview. In: Paoletti P, Takakura K, Walker MD, Butt G, Pezzotta S (eds) Neuro-oncology. Kluwer Academic, Dordrecht, pp 309-319
10. Galicich JH, Arbit E, Wronski M (1995) Metastatic brain tumors. In: Wilkins RH, Rengacharty SS (eds) Neurosurgery. McGraw-Hill, New York, pp 597-610
11. Nataf F, Emery E, Kherli P et al (1999) Etude multicentrique neurochirurgicale de metastases cerebrales. Neurochirurgie 45:369-374
12. Mandybur TI (1977) Intracranial haemorrhage caused by metastatic tumors. Neurology 25:650-655
13. Bruce JN, Criscuolo GR, Merill MJ (1988) Vascular permeability induced by protein product of malignant brain tumors: inhibition by dexamethasone. J Neurosurg 69:254-262
14. Mendez IM, Del Mastro R (1988) Cerebral metastases from malignant melanoma. Can J Neurol Sci 15:119-123
15. Davis PC, Hudgins PA, Peterman SB et al (1991) Diagnosis of cerebral metastase: double-dose delayed CT vs contrast enhanced MR imaging. Am J Neuroradiol 12:293-300
16. Cairncross JG, Kim JH, Posner JB (1980) Radiation therapy for brain metastases. Ann Neurol 7:529-541
17. Doyle TJ (1982) Brain metastasis in the natural history of small-cell lung cancer: 1972-1979. Cancer 50:752-754
18. Woorhies RM, Sundaresan N, Thaler HT (1980) The single supratentorial lesion: an evaluation of preoperative diagnostic tests. J Neurosurg 53:364-368
19. Hankins JR, Miller JE, Saleman M et al (1988) Surgical management of lung cancer with solitary brain metastasis. Ann Thorac Surg 46:24-28
20. Karlsson B, Kihlstrom L, Lindquist C (1994) Medical controversy: is gamma knife surgery the treatment of choice for cerebral metastases? Forum 4:396-402
21. Magilligan DJ, Duvernoy C, Malik G et al (1986) Surgical approach to lung cancer with solitary cerebral metastasis: twenty-five years' experience. Ann Thorac Surg 42:360-364
22. Arbit E, Wronski M (1995) The treatment of brain metastases. Neurosurgery Quarterly 5:1-17
23. Emery E, Redondo A, Rey A (1999) Le traitement chirurgical des metastases cerebrales. Neurochirurgie 45:375-381
24. Patchell RA, Tibbs PA, Walsh JW et al (1990) A randomized trial of surgery in the treatment of single metastases to the brain. N Engl J Med 322:494-500
25. Vecht CJ, Haaxima-Reiche H, Noordijk EM et al (1993) Treatment of single brain metastasis: radiotherapy alone or combined with neurosurgery? Ann Neurol 33:583-590
26. Mintz AH, Kestle J, Rathbone MP et al (1996) A randomized trial to assess the efficacy of surgery in addition to radiotherapy in patients with a single cerebral metastasis. Cancer 78:1470-1476
27 Vecht CJ (1998) Clinical management of brain metastasis. J Neurol 245:127-131
28. Bindal AK, Bindal RK, Hess KR et al (1996) Surgery versus radiosurgery in the treatment of brain metastasis. J Neurosurg 84:748-754
29. Auchter RM, Lamond JP, Alexander E III et al (1996) A multiinstitutional outcome and prognostic factor analysis of radiosurgery for resectable single brain metastases. Int J Radiat Oncol Biol Phys 35:27-35

30. Muacevic A, Kreth F, Horstmann GA et al (1999) Surgery and radiotherapy compared with gamma-knife radiosurgery in the treatment of solitary cerebral metastasis of small diameter. J Neurosurg 91:35-43
31. Wronski M (1992) The outcome of surgical resection of brain metastases from lung cancer in 185 patients. The Memorial Sloan-Kettering Cancer Center experience 1974-1989 (doctoral dissertation). Polish Academy of Science, Medical Research Center, Warsaw, Poland
32. Hazuka MB, Kinzie JJ (1988) Brain metastases: results and effects of re-irradiation. Int J Radiat Oncol Biol Phys 15:433-437
33. Kaye HA (1992) Malignant brain tumors. Late reoperation for metastasic tumors. In: Little JR, Awad IA (eds) Reoperative neurosurgery. Williams Wilkins, Baltimore, pp 72-76
34. Bindal RK, Sawaya R, Leavens ME et al (1995) Reoperation for recurrent metastatic brain tumors. J Neurosurg 83:600-604
35. Loeffler JS, Kooy HM, Wen PY et al (1990) The treatment of recurrent brain metastases with stereotactic radiosurgery. J Clin Oncol 8:576-582

CAPITOLO 17

La radioterapia degli astrocitomi di basso grado

L. Fariselli

Gli astrocitomi di basso grado sono neoplasie del sistema nervoso centrale con tendenza a lenta crescita e infiltrazione del tessuto sano circostante. La maggior parte dei portatori di tali lesioni è relativamente asintomatica; la progressione di malattia può però condurre a un quadro clinico caratterizzato da epilessia intrattabile o ad uno stato neurologico di grave compromissione [1].

Queste neoplasie sono considerate malattie croniche con esito fatale. Anche per questi pazienti, come per i pazienti portatori di gliomi ad alto grado di malignità, sono stati definiti fattori prognostici che, come variabili indipendenti, influenzano la sopravvivenza. L'età, il Karnofski performance status (KPS) e l'exeresi radicale appaiono essere i principali elementi condizionanti la prognosi *quoad vitam*. La presenza di enhancement alla risonanza magnetica con contrasto o alla tomografia assiale computerizzata ed infine, il tipo di sintomatologia all'esordio sono considerati fattori prognostici significativi [2-4].

Elementi di dibattito a tutt'oggi risultano essere l'estensione dell'intervento chirurgico e il timing del trattamento radiante. A questo proposito, analisi retrospettive condotte nel passato [2, 5] avevano dimostrato sia un miglioramento della sopravvivenza in pazienti sottoposti a radioterapia nell'immediato postoperatorio, sia, paradossalmente, nessuna modificazione della sopravvivenza in ordine a una radioterapia dilazionata in tempo successivo. Più recentemente, trial randomizzati non hanno confermato un beneficio o un vantaggio del trattamento radiante aggiuntivo a un trattamento chirurgico [6, 7]. Infine, per quanto riguarda la dose totale, non si sono avute conferme che la radioterapia con dosaggio maggiore di 60 Gy conduca una sopravvivenza più prolungata rispetto a dosi più basse (45–50 Gy), erogate nell'immediato postoperatorio [8-10].

La nostra esperienza ci porta a stimare ragionevole che per pazienti con fattori prognostici favorevoli, cioè al di sotto dei 40 anni e con KPS maggiore di 70, sia possibile dilazionare il trattamento radiante al momento della recidiva o della progressione di malattia. Per questi pazienti è necessario comunque attuare un follow-up molto serrato nel tempo. È così possibile risparmiare a pazienti giovani i potenziali effetti acuti e tardivi di un trattamento radiante precocemente iniziato. All'opposto, per pazienti con fattori prognostici sfavorevoli, età maggiore di 50 anni con estensione ampia di malattia, KPS inferiore a 70 e presa di contrasto a TC o RM, può essere appropriato l'inizio di un trattamento radiante nell'immediato postoperatorio. In questi pazienti infatti è ipotizzabile un approccio terapeutico più aggressivo in quanto ci si aspetta un più breve intervallo libero da malattia e una sopravvivenza intorno ai 12–30 mesi. È inoltre ipotizzabile l'utilizzo di una chemioterapia neoadiuvante.

Bibliografia

1. Shaw EG (1990) Low-grade gliomas: to treat or not to treat? A radiation oncologist's viewpoint. Arch Neurol 47:1138-1139
2. Piepmeier J, Chistopher S, Spencer D et al (1996) Variations in the natural history and survival of

patients with supratentorial low grade astrocytomas. Neurosurgery 38:872-879
3. Shibamoto Y, Kitakabu Y, Takahashi M et al (1993) Supratentorial low-grade astrocytoma. Correlation of computed tomography findings with effect of radiation therapy and prognostic variables. Cancer 72:190-195
4. Soffietti R, Chio A, Giordana MT et al (1989) Prognostic factors in well-differentiated cerebral astrocytomas in the adult. Neurosurgery 24:686-692
5. Tupchong K, Engin K, Canty T et al (1993) Postoperative radiation therapy in low-grade astrocytoma. Proceedings Annual Meeting the American Society of Clinical Oncology 12:A511
6. Barker FG, Chang SM, Huhn SL et al (1997) Age and the risk of anaplasia in magnetic resonance-nonenhancing supratentorial cerebral tumors. Cancer 80:936-941
7. Karim ABMF, Maat B, Hatlevoll R et al (1996) A randomized trial on dose-response in radiation therapy of low-grade cerebral glioma: European Organization for Research and Treatment of Cancer (EORTC) Study 22844. Int J Radiat Oncol Biol Phys 36:549-556
8. Bauman G, Pahapill P, MacDonald D et al (1999) Low-grade glioma: measuring radiographic response to radiotherapy. Can J Neurol Sci 26:18-22
9. Shaw EG, Arusell R, Scheithauer B et al (1998) A prospective randomized trial of low versus high-dose radiation therapy in adults with supratentorial low-grade glioma: initial report of a NCCTG-RTOG-ECOG Study. Proceeding of the American Society of Clinical Oncology 17:401a
10. Karim ABMF, Cornu P, Bleehen N et al (1998) Immediate postoperative radiotherapy in low-grade glioma improves progression free survival but not overall survival: preliminary results of an EORTC/MRC randomized Phase III Study. Proceedings of the American Society of Clinical Oncology 17:400a

CAPITOLO 18

La radioterapia dei gliomi maligni

L. Fariselli, I. Milanesi, M.L. Fumagalli

Introduzione

Le neoplasie gliali maligne presentano una triplice fondamentale caratterizzazione: rapida capacità proliferativa, tendenza a diffondere ed infiltrare precocemente il tessuto sano circostante, importante radio-chemio resistenza [1].

A fronte di questi elementi, l'associazione della radioterapia al trattamento chirurgico resta a tutt'oggi il protocollo terapeutico di prima linea (Fig. 1).

I risultati nel controllo locale di malattia non sono in ogni modo incoraggianti e, di fatto, nonostante il miglioramento delle tecniche di imaging e l'introduzione di nuove modalità di radioterapia (stereotassi, terapie con protoni, neutroni e ioni leggeri), l'intervallo libero da malattia è di circa sette mesi per i glioblastomi multiformi, con mediana di sopravvivenza di circa nove mesi per i glioblastomi e trentasei per gli astrocitomi anaplastici.

Considerazioni analoghe valgono per i tumori con componente oligodendrogliale, anche se la loro sensibilità agli agenti chemioterapici permette di individuare nuove possibilità di cura.

I notevoli e rapidi avanzamenti delle conoscenze di biologia molecolare aprono una nuova prospettiva su uno scenario sostanzialmente immodificato da venti anni. La possibilità di identificare più precisamente le diverse popolazioni tumorali prelude ad una più specifica correlazione con la risposta ai trattamenti chemio o radio-terapici ed al disegno di protocolli diversificati (tailored) per gruppi di popolazione [2].

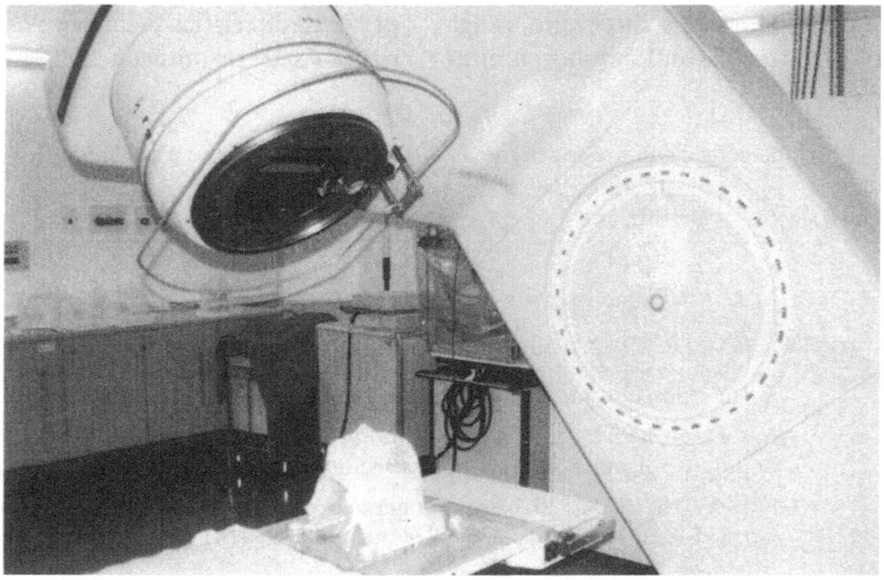

Fig. 1. Acceleratore lineare. L'erogazione della dose può avvenire da molteplici angolazioni

Radioterapia convenzionale

Come già esposto nei capitoli precedenti, il "glioma maligno" comprende un gruppo ampio di neoplasie con caratteristiche intrinseche differenti [1].

Oltre all'istologia che differenzia tra astrocitomi anaplastici, oligoastro-oligodendrogliomi anaplastici *versus* glioblastoma multiforme, l'età al di sotto dei quaranta anni ed il performance status secondo Karnofski (KPS) maggiore di 70 sono fattori che identificano gruppi di pazienti-popolazione con prognosi quoad vitam meno grave [3]. Tali elementi hanno portato alla costruzione di un sistema analitico di riferimento suddiviso in sei classi (*recursive partitioning analysis*) indicativo delle mediane di sopravvivenza prevedibili per pazienti con specifiche caratteristiche (Tab. 1) [4, 5].

La radioterapia segue la chirurgia. Il trattamento radiante convenzionale non tiene conto di tali fattori e prevede un protocollo identico per tutti i gruppi di popolazione.

È consigliabile che il trattamento radiante inizi entro le 6 settimane dall'intervento chirurgico. Studi recenti evidenziano una non significativa modificazione dei valori di sopravvivenza qualora tale intervallo venga aumentato. In tutti gli studi è stato comunque applicato un protocollo di chemioterapia neoadiuvante.

Nel trattamento degli oligodendro-oligoastrocitomi anaplastici la radioterapia può essere dilazionata qualora alla chirurgia venga associato un trattamento chemioterapico. La notevole sensibilità ad agenti quali procarbazina, lomustina e vincristina (PCV), può indurre una risposta ulteriore nel caso di resezione incompleta e permette un migliore controllo locale di malattia. È in corso di valutazione uno studio che prevede l'utilizzo di chemioterapia neoadiuvante con PVC per cinque cicli con introduzione del trattamento radiante al momento della progressione strumentale della malattia.

Nel caso dei gliomi maligni, il volume di trattamento comprende interamente quello neoplastico con l'aggiunta di un margine di tessuto sano di 2 centimetri in tutte le direzioni dello spazio, valutato all'esame TC o RM preoperatorio (criteri ICRU 50). Infatti, foci neoplastici sono stati osservati ad oltre due centimetri dalla massa tumorale.

La tecnica radioterapica "whole brain" è stata di fatto abbandonata a causa della sua tossicità tardiva, della percentuale relativamente bassa di lesioni multicentriche (5-9%) e, infine, per la caratteristica della neoplasia di recidivare nella sede primitiva nell'80% dei casi.

Tabella 1. Definizione delle classi prognostiche da RTOG (*RTOG recursive partitioning*)

Classe prognostica	Definizione
1°	AA, età < 50, stato mentale normale
2°	AA, età ≥ 50, KPS ≥ 70, durata dei sintomi > 3 mesi
3°	AA, età < 50, stato mentale alterato, oppure GBM, età < 50, KPS ≥ 90
4°	AA, età ≥ 50, KPS ≥ 70, durata dei sintomi ≤ 3 mesi, oppure GBM, età < 50, KPS < 90, oppure GBM, età ≥ 50, KPS ≥ 70, resezione parziale o totale NFS = funzionante
5°	GBM, età ≥ 50, KPS ≥ 70, resezione parziale o totale NFS < funzionante, o GBM, età ≥ 50, KPS ≥ 70, solo biopsia, o GBM o AA, età ≥ 50, KPS < 70, stato mentale normale
6°	GBM o AA, età ≥ 50, KPS < 70, stato mentale alterato

AA, astrocitoma anaplasico; *GBM*, glioblastoma multiforme; *KPS*, Karnofsky performance status; *NFS*, stato neurologico funzionale

La dose totale utilizzata è compresa tra i 54 e i 60 Gy.

Il frazionamento convenzionale della dose prevede una seduta giornaliera di 1.8, 2 Gy per cinque volte la settimana. Dosi totali inferiori non trovano giustificazione in quanto non garantiscono un controllo efficace della malattia.

Frazionamenti non convenzionali della dose

L'avvio di schemi di radioterapia alternativi è motivato dalla scarsa capacità di controllo locale della malattia ottenibile con la radioterapia convenzionale e dalla impossibilità di aumentare la dose totale con frazionamento convenzionale, perché gravemente tossico.

L'identificazione delle curve dose-effetto, l'osservazione dell'importanza del fattore tempo nella irradiazione del sistema nervoso centrale, hanno contribuito, con la valutazione dei parametri di cinetica cellulare, alla costruzione del razionale.

I tipi di frazionamento maggiormente utilizzati sono rappresentati dall'iperfrazionamento e dal frazionamento accelerato.

L'iperfrazionamento consiste nell'utilizzo di dosi/frazione ridotte rispetto alla dose/frazione convenzionale di 2 Gy, erogate in più sedute giornaliere, al fine di ottenere una dose totale maggiore della tradizionale (60 Gy) in un medesimo periodo di tempo.

L'utilizzo di dosi/frazione piccole permetterebbe un maggior risparmio dei tessuti sani; l'aumento della dose totale al volume neoplastico risulterebbe in una maggiore possibilità di controllo locale di malattia.

Il frazionamento accelerato rappresenta il secondo schema utilizzato per superare la radioresistenza delle neoplasie gliali maligne. Caratteristica di tale metodo di frazionamento è la riduzione del tempo totale di trattamento; l'utilizzo di più frazioni giornaliere dello stesso valore della dose convenzionale ridurrebbe la ripopolazione cellulare nell'intervallo fra le frazioni di radioterapia.

Negli anni, ha avuto avvio la sperimentazione di protocolli di radioterapia non convenzionali sulle neoplasie gliali. È stata attuata una serie molteplice di studi di fase I-II [6–13]. Ad essi è seguito un limitato numero di studi di fase III [12–16] che non hanno comunque evidenziato sostanziali miglioramenti in termini di sopravvivenza totale (ST) e periodo libero da malattia (TTP), rispetto al trattamento convenzionale.

Una meta-analisi condotta da Stuchke e Thames [17] su quattro studi randomizzati, in cui era stato utilizzato un iperfrazionamento della dose totale, ha rilevato una riduzione significativa della possibilità di morte per neoplasia con l'utilizzo di questa tecnica nei confronti della radioterapia convenzionale, ma i valori di sopravvivenza a cinque anni restavano sovrapponibili.

I risultati descritti sono stati confermati da studi successivi (RTOG 8302, RTOG 9006) [15, 16].

Pare utile sottolineare che, a fronte di una limitata tossicità tardiva, i pazienti con fattori prognostici favorevoli (KPS >70, età <40 anni), sembra possano beneficiare di un trattamento con dose totale di 72 Gy e iperfrazionamento [18].

Radioterapia conformazionale

L'alternativa all'intensificazione della dose totale di trattamento con frazionamenti non convenzionali, è rappresentata dalla possibilità di concentrare un'elevata dose sul solo volume bersaglio [19]. Tale effetto si ottiene con la conformazione della distribuzione della dose sulla neoplasia, mediante l'utilizzo di diverse tecniche e di tool differenti, quali i tradizionali schermi personalizzati in leghe pesanti, i sistemi conici di collimazione secondaria del fascio radiante, il collimatore multilamellare (MMLC).

L'introduzione della radioterapia conformazionale è comunque il risultato dello sviluppo tecnologico di questi ultimi cinque anni. L'implementazione di sistemi di collimazione, quali il MMLC, non sarebbe stata possibile senza lo sviluppo dell'imaging TC-RM e di sistemi computerizzati di elaborazione dei piani di trattamento che forniscono la visualizzazione volumetrica della neoplasia e delle strutture anatomiche circostanti con la distribuzione tridimensionale della dose.

La radioterapia conformazionale richiede una precisione submillimetrica nella identificazione dei volumi anatomici e nella immobilizzazione del paziente. Quest'ultimo elemento è indispensabile in quanto deve essere garantita la perfetta riproducibilità del piano di terapia sul malato per ogni seduta radioterapica prevista. Il margine di errore nel riposizionamento deve necessariamente essere molto piccolo, dell'ordine di 1 mm per i trattamenti frazionati, di 0.1 mm per i trattamenti radiochirurgici, pena il fallimento dello scopo di minimizzare gli effetti tossici sul tessuto sano (Fig. 2).

I collimatori conici sono utilizzati per il trattamento di lesioni di forma tendenzialmente sferica e del diametro di 0.5 fino a 4 cm. Il collimatore multilamellare, mediante il movimento di multiple lamelle in tungsteno operato attraverso un software dedicato, è in grado di riprodurre la forma della lesione in uno specifico orientamento spaziale. Può perciò essere utilizzato per le lesioni di forma più irregolare. Entrambi i sistemi, collimatori circolari e MMLC, permettono di ottenere una maggiore omogeneità della dose erogata sul volume bersaglio e, nel contempo, una sua rapida caduta nel tessuto sano circostante. Non ultimo, i collimatori aggiuntivi, con l'utilizzo di porte di ingresso non standard orientate nei diversi piani dello spazio, consentono di risparmiare strutture critiche quali i nervi ottici, il chiasma, il tronco. È in stato di avanzamento la produzione di collimatori MMLC in grado di modellarsi "dinamicamente" sulla forma del bersaglio ad ogni grado di spostamento della testata dell'acceleratore (Fig. 3).

Nella cura dei gliomi maligni, i limiti più importanti all'utilizzo della radioterapia conformazionale sono rappresentati dalla forma spesso irregolare della neoplasia, dalle dimensioni, dalla caratteristica infiltrazione microscopica, non misurabile, del tumore nel parenchima sano. Per tali motivi,

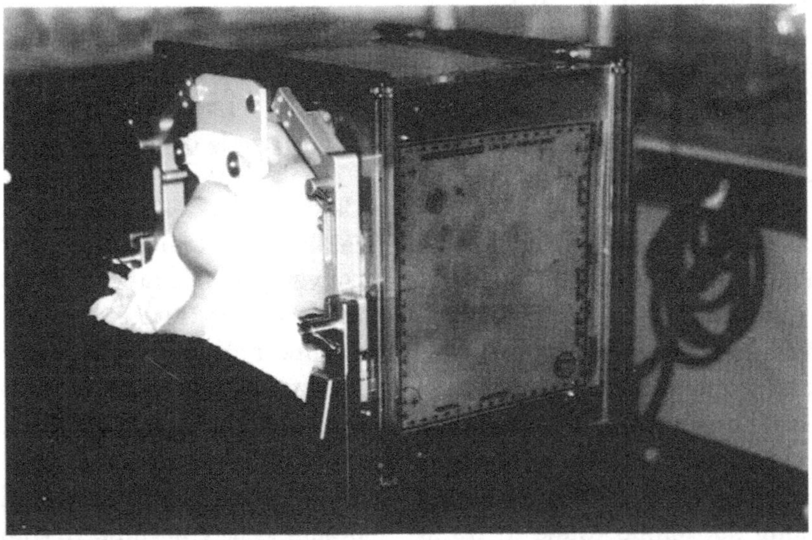

Fig. 2. Radioterapia stereotassica. Sul capo del paziente è posizionato il casco localizzatore, nella lesione tumorale si concentrano sottili fasci di fotoni erogati lungo archi non coplanari

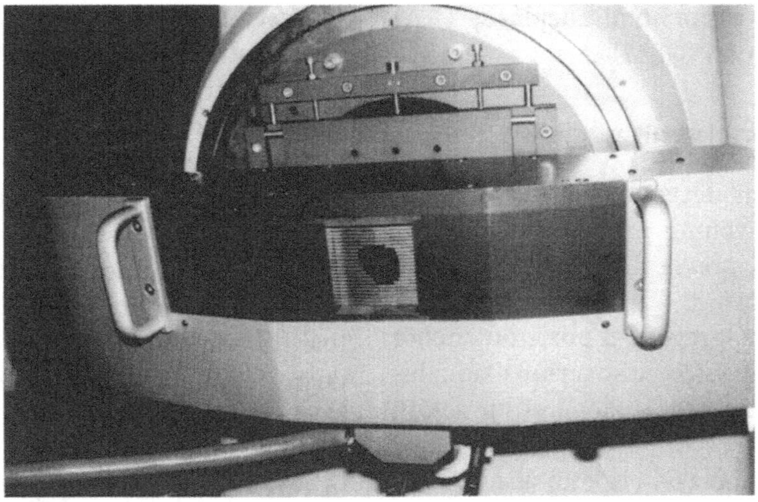

Fig. 3. Collimatore multilamellare. Il movimento delle lamelle permette la conformazione del fascio radiante sulla geometria della lesione

i risultati sino ad ora ottenuti nei trial di fase I–II, non hanno, di fatto, offerto una prospettiva favorevole in termini di rischio-costo-beneficio [20].

Alla definizione più generale di radioterapia conformazionale appartengono:

1. la brachiterapia;
2. la radioterapia stereotassica ipofrazionata;
3. la radiochirurgia;
4. la radioterapia intraoperatoria.

Brachiterapia

La brachiterapia interstiziale è una tecnica che ha lo scopo di aumentare la dose totale di radiazioni sulla neoplasia.

L'irradiazione continua a basso dose-rate con impianti permanenti o temporanei di isotopi radioattivi permette il raggiungimento di elevati dosaggi con tossicità misurabile e prevedibile.

Il limite alla sua indicazione è rappresentato dal volume di trattamento che deve essere necessariamente ridotto ad un diametro massimo di cinque centimetri. Per tale motivo nel trattamento delle lesioni gliali maligne, la brachiterapia viene utilizzata come sovradosaggio (boost) dopo teleradioterapia.

I risultati clinici sono piuttosto controversi; due recenti studi randomizzati [21, 22] sono giunti a conclusioni differenti.

Nel report preliminare dello studio cooperativo del Brain Tumor Cooperative Group i pazienti trattati con teleradioterapia e sovradosaggio con brachiterapia hanno una mediana di sopravvivenza migliore ($p<0.001$) rispetto a quelli trattati con la sola teleradioterapia.

Il dato non ha trovato conferma nello studio condotto dal Princess Margaret Hospital su 140 pazienti alla prima diagnosi, stratificati per età e KPS, non per istologia. Secondo gli Autori, la selezione dei pazienti con fattori prognostici favorevoli è elemento determinante per il miglioramento dei valori di sopravvivenza riscontrati nei gruppi storici di pazienti trattati con impianti interstiziali.

Neppure l'analisi retrospettiva effettuata su un gruppo storico di pazienti con il metodo della *recursive partitioning analysis*, per valutare il beneficio dell'utilizzo della brachiterapia come boost, dopo radioterapia convenzionale su gruppi specifici, ha condotto ad una indicazione conclusiva [23]. Rimane aperto il problema della valutazione di efficacia dei protocolli di brachiterapia su gruppi di popolazione ampi e omogenei per istologia, come astrocitomi anaplasici (AA) versus glioblastomi (GBM).

Radioterapia in condizioni stereotassiche

La radioterapia stereotassica permette di trattare piccoli volumi intracranici con elevata precisione, previa fissazione cruenta o incruenta del cranio.

La prima fase prevede il posizionamento del casco stereotassico, fisso o riposizionabile, con immediata acquisizione di immagini TC e RM. In un secondo tempo, dopo aver localizzato la neoplasia rispetto alle coordinate stereotassiche del casco, viene costruita una dosimetria previsionale utilizzando fasci multipli convergenti al centro del volume bersaglio (gamma-Knife) o archi multipli non coplanari (acceleratore lineare).

Nel trattamento radiochirurgico (SRS), la seduta di terapia è unica e la dose erogata elevata. Nella radioterapia stereotassica frazionata (SRT), le sedute sono multiple; la dose frazione è maggiore della dose frazione utilizzata in RT convenzionale.

Radiochirurgia

I risultati ottenuti con l'utilizzo della radiochirurgia come boost si prestano ad un ampio dibattito.

Le mediane di sopravvivenza sono molto diverse; variano dai 9 mesi di Heidelberg ai 19.9 mesi della Harvard Medical School. In tutti i trial la percentuale di sopravviventi a due anni resta comunque più elevata che nei trattamenti convenzionali. Rimane aperto il problema del reintervento a seguito dello sviluppo di radionecrosi tardive [24, 25]. Nello studio di Shrieve, il 50% dei pazienti trattati con SRS ha dovuto subire un secondo intervento chirurgico nei 24 mesi successivi alla radioterapia [26].

Radioterapia stereotassica ipofrazionata

L'avvento dei caschi riposizionabili e la constatazione dell'elevata percentuale di radionecrosi sviluppatesi dopo SRS, ha prodotto una serie di studi rivolti a valutare l'efficacia della SRT nel trattamento delle neoplasie gliali maligne recurrent.

Sono state utilizzate dosi/frazione di 5 Gy e dosi totali comprese tra 35-40 Gy. Le mediane di sopravvivenza, raccolte in un range di 10.5-13 mesi, non si discostano da quelle riportate per trattamenti brachiterapici, ma la percentuale di reinterventi per radionecrosi, 25% per dosi >40 Gy, è risultata nettamente inferiore e legata al valore della dose totale utilizzata [27].

Per i gliomi maligni alla prima diagnosi è in corso uno studio europeo randomizzato di fase III (EORTC 22972), mirato a definire il ruolo del sovradosaggio con SRT, dopo radioterapia convenzionale [28].

Radioterapia intraoperatoria

È stata recentemente introdotta nella pratica clinica una nuova tecnologia per la radioterapia stereotassica intraoperatoria. All'atto dell'intervento chirugico, è possibile erogare una dose elevata ad un volume predefinito, mediante una sorgente miniaturizzata di raggi X montata su casco stereotassico.

L'apparecchiatura, denominata *photon radiosurgery system* (PRS), associa le caratteristiche della brachiterapia, ossia dell'impianto diretto della sorgente nei tessuti, a quelle del trattamento radiochirurgico: dose elevata in seduta singola.

Le esperienze cliniche iniziali riguardano il trattamento di lesioni metastatiche all'encefalo; sono in corso trial di fase II per valutare le potenziali applicazioni su GBM alla prima diagnosi e recurrent [29].

Radioimmunoterapia

Anticorpi monoclonali diretti contro antigeni tumore-specifici possono essere utilizzati per trasportare radionuclidi nelle aree a più alto rischio di recidiva, dove possono cioè essere presenti residui neoplastici.

I radionuclidi maggiormente utilizzati sono lo Iodio 125 e l'Ittrio 90; radionuclidi beta-emittenti, con emivita molto breve, in grado di erogare dosi elevate a piccoli volumi, in tempi relativamente brevi e senza particolari problemi radioprotezionistici.

Le vie di somministrazione degli anticorpi marcati con radionuclidi sono state la venosa sistemica e la locale con introduzione di un catetere di Rickam nella cavità chirurgica [25].

I risultati preliminari ottenuti su GBM recurrent sembrano incoraggianti.

Adroterapia

I dati finora esposti sono relativi all'utilizzo di radiazioni elettromagnetiche X. È però possibile utilizzare un altro tipo di particelle, gli adroni, che sono in grado di produrre e depositare energia nella materia attraversata.

Gli adroni sono particelle subatomiche; i neutroni, i protoni e gli ioni leggeri (elio, carbonio, ossigeno, neon) sono gli adroni utilizzati in radioterapia.

I *neutroni* non hanno carica e non producono ionizzazione diretta della materia. Essi interagiscono direttamente col nucleo atomico determinando la produzione indiretta di protoni, particelle alfa e particelle pesanti. Tra gli adroni, i neutroni e gli ioni leggeri sono particelle definite ad alto LET (trasferimento lineare di energia); esse hanno cioè la capacità di trasferire nei tessuti che attraversano il massimo dell'energia posseduta e lungo un percorso lineare molto breve. Hanno alta densità di ionizzazione. La loro efficacia biologica relativa, definita come il rapporto fra una dose nota ottenuta con una radiazione di riferimento e la dose di altro tipo di radiazione utile a produrre un determinato effetto biologico in un medesimo sistema, è nettamente superiore. Tale caratteristica permetterebbe di superare la radioresistenza indotta dalle condizioni di ipossia e dalle fasi del ciclo cellulare.

I neutroni veloci entrano nei protocolli di radioterapia per i gliomi maligni come sovradosaggio dopo radioterapia convenzionale. I trials clinici dimostrano una importante morbidità in percentuali elevate di pazienti a fronte di mediane di sopravvivenza non significativamente differenti da quelle dei trattamenti convenzionali [30-32]. Nella revisione della casistica storica di 294 pazienti con GBM trattati presso il centro di Orlèans con boost di 8 Gy, unico elemento di rilievo appare la percentuale del 18% di pazienti sopravviventi a 18 mesi dal trattamento [33].

La *boron neutron capture* (BNC) *therapy* è una modalità di trattamento basata sulla concentrazione nel volume neoplastico di farmaci in grado di trasportarvi atomi di boro; a questo segue l'irraggiamento con neutroni termici. Ne consegue una reazione che produce ioni litio ed emissione di particelle alfa. L'efficacia e la tossicità della terapia sono legate alla quantità di boro accumulata nel volume neoplastico e, conseguentemente, alla quantità di particelle cariche prodotte.

Le particelle alfa sono particelle ad alto LET, possiedono cioè la capacità di trasferire elevata energia alla materia ed in uno spazio limitato, inferiore a un millimetro. Questa caratteristica garantirebbe la possibilità di una irradiazione selettiva del volume bersaglio, con dose nettamente superiore alle dosi utilizzate in teleradioterapia. Si stima che, a parità di dose nei tessuti sani circostanti, la dose assorbita nel tumore possa essere aumentata di un terzo.

I dati clinici ottenuti sin dagli anni '80 dalla scuola giapponese, non hanno corrisposto alle aspettative; l'elevato numero di radionecrosi e di leucoencefalopatie inficia i risultati attesi in termini di TTP e MST. La tossicità tardiva pare imputabile ad una serie complessa di elementi strettamente interdipendenti quali il tipo di farmaco utilizzato, la sua concentrazione all'interno e all'esterno del valore bersaglio, il volume di trattamento [34]. Negli anni '90, un accresciuto interesse per questo tipo di radioterapia ha indotto gruppi di studio europei e statunitensi ad analizzare, in fase preclinica, i vari elementi atti ad ottimizzare l'intero percorso clinico. Ad oggi, solo un piccolo gruppo di pazienti è stato trattato con BNC presso il centro di riferimento di Essen; è in corso il follow-up di tutti i pazienti.

I *protoni* sono particelle cariche positivamente che hanno la stessa massa dei neutroni. La curva che descrive la trasmissione della dose in profondità è però completamente differente da quella dei fotoni e dei neutroni. Al contrario di questi ultimi, i protoni rilasciano il massimo di energia alla fine del percorso attraverso la materia. La dose assorbita dai tessuti in superficie è molto bassa, essi sono pertanto utilizzati nel trattamento di lesioni profonde. L'efficacia biologica dei protoni è molto simile a quella dei fotoni. I protoni sono stati utilizzati come boost dopo RT convenzionale in studi clinici (Loma Linda, MGH) su 23 pazienti con glioma maligno; è stata ottenuta una sopravvivenza mediana di 20 mesi, con il 14% di sopravviventi a tre anni. Il 50% dei pazienti ha però dovuto subire un secondo intervento per sviluppo di radionecrosi [25, 35].

Lesioni cerebrali indotte dalla radioterapia

Le reazioni dell'encefalo al trattamento radiante sono classificate in relazione al tempo di comparsa come:

1. acute, insorgono durante il trattamento e fino a 6 settimane dal suo termine;
2. subacute e ritardate precoci, da 6 settimane ad alcuni mesi dopo la terapia;
3. tardive e ritardate tardive, da alcuni mesi ad anni dalla fine della radioterapia [36].

Lesioni acute

Si manifestano raramente, coinvolgono particolarmente pazienti con gravi deficit neurologici e quando sono utilizzate dosi/frazione superiori a quelle convenzionali (6 Gy).

Clinicamente le reazioni acute si manifestano con un quadro di ipertensione endocranica di diversa gravità. Il paziente può presentare da uno stato confusionale fino all'erniazione cerebrale.

Il trattamento di tali complicanze prevede la sospensione della radioterapia e la somministrazione di steroidi ad elevato dosaggio.

Lesioni ritardate precoci

Clinicamente si manifestano con sonnolenza, nausea, vomito, disartria, disfagia, segni cerebellari; i disturbi sono in genere transitori e richiedono esclusivamente terapia cortisonica.

Sono queste le complicanze meno note e meno indagate anche in relazione alla bassa frequenza con cui si manifestano o vengono diagnosticate.

Lesioni ritardate tardive

Si distinguono in forme diffuse e focali. Le forme focali sono rare.

La leucoencefalopatia è la complicanza diffusa più importante per i risvolti clinici generali ad essa legati e per la grave compromissione neurologica che può provocare. Si manifesta nei pazienti lungo-sopravviventi [18] con una sintomatologia caratterizzata da deterioramento intellettuale e stato confusionale lentamente progressivi fino alla demenza; frequente è anche la presenza di difficoltà nella deambulazione da compromissione piramidale ed extrapiramidale (Figg. 4, 5).

La leucoencefalopatia ha patogenesi vascolare; associa però anche un danno diretto degli assoni e degli oligodendrociti, con successiva demielinizzazione. Le alterazioni prevalgono nella sostanza bianca periventricolare e nei centri semiovali; tendono a risparmiare la corteccia, le fibre ad "U", le strutture grigie profonde. Il danno è diretta-

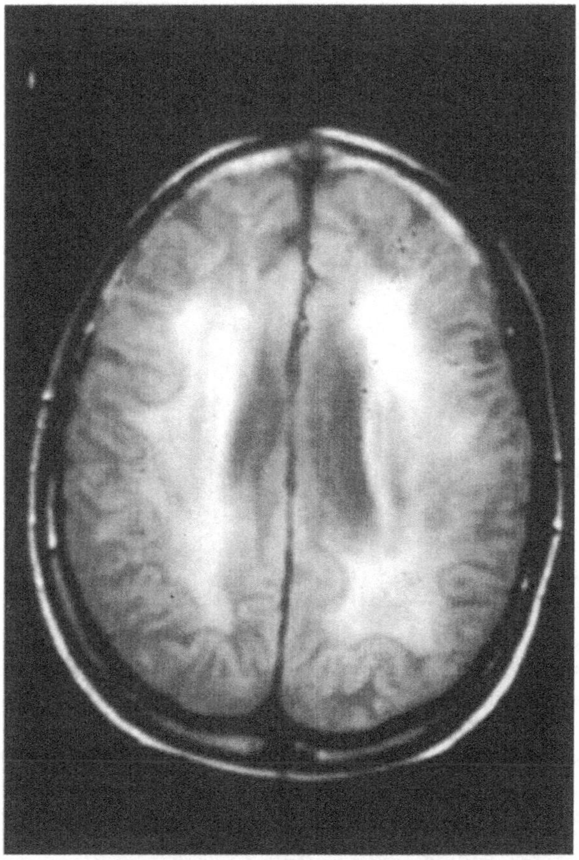

Fig. 4. Lesioni radioindotte tardive diffuse (leucoencefalopatia diffusa). Linfoma primitivo cerebrale trattato con radio- e chemioterapia. RM 1.5T. Sequenza SE DP dipendente eseguita 3 anni dopo il trattamento radiante: estesa alterazione di segnale che coinvolge tutta la sostanza bianca con risparmio delle fibre ad U

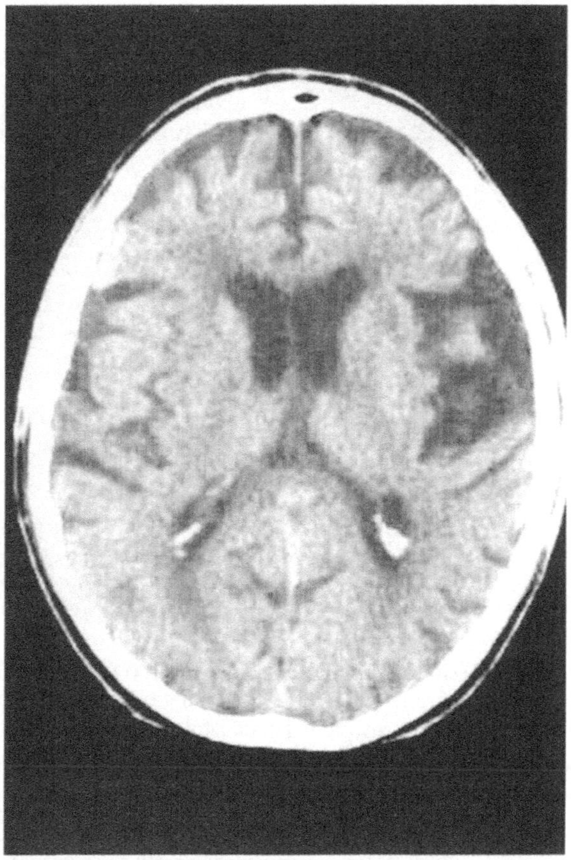

Fig. 5. Lesioni radioindotte tardive diffuse (leucoencefalopatia e atrofia). Astrocitoma anaplasico operato e irradiato. TC eseguita a 2 anni dal trattamento: presenza di ipodensità diffusa della sostanza bianca periventricolare e atrofia, con ampliamento dei solchi corticali

mente proporzionale al valore della dose/frazione, alla dose totale utilizzata, al volume di encefalo irradiato.

La radionecrosi pseudotumorale si sviluppa a carico del tessuto cerebrale compreso nel volume irradiato; è stato ipotizzato che i cambiamenti metabolici e strutturali indotti dalla neoplasia, soprattutto l'edema, favoriscano il danno radioindotto. In effetti il tessuto peritumorale è il più frequentemente interessato dal fenomeno della radionecrosi (Fig. 6). L'ipertensione arteriosa ed in generale le malattie vascolari, il diabete mellito, le endocrinopatie sono fattori predisponenti l'insorgenza di radionecrosi.

Dal punto di vista istopatologico, la principale caratteristica della necrosi da raggi è rappresentata dalla necrosi fibrinoide dei piccoli vasi; ad essa si associa necrosi coagulativa del parenchima cerebrale con depositi di fibrina endoluminali ed atrofia endoteliale. La radionecrosi coinvolge maggiormente la sostanza bianca che la grigia.

È importante sottolineare che la diagnosi differenziale tra recidiva e radionecrosi è stata confermata dall'istologia, in un numero molto limitato di pazienti. Nelle serie autoptiche [1, 37], l'incidenza appare comunque elevata e varia tra il 10% e il 20%.

La radionecrosi pone problemi di diagnosi differenziale con la recidiva tumorale. A tal fine vengono impiegate altre metodiche di tipo metabolico, quali la PET, la SPECT e la spettroscopia con RM (Fig. 7). Nella PET,

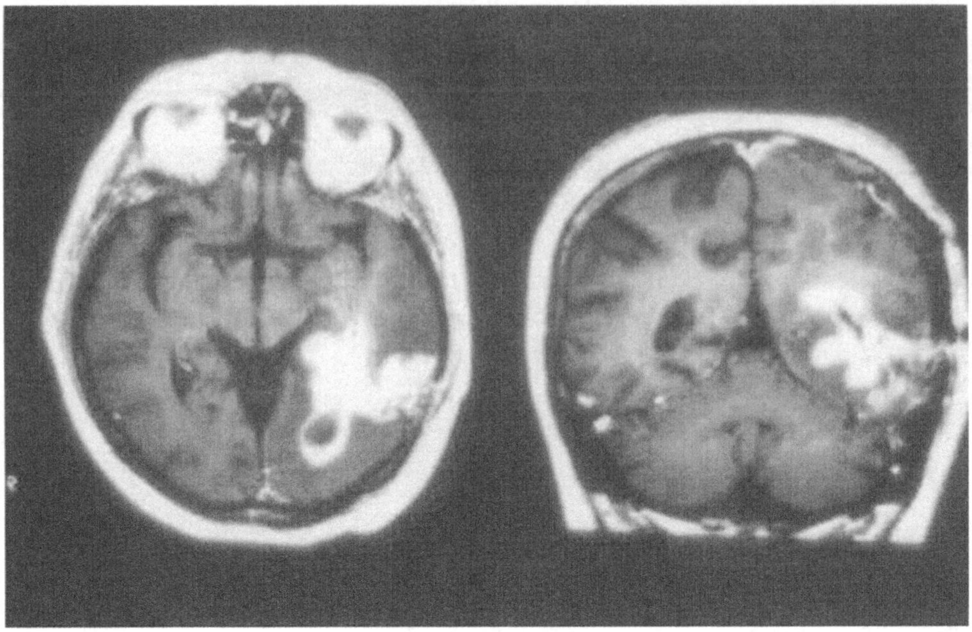

Fig. 6. Lesioni radioindotte tardive focali (radionecrosi). Astrocitoma anaplasico biopsiato e irradiato. RM 1.5T, piani assiale e coronale, eseguita a 2 anni dal trattamento: marcato enhancement a contorni irregolari che suggerisce l'ipotesi di radionecrosi, confermata istologicamente

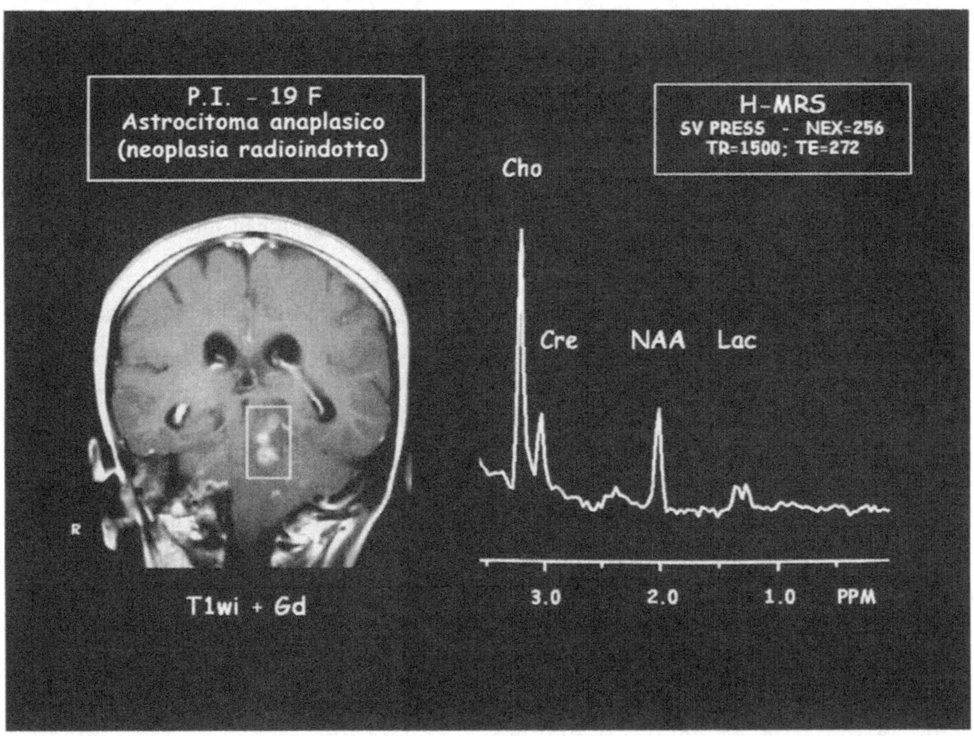

Fig. 7. Lesioni radioindotte tardive focali (tumore radioindotto). RM 1.5T piano coronale. Rabdomiosarcoma della rocca petrosa di destra operato e irradiato. A 4 anni dal trattamento, comparsa di noduli di enhancement in sede pontina ed emisferica cerebellare sinistra. Uno spettro-RM, acquisito nel centro dell'area di impregnazione in sede cerebellare, dimostra una marcata elevazione del picco della colina associato a riduzione dei picchi di creatina e N-acetile aspartato. La diagnosi istologica depone per astrocitoma anaplasico

l'ipercaptazione del tracciante è associata in genere alla presenza di tumore recidivo, mentre la radionecrosi determina una ridotta captazione.

La tomografia computerizzata ad emissione di fotoni singoli (SPECT) impiega vari tipi di tracciante. Il Tallio 201 ed il Tecnezio 99 sono captati dalle cellule in rapida proliferazione. Al contrario, il tessuto radionecrotico provoca ipocaptazione.

La spettroscopia al protone con RM (H-MRS) evidenzia la presenza di anomalie metaboliche o difetti biochimici sottoforma di aumento o riduzione del segnale di alcuni metaboliti. Un aumento della colina, associato ad una riduzione di N-acetile aspartato (NAA) e creatina, suggerisce la diagnosi di recidiva di tumore. Invece, la riduzione dei picchi dei principali metaboliti, associato alla presenza di lipidi, è suggestiva di radionecrosi.

Il tipo di tossicità inducibile nel tessuto nervoso è strettamente legato ad una serie di fattori caratterizzanti il trattamento radiante. Questi fattori sono rappresentati da:

1. volume irradiato;
2. valore di dose totale;
3. valore di dose singola;
4. tipo di frazionamento;
5. durata del trattamento radiante;
6. tipo di radiazione utilizzata.

Nella radioterapia tradizionale con fasci esterni, non è stata dimostrata una correlazione tra il volume irradiato e l'incidenza di radionecrosi [36-38]. L'incidenza di radionecrosi appare invece direttamente correlata al valore di dose totale [18, 36-39]. Per valori di dose totale inferiori a 54 Gy la percentuale di radionecrosi a cinque anni è del 3%; la percentuale sale al 18% per dosi totali comprese tra i 72 e gli 81 Gy.

Il fattore "tempo" non determina un effetto protettivo nei confronti della radionecrosi, né in relazione alla durata totale del trattamento, né come intervallo tra frazioni [18, 39].

È probabile invece una correlazione tra il valore di dose/frazione e l'incidenza percentuale di radionecrosi. Valori di dose/frazione maggiori o uguali a 2.5 Gy comportano il 4.6% di radionecrosi a 10 anni; valori di dose/frazione di 4 Gy sono correlati allo sviluppo di radionecrosi nel 18.6% dei pazienti.

Questi elementi portano a considerare con maggiore attenzione il cosiddetto "fractional effect", cioè il prodotto della dose totale per la dose frazione, perché risulta la variabile maggiormente significativa per lo sviluppo del danno a distanza [39, 40].

I fattori volume e dosi giocano un ruolo nettamente differente per lo sviluppo delle radionecrosi da terapia radiochirurgica o brachiterapica. In questi casi, la percentuale di radionecrosi è compresa tra il 26% e il 64% [24, 26, 27]. I valori di reintervento si attestano su una percentuale del 50%, sia in ambito radiochirugico che brachiterapico. Vi è perciò una proporzionalità diretta tra valore di dose totale, volume ed incidenza di radionecrosi.

In conclusione:

1. la radionecrosi può essere considerata trascurabile nei cosiddetti trattamenti tradizionali;
2. con il frazionamento convenzionale la probabilità di sviluppare una tossicità tardiva deve essere considerata solo quando si superino valori di 72 Gy;
3. per evitare la tossicità tardiva, non sono al momento disponibili dati che permettano di identificare frazionamenti alternativi alla riduzione della dose;
4. i trattamenti radiochirugici, sia come boost all'interno di protocolli, sia come terapia di salvataggio, devono prevedere il rischio di reintervento nel 50% dei casi.

I tumori radioindotti sono rari e si manifestano con lunghe latenze dal trattamento (10-20 anni). Per essere definito radioindotto, un tumore deve insorgere all'interno del campo della precedente irradiazione, deve avere istologia differente dal tumore irradiato, deve avere latenza tale da escludere la sua presenza al momento dell'irradiazione. È stato osservato un caso di GBM dopo trattamento radiochirurgico. L'aumento esponenziale di questa tecnica, anche in lesioni benigne che permettono una lunga sopravvivenza, rende ancora più necessario monitorarne gli effetti collaterali [41].

Bibliografia

1. Schiffer D (1997) Brain tumors. Biology, pathology and clinical references. Springer-Verlag, Heidelberg, Berlin
2. Haas-Kogan D, Kogan S, Yount G, Hsu J, Haas M, Deen D, Israel M (1999) p53 function influences the effect of fractionated radiotherapy on glioblastomas tumors. Int J Radiat Oncol Biol Phys 43:399-403
3. Salminen E, Nuutinen JM, Huhtala S (1996) Multivariate analysis of prognostic factors in 106 patients with malignant glioma. Eur J Cancer 32:1918-1923
4. Curran JW, Scott B, Horton J et al (1993) Recursive partitioning analysis of prognostic factors in three Radiation Therapy Oncology Group malignant glioma trials. J Natl Cancer Inst 85:704-710
5. Scott CB, Scarantino C, Urtasun R et al (1998) Validation and predictive power of Radiation Therapy Oncology Group (RTOG) recursive partitioning analysis classes for malignant glioma patients: a report using RTOG 90-06. Int J Radiat Oncol Biol Phys 40:51-55
6. Simpson WJ, Platts ME (1976) Fractionation study in the treatment of glioblastoma multiforme. Int J Radiat Oncol Biol Phys 1:639-644
7. Shin KS, Urtasun R, Fulton D et al (1985) Multiple daily fractionated radiation therapy and misonidazole in the management of malignant astrocytoma. Cancer 56:758-760
8. Douglas B, Worth A (1982) Superfractionation in glioblastoma multiforme. Results of a phase II study. Int J Radiat Oncol Biol Phys 8:1787-1794
9. Marcial Vega VA, Wharam MD, Leibel S et al (1989) Treatment of supratentorial high-grade gliomas with split course high fractional dose postoperative radiotherapy. Int J Radiat Oncol Biol Phys 16:1419-1424
10. Buatti JM, Marcus R, Mendenhall WM, Friedman WA, Bova FJ (1996) Accelerated hyperfractionated radiotherapy for malignant gliomas. Int J Radiat Oncol Biol Phys 34:785-792
11. Brada M, Sharpe G, Rajan B, Britton J, Wilkins P, Guerrero D, Hines F, Traish D, Ashley S (1999) Modifying radical radiotherapy in high-grade gliomas: shortening the treatment time through acceleration. Int J Radiat Oncol Biol Phys 43:287-292
12. Botturi M, Fariselli L (1998) Clinical results of unconventional fractionated radiotherapy in central nervous system tumors. Tumori 84:176-187
13. Fallai P, Olmi P (1997) Hyperfractionated and accelerated radiation therapy in central nervous system tumors (malignant gliomas, pediatric tumors, brain metastases). Radiother Oncol 43:235-246
14. Deutsch M, Green SB, Strike T (1988) Results of a randomized trial comparing BCNU plus radiotherapy, streptozotocin plus radiotherapy, BCNU vs hyperfractionated radiotherapy, and BCNU following misonidazole plus radiotherapy in the postoperative treatment of malignant glioma. Int J Radiat Oncol Biol Phys 16:1389-1396
15. Nelson DF, Curran WJ, Scott G et al (1993) Hyperfractionated radiation therapy and bischlorethyl nitrosourea in the treatment of malignant glioma. Possible advantage observed at 72.0 Gy in 1.2 Gy B.I.D. fractions: report of the Radiation Therapy Oncology Group Protocol 8302. Int J Radiat Oncol Biol Phys 25:193-207
16. Werner-Wasik M, Scott CB, Nelson DF et al (1996) Final report of a phase I/II trial of hyperfractionated and accelerated hyperfractionated radiation therapy with carmustine for adults with supratentorial malignant gliomas. Cancer 77:1535-1543
17. Stuchke M, Thames HD (1997) Hyperfractionated radiotherapy of human tumors: overview of the randomized clinical trials. Int J Radiat Oncol Biol Phys 37:259-267
18. Corn BW, Yousem DM, Scott CB, Rotman M, Asbell S, Nelson DF, Martin L, Curran WJ (1994) White matter changes are correlated significantly with radiation dose. Observations from a randomized dose-escalation trial for malignant glioma (RTOG 83-02). Cancer 74:2828-2835
19. Haie-Meder C, Beaudré A, Breton C, Biron B, Cordova A, Dubray B, Mazeron JJ (1999) La radiothérapie conformationelle des tumeurs cérébrales. Cancer Radiother 3:407-413
20. Lee S, Fraass B, Marsh R et al (1999) Patterns of failure following high dose 3D conformal radiotherapy for high grade astrocytomas: a quantitative dosimetric study. Int J Radiat Oncol Biol Phys 43:79-88
21. Salker RG, Shapiro WR, Green S et al (1995) A randomized trial of interstitial radiotherapy boost for newly diagnosed malignant gliomas: BTCG study 8701. Proceedings of 45th Annual Meeting Neurological Surgeons, San Francisco, California, pp 94-95
22. Laperrière NJ, Leung PMK, McKenzie S et al (1998) Randomized study of brachitherapy in the initial management of patients with malignant astrocytomas. Int J Radiat Oncol Biol Phys 41:1005-1011
23. Videtic GM, Gaspar LE, Zamorano L et al (1999)

Use of RTOG recursive partitioning analysis to validate the benefit of iodine-125 implants in the primary treatment of malignant gliomas. Int J Radiat Oncol Biol Phys 45:687-692

24. Chang SD, Adler J (2001) Current status and optimal use of radiosurgery. Oncology 15:209-216; discussion 219-221
25. Shafman T, Loeffler JS (1999) Novel radiation technologies for malignant gliomas. Curr Opin Oncol 11:147-151
26. Shrieve D, Eben A III, Black P, Wen P, Fine H, Kooy H, Loeffler J (1999) Treatment of patients with primary glioblastoma multiforme with standard postoperative radiotherapy and radiosurgical boost: prognostic factors and long-term outcome. J Neurosurg 90:72-77
27. Hudes R, Corn B, Werner-Wasik M et al (1999) A phase I dose escalation study of hypofractionated stereotatic radiotherapy as salvage therapy for persistent or recurrent malignant glioma. Int J Radiat Oncol Biol Phys 43:293-298
28. Brada M, Baumert B (1999) Focal fractionated conformal stereotactic boost following conventional radiotherapy of high grade gliomas: a randomized phase III study. Front Radiat Ther Oncol 33:241-243
29. Cosgrove GR, Hochberg FH, Zerves NT, Pardo FS, Valenzuela RF, Chapman P (1997) Interstitial irradiation of the brain tumors using a miniature radiosurgery device: initial experience. Neurosurgery 40:518-523
30. Breteau N, Schlienger M, Favre A et al (1996) Fast neutron in the treatment of grade IV astrocytomas. Bull Cancer Radiother 83[Suppl]:135-141
31. Prados MD, Sutin PH, Phillips TL et al (1992) Highly anaplastic astrocytoma: a review of 357 patients treated between 1977 and 1989. Int J Radiat Oncol Biol Phys 23:3-8
32. Laramore GE, Martz KL, Nelson JS, Griffin TW, Chang CH, Horton J (1989) Radiation Therapy Oncology Group (RTOG) survival data on anaplastic astocytomas of the brain: does a more aggressive form of treatment adversely impact survival? Int J Radiat Oncol Biol Phys 17:1351-1356
33. Paquis P, Pignol JP, Bretau N (2000) Radiotherapy of high grade glioma: use of fast neutrons, therapy and enhancement by neutron capture. Neurochirurgie 46:23-33
34. Hatanaka H (1988) Experience of boron-neutron capture therapy for malignant brain tumor with special reference to the problems of postoperative CT follow-up. Acta Neurochir 42[Suppl]:187-192
35. Fitzek M, Thorton A, Rabinov J et al (1999) Results of 90 Gy proton/photon radiation therapy for GBM. J Neurosurg 91:251-260
36. Sheline GE, Wara WM, Smith V (1980) Therapeutic irradiation and brain injury. Int J Radiat Oncol Biol Phys 6:1215-1228
37. Marks JE, Baglan R, Prassad SC et al (1988) Cerebral radionecrosis: incidence and risk in relation to dose, time fractionation and volume. Int J Radiat Oncol Biol Phys 7:243-252
38. Leibel SA, Sheline GE (1991) Tolerance of the brain and spinal cord to conventional irradiation. In: Gutin PH, Leibel SA, Sheline GE, (eds) Radiation injury to the nervous system. Raven Press, New York pp 239-256
39. Lee AW, Sze WM, Fowler JF, Chappel R, Leung SF, Teo P (1999) Caution on the use of altered fractionation for nasopharyngeal carcinoma. Radiother Oncol 52:207-211
40. Lee AW, Foo W, Chappel R et al (1998) Effect of time, dose, and fractionation on temporal lobe necrosis following radiotherapy for nasopharyngeal carcinoma. Int J Radiat Oncol Biol Phys 40:35-42
41. Shamisa A, Bance M, Sukriti N et al (2001) Glioblastoma multiforme occurring in a patient treated with gamma knife surgery. J Neurosurg 94:816-821

CAPITOLO 19

La terapia genica dei tumori cerebrali

P. Tunici, L. Venturini, G. Finocchiaro

I glioblastomi sono i tumori cerebrali più frequenti e rappresentano circa il 25% delle neoplasie intracraniche. L'incidenza in Europa e nel Nord America è di 2-3 nuovi casi diagnosticati su 100 000 ogni anno [1]. La loro prognosi resta infausta nonostante i continui progressi delle tecniche chemio e radioterapiche. Le difficoltà che si incontrano nel trattamento dei tumori cerebrali dipendono dalla loro frequente inaccessibilità alla resezione chirurgica completa e dalla frequente penetrazione di cellule tumorali nel tessuto cerebrale circostante; la recidiva del tumore si verifica infatti a pochi centimetri dal margine della resezione. Inoltre, le cellule escono dal ciclo cellulare durante il processo di migrazione e risultano così resistenti a terapie mirate ad uccidere cellule in divisione. La presenza anche all'interno del tumore di cellule quiescenti, il danno al parenchima normale dovuto alle procedure terapeutiche, la relativa impermeabilità della barriera ematoencefalica e la eterogeneità genetica delle cellule tumorali complicano ulteriormente il quadro prognostico di questi tumori [2].

Proprio a causa della prognosi sfavorevole i glioblastomi sono stati tra i primi "bersagli" della terapia genica. Negli ultimi anni sono stati avviati trial clinici atti a fornire indicazioni sull'eventuale effetto tossico del trasferimento genico e dare informazioni utili per le future strategie terapeutiche.

La terapia genica può potenziare l'efficacia delle tradizionali terapie quali la chemioterapia e la radioterapia. I geni terapeutici possono, per esempio:

1. attivare pro-farmaci atti a generare farmaci antitumorali presenti nel tumore stesso; ne risulterà un aumento dei livelli intratumorali del farmaco senza aumento della tossicità sistemica;
2. proteggere le cellule ematopoietiche dal danno del farmaco conferendo loro resistenza;
3. permettere una produzione continua di proteine di fusione che combinino un ligando target con un enzima/tossina [3].

Con il trasferimento genico si può attivare un farmaco intratumorale da utilizzare per rendere una neoplasia più sensibile alle radiazioni; a loro volta queste possono essere impiegate per indurre espressione di transgeni attraverso promotori attivati dalle stesse radiazioni. Le procedure neurochirurgiche sono sfruttate anche per introdurre cellule o vettori nel tumore o per espiantare cellule tumorali al fine di determinarne il genotipo o la vaccinazione. I geni terapeutici possono agire direttamente uccidendo le cellule tumorali, bloccandone la crescita o inibendo l'angiogenesi, e bloccare l'invasione tumorale, attraverso la stimolazione della risposta immunitaria verso antigeni tumorali (Tab. 1). Il trasferimento genico presenta però un limite: solo una piccola parte del tumore viene efficacemente trasdotta. Tuttavia, le cellule trasdotte possono trasmettere l'effetto terapeutico alle cellule vicine non-trasdotte [3].

I trial clinici di terapia genica dei tumori cerebrali si sono focalizzati inizialmente sulla valutazione della tossicità di fase I. Finora, però, le indicazioni di una effettiva efficacia sono state modeste rispetto agli avanzamenti realizzati a livello sperimenta-

Tabella 1. Sistemi transgenici per la terapia genica dei tumori cerebrali

	Transgene	Farmaco/radiazione	Meccanismo
Geni attivanti pro-farmaci	Timidina chinasi del virus *Herpes simplex* di tipo I	Ganciclovir/aciclovir	Citotossicità nelle cellule in proliferazione per interruzione della sintesi di DNA
		Bromovinildeoxiuridina in combinazione con le radiazioni	Sensibilizzazione verso la uccisione di cellule indotta da radiazione
	Citosina deaminasi di *E. coli*	5-fluorocitosina	Citotossicità in cellule quiescenti e proliferanti per inibizione della sintesi di DNA e RNA
	Citocromo P450 2B1 di ratto	Ciclofosfamide Metilpropilcloronitroso-urea	Citotossicità nelle cellule proliferanti per alchilazione del DNA
	Guanina-fosforibosiltransferasi di *E. coli*	6-tioxantina/ 6-tioguanina	Citotossicità per inibizione della sintesi della purina
Geni che modificano la risposta immunitaria	Interleuchina-2 Interleuchina-4 Interleuchina-6 Interleuchina-12 Interleuchina-13 Interferone-gamma TNF-alfa GM-CSF		Aumento della risposta immunitaria
Geni che inibiscono l'angiogenesi	Mutante 2/flk-1 del recettore VEGF segnale-difettivo		Inibizione dell'angiogenesi tumorale attraverso soppressione dominante-negativa della trasduzione del segnale mediata dal recettore VEGF
Geni che controllano la crescita	p53	Con o senza irradiazione/chemioterapia	Inibizione della crescita tumorale attraverso arresto della fase G1 e/o induzione di apoptosi
Approccio anti-senso	IGF-1 antisenso		Aumento della risposta immunitaria

le. Le differenze relative tra modello animale e umano riguardano sia la significativa differenza di grandezza dei tumori che la diversa efficacia di trasduzione da parte di vettori retrovirali; nei tumori sperimentali la presenza di cellule in replicazione è maggiore rispetto a quelli umani. Inoltre, molti gliomi dei roditori possono essere antigenici anche in animali singenici, mentre i glioblastomi umani sono sempre associati a immunosoppressione [3].

Attivazione di pro-farmaci

Il trasferimento di transgeni che codificano per enzimi attivatori di pro-farmaci in cellule tumorali rende le cellule bersaglio suscettibili ai pro-farmaci. Il sistema è stato studiato per più di vent'anni e molti enzimi sono stati testati per determinarne il potenziale terapeutico [4]. I sistemi attivati da pro-farmaci più usati in terapia genica sono: la timidina chinasi del virus *Herpes simplex* per l'attivazione del ganciclovir, la citosina deaminasi di *E. coli* per la 5-fluorocitosina, il citocromo P450 2B1 umano per la ciclofosfamide e la guanina-fosforibosil transferasi di *E. coli* per la 6-tioxantina.

Timidina chinasi del virus *Herpes simplex*/ganciclovir

La trasduzione di cellule tumorali con il gene della timidina chinasi dell'*Herpes simplex* (HSV-tk) in combinazione con il trattamento con ganciclovir (GCV), è uno degli approcci di terapia genica più usati; su di esso si sono basati numerosi trials clinici di fase I per tumori diversi, tra cui i tumori cerebrali [5] e le neoplasie leptomeningee [6]. Il gene della HSV-tk codifica per l'enzima timidina chinasi (TK) che fosforila il GCV, un analogo nucleosidico antivirale non tossico, a GCV-monofosfato. Questo composto viene successivamente convertito a nucleosidi trifosfati, che vengono incorporati nel DNA durante la sua sintesi da parte delle cellule in proliferazione, provocando il blocco di tale sintesi e la morte cellulare. Il GCV-trifosfato inibisce anche la DNA polimerasi cellulare e agisce selettivamente solo su cellule in proliferazione. Con questo approccio vengono distrutte quindi unicamente le cellule tumorali, mentre non vengono uccise le cellule neuronali post-mitotiche e le cellule gliali non reattive. Studi di tossicità del sistema HSV-GCV, in cui sono stati usati vettori retrovirali per il trasferimento genico *in vivo*, hanno dimostrato che non sono presenti segni rilevanti di tossicità nel cervello o in altri organi, sia nei ratti che nei primati. Un effetto importante del trattamento con GCV è dovuto alla capacità del GCV-trifosfato di passare attraverso le "gap junctions" di cellule adiacenti e così uccidere le cellule vicine (effetto "bystander") [7-9] (Fig. 1). È sufficiente che in coltura sia presente il 3-10% di cellule trasdotte con l'HSV-tk perché tutte le cellule vengano uccise [9-12]. Esperimenti *in vivo* hanno confermato questi risultati: il trattamento con GCV ha portato all'eradicazione completa del tumore negli animali inoculati con cellule tumorali trasdotte al 10-70% con HSV-tk [9, 13].

La valutazione in linee tumorali maligne del ruolo del trasferimento genico mediato da retrovirus della connessina 43, un componente delle gap junction, ha dimostrato che la trasfezione in vitro di cellule U-87 di glioblastoma umano con il cDNA della connessina 43, induce una crescita più lenta delle cellule rispetto ai controlli; inoltre, esse perdono la loro tumorigenicità quando sono iniettate sottocute in topi nudi [14].

Citosina deaminasi di *E. coli*/5-fluorocitosina

È un sistema di attivazione di un pro-farmaco basato sull'uso della 5-fluorocitosina (5-FC), farmaco anti-fungino altamente efficace. La deaminazione della 5-FC da parte di un enzima fungino, la citosina deaminasi (CD), porta alla formazione di un composto citotossico, il

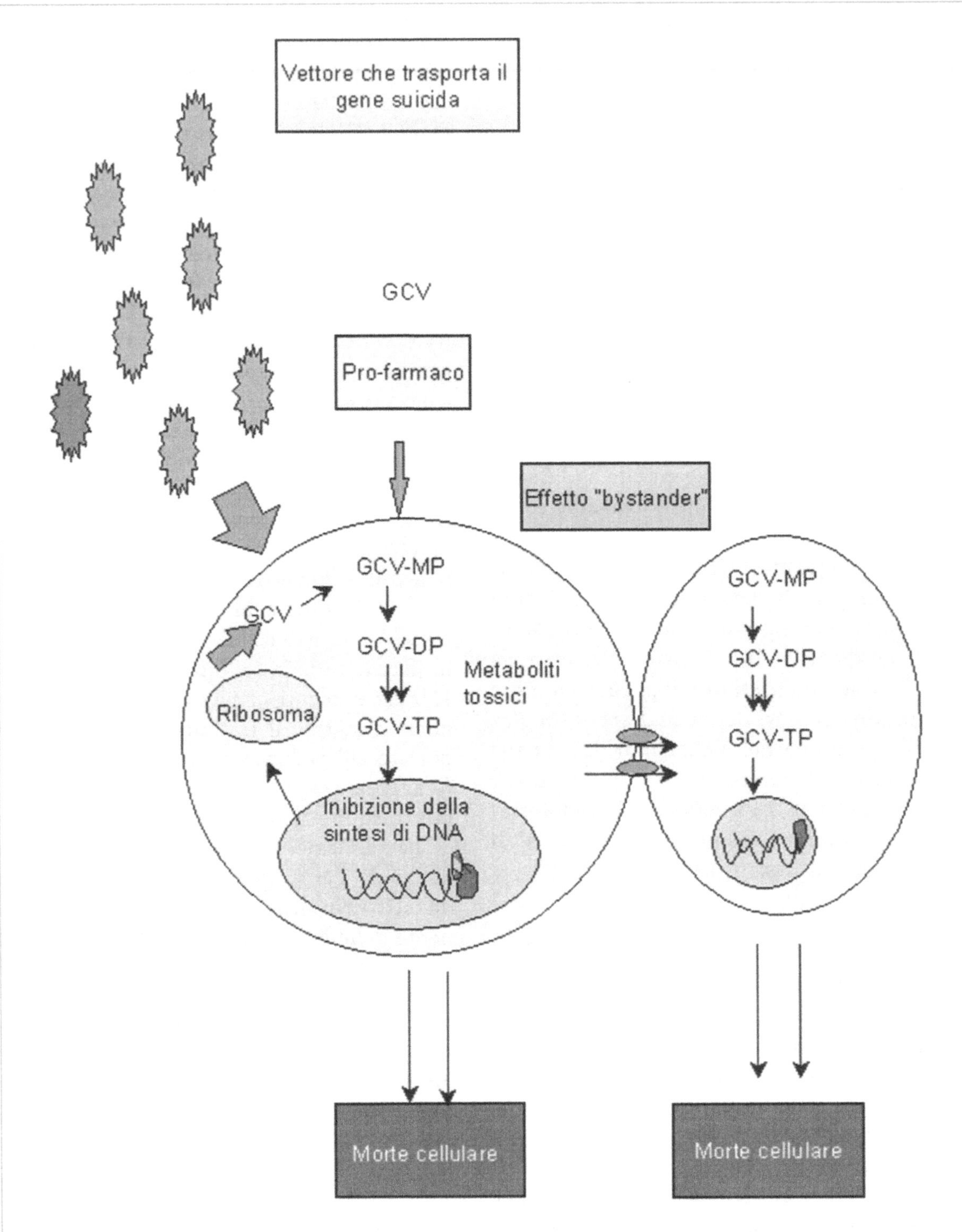

Fig. 1. Meccanismo d'azione del sistema *Herpes simplex*-tk/GCV. Le cellule che esprimono l'HSV-tk fosforilano il ganciclovir (*GCV*) a metaboliti di- (*GCV-DP*) e tri-fosfato (*GCV-TP*). Il GCV-trifosfato è la forma attiva del farmaco. L'incorporazione nel DNA durante la proliferazione cellulare provoca terminazione della sintesi e quindi morte cellulare. Il GCV-trifosfato è in grado di passare attraverso le gap-junction e conferire l'effetto citotossico alle cellule vicine non trasdotte. (Modificata da [3])

5-fluorouracile (5-FU). Poiché l'enzima è assente nei tessuti di mammifero, il 5-FU è poco tossico per l'ospite umano [15].

Il 5-FU è stato spesso usato per la chemioterapia dei tumori del colon, del pancreas e della mammella, ma anche per i tumori cerebrali infantili [16]. Il 5-FU è convertito ad acido 5-fluorouridilico; questo viene poi fosforilato ed incorporato nell'RNA, inibendone la sintesi [15]. Anche la sintesi del DNA viene inibita poiché il 5-FU è metabolizzato a 5-fluorodeossiuridina monofosfato, un composto inibitore della timidilato sintetasi che è un enzima cruciale per la sintesi di DNA [15]. Poiché vengono soppresse sia la sintesi dell'RNA che quella del DNA, il 5-FU è tossico sia per le cellule quiescenti che per quelle in proliferazione. Il sistema CD/5-FU mostra un forte effetto "bystander" dovuto alla sua diffusione attraverso la membrana.

Citocromo P450 2B1 umano/ciclofosfamide

Gli enzimi della famiglia del citocromo P450 sono necessari per attivare la ciclofosfamide (CPA), inattiva in forma di pro-farmaco. Uno di questi, il citocromo P450 2B1, attiva la CPA con alta efficienza [17]. Il primo metabolita, il 4-idrossi-ciclofosfamide, è instabile e si decompone spontaneamente in composti citotossici: acroleina e mostarda formamide (PM) [18]. Questo composto causa citotossicità durante la fase S del ciclo cellulare per rottura dell'elica del DNA. L'efficacia della CPA sui tumori cerebrali è limitata dal ridotto trasporto del metabolita attivato attraverso la barriera ematoencefalica [19]. Il trasferimento nei tumori cerebrali è mediato da vettori del citocromo P450 2B1 e genera metaboliti attivi direttamente *in situ* aumentandone la concentrazione antitumorale. I livelli di PM possono essere aumentati anche attraverso la coespressione della reduttasi [20]. È stato dimostrato *in vitro* che cellule C6 di glioma di ratto, trasfettate stabilmente con il cDNA di ratto del citocromo P450 2B1, sono 40 volte più sensibili al trattamento con CPA rispetto a quelle di controllo. Esperimenti *in vivo* in topi nudi hanno confermato che tumori sottocutanei C6, che esprimono il citocromo P450 2B1, sono più sensibili alla CPA rispetto a tumori citocromo P450 2B1 negativi [21]. Risultati simili sono stati ottenuti con cellule 9L di gliosarcoma di ratto. Il sistema citocromo P450 2B1/CPA rappresenta un nuovo approccio di terapia genica combinata con la chemioterapia, può anche convertire la metilpropilnitrosourea (un composto della classe delle nitrosouree) in metabolita attivo favorendone l'uso nella terapia dei gliomi maligni [22].

Guanina-fosforibosil transferasi di *E. coli* /6-tioxantina

Il gene della guanina-fosforibosil transferasi (GPT) di *E. coli* codifica per l'enzima guanina-fosforibosil transferasi, assente nelle cellule di mammifero. Questo composto è usato come marker selettivo in esperimenti di trasfezione [23]. Le cellule vengono fatte crescere in presenza di acido micofenolico, che inibisce la sintesi *de novo* della guanina monofosfato (GMP). Le cellule che esprimono GPT possono impiegare la xantina per la biosintesi della purina; la xantina non può essere metabolizzata a GMP da nessun enzima di mammifero, ma può essere metabolizzata dal GPT presente nelle cellule. Le cellule di sarcoma murino, dopo esser state trasfettate in coltura con un retrovirus che esprime ad alti livelli il gene GPT, mostrano grande sensibilità alla 6-tioxantina, analogo tossico della purina che viene fosforilato dal GPT formando il metabolita monofosfato [24]. Studi su cellule di glioma C6 transdotte con il gene GPT hanno dimostrato una più alta sensibilità al trattamento con 6-tioxantina con un effetto "bystander". Rispetto ad altri approcci, l'applicazione *in vivo* è però limitata dal basso effetto anti-tumorale.

Sistemi che modificano la risposta immunitaria

Poiché la crescita dei gliomi è molto spesso infiltrativa, sono state sviluppate strategie terapeutiche atte ad indurre una risposta del sistema immunitario mirata a colpire specificamente le cellule tumorali. Lo sviluppo di questo approccio di terapia genica è stato supportato dalla scoperta della presenza di infiltrati linfocitari nei tumori cerebrali primari e dalla descrizione di antigeni tumorali specifici del cervello [9, 25]. Nei pazienti con glioblastoma è stata osservata una diminuzione dei linfociti circolanti ed una riduzione delle cellule T. La riduzione dell'immunità mediata dalle cellule T è in parte dovuta all'aumento della funzione soppressiva dei monociti. Quindi, poiché i tumori cerebrali hanno bassa immunogenicità, è possibile renderne più efficace la terapia tramite il potenziamento funzionale immunoterapico delle cellule T.

La mancanza di una efficace risposta immunitaria contro i tumori gliali del cervello è dovuta in parte allo stato di immunoprivilegio assicurato dalla barriera ematoencefalica ed in parte alla mancanza di linfociti nel sistema nervoso centrale. Le cellule tumorali producono, inoltre, fattori immunosoppressori [26-28]; gli antigeni tumorali presenti sulle cellule sono eterogenei anche all'interno del tumore stesso e sono presentati in maniera inefficace al sistema immunitario. L'EGFR mutante [29] e l'antigene interleuchina (IL)-13R di testicolo [30] si collocano tra i pochi antigeni comuni ai tumori cerebrali. La mancanza della risposta immunitaria mediata dalle cellule T e l'incapacità di attivare le cellule dendritiche, aumentano lo stato di privilegio immunologico di questi tumori [31]. Tuttavia, nei tumori maligni di alto grado sono stati trovati sia linfociti infiltranti che macrofagi [32].

Negli animali da esperimento, l'immunoterapia può essere mediata dalla iniezione di vettori che codificano per citochine, di cellule che producono citochine nella massa tumorale oppure dalla vaccinazione periferica con questi vettori o cellule, combinate con l'irradiazione delle cellule tumorali.

Le citochine sono proteine secrete che, dopo essersi legate ai loro recettori specifici presenti sulle cellule bersaglio (monociti, macrofagi e linfociti), intervengono nei processi infiammatori e nelle reazioni immunitarie. Molte citochine si sono dimostrate efficaci nel trattamento di tumori cerebrali; tra queste il granulocyte-macrophage colony-stimulating factor (GM-CSF) [33], IL-2 [34], IL-12 [35], IL-4 [36]. Per indurre un rigetto immunologico, nei tumori sono state trasdotte cellule tumorali con geni che codificano per le citochine. In esperimenti *ex vivo* cellule tumorali di pazienti sono state fatte crescere in coltura, trasdotte con vettori retrovirali che trasducono citochine e quindi reinoculate nel paziente stesso. I benefici di queste terapie sono dovuti all'induzione di secrezione di citochine direttamente nel tumore. Anche fibroblasti ingegnerizzati per secernere IL-12 e INF-γ sono stati usati per eradicare il glioma murino sottocutaneo [37]. Inoltre, linee cellulari produttrici di retrovirus possono essere inoculate intratumoralmente nel cervello per infettare *in situ* le cellule di glioma in divisione e determinare così la produzione di citochine da parte delle stesse cellule tumorali. Come è stato dimostrato per IL-4 in topi nudi, questo sistema permette di aumentare la secrezione delle citochine nel tumore e determina un aumento della risposta immunitaria [38]. In un modello di terapia genica combinata con la vaccinazione, cellule tumorali umane in coltura sono state infettate con vettori retrovirali per la trasduzione di citochine. Le cellule sono state poi irradiate per indurre arresto della crescita e reinoculate sottocute. Questo modello è stato usato per molti sistemi sperimentali. Un potente effetto anti-tumorale è stato osservato in modelli animali di tumori cerebrali con la vaccinazione con GM-CSF [39]: l'inoculo sottocutaneo di cellule autologhe irradiate portava, sia prima che dopo il formarsi dei tumori cerebrali, ad una vaccinazione potente e duratura contro un inoculo intracranico [39]. L'effetto era associato alla presenza nel tumore di eosinofili, di cellule T-helper e citotossiche e di tipo B. La vaccinazione con cellule trasdotte con GM-CSF perdura nel tempo, protegge l'animale da successivi inoculi intracranici per almeno 15 settimane, suggerendo la presenza di una potente e duratura memoria immunologica. Il GM-CSF agisce come potente fattore di crescita per le cellule mieloidi progenitrici e forse anche per le cellule T [40]. In coltura, il GM-CSF aumenta la capacità di neutrofili, macrofagi ed eosinofili di fagocitare le cellule tumorali e aumenta la citotossicità cellulo-mediata anticorpo-dipendente verso le cellule tumorali [41].

Citochine come IL-2, IL-4, INF-γ, IL-12 e la proteina chemoattrattiva dei monociti (MCP-1), hanno un forte effetto tumoricida. IL-12 aumenta la risposta delle cellule T-helper di tipo 1 (Th1) contro le cellule tumorali [42]. IL-4 invece spinge le cellule T verso una risposta di tipo Th2 o associata ad anticorpi e svolge azione chemioattrattriva verso gli eosinofili [40]. L'innescarsi delle funzioni chemoattrattive di queste citochine può potenziare l'effetto della vaccinazione e, stimolando la fagocitosi delle cellule tumorali, aumentarne l'attività antitumorale; può inoltre aumentare la presentazione di antigeni e favorire l'inizio delle risposte immunitarie Th1 e Th2.

Sistemi anti-angiogenici

I glioblastomi sono tumori caratterizzati da vaste aree di necrosi e da abbondante vascolarizzazione. La loro progressione sembra essere dipendente dall'angiogenesi [43, 44]. L'angiogenesi, cioè la formazione di nuovi vasi sanguigni, è un fenomeno che è fisiologico durante l'embriogenesi, la rimarginazione delle ferite e la rigenerazione tessutale. Nel tessuto cerebrale adulto la neovascolarizzazione è solitamente inibita, ma può essere riattivata in condizioni patologiche come la crescita tumorale [45, 46]. Il modello più comune di angiogenesi tumorale prevede l'attivazione delle cellule endoteliali da parte di fattori di crescita secreti dalle cellule tumorali. Le cellule endoteliali così attivate secernono enzimi proteolitici che degradano la matrice extracellulare, permettendo la loro successiva migrazione e proliferazione [47]. Durante la crescita del glioma, la neovascolarizzazione è caratterizzata da due fasi distinte: in una le cellule tumorali colonizzano i vasi sanguigni preesistenti e ne causano la degradazione con conseguente necrosi tumorale; in un secondo tempo, invece, si sviluppano i nuovi vasi sanguigni. Nell'angiogenesi tumorale sembra quindi cruciale il ruolo dell'apoptosi dei vasi sanguigni normali (Figg. 2 e 3) [48-50].

L'equilibrio tra molecole che stimolano (per esempio vascular endothelial growth factors, angiopoietine, IL-8) e che inibiscono (quali angiostatina, endostatina, trombospondina-1) l'angiogenesi è finemente regolato nella maggior parte dei tessuti sani. La rottura di tale equilibrio fisiologico potrebbe essere alla base dell'angiogenesi indotta dai gliomi [51, 52]. Le cellule normali ed adulte da cui derivano i tumori secernono di solito alti livelli di molecole ad azione antiangiogenica e bassi livelli di fattori angiogenici. Durante la progressione verso il fenotipo tumorale, la cellula acquisisce la capacità di secernere fattori angiogenici in risposta all'attivazione di diversi oncogeni; l'inattivazione di geni oncosoppressori spesso causa invece una diminuzione della produzione di fattori antiangiogenici [53]. Nei fibroblasti, un classico esempio è costituito dalla regolazione della trombospondina-1 (TSP-1) da parte di p53. L'inattivazione di p53 causa una diminuzione dell'espressione della TSP-1, con conseguente evoluzione di un fenotipo angiogenico [54].

Nei glioblastomi, i fattori angiogenici, quali *vascular endothelial growth factor* (VEGF), rilasciati da parte di cellule endoteliali mature stimolate dalle secrezioni tumora-

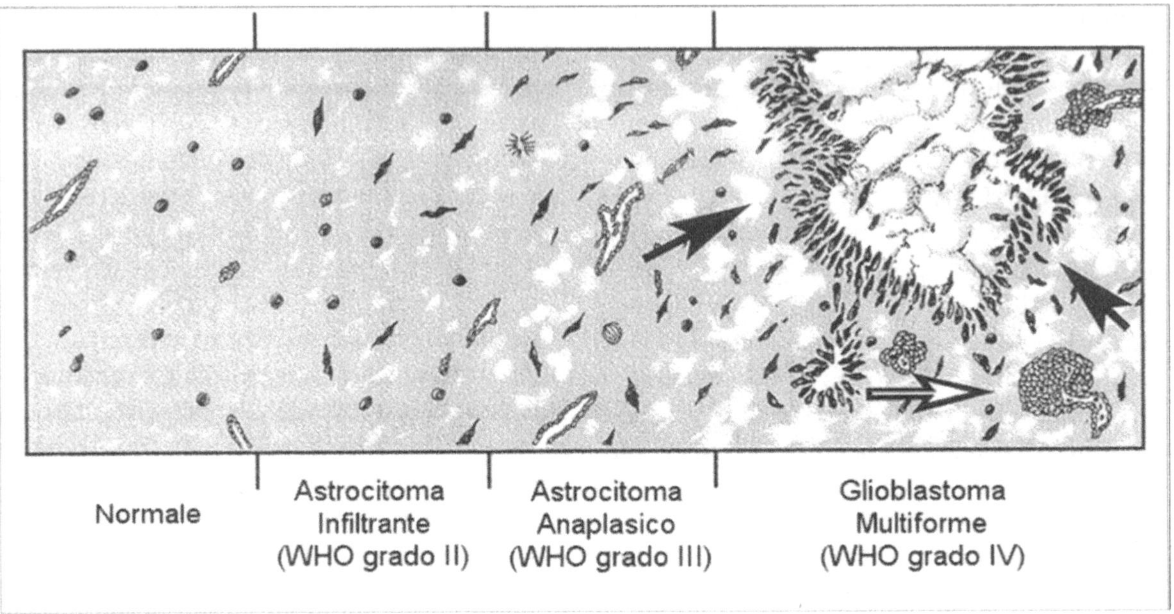

Fig. 2. Rappresentazione schematica della progressione istopatologica da astrocitoma infiltrante (WHO grado II) a glioblastoma multiforme (WHO grado IV). Nell'astrocitoma infiltrante di grado II, le cellule tumorali sono distribuite all'interno dello stroma cerebrale. La conformazione e la densità dei vasi sanguigni sono simili a quella della normale materia bianca (*estrema sinistra della figura*). Durante la progressione ad astrocitoma anaplasico (WHO grado III), le cellule neoplastiche diventano più numerose ed atipiche e mostrano occasionali figure mitotiche. Nel glioblastoma multiforme, si possono osservare iperplasia dei capillari, inclusa una proliferazione vascolare glomerulare (*freccia bianca*), e necrosi con strutture a pseudopalizzata (*frecce nere*). (Modificata da [50])

li, sembrano essere il primo e più importante evento induttore l'angiogenesi. In assenza di VEGF, cioè all'inizio della proliferazione tumorale, le cellule endoteliali rilasciano il fattore angiopoietina-2 (Ang-2) che induce apoptosi e regressione vascolare agendo sulle cellule endoteliali tramite il recettore Tie-2. In seguito alla formazione di foci di necrosi, si instaurano condizioni di ipossia che stimolano la secrezione di VEGF e la formazione di nuovi vasi sanguigni (Fig. 3) [50].

Data l'importanza di VEGF nell'angiogenesi dei tumori cerebrali, gli approcci di terapia genica mirati all'inibizione di tale processo hanno riguardato soprattutto VEGF ed il recettore VEGF-R2. Sasaki e coll. [55] hanno osservato una significativa inibizione della crescita tumorale ed una sopravvivenza prolungata nei ratti co-inoculati con cellule GS-9L e cellule di packaging, che producono retrovirus ricombinanti per il cDNA antisenso di VEGF. Ribozimi che tagliano in modo sito-specifico il trascritto primario di VEGF sono stati trasfettati in cellule tumorali; i risultati in vitro sono incoraggianti [56].

Altri approcci hanno utilizzato retrovirus ricombinanti codificanti un recettore mutante VEGF-R2, privo del dominio intracellulare, che si comporta come dominante negativo nei confronti del recettore wild-type, ne blocca infatti la trasduzione del segnale nelle cellule endoteliali [55]. Vettori retrovirali o adenovirali per la trasduzione di fattori antiangiogenetici, sono stati utilizzati in vivo da alcuni gruppi che hanno finora studiato vettori ricombinanti codificanti per il platelet factor-4 [57], l'angiostatina [58] e l'endostatina [59]. In quest'ultimo caso, le cellule, trasformate con endostatina e incapsulate in sodio alginato ultrapuro per isolarle dal sistema immunitario e produrre endostatina per alcuni mesi, sono state impiantate nel cervello di alcuni ratti che sono sopravvissuti più a lungo dei controlli.

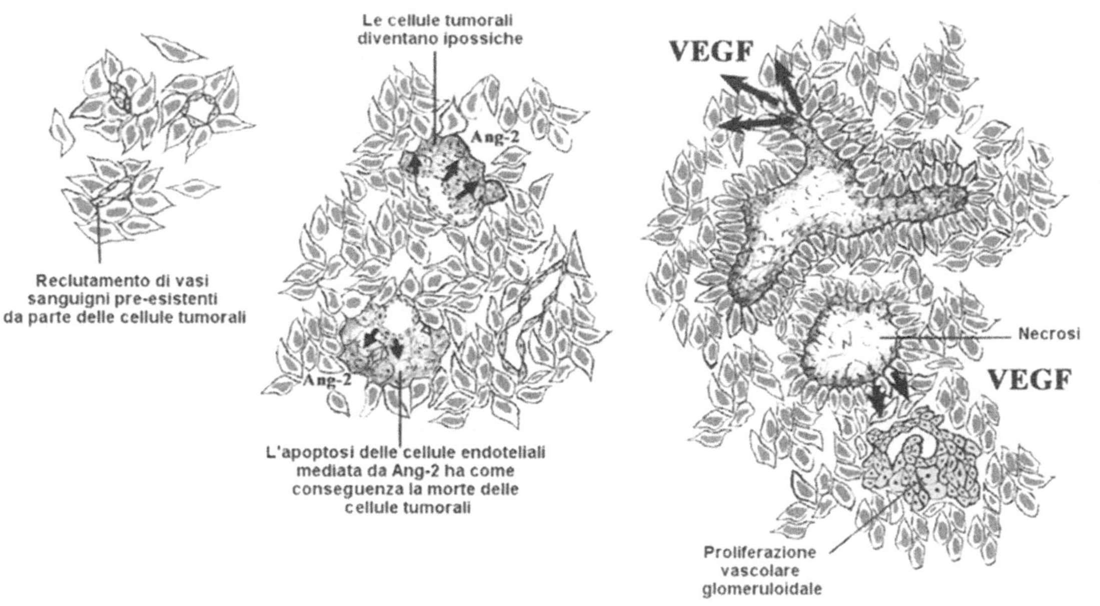

Fig. 3. Modello di evoluzione dei cambiamenti vascolari durante la progressione dell'astrocitoma a glioblastoma multiforme. Durante i primi stadi dello sviluppo tumorale (*a sinistra*), cellule di astrocitoma infiltrante invadono i vasi sanguigni preesistenti. Con la proliferazione delle cellule neoplastiche (*in mezzo*), le cellule endoteliali diventano resistenti all'invasione secernendo Ang-2 che, grazie ad un meccanismo autocrino, causa apoptosi delle cellule endoteliali e regressione dei vasi sanguigni in assenza di VEGF. Le cellule di astrocitoma cominciano a morire nelle immediate vicinanze dei vasi sanguigni invasi e degenerati ed iniziano il ben noto processo di necrosi con formazione delle strutture a pseudo-palizzata (*a destra*). Cellule di astrocitoma, che si trovano nelle zone circostanti la necrosi centrale, aumentano l'espressione e la secrezione di VEGF che agisce sui vasi limitrofi causando iperplasia vascolare e proliferazione di tipo glomeruloidale. (Modificata da [50])

Nell'ambito di studi sulle retinopatie degenerative, è stato clonato un fattore, secreto nel medium condizionato di cellule fetali di retina in coltura (RPE), *il pigment epithelium derived factor* (PEDF), che sembra essere coinvolto nell'angiogenesi della membrana oculare, sia in situazioni fisiologiche che patologiche [60, 61]. Riteniamo che PEDF possa svolgere un ruolo importante anche nella prevenzione dell'angiogenesi causata dallo sviluppo tumorale.

PEDF è una glicoproteina di 50 kDa reperibile nella maggior parte dei tessuti normali e tumorali, dotata di attività neurotrofica nei confronti di varie cellule del sistema nervoso centrale [62, 63]. Nel modello di neovascolarizzazione oculare nel topo utilizzato dal gruppo di Bouck, PEDF è un potente inibitore dell'angiogenesi indotta da cambiamenti della pressione parziale di ossigeno [61, 64]. L'espressione e l'azione di PEDF nella retina sembrano direttamente correlate a quella del fattore pro-angiogenetico VEGF, tramite una regolazione attivata dalla pressione parziale di O_2. In particolare, il rapporto VEGF/PEDF aumenta nelle retinopatie indotte da insulto ischemico; l'ipossia induce cioè l'espressione di VEGF e inibisce l'espressione di PEDF [65].

Per quanto riguarda il coinvolgimento di PEDF nei tumori cerebrali e il suo possibile utilizzo a scopo terapeutico, possiamo ipotizzare che nei tessuti neuronali l'attività antiangiogenetica e le proprietà neurostimolanti di PEDF possano rallentare o prevenire lo sviluppo tumorale. Inoltre, in modelli animali, sono state utilizzate strategie che interferiscono con l'angiogenesi indotta da tumore [66].

Sistemi transgenici che ripristinano il controllo della crescita cellulare modificata da oncogeni o da geni oncosoppressori

La perdita di parte del cromosoma 10, l'amplificazione del gene del recettore del fattore di crescita epidermico (EGFR) e la mutazione del gene *p53* rappresentano le più comuni alterazioni geniche degli astrocitomi [67]. La perdita di eterozigosi sul cromosoma 10 è molto frequente nel glioblastoma, mentre si pensa che le mutazioni del gene *p53*, tipiche degli astrocitomi di basso ed alto grado, siano implicate negli stadi precoci di formazione del tumore.

Mutazioni del gene p53 possono causare la perdita del controllo proliferativo [68]. Infatti alti livelli di p53 "wild-type" sono correlati con l'arresto della crescita cellulare nella fase G1/S del ciclo [69]. L'esposizione ad agenti che danneggiano il DNA, come ad esempio le radiazioni, induce elevata espressione di p53 in vari tipi cellulari. L'arresto della replicazione del DNA indotto da p53 consente alla cellula di riparare il DNA [70]. Regolando l'apoptosi, il p53 wild-type impedisce anche la trasformazione cellulare; l'espressione di p53 è infatti componente essenziale del programma apoptotico indotto da radiazioni e chemioterapia.

È possibile annullare i meccanismi resistenti alla apoptosi di alcune cellule di glioma combinando gli effetti che inducono apoptosi attraverso due differenti pathways (p53 e Fas); questo è per esempio ottenibile attraverso l'espressione di forme dominanti negative di Ras o attraverso il trasferimento delle caspasi e del TNF-α [71]. Cellule di glioma trasfettate con *p53* wild-type mostrano una ridotta tumorigenicità nei topi nudi. Fujiwara e coll. hanno dimostrato la capacità di p53 wild-type di sensibilizzare le cellule tumorali verso agenti antitumorali [72]. Nei topi nudi l'espressione mediata da adenovirus del gene p53 wild-type aumenta la sensibilità dei tumori del polmone al cisplatino, cioè ad un chemioterapico che induce una massiccia distruzione apoptotica del tumore.

In circa il 40% dei glioblastomi si verifica una amplificazione del gene *EGFR* frequentemente accompagnata da riarrangiamento genico. Questi riarrangiamenti portano ad anormalità nelle funzioni di EGFR ed interferiscono con il legame con il ligando o con la trasduzione del segnale. Il trasferimento retrovirale di un gene EGFR mutante in cellule che esprimono alti livelli di EGFR inattiva le funzioni dell'EGFR attraverso la formazione di dimeri e inibizione della crescita cellulare [73].

Sistemi che regolano l'espressione di tossine

Per la loro elevata tossicità le tossine batteriche e vegetali possono essere potenti agenti terapeutici antitumorali. Molte tossine sono state usate per la terapia sperimentale dei tumori. Le più studiate sono la esotossina A di *Pseudomonas* (PE) e la tossina difterica (DT). La PE è una proteina di 613 aminoacidi secreta da *Pseudomonas aeruginosa* [74]. La DT è un polipeptide di 535 residui secreto dal *Corynebacterium diphteriae*. Il frammento A è responsabile degli effetti tossici, mentre il frammento B si lega ai recettori cellulari presenti sulla maggior parte delle cellule ospiti di mammifero e facilita la traslocazione del frammento A nel citoplasma. Sia DT che PE ribosilano l'ADP e inattivano l'elongation factor 2, inibendo così la sintesi proteica e provocando morte cellulare [75].

Le immunotossine sono tossine batteriche o vegetali coniugate ad anticorpi o a ligandi specifici di recettori cellulari, usate per uccidere vari tipi di cellule tumorali; tra queste, le cellule di glioma in coltura e dopo trapianto in topi nudi [76]. Sono state create anche tossine ricombinanti mediante la fusione di elementi di DNA codificanti per tossine normali o mutate con regioni che legano anticorpi, fattori di crescita o citochine. In contrasto con molti sistemi di attivazione di pro-farmaci, le tossine batteriche possono uccidere le cellule tumorali a concentrazioni estremamente basse, per essere efficaci non richiedono replicazione cellulare, non dipendono dalla somministrazione di sostanze esogene potenzialmente citotossiche quali il GCV, nefrotossico ad alte dosi. Tuttavia, l'applicazione in trials clinici di geni di tossine richiede uno stretto controllo dei livelli della loro espressione, in modo da limitarne la tossicità cellulare. Per regolare l'espressione genica sono stati utilizzati sperimentalmente parecchi promotori inducibili. Deve essere disponibile un sistema che possa modulare l'attività della tossina nello stato di induzione e in quello di repressione: (1) nello stato inducibile l'espressione della tossina deve essere abbastanza alta da garantire l'uccisione delle cellule; (2) nello stato non indotto l'espressione della tossina deve essere bassa e non tossica. Nelle cellule eucariotiche il sistema tetraciclina (tet) regola l'espressione genica in modo enormemente più efficace rispetto ad altri.

In questo sistema, una proteina transattivatore controllata dalla tetraciclina, stimola la trascrizione di un promotore CMV fuso alle sequenze "tet operator". Dopo infezione retrovirale in coltura, è possibile inserire le cassette di transattivazione e trascrizione del sistema tet in un vettore retrovirale che permette la regolazione tetraciclina-dipendente del gene di interesse [77]. Sotto il controllo del sistema tetraciclina, il gene per la catena A della DT è stato inserito in cellule di glioma per controllare l'espressione genica di questa come di altre tossine. Il costrutto è stato quindi cotrasfettato in cellule di glioma insieme al gene che codifica per il transattivatore. La tetraciclina può così regolare l'eliminazione delle cellule gliomatose.

Approccio anti-senso

Le caratteristiche biologiche più importanti dei tumori includono la proliferazione cellulare incontrollata, il potenziale metastatico e la mancanza di differenziazione cellulare. Ognuno di questi eventi può essere bersaglio di una terapia antitumorale. Lo studio dei geni espressi in modo atipico nelle cellule tumorali può suggerire terapie antisenso che reprimano l'espressione degli stessi geni. I più utilizzati sono gli oligonucleotidi antisenso: questi sono acidi nucleici con sequenza nucleotidica complementare a quella di sequenze a RNA che corrispondono a geni di interesse [78]. Gli oligodeossinucleotidi inibiscono la crescita delle cellule tumorali in coltura. Scopo di questa tecnologia è di identificare oncogeni come target terapeutici, per esempio il *bcl-2*, il *c-erb-2*, il *c-fos*, il *c-myc*, *N-myc*, il *c-raf1*. Altri geni sono in grado di intervenire in segnali autocrini o paracrini, come per esempio fibroblast growth factor (FGF), alcune interleuchine e i loro recettori [79].

Gli oligonucleotidi antisenso sono stati usati anche in studi di patologia molecolare per indagare le funzioni di fattori o proteine espresse in cellule tumorali umane. La microiniezione di oligonucleotidi contro la p34cdc2 chinasi nel citoplasma di cellule di glioma T98G, provoca una marcata inibizione dell'abilità delle cellule di entrare nella fase S del ciclo cellulare. Il trattamento di cellule di glioma U-138MG con oligonucleotidi contro TGF-β1, inibisce l'adesione delle cellule tumorali e dei fattori coinvolti nell'invasione cellulare [71]. L'esposizione di linee di glioma umano e oligonucleotidi contro il primo codone di c-sis riduce la proliferazione in un modo dose- e tempo-dipendente. Una simile inibizione della proliferazione avviene in cellule di glioma di ratto C6 dopo trattamento antisenso contro il codone di inizio della protein-chinasi C α. L'uso degli oligonucleotidi antisenso in terapia genica è ancora limitato da problemi legati al loro trasferimento ed alla loro stabilità [71].

Vettori

Lo sviluppo di veicoli di trasferimento genico, in particolare dei vettori retrovirali, ha dato lo spunto per numerosi trials clinici. Il successo terapeutico dei vari tipi di terapia genica descritti dipende in larga parte dalla scelta e dalla qualità del veicolo (Tab. 2).

Vettori retrovirali

Le particelle retrovirali portano due identiche molecole di RNA virale. Il virione entra nel citoplasma cellulare mediante la fusione delle due membrane; il processo avviene dopo che la sua adesione alla cellula ospite è stata mediata da proteine dell'envelope virale che interagiscono con glicoproteine della superficie cellulare. A seconda della specificità dell'ospite, si distinguono tre tipi di particelle retrovirali: i virus ecotropici che possono infettare efficientemente i loro ospiti naturali, ma poco altri organismi; i virus anfotropici che possono infettare sia i loro ospiti naturali che quelli di altre specie; i virus xenotrofici che possono infettare solo ospiti diversi dai loro naturali.

Nelle cellule dei roditori la presenza di sequenze retrovirali endogene porta all'espressione di proteine dell'envelope sulla superficie cellulare. Queste proteine saturano i recettori retrovirali cellulari rendendo le cellule resistenti ad ulteriori infezioni da parte di retrovirus che usano lo stesso metodo di infezione. Dopo essere penetrato nella cellula, l'RNA viene trascritto a DNA a doppia elica per opera della trascrittasi inversa. Dopo la sintesi del DNA si forma un complesso nucleoproteico composto da DNA e da varie proteine come l'integrasi, la proteina del capside e della matrice e la trascrittasi inversa. Questo complesso deve entrare nel nucleo per potersi integrare nel genoma cellulare. Nel caso del virus della leucemia murina di Moloney (Mo-MLV), il complesso DNA virale/proteine può penetrare nel nucleo cellulare solamente durante la mitosi, quando la membrana nucleare non è integra. Questo vale per tutti i vettori retrovirali che non possono quindi infettare cellule quiescenti. Al contrario, i virus derivanti dall'HIV (lentivirus) possono efficientemente infettare anche cellule post-mitotiche [80] con un processo dipendente da segnali di localizzazione nucleare presenti sulle proteine della matrice. Quando il complesso di preintegrazione entra in contatto con il genoma cellulare, il DNA virale si integra in un processo mediato dall'integrasi virale e da enzimi di riparo del DNA cellulare. Dopo l'integrazione, inizia il processo di trascrizione del genoma, usando come promotore il *long terminal repeat* (5'-LTR), che porta alla produzione di nuove particelle virali, le quali, rilasciate dalla cellula stessa, vanno ad infettare nuove cellule.

I vettori retrovirali più comunemente usati derivano dal virus Mo-MLV. Il DNA provirale è lungo circa 8.5 Kb con due LTR di 635 bp alle estremità. Subito dopo l'estremità 5'-LTR è presente una sequenza che dirige l'impacchettamento dell'RNA virale [81].

Il DNA provirale del Mo-MLV è stato clonato in plasmidi che permettono la manipolazione del genoma attraverso tecniche di DNA ricombinante. La trasfezione di cellule con questi plasmidi dal provirus intatto, porta alla produzione di particelle retrovirali. Molte sequenze virali possono essere delete nella costruzione di vettori retrovirali; fanno eccezione le due estremità LTR ed il segnale di impacchettamento. La delezione di parte dei geni virali rende la particella inadatta a replicare, quindi più sicura da manipolare. La propagazione di questi vettori dipende quindi dalle cellule infettate che devono essere in grado di supplire le funzioni virali assenti. Per questa ragione sono state sviluppate cellule di "packaging" che forniscono le proteine virali necessarie per la produzione di particelle virali funzionanti. Oltre all'LTR, sono stati usati altri promotori che si sono rivelati più efficaci ed in grado di fornire una espressione più stabile. I più usati derivano dal virus del sarcoma di Rous (RSV), dal citomegalovirus (CMV) e dall'SV40.

Tabella 2. Vettori per la terapia genica dei tumori cerebrali

Retrovirus	**HSV**	**Adenovirus**	**AAV**	**Vettori non-virali**
Virus a RNA	Virus a DNA	Virus a DNA	Virus a DNA	Liposomi o altro
Basso titolo: 10^6 cfu/ml; necessità di cellule di packaging per aumentare la trasduzione *in vivo*	Alto titolo: 10^{10} cfu/ml	Alto titolo: 10^{12} cfu/ml	Basso titolo: 10^6 cfu/ml intranucleare	Basso trasferimento genico
Virioni instabili	Stabili	Abbastanza stabili	Stabili	Variabili
Può contenere 8 Kb di DNA estraneo	Può contenere 40 Kb di DNA estraneo	Può contenere 10 Kb di DNA estraneo	Può contenere 4.7 Kb di DNA estraneo	Può contenere potenzialmente quantità illimitate di DNA estraneo
Si integra random nel genoma della cellula ospite e può essere ereditato	Stato extra-cromosomale durante l'infezione che può essere perso nella divisione cellulare	Stato extra-cromosomale che può essere perso nella divisione cellulare	Si integra random e può essere ereditato	Stato extracromosale che può essere perso nella divisione cellulare
Può infettare solo cellule in proliferazione	Può infettare cellule in proliferazione e quiescenti	Può infettare cellule in proliferazione e quiescenti	Può infettare cellule in proliferazione e quiescenti	Può trasfettare cellule in proliferazione e quiescenti
Difettivi alla replicazione	Alcuni HSV possono replicarsi selettivamente	Difettivi alla replicazione	Non si possono replicare senza adenovirus helper	Non si possono replicare
Bassa tossicità	Alto rischio di neurotossicità, immunogenici	Alta immunogenicità, neurotossicità in alcuni casi	Bassa tossicità	Nessuna tossicità

HSV, Herpes simplex virus; *AAV*, virus adeno-associati

Il costrutto virale viene anche ulteriormente riarrangiato per migliorarne sia l'espressione che le funzioni. Si possono così avere: (1) vettori "self-inactivating" in cui viene deleta una piccola porzione nel 3'-LTR che, dopo l'integrazione, provoca inattivazione del promotore 5'-LTR; (2) vettori a doppia coppia in cui è inserita una cassetta contenente un promotore, il transgene e un segnale di poliadenilazione nel 3'-LTR; dopo integrazione, il vettore a doppia coppia, risulta formato da due unità trascrizionali transgeniche con conseguente aumento dell'espressione; (3) vettori multicistronici che usano un solo promotore e una o più sequenze *internal ribosome entry site* (IRES) tra le regioni codificanti; ciò evita interferenze tra promotori e permette di trasdurre più di un gene [71].

Data la selettività dei retrovirus per le cellule in proliferazione, il trasferimento genico mediato da retrovirus è particolarmente indicato per la terapia dei tumori cerebrali. La selettività dei retrovirus verso le cellule tumorali e la possibilità di essere "ereditati" dalle cellule derivanti da quelle infettate rendono vantaggioso il loro impiego. Inoltre, i retrovirus non sono tossici per il tessuto cerebrale normale. Nonostante ciò, il basso titolo (10^5-10^7) e l'instabilità delle particelle infettanti hanno limitato la possibilità di trasferimento genico in vivo attraverso l'uso di retrovirus. L'inserimento intratumorale di cellule di "packaging" che rilasciano vettori retrovirali si è rivelata più efficace dell'inoculo diretto del vettore retrovirale [71].

Vettori HSV

L'Herpes simplex virus (HSV) è un virus patogeno umano in grado di provocare infezioni asintomatiche del sistema nervoso che durano tutta la vita e possono manifestarsi come periodiche eruzioni cutanee. Vettori virali che si basano sull'HSV di tipo 1 sfruttano la capacità di questo virus di infettare cellule, come i neuroni, che non si dividono.

Dal punto di vista genetico, il genoma dell'HSV, lungo 152 kb e codificante per 72 geni, è un DNA a doppio filamento composto da due segmenti, UL (segmento lungo) e US (segmento corto), ciascuno dei quali lega degli elementi invertiti e ripetuti [82]. Il ciclo infettivo dell'HSV wild-type è composto da un ciclo litico, con attiva replicazione virale, e da una fase latente. In quest'ultima condizione, il virus viene incorporato dalle cellule competenti e trasportato nel nucleo dove è soppressa l'espressione dei geni precoci ed il virus non si replica.

Vettori HSV ricombinanti hanno grande capacità (contengono transgeni con dimensioni fino a 50 kb) e possono essere utilizzati per la terapia genica di malattie ereditarie o per la cura dei tumori. Nel primo caso, i vettori HSV devono poter infettare le cellule target con la minor tossicità possibile, quindi non devono entrare nel ciclo litico; in questo caso, tutti i geni virali sono resi inattivi. Nella terapia dei tumori, i vettori ricombinanti HSV devono potersi replicare solo quando infettano cellule tumorali in attiva moltiplicazione di cui causano la lisi cellulare e la morte. Questo tipo di HSV ricombinante ha una delezione di alcuni geni precoci, codificanti per attivatori della trascrizione, tale da bloccare l'espressione delle proteine virali e ridurre la citotossicità [71]. Tali attivatori trascrizionali, quali HSV-tk, possono essere forniti al virus solo da cellule in attiva replicazione. I primi tentativi di utilizzo dei vettori HSV nella terapia dei tumori cerebrali hanno riguardato virus con mutazioni difettive per HSV-tk. La mutazione di un solo gene precoce sembra però insufficiente a prevenire l'alto rischio di ricombinazione con HSV wild-type. Sono stati pertanto proposti nuovi e più sicuri vettori HSV con mutazioni di due o più geni virali [83].

Vettori adenovirali

Gli adenovirus (ADV) possono infettare un grande numero di specie e di tipi cellulari, ma solitamente causano infezioni lievi delle vie respiratorie. Dall'organo primario di infezione, gli adenovirus possono diffondersi in altri organi e provocare infezioni asintomatiche a lungo termine.

L'adenovirus consiste di un genoma a DNA a doppio filamento impaccato in un capside proteico in grado di aderire alla superficie cellulare; in questo modo il virus, endocitato dalla cellula e liberato nel citoplasma, può essere trasportato nel nucleo [84]. Il genoma codifica per diverse classi di geni: gli attivatori trascrizionali, detti "immediate early genes"; gli "early genes", cioè geni per proteine coinvolte nella replicazione; i "late genes", che codificano per proteine strutturali. Nelle regioni che contengono i geni virali E1, E3 ed E4 possono essere inseriti transgeni fino a 10 kb [71]. L'adenovirus, reso così difettivo nelle proteine replicative, richiede complementazione per propagarsi. Inoltre, particelle virali con delezioni dei geni E1A ed E1B possono replicarsi in modo selettivo solo nelle cellule tumorali [85].

Gli adenovirus difettivi nella replicazione hanno caratteristiche tali da renderli particolarmente adatti per la terapia dei tumori cerebrali in quanto essi hanno un ampio spettro di infezione [86] e possono raggiungere un alto titolo virale (fino a 10^{12} particelle/ml). Inoltre, l'infezione da adenovirus non è di solito accompagnata da effetti neurotossici. Da ultimo, il genoma adenovirale non si integra nel genoma della cellula, ma rimane episomale, limitando il rischio di mutagenesi.

Nonostante alcuni tentativi di terapia genica di gliomi sperimentali con il vettore ricombinante ADV-HSV-tk abbiano fornito risultati incoraggianti, l'utilizzo di vettori adenovirali presenta per il momento una serie di limiti; il principale è costituito dalla mancata integrazione del genoma ricombinante. Il genoma virale rimane episomale e non viene trasmesso alla progenie tumorale; l'effetto della terapia si limita così nel tempo. Esiste inoltre la possibilità che i vettori adenovirali siano tossici per i tessuti normali del sistema nervoso centrale, in quanto in grado di stimolare una forte risposta immunitaria.

Vettori virali adeno-associati

I vettori derivati da virus adeno-associati (AAV) provengono dall'AAV di sierotipo 2 umano, un parvovirus difettivo finora non associato a patologie [87]. Il genoma dell'AAV contiene 3 promotori che dirigono la replicazione e "l'impaccamento", oltre a due *inverted terminal repeats* (ITR), gli unici elementi in cis necessari per la replicazione virale poiché sono in grado di regolare l'attività dei promotori. Sia gli AAV wild-type che i ricombinanti, per replicarsi dipendono da virus helper, senza i quali il genoma dell'AAV non si integra nel genoma cellulare.

L'utilizzo di vettori AAV ricombinanti si basa sulla possibilità di mantenere l'infettività virale da parte di plasmidi contenenti gli ITRs dell'AAV. In coltura, le cellule permissive devono venire infettate contemporaneamente con un adenovirus con funzione di helper, un plasmide contenente il transgene tra gli ITRs dell'AAV ed un plasmide che codifichi per i geni necessari alla replicazione dell'AAV. Ciò minimizza la possibilità di generare AAV wild-type infettivi. Le particelle virali helper, rilasciate dalle cellule permissive, possono essere rimosse per centrifugazione o per riscaldamento a 60° C [88].

Vettori AAV ricombinanti possono infettare sia cellule quiescenti che proliferanti; essi sfruttano recettori specifici localizzati sulla superficie delle cellule tumorali che permettono un'espressione a lungo termine nei neuroni e nella glia. Gli AAV sembrano avere una limitata tossicità e possono esibire un'integrazione sito-specifica nel cromosoma umano 19q [89].

Bibliografia

1. Lantos PL, VanderBerg SR, Kleihues P (1996) Tumors of the nervous system. In: Graham DI, Lantos PL (eds) Greenfield's Neuropathology 9, 6th edn. Arnold, London, pp 583-879
2. Ng H-K, Lam P (1998) The molecular genetics of CNS tumors. Pathology 30:196-202
3. Lam PY, Breakefield XO (2001) Potential of gene therapy for brain tumors. Hum Mol Genet 10:777-787
4. Deonarain MP, Spooner RA, Epenetos AA (1995) Genetic delivery of enzymes for cancer therapy. Gene Ther 2:235-244
5. Oldfield EH, Ram Z, Culver KW, Blaese RM, DeVroom HL, Anderson WF (1993) Gene therapy for the treatment of brain tumors using intratumoral transduction with the thymidine kinase gene and intravenous ganciclovir. Hum Gene Ther 4:39-69
6. Oldfield EH, Ram Z, Chiang Y, Blaese RM (1995) Intrathecal gene therapy for the treatment of leptomeningeal carcinomatosis. GTI 0108. A phase I/II study. Hum Gene Ther 6:55-85
7. Moolten FL, Wells JM (1990) Curability of tumors bearing herpes thymidine kinase genes transferred by retrovirus vectors. J Natl Cancer Inst 82:297-300
8. Takamiya Y, Short MP, Moolten FL, Fleet C, Mineta

T, Breakefield XO, Martuza RL (1993) An experimental model of retrovirus gene therapy for malignant brain tumors. J Neurosurg 79:104-110
9. Freeman SM, Abboud C, Whartenby K, Packman C, Koeplin D, Moolten F, Abraham G (1993) The "bystander effect": tumor regression when a fraction of the tumor mass is genetically modified. Cancer Res 53:5274-5283
10. Takamiya Y, Short MP, Ezzeddine ZD, Moolten FL, Breakefield XO, Martuza RL (1992) Gene therapy of malignant brain tumors: a rat glioma line bearing the herpes simplex virus type 1-thymidine kinase gene and wild type retrovirus kills other tumor cells. J Neurosci Res 33:493-503
11. Wu JK, Cano WG, Meylaerts SAG, Qi P, Vrionis F, Cherington V (1994) Bystander tumoricidal effect in the treatment of experimental brain tumors. Neurosurgery 35:1094-1102
12. Samejima Y, Meruelo D (1995) "Bystander killing" induces apoptosis and is inhibited by forskolin. Gene Ther 2:50-58
13. Culver KW, Ram Z, Walbridge S, Hiroyuki K, Oldfield EH, Blaese RM (1992) In vivo gene transfer with retroviral vector producer cells for treatment of experimental brain tumors. Science 256:1550-1552
14. Cirenei N, Colombo BM, Mesnil M, Benedetti S, Yamasaki H, Finocchiaro G (1998) In vitro and in vivo effects of retrovirus-mediated transfer of connexin 43 gene in malignant gliomas: consequences for HSVtk/GCV anticancer gene therapy. Gene Ther 5:1221-1226
15. Polak A (1990) Mode of action studies. B. Target nucleic acid synthesis and cell division. I. 5-Fluorocytosine. In: Ryley JF (ed) Chemotherapy of fungal diseases. Springer-Verlag, Berlin, pp 155-159
16. Cohen ME, Duffner PK (1994) Brain tumors in children. Principles of diagnosis and treatment, 2nd edn. Raven Press, New York
17. Clarke L, Waxman DJ (1989) Oxidative metabolism of cyclophosphamide: identification of the hepatic monooxygenase catalysts of drug activation. Cancer Res 49:2344-2350
18. Colvin OM, Hilton J (1981) Pharmacology of cyclophosphamide and metabolites. Cancer Treat Rev 65:89-95
19. Genka S, Deutsch J, Stahle PL, Shetty UH, John V, Robinson C, Rapoport SI, Greig NH (1990) Brain and plasma pharmacokinetics and anticancer activities of cyclophosphamide and phosphoramide mustard in the rat. Cancer Chemother Pharmacol 27:1-7
20. Cheng L, Waxman DJ (1995) Intratumoral activation and enhanced chemotherapeutic effect of oxazaphosphorines following cytochrome P-450 gene transfer: development of a combined chemotherapy/cancer gene therapy strategy. Cancer Res 55:581-589
21. Wei MX, Tamiya T, Chase M, Boviatsis EJ, Chang TKH, Kowall NW, Hochberg FH, Waxman DJ, Breakefield XO, Chiocca EA (1994) Experimental tumor therapy in mice using the cyclophosphamide-activating cytochrome P450 2B1 gene. Hum Gene Ther 5:969-978
22. Chandler KL, Prados MD, Malec M, Wilson CB (1993) Long-term survival in patients with glioblastoma multiforme. Neurosurgery 32:716-720
23. Mulligan RC, Berg P (1981) Selection for animal cells that express the *Escherichia coli* gene coding for xanthineguanine phosphoribosyltransferase. Proc Natl Acad Sci USA 78:2072-2076
24. Mroz PJ, Moolten FL (1993) Retrovirally transduced *Escherichia coli* gpt genes combine selectability with chemosensitivity capable of mediating tumor eradication. Hum Gene Ther 4:589-595
25. Recht L, Torres CO, Smith TW, Raso V, Griffin TW (1990) Transferrin receptor in normal and neoplastic brain tissue: implications for brain-tumor immunotherapy. J Neurosurg 72:941-945
26. Parney IF, Farr-Jones MA, Chang LJ, Petruk KC (2000) Human glioma immunobiology in vitro: implications for immunogene therapy. Neurosurgery 46:1169-1177
27. Weller M, Fontana A (1995) The failure of current immunotherapy for malignant glioma. Tumor-derived TGF-beta, T-c apoptosis and the immune privilege of the brain. Brain Res Rev 21:128-151
28. Saas P, Walker PR, Hahne M et al (1997) Fas ligand expression by astrocytoma in vivo: maintaining immune privilege in the brain? J Clin Invest 99:1173-1178
29. Campa MJ, Kuan CT, O'Connor-McCourt MD, Bigner DD, Patz EFJ (2000) Design of a novel small peptide targeted against a tumor-specific receptor. Biochem Biophys Res Commun 275:631-636
30. Debinski W, Gibo DM (2000) Molecular expression analysis of restrictive receptor for interleukin 13, a brain tumor-associated cancer/testis antigen. Mol Med 6:440-449
31. Kuppner MC, Hamou MF, Sawamura Y, Bodmer S, de Tribolet N (1989) Inhibition of lymphocyte function by glioblastoma-derived transforming growth factor beta 2. J Neurosurg 71:211-217
32. Hitchcock ER, Morris CS (1988) Mononuclear cell infiltration in central portions of human astrocytomas. J Neurosurg 68:432-437
33. Herrlinger U, Jacobs A, Quinones A, Woiciechowsky C, Sena-Esteves M, Rainov NG, Fraefel C, Breakefield XO (2000) Helper virus-free Herpes simplex virus type I amplicon vectors for granulocyte-macrophage colony-stimulating factor-enhanced vaccination therapy for experimental glioma. Hum Gene Ther 11:1429-1438
34. Glick RP, Lichtor T, de Zoeten E, Deshmukh P, Cohen EP (1999) Prolongation of survival mice

with glioma treated with semiallogenic fibroblasts secreting interleukin-2. Neurosurgery 45:867-874
35. DiMeco F, Rhines LD, Hanes J et al (2000) Paracrine delivery of IL-12 against intracranial 9L gliosarcoma in rats. J Neurosurg 92:419-427
36. Sampson JH, Ashely DM, Archer GE, Fuchs HE, Dranoff G, Hale LP, Bigner DD (1997) Characterization of a spontaneous murine astrocytomas and abrogation of its tumorigenicity by cytokine secretion. Neurosurgery 41:1365-1372
37. Tjuvajev J, Gansbacher B, Desai R, Beattie B, Kaplitt M, Matei C, Koutcher J, Gilboa E, Blasberg R (1995) RG-2 glioma growth attenuation and severe brain edema caused by local production of interleukin-2 and interferon-2. Cancer Res 55:1902-1910
38. Wei MX, Tamiya T, Hurford RK Jr et al (1995) Enhancement of interleukin-4-mediated tumor regression in athymic mice by in situ retroviral gene transfer. Hum Gene Ther 6:437-443
39. Dranoff G, Jaffee E, Lazenby A, Golumbek P, Levitsky H, Brose K, Jackson V, Hamada H, Pardoll D, Mullung RC (1993) Vaccination with irradiated tumor cells engineered to secrete murine granulocyte-macrophage colony-stimulating factor stimulates potent, specific, and long-lasting antitumor immunity. Proc Natl Acad Sci USA 90:3539-3543
40. Hamilton JA (1993) Colony stimulating factors, cytokines and monocyte-macrophages - some controversies. Immunol Today 14:18-24
41. Kushner BH, Cheung N-KV (1989) GM-CSF enhances 3F8 monoclonal antibody-dependent cellular cytotoxicity against human melanoma and neuroblastoma. Blood 73:1936-1941
42. Tahara H, Lotze MT (1994) Antitumor effects of interleukin-12 (IL-12): applications for the immunotherapy and gene therapy of cancer. Gene Ther 2:96-106
43. Plate KH, Risau W (1995) Angiogenesis and malignant gliomas. Glia 15:339-347
44. Stratman A, Machein MR, Plate KH (1997) Antiangiogenesis gene therapy of malignant glioma. Acta Neurochir Suppl 68:105-110
45. Folkman J (1971) Tumor angiogenesis: therapeutic implications. N Engl J Med 285:1182-1186
46. Folkman J (1990) What is the evidence that tumors are angiogenesis dependent? J Natl Cancer Inst 82:4-6
47. Plate KH, Breier G, Weich HA, Mennel HD, Risau W (1994) Vascular endothelial growth factor and glioma angiogenesis: coordinate induction of VEGF receptors, distribution of VEGF protein and possible in vivo regulatory mechanisms. Int J Cancer 59:520-529
48. Holash J, Maisonpierre PC, Compton D, Boland P, Alexander CR, Zagzag D, Yancopoulos GD, Wiegand SJ (1999) Vessel cooption, regression and growth in tumors mediated by angiopoietins and VEGF. Science 284:1995-1998
49. Zagzag D, Amirnovin R, Greco A, Yee H, Holash J, Wiegand SJ, Zabski S, Yancopoulos GD, Grumet M (2000) Vascular apoptosis and involution precede neovascularization: a novel concept for glioma growth and angiogenesis. Lab Invest 80:837-849
50. Brat DJ, van Meir EG (2001) Glomeruloid microvascular proliferation orchestrated by VPF/VEGF. A new world of angiogenesis research. Am J Pathol 158:789-796
51. Plate KH, Breier G, Weich HA, Risau W (1992) Vascular endothelial growth factor is a potential tumor angiogenesis factor in human gliomas in vivo. Nature 359:845-848
52. Hsu SC, Volpert OV, Steck PA, Mikkelsen T, Polverini PJ, Rao S, Chou P, Bouck NP (1996) Inhibition of angiogenesis in human glioblastomas by chromosome 10 induction of thrombospondin-1. Cancer Res 56:5684-5691
53. Bouck N, Stellmach V, Hsu S (1996) How tumors become angiogenic. Adv Canc Res 69:135-174
54. Dameron KM, Volpert OV, Tainsky MA, Bouck N (1994) Control of angiogenesis in fibroblast by p53 regulation of thrombospondin-1. Science 265:1582-1584
55. Sasaki M, Wizigmann-Voos S, Risau W, Plate KH (1999) Retrovirus producer cells encoding antisense VEGF prolong survival of rats with intracranial GS9L gliomas. Int J Dev Neurosci 17:579-591
56. Ke LD, Fueyo J, Chen X, Steck PA, Shi YX, Im SA, Yung WK (1998) A novel approach to glioma gene therapy: down-regulation of the vascular endothelial growth factor in glioma cells using ribozymes. Int J Oncol 12:1391-1396
57. Tanaka T, Manome Y, Wen P, Kufe DW, Fine HA (1997) Viral vector-mediated transduction of a modified platelet factor 4 cDNA inhibits angiogenesis and tumor growth. Nat Med 3:437-442
58. Tanaka T, Cao Y, Folkman J, Fine HA (1998) Viral vector-targeted antiangiogenic gene therapy utilizing an angiostatin complementary DNA. Cancer Res 58:3362-3369
59. Read TA, Sorensen BR, Mahesparan R, Enger PO, Timpl R, Olsen BR, Hjelstuen MH, Haraldseth O, Bjerkvig R (2001) Local endostatin treatment of gliomas administered by microencapsulated producer cells. Nat Biotechnol 19:29-34
60. Tombran-Tink J, Chader G, Johnson L (1991) PEDF: a pigment epithelium-derived factor with potent neuronal differentiative activity. Exp Eye Res 53:411-414
61. Dawson DW, Volpert OV, Gillis P, Crawford SE, Xu HJ, Benedict W, Bouck NB (1999) Pigment epithelium-derived factor: a potent inhibitor of angiogenesis. Science 285:245-248
62. Tombran-Tink J, Shivaram SM, Chader GJ, Johnson

LV, Bok D (1995) Expression, secretion, and age-related downregulation of pigment epithelium-derived factor, a serpin with neurotrophic activity. J Neurosci 15:4992-5003

63. Houenou LJ, D'Costa AP, Li L, Turgeon VL, Enyadike C, Alberdi E, Becerra SP (1999) Pigment epithelium-deriver factor promotes the survival and differentiation of developing spinal motor neurons. J Comp Neurol 412:506-514
64. Stellmach V, Crawford SE, Zhou W, Bouck N (2001) Prevention of ischemia-induced retinopathy by the natural ocular antiangiogenic agent pigment epithelium-derived factor. Proc Natl Acad Sci USA 98:2593-2597
65. Gao G, Li Y, Zhang D, Gee S, Crosson G, Ma J-X (2001) Unbalanced expression of VEGF and PEDF in ischemia-induced retinal neovascularization. FEBS Lett 489:270-276
66. Boehm T, Folkman J, Browder T, O'Reilly MS (1997) Antiangiogenic therapy of experimental cancer does not induce acquired drug resistance. Nature 390:404-407
67. von Deimling A, Louis DN, Schramm J, Wiestler OD (1994) Astrocytic gliomas: characterization on a molecular genetic basis. In: Wiestler OD, Schlegel U, Schramm J (eds) Molecular neuro-oncology and ist impact on the clinical management of brain tumors. Springer-Verlag, Berlin, pp 33-42
68. Donehower LA, Harvey M, Slagle BL, McArthur MJ, Montgomery CA Jr, Butel JS, Bradley A (1992) Mice deficient for p53 are developmentally normal but susceptible to spontaneous tumours. Nature 356:215-221
69. Lin D, Schields MT, Ullrich SJ, Appella E, Mercer WE (1992) Growth arrest induced by wild-type p53 protein blocks cells prior to or near the restriction point in late G1 phase. Proc Natl Acad Sci USA 89:9210-9214
70. Kastan MB, Onyekwere O, Sidransky D, Vogelstein B, Craig RW (1991) Partecipation of p53 protein in the cellular response of DNA damage. Cancer Res 51:6304-6311
71. Kramm CM, Sena-Esteves M, Barnett FH, Rainov NG, Schuback DE, Yu JS, Pechan PA, Paulus W, Chiocca EA, Breakefield XO (1995) Gene therapy for brain tumors. Brain Pathol 5:345-381
72. Fujiwara T, Grimm EA, Mukhopadhyay T, Zhang WW, Owen-Schaub LB, Roth JA (1994) Induction of chemosensitivity in human lung cancer cells in vivo by adenovirus-mediated transfer of the wild-type p53 gene. Cancer Res 54:2287-2291
73. Redemann N, Holzmann B, von Ruden T, Wagner EF, Schlessinger J, Ullrich A (1992) Anti oncogenic activity of signalling-defective epidermal growth factor receptor mutants. Mol Cell Biol 12:491-498
74. Han XY, Galloway DR (1995) Active site mutations of Pseudomonas aeruginosa exotoxin A. Analysis of the His 440 residue. J Biol Chem 270:670-684
75. Krueger KM, Barbieri JT (1995) The family of bacterial ADP-ribosylating exotoxins. Clin Microbiol Rev 8:34-47
76. Chignola R, Fornoi R, Candiani C, Franceschi A, Pasti M, Stevanoni G, Anselmi C, Tridente G, Colombatti M (1994) Cytoreductive effects of anti trasferrin receptor immunotoxin in a multicellular tumor spheroid model. Int J Cancer 57:268-274
77. Paulus W, Baur I, Boyce FM, Breakefield XO, Reeves SA (1996) Self-contained, tetracycline-inducible retroviral vector system for gene delivery to mammalian cells. J Virol 70:62-67
78. Izant JG, Weintraub H (1985) Inhibition of thymidine kinase gene expression by anti-sense RNA: a molecular approach to genetic analysis. Cell 36:1007-1015
79. Carter G, Lemoine NR (1993) Antisense techology for cancer therapy: does it make sense? Br J Cancer 67:869-876
80. Lewis PF, Emerman M (1994) Passage through mitosis is required for oncoretroviruses but not for the human immunodeficiency virus. J Virol 68:510-516
81. Bender MA, Palmer TD, Gelinas RE, Miller AD (1987) Evidence that the packaging signal of Moloney murine leukemia virus extends into the gag region. J Virol 61:1639-1646
82. Roizman B, Sears AE (1990) Herpes viruses and their replication. In: Fields BN, Knipe DM (eds) Virology. Raven Press, New York, pp 1795-1842
83. Martuza RL, Mineta T, Rabkin S (1995) G207: a multiple deletion herpes mutant for brain tumor therapy. J Neurosurg 82:377a
84. Seth P, Fitzgerald D, Ginsberg H, Willingham M, Pastan I (1984) Evidence that the penton base of adenovirus is involved in potentiation of toxicity of Pseudomonas exotoxin conjugated to epidermal growth factor. Mol Cell Biol 4:1528-1533
85. Goldstein G, Weller SK (1988) Herpes simplex virus type 1-induced ribonucleotide reductase activity is dispensable for virus growth and DNA synthesis: isolation and characterization of an ICP6 lacZ insertion mutant. J Virol 62:196-205
86. Bajocchi G, Feldman SH, Crystal RG, Mastrangeli A (1993) Direct in vivo gene transfer to ependymal cells in the central nervous system using recombinant adenovirus vectors. Nat Genet 3:229-234
87. Cukor G, Blacklow NR, Hoggan D, Berns KI (1984) Biology of adeno-associated virus. In: Berns KI (ed) The parvoviruses. Plenum Press, New York, pp 33-66
88. Samulski RJ, Chang LS, Shenk T (1989) Helper-free stocks of recombinant adeno-associated viruses: normal integration does not require viral gene expression. J Virol 63:3822-3828
89. Kotin RM, Menninger JC, Ward DC, Berns KI (1991) Mapping and direct visualisation of a region-specific viral DNA integration site on chromosome 19q13-qter. Genomics 10:831-834

CAPITOLO 20

Indicazioni alla biopsia stereotassica

A. Franzini, I. Dones, P. Ferroli, M. Marchetti, C. Marras, G. Broggi

A 20 anni dalla introduzione della biopsia stereotassica seriata nel nostro Istituto, l'analisi retrospettiva di più di 1000 pazienti permette di discutere e definire con precisione le indicazioni e le controindicazioni della metodica.

Nel corso degli anni lo sviluppo della neuroradiologia ha permesso una sempre più precisa e precoce diagnosi di sede delle lesioni endocraniche, anche se la loro origine istologica resta spesso non definita. D'altro lato lo sviluppo di metodiche chirurgiche, farmacologiche e radioterapiche sempre più specifiche hanno reso la strategia terapeutica dipendente dall'accertamento della natura della lesione.

L'assunto non deve essere generalizzato; la biopsia stereotassica è proponibile solo per le lesioni non suscettibili di asportazione chirurgica diretta; l'intervento deve essere ancora considerato il trattamento di prima scelta nelle lesioni endocraniche tumorali.

L'analisi di questi ultimi due concetti, apparentemente in opposizione tra loro, risponde al tentativo di chiarire il campo di applicazione elettivo della chirurgia stereotassica nella strategia terapeutica dei tumori e, più in generale, delle lesioni espansive cerebrali.

I criteri di indicazione alla biopsia dipendono dalla sede delle lesioni, dalla loro unicità o molteplicità e dalle prospettive terapeutiche in rapporto alle condizioni del paziente.

Localizzazione della lesione

L'indicazione alla biopsia stereotassica è particolarmente ben definita per alcune regioni anatomiche in cui le lesioni hanno diversa natura e sono suscettibili di trattamenti differenti. In questi casi l'accertamento della natura istologica serve alla definizione della strategia terapeutica.

Regione pineale

L'incidenza dei disgerminomi rappresenta una delle principali motivazioni alla biopsia. Il disgerminoma è una neoplasia altamente radiosensibile in cui non vi è indicazione all'intervento chirurgico di asportazione a cielo aperto in quanto la radioterapia e/o la chemioterapia ne permettono la guarigione nell'85% dei casi [1].

La diagnosi di disgerminoma non può essere posta, se non presuntivamente, mediante la TAC e la RMN. Questa sede è coinvolta da altre neoplasie radiosensibili come i pinealoblastomi e gli astrocitomi anaplasici, tumori che possono essere biopticamente differenziati da altre neoplasie come i pinealocitomi, gli astrocitomi maturi e le neoplasie estrinseche [2] per le quali l'aggressione diretta è invece elettiva.

Tronco cerebrale

Il trattamento delle lesioni in questa sede è strettamente dipendente dalla loro natura istologica. Gli astrocitomi anaplasici ed i glioblastomi sono trattati solo mediante radioterapia esterna convenzionale, gli astrocitomi maturi e gli astrocitomi pilocitici possono essere sottoposti ad irradiazione stereotassica interstiziale e/o ad asportazione chirurgica della componente esofitica. Inoltre, in questa sede sono state documentate lesioni non tumorali suscettibili di trattamento conservativo come ascessi primitivi o encefaliti focali [3, 4].

La biopsia stereotassica permette di evitare la radioterapia di lesioni radioresistenti, come gli astrocitomi maturi, o l'asportazione chirurgica di lesioni altamente anaplasiche o maligne, come i tumori neuroepiteliali primitivi (PNET) ed i glioblastomi.

Anche i risultati ottenuti con la radioterapia stereotassica interstiziale sono strettamente dipendenti dalla natura istologica della lesione.

Nuclei della base

Valgono per questa sede le medesime considerazioni riportate a proposito dei tumori del tronco cerebrale con particolare riguardo alle possibilità di scelta tra irradiazione interstiziale stereotassica e radioterapia convenzionale associata a polichemioterapia antineoplastica, che è riservata alle neoplasie neuroepiteliali anaplasiche o ai glioblastomi.

In alcuni pazienti eventuali astrocitomi maturi o pilocitici di limitate dimensioni biopticamente accertati, possono essere sottoposti ad asportazione microchirurgica guidata dalla neuronavigazione. Le loro componenti residue non asportabili chirurgicamente, possono essere sottoposte a radioterapia interstiziale [5].

Regione sellare e parasellare

L'indicazione alla biopsia in questa sede è limitata alle lesioni con i caratteri neuroradiologici delle neoplasie intrinseche a possibile origine dal chiasma o dall'ipotalamo.

Tali lesioni possono così essere differenziate dai disgerminomi e, nel caso delle neoplasie gliali, il grading istologico e la definizione della capacità proliferativa permetteranno di scegliere razionalmente tra asportazione chirurgica, radioterapia interstiziale e radioterapia esterna convenzionale [6].

Per quanto riguarda i craniofaringiomi la biopsia stereotassica o lo svuotamento di cavità cistiche hanno indicazione limitata ai pazienti in cui l'età o le condizioni generali non permettano l'asportazione chirurgica a cielo aperto; lo svuotamento della cisti permette il trattamento sintomatico dei disturbi visivi mediante aspirazioni ripetute o trattamento endocavitario con bleomicina.

Molteplicità delle lesioni

La presenza di lesioni endocraniche multiple rappresenta una indicazione alla biopsia stereotassica indipendentemente dalla sede delle localizzazioni. Nella nostra casistica, l'accertamento della natura delle lesioni ha dimostrato la presenza di lesioni infiammatorie non tumorali nel 9% dei casi e di linfomi primari cerebrali nel 15%. La metodica ci ha inoltre permesso di distinguere gliomi multifocali da gliomatosi diffuse.

Le metastasi multiple (senza evidenza preoperatoria del tumore primitivo) rappresentano il 14% di tutte le lesioni multifocali e possono essere trattate mediante radiochirurgia, eventualmente abbinata ad asportazione chirurgica o a radioterapia interstiziale.

Sono, infine, da considerare in questo gruppo le lesioni di origine infiammatoria in cui la biopsia permette la diagnosi differenziale tra encefaliti virali, come la erpetica, con altre lesioni quali gli ascessi, le localizzazioni neoplastiche [7] o le placche di demielinizzazione con comportamento similtumorale.

Ipertensione endocranica

La biopsia stereotassica è controindicata nell'ipertensione endocranica accompagnata da disturbi della coscienza.

L'ipertensione endocranica, clinicamente manifesta, rappresenta al contrario una indicazione alla chirurgia stereotassica in presenza di lesioni espansive cistiche o emorragiche o ascessuali in cui l'effetto di massa possa essere considerevolmente ridotto mediante aspirazione del contenuto cistico. Le indicazioni comprendono le lesioni emorragiche del tronco cerebrale [8], gli ascessi profondi [3], i voluminosi astrocitomi cistici, in cui la procedura stereotassica costituisce a volte la prima fase del trattamento e sarà seguita dalla chirurgia tradizionale.

Discussione e conclusioni

Sebbene l'indicazione alla biopsia stereotassica sia oggi ben definita, rimangono campi di applicazione tuttora controversi. Un problema ancora aperto riguarda la necessità di ottenere in tutti i pazienti candidati a radioterapia esterna convenzionale l'accertamento istologico di lesioni non operabili e caratterizzate da quadro neuroradiologico suggestivo di lesioni neuroepiteliali anaplasiche-maligne. Ne possono essere classici esempi i tumori a farfalla del corpo calloso, o tumori, disomogenei alla TAC, siti in aree nobili quali la motoria o le aree del linguaggio.

In questi pazienti l'indicazione alla biopsia può essere modulata secondo l'età, le condizioni neurologiche e generali, ma anche secondo valutazioni socioeconomiche. Il rapporto costo-beneficio della procedura stereotassica può influenzare grandemente la decisione in pazienti in cui il trattamento sia comunque palliativo e le aspettative prognostiche scarse. Anche la valutazione del rischio di complicanze emorragiche focali nella sede di prelievo (1-4% nella nostra casistica) deve essere tenuta in considerazione nel porre una corretta indicazione.

Un'altra controversia riguarda la ripetizione nel tempo della biopsia stereotassica al fine di ottenere informazioni prognostiche sulla evoluzione o trasformazione maligna di gliomi maturi già precedentemente verificati istologicamente. In questi casi, a nostro parere, la ripetizione della biopsia è indicata quando, oltre alla definizione prognostica, essa possa riuscire utile anche per ulteriori provvedimenti terapeutici.

In conclusione, la sempre maggiore precisione delle metodiche neuroradiologiche riduce le indicazioni originali alla biopsia stereotassica [9]; il campo di applicazione di questa procedura è però reso sempre più vasto dalla possibilità di diagnosi precoce e dallo sviluppo di nuove metodiche terapeutiche specifiche ed istologicamente orientate.

Bibliografia

1. Franzini A, Leocata F, Servello D, Cajola L, Allegranza A, Broggi G (1998) Long-term follow-up of germinoma after stereotactic biopsy and brain radiotherapy: a cell kinetics study. J Neurol 245:593-597
2. Pluchino F, Broggi G, Fornari M, Franzini A, Solero CL, Allegranza A (1989) Surgical approach to pineal tumors. Acta Neurochir 96:26-31
3. Broggi G, Franzini A, Peluchetti D, Servello D (1982) Definitive treatment of deep brain abscesses by stereotactic technique. Acta Neurochir 66:134
4. Broggi G, Franzini A, Migliavacca F, Allegranza A (1983) Stereotactic biopsy of deep brain tumors in infancy and childhood. Child Brain 10:92-98
5. Giorgi C, Broggi G, Casolino D, Franzini A, Pluchino F (1989) Computer assisted analysis of neuroradiological data in planning neurosurgical procedures. J Neurosurg Sci 33:19-22
6. Franzini A, Ferraresi S, Giorgi C, Costa A, Allegranza A, Broggi G (1989) Cell kinetic investigations in brain tumors studied by serial stereotactic biopsy. J Neurooncol 7:373-379
7. Franzini A, Leocata F, Cajola L, Giorgi C, Broggi G (1991) Multifocal brain lesions and stereotactic biopsy. J Neurol Neurosurg Psychiatry 35:316
8. Franzini A, Allegranza A, Melcarne A, Giorgi C, Ferraresi S, Broggi G (1988) Serial stereotactic biopsy of brain stem expanding lesions. Consideration on 45 consecutive cases. Acta Neurochir Suppl. 42:170-176
9. Broggi G, Franzini A (1981) Value of serial stereotactic biopsies and impedance monitoring in the treatment of deep brain tumors. J Neurol Neurosurg Psychiatry 44:397-401

CAPITOLO 21

La neuronavigazione

I. Dones, P. Ferroli, A. Franzini, C. Marras, M. Marchetti, G. Broggi

A circa 30 anni dall'introduzione del microscopio intraoperatorio in neurochirurgia, un'altra grande possibilità offerta dallo sviluppo tecnologico è di enorme aiuto alla chirurgia dei tumori cerebrali. Questa nuova opportunità è la neuronavigazione intraoperatoria assistita da immagini.

Precedentemente all'introduzione dei primi neuronavigatori in neurochirurgia, l'unica possibilità di ottenere delle indicazioni sulla localizzazione e sulla traiettoria da adottare per raggiungere una lesione espansiva cerebrale, era l'uso di uno dei molti caschi stereotassici sviluppati negli ultimi decenni e presenti sul mercato. Con questi sistemi veniva applicato un sistema di coordinate spaziali solidali alla testa del paziente (casco stereotassico) prima dell'esecuzione di una TC encefalo. Venivano stimati una traiettoria ed un bersaglio sulle immagini neuroradiologiche, venivano calcolate le coordinate geometriche del bersaglio rispetto ad uno spazio teorico delimitato dai punti fissi del casco stereotassico. In questo modo si riusciva ad ottenere una accuratezza nel puntamento del bersaglio inferiore al millimetro a scapito però dell'uso di un sistema che non permette l'esecuzione di craniotomie ampie e che limita grandemente la capacità di "manovra" del chirurgo durante l'intervento. Inoltre, con il calcolo delle coordinate stereotassiche di una lesione si può ottenere solo una indicazione sulla posizione della lesione e non della sua estensione e dei limiti rispetto al parenchima sano. Ancora, questo può essere considerato un sistema fisso in quanto è in grado di determinare le coordinate di un punto solo prima dell'apertura del cranio e non anche durante la craniotomia.

Uno dei maggiori problemi nella chirurgia dei tumori cerebrali è invece sia la determinazione della loro localizzazione intraoperatoria, sia il riconoscimento dei loro limiti nei confronti del tessuto circostante apparentemente non patologico. In particolare, nei tumori gliali di basso grado le caratteristiche cromatiche e di consistenza del tessuto tumorale sono del tutto simili al tessuto sano circostante.

È chiaro perciò che, non essendo più sufficiente il "volo a vista" durante un intervento neurochirurgico, la ricerca tecnologica si sia sbizzarrita a cercar di trovare un sistema che permettesse il "volo strumentale" e che permettesse al neurochirurgo, anche di non grande esperienza, di identificare il tessuto patologico.

Concetti di base di un neuronavigatore assistito da immagini

Il concetto principale alla base di un neuronavigatore è la possibilità di confrontare delle immagini neuroradiologiche ottenute con TC o RM encefalo con la testa del paziente posizionata nello spazio della sala operatoria.

In altri termini, occorre poter riconoscere un punto osservato sulle immagini neuroradiologiche con lo stesso punto localizzato sulla testa del paziente posizionato sul tavolo operatorio per l'intervento.

Preparazione del paziente

La preparazione del paziente prima dell'intervento è comune a tutti i sistemi di utilizzo attuale.

Una volta identificata la possibile posizione della testa del paziente durante l'intervento, vengono fissati da 5 a 12 marcatori autoadesivi visibili sia con TC che con RM sulla parte di testa che sarà facilmente accessibile in sala operatoria.

In queste condizioni vengono eseguite TC o RM encefalo senza o con mezzo di contrasto.

Programmazione del sistema di navigazione, pianificazione ed effettuazione della procedura chirurgica

La sequenza di immagini seriate consecutive viene trasferita ad un calcolatore che fa parte dell'unità di neuronavigazione e che permette la ricostruzione delle immagini assiali, coronali e sagittali insieme alla ricostruzione tridimensionale della testa del paziente. Sulle immagini ottenute l'operatore riconosce con il cursore, muovendo il mouse, la posizione spaziale dei marcatori in modo manuale o automatico.

A questo punto le immagini permettono di pianificare l'approccio alla lesione che tenga conto della traiettoria minima e più sicura per raggiungerla con il maggior rispetto possibile delle aree cosiddette eloquenti. L'evidenza delle dimensioni della lesione permette anche di pianificare la dimensione e la centratura dell'opercolo craniotomico.

Il paziente viene quindi posizionato sul tavolo operatorio, di norma con la testa fissata ad una testiera (Mayfield) che la rende solidale al tavolo operatorio nella posizione progettata per l'intervento.

Si attuano poi le procedure di riconoscimento della posizione della testa da parte del neuronavigatore, che sono di massima simili per tutte le apparecchiature di neuronavigazione presenti oggi sul mercato (ad esempio, Stealth, Sofamor danek, USA e Easy Guide Philips, Olanda).

Viene posizionato un sistema di telecamere interconnesse che coprono un angolo di visuale nel quale sia compresa la testa del paziente; con uno strumento puntatore, letto dal sistema ottico del navigatore, si toccano i vari marcatori applicati sulla testa del paziente e precedentemente riconosciuti sulle immagini neuroradiologiche. La posizione di ogni marcatore viene identificata dal calcolatore che, alla fine, è in grado di accoppiare la realtà visiva della testa del paziente sul tavolo operatorio con le immagini neuroradiologiche della testa del paziente ottenute prima dell'intervento.

Il sistema di navigazione è in grado a questo punto di fornire una grandezza che misura l'errore e l'accuratezza del sistema, nel riconoscimento dei vari punti sulla testa del paziente. Questi sistemi sono in grado di avere una accuratezza massima di circa 2 mm; in ogni caso, le procedure di riconoscimento dei marcatori vengono ripetute fino ad ottenere un valore inferiore ai 3 mm.

La corrispondenza dei punti superficiali toccati sul capo rispetto alle immagini TC o RM costituisce un'ulteriore verifica dell'attendibilità del sistema di navigazione.

I sistemi di neuronavigazione hanno permesso di limitare le dimensioni dell'opercolo craniotomico e dell'incisione cutanea che, in molti casi, è possibile ridurre ad una incisione lineare della cute.

Durante l'intervento si hanno così a disposizione sia il microscopio intraoperatorio, per una guida "a vista" ottimale, sia il sistema di neuronavigazione per una guida "assistita da immagini".

Infatti, il chirurgo in ogni momento dell'intervento può controllare con il sistema ottico del navigatore la posizione del puntatore, la sua traiettoria, il volume asportato ed i limiti della lesione.

In caso di lesioni di volume rilevante, questi ultimi due dati sono parzialmente distorti dallo spostamento delle strutture anatomiche intracraniche (*brain shift*) dovuto a deliquorazione ed alla asportazione di porzioni di lesione. Inoltre, va considerato che il confronto riguardante la quantità di lesione asportata è sempre condotto su immagini radiologiche che non tengono conto del tessuto circostante possibilmente infiltrato dalle cellule tumorali.

Uso combinato di neuroendoscopio e neuronavigatore

Il recente perfezionamento tecnologico della endoscopia ha reso possibile il suo uso anche in neurochirurgia. È ora possibile utilizzare endoscopi rigidi insieme ad un neuronavigatore. In questo sistema l'endoscopio funge da puntatore ed è riconosciuto dal navigatore per la sua lunghezza e direzione. È così possibile ottenere un valido aiuto da parte del navigatore nello scegliere un punto ed una traiettoria di ingresso dell'endoscopio nel comparto endocranico. Ne risulta la possibilità di preservare vasi sanguigni e aree eloquenti dal trauma dell'introduzione dell'endoscopio prima di poter iniziare la navigazione "a vista" in endoscopia nel trattamento delle lesioni espansive endoventricolari e negli interventi di terzoventricolocisternostomia.

Conclusione

I sistemi di neuronavigazione, considerati da molti fino ad oggi un lusso inutile, stanno dimostrando ampiamente la loro utilità nel ridurre la morbidità per i pazienti sottoposti ad intervento di asportazione di una lesione endocranica; essi permettono, inoltre, ad un maggior numero di neurochirurghi, anche privi dell'esperienza di centinaia di interventi, di condurre al meglio questo tipo di chirurgia e con il minor rischio possibile per il paziente.

Letture consigliate

Adams L et al (1990) Computer-assisted surgery. IEEE Comp Graph Appl 10:43

Galloway RL (1998) Frameless stereotactic systems. In: Gildenberg PL, Tasker RR (eds) Textbook of stereotactic and functional neurosurgery, pp 177–182

Guthrie BL, Adler JR Jr (1992) Computer-assisted preoperative planning, interactive surgery and frameless stereotaxy. Clin Neurosurg 38:112–131

Haase J (1999) Image-guided neurosurgery/neuronavigation/the SurgiScope–reflexions on a theme. Minim Invasive Neurosurg 42:53–59

Hopf NJ, Grunert P, Darabi K (1999) Frameless neuronavigation applied to endoscopic neurosurgery. Minim Invasive Neurosurg 42:187–193

Kato A, Yoshime T, Hayakawa T (1991) A frameless armless navigational system for computer-assisted neurosurgery. Technical note. J Neurosurg 74:845-849

Watanabe E, Watanabe T, Hanaka S (1987) Three-dimensional digitizer (neuronavigator): new equipment for computed tomography-guided stereotaxic surgery. Surg Neurol 27:543-547

CAPITOLO 22

Tumori cerebrali ed epilessia

M. Casazza

Patogenesi

L'epilessia è una delle più frequenti manifestazioni dei tumori cerebrali di cui costituisce spesso il primo, ma anche l'unico, sintomo. Le crisi sintomatiche dei tumori cerebrali primitivi e secondari si mostrano spesso resistenti sia all'asportazione chirurgica della lesione, che alla terapia farmacologica. Malgrado la loro frequenza e rilevanza clinica, il meccanismo fisiopatologico che le sottende resta mal conosciuto.

Per spiegare la natura dell'ipereccitabilità neuronale del tessuto tumorale o peritumorale, sono state fatte molte ipotesi che lasciano tuttavia ancora molti dubbi. Quelle più comunemente accettate postulano un meccanismo ipossico, dovuto all'effetto di massa esercitato dal tumore o dall'edema e/o ad alterazioni nei livelli dei neurotrasmettitori eccitatori.

Beaumont e Whittle [1] hanno recentemente riesaminato l'argomento, sottolineando una probabile multifattorialità alla base di tale evento clinico.

I tumori gliali a lento accrescimento presentano la maggior incidenza di crisi. Anche la localizzazione del tumore influenza la frequenza dell'epilessia, che è più alta quando la neoplasia interessa le regioni limbica e temporale, le cortecce motorie e somatosensitive primarie, l'area supplementare motoria.

Probabilmente alcuni tumori a lento accrescimento, come i disembrioepiteliomi (DNET) e i gangliogliomi, hanno un'epilettogenicità intrinseca. Questa potrebbe essere correlata, almeno in parte, a canali del sodio a più alta densità in cellule sia neuronali che gliali e renderebbe ragione della maggiore epilettogenicità dei tumori formati da cellule ganglionari o neuronali [2]. In realtà i dati di Patt e coll. [3], che puntavano a correlare l'attività epilettiforme intercritica con la presenza di canali sodio voltaggio-dipendenti, non vanno in questo senso: non sembra esservi infatti un rapporto diretto tra le anomalie EEG e l'attività dei canali delle cellule tumorali.

Anche l'ipotesi di alterazioni vascolari e ischemiche peritumorali, sollevata già da Penfield [4], non risolve il quesito sull'origine dell'epilettogenicità dei tumori; infatti, tumori più voluminosi e con maggior effetto massa, quali i tumori maligni, dovrebbero essere più epilettogeni rispetto a quelli a lento accrescimento, mentre avviene esattamente il contrario.

Echlin [5] propose una teoria di ipersensitività da denervazione, associata ad un parziale isolamento e deafferentazione di aree cerebrali. Questo non spiega però la comparsa di crisi solo postoperatorie, successive quindi all'asportazione della massa, né il motivo di una minor frequenza di crisi in tumori maligni che isolano le aree cerebrali in modo più esteso.

La presenza di modificazioni strutturali del tessuto peritumorale è stata chiamata in causa per chiarire l'epilettogenicità delle neoplasie cerebrali. Un confronto del tessuto peritumorale tra pazienti senza e con epilessia ha mostrato differenze significative di forma, numero, dimensioni, distribuzione e osmofilia delle vescicole sinaptiche [6].

Vi sono anche segni di disordini di migrazione neuronale in prossimità di tumori, costituiti dalla presenza di neuroni nella sostanza bianca. Essi potrebbero facilitare la formazione del tumore, specie nel caso di tumori disembrioplastici, che sono altamente epilettogeni, ma anche costituire un fattore predisponente all'epilessia in pazienti affetti da tumore [7].

Tra le modificazioni morfologiche peritumorali sono state segnalate la perdita delle sinapsi inibitorie somatiche ed assonali di neuroni piramidali e la presenza di numerose sinapsi eccitatorie dendritiche [8].

Altre possibili spiegazioni dell'epilettogenicità delle neoplasie cerebrali sono probabilmente da ricercare nelle modificazioni biochimiche peritumorali. In tali zone si osserva un pH decisamente più alcalino che nella corteccia normale, probabilmente corresponsabile della maggiore eccitabilità cellulare [9].

Anche le concentrazioni dei neurotrasmettitori variano in prossimità dei tumori. La marcatura dei neuroni GABAergici e immunoreattivi alla somatostatina è diminuita nella corteccia peritumorale, suggerendo una riduzione dei neuroni inibitori [10]. I neuroni siti in prossimità dei tumori mostrano ipereccitabilità spontanea, sia in condizioni di riposo che in risposta a stimoli esogeni [11].

Appare evidente che i tumori cerebrali esercitano numerosi effetti, diretti o mediati, sul tessuto cerebrale circostante. Essi mostrano un'epilettogenicità variabile, inversamente proporzionale alla loro malignità, collegata anche alla sede, comunque presente in tutte le neoplasie cerebrali, a patogenesi non ancora chiarita. I dati della letteratura orientano verso una multifattorialità comprendente modificazioni anatomiche, fisiologiche e biochimiche, indotte dal tumore. Esse probabilmente non possono prescindere da caratteristiche proprie del tessuto cerebrale del paziente, diversamente predisposto a rispondere con una crisi epilettica ad un insulto locale. Non si spiegherebbe altrimenti la diversa incidenza di epilessia in tumori istologicamente uguali e situati in aree equivalenti.

Un ulteriore quesito, che emerge dal tentativo di chiarire la patogenesi dell'epilessia tumorale, è la presentazione o ripresa delle crisi dopo l'intervento chirurgico. In molti casi la rimozione incompleta del tumore può rendere ragione della mancata guarigione, ma in altri casi esso appare radiologicamente escisso, eppure le crisi persistono o, peggio, compaiono senza essere mai state presenti in precedenza.

Nei casi di tumori gliali a lento accrescimento, accompagnati da storie spesso lunghissime di epilessia, è noto che l'origine delle crisi può non coincidere, o almeno non perfettamente, con la sede del tumore. Da qui la necessità di uno studio preoperatorio delle crisi, allo scopo di effettuare una vera e propria chirurgia dell'epilessia, e non solo del tumore, in genere non evolutivo [12].

Nei tumori cerebrali a più alto grado di malignità, percentuali comprese tra il 15% e il 36% di pazienti presentano la prima crisi dopo l'intervento [1]. È possibile che il tumore abbia indotto modificazioni locali responsabili delle crisi anche dopo l'asportazione della lesione. Questo può giustificare la persistenza delle crisi, ma difficilmente la loro comparsa *ex novo*.

Studi elettrocorticografici (EcoG) intraoperatori hanno dimostrato la presenza di anomalie epilettiformi peritumorali preoperatorie che possono scomparire o mantenersi al controllo effettuato subito dopo l'asportazione della lesione. Tale tecnica di registrazione viene impiegata in molti centri di chirurgia dell'epilessia per definire le aree epilettogene ed assicurarsi della loro completa scomparsa dopo l'intervento [13]. In realtà, la persistenza di punte postoperatorie all'EcoG non pare avere significato prognosticamente sfavorevole nei confronti dell'epilessia.

Un recente studio di pazienti sottoposti ad EcoG durante e dopo intervento di asportazione completa di neoplasie maligne, ha consentito di dimostrare, in alcuni casi, punte focali circostanti l'area operata, non evidenti prima dell'escissione. In altri casi le punte erano presenti prima, ma scomparivano dopo l'intervento [14]. In nessuno dei pazienti con anomalie epilettiformi comparse all'EcoG postoperatoria si sono comunque manifestate successivamente crisi. L'origine di tali anomalie non è chiara; viene ipotizzata una "irritazione" legata all'atto chirurgico, ma non esistono dati sicuri in favore, specie se si considera che in una maggior percentuale di pazienti l'asportazione della lesione porta alla scomparsa delle crisi.

Caratteristiche cliniche dell'epilessia nei tumori

Nella maggior parte dei casi, le crisi associate a tumori cerebrali sono parziali. Esse sono più frequentemente crisi parziali motorie, seguite, nell'ordine, da crisi somatosensitive e parziali complesse. Naturalmente la semeiologia delle crisi è del tutto indipendente dall'eziologia, deriva invece dalla sede del focolaio, quindi dalla localizzazione del tumore.

La durata del deficit focale postcritico (afasia, emisindrome deficitaria), quando presente, appare più prolungata rispetto a quanto si osserva abitualmente. Essa può protrarsi anche per 24 ore, ponendo problemi di diagnosi differenziale con quanto può essere provocato dalla lesione sottostante o dal relativo edema [15].

Le crisi parziali possono generalizzare secondariamente; talvolta la loro origine focale può sfuggire, soprattutto se si verificano in sonno, oppure se il focolaio è in regione frontale, ove la diffusione è particolarmente rapida.

Del tutto eccezionalmente in pazienti con tumori possono verificarsi crisi generalizzate senza esordio focale. Questo può capitare per cause metaboliche o tossiche, in rapporto con squilibri idroelettrolitici, che possono essere causati dalla chemioterapia [15].

Nei pazienti con tumore si possono osservare anche stati di male parziale, in genere motorio, o epilessia parziale continua, con crisi motorie subentranti non accompagnate da compromissione dello stato di coscienza.

La frequenza degli stati di male non è elevatissima, essi si osservano più facilmente in pazienti con crisi all'esordio di malattia; possono talora ripetersi nello stesso paziente ed essere indicativi di progressione o recidiva tumorale, ma anche costituire il sintomo d'esordio [16].

Nei tumori cerebrali l'EEG non presenta caratteristiche specifiche. Nei casi di lesioni a rapido accrescimento si può spesso osservare la presenza di attività lenta delta polimorfa, focale, indice di una lesione distruttiva. Essa può comporsi con figure di punta o onda lenta a fronte ripido di significato epilettogeno.

Nei tumori di basso grado l'EEG può essere del tutto normale, oppure si possono osservare anomalie epilettiformi intercritiche, in genere non associate ad attività lenta [17].

Frequenza dell'epilessia nei tumori cerebrali

L'epilessia è uno dei sintomi più frequenti dei tumori cerebrali emisferici. La sua frequenza è molto diversa nei gliomi di basso grado rispetto ai tumori gliali a rapido accrescimento. In questi ultimi le crisi sono presenti come sintomo d'esordio nel 20-40% dei casi [18], possono comparire successivamente in un altro 20-30% dei casi. Anche nelle metastasi cerebrali sono presenti crisi nel 20-40% dei casi [15].

Nei tumori cerebrali a lento accrescimento, come gangliogliomi, astrocitomi di basso grado, oligodendrogliomi, DNET, l'epilessia costituisce il sintomo principale, e spesso unico, almeno nel 75% dei casi [18].

Storia naturale dell'epilessia nei tumori cerebrali

Come già riportato, l'epilessia è un sintomo frequente dei tumori cerebrali emisferici e costituisce abitualmente l'unico sintomo dei tumori a lento accrescimento, nei quali le crisi esordiscono spesso in età infantile o giovanile e sono in genere farmacoresistenti. La localizzazione di questi tumori è per lo più temporale o frontale, essi risultano dal punto di vista radiologico sostanzialmente stabili negli anni. L'approccio clinico è quindi ancora controverso e non esiste un consenso sull'argomento.

I neurochirurghi propongono in genere l'asportazione della lesione, per stabilirne l'istologia, eliminare le possibilità di crescita e di trasformazione, per controllare l'epilessia [19].

Molti autori indicano un'ottima risposta dell'epilessia, con elevate percentuali di guarigione alla rimozione completa del tumore [20]; attribuiscono alla resezione incompleta la parziale inefficacia del trattamento.

In molti casi, tuttavia, l'epilessia non guarisce con la sola lesionectomia, anche se completa. Perché ciò avvenga è necessario che l'area epilettogena coincida spazialmente con il tumore, ma è necessario che la corrispondenza venga dimostrata con uno studio elettroclinico accurato. Questo comprende in genere la registrazione videoEEG delle crisi, che conduce alla definizione della loro origine e ad una strategia chirurgica mirata alla rimozione di tutta l'area epilettogena implicata nella loro genesi.

Anche nei tumori maligni l'epilessia può costituire il primo sintomo e mantenersi l'unico per periodi di tempo abbastanza prolungati, specie se la sede della lesione è in area funzionalmente muta. I tumori frontali e parietali hanno la maggior incidenza di epilessia come sintomo d'esordio, e questa è più frequente negli astrocitomi anaplasici che nei glioblastomi [16]. Raramente si osservano crisi nei tumori occipitali.

Nel 72% dei casi le crisi tendono a ripresentarsi sia prima che dopo il trattamento chirurgico, malgrado l'inizio di una terapia antiepilettica adeguata. L'intervento chirurgico infatti non risolve abitualmente il problema epilettologico: si tratta di tumori infiltranti, che recidivano rapidamente, e la cui rimozione chirurgica è spesso parziale.

Non sempre però la causa del persistere delle crisi sta in un aumento di volume o nella ricrescita del tumore. La ricorrenza critica è più alta nei pazienti in cui la comizialità è presente dall'esordio [16]. In questo caso si configura una situazione di epilessia cronica farmacoresistente, cui è necessario far fronte con presidi farmacologici.

Terapia

Il trattamento farmacologico dell'epilessia associata a tumore cerebrale pone problemi legati alla frequente farmacoresistenza, all'interferenza con altri farmaci impiegati in questi pazienti, ed agli effetti collaterali degli AED (farmaci antiepilettici).

Poichè le crisi osservate nei tumori cerebrali sono di tipo parziale, i farmaci di prima scelta sono quelli abitualmente impiegati in tali forme, quindi carbamazepina e fenitoina. Anche l'acido valproico va ormai considerato come farmaco di prima scelta, vista la sua riconosciuta efficacia nel trattamento delle epilessie parziali, la scarsa induzione enzimatica a livello epatico e la sua tollerabilità. Questi farmaci vanno usati inizialmente in monoterapia, alla dose massima tollerata, secondo schemi e dosi abituali (Tab. 1).

Se le crisi appaiono resistenti, è naturalmente indicato l'uso, aggiuntivo o sostitutivo, di altri AED. Il criterio di scelta degli AED non si discosta comunque da quello applicato nelle altre epilessie parziali farmacoresistenti, in cui vengono comunemente impiegati la lamotrigina e il topiramato, quest'ultimo solo in associazione (Tab. 1).

Sicuramente, vi sono alcune caratteristiche degli AED che vanno ricordate, ove li si impieghi nelle epilessie tumorali. Si tratta di osservazioni valide nei tumori maligni; quelli a lento accrescimento hanno caratteristiche cliniche che non li discostano da lesioni stazionarie come le displasie focali o gli esiti cicatriziali.

Tabella 1. Principali AED impiegati nelle epilessie parziali sintomatiche di tumori cerebrali

Farmaco	Induzione enzimatica	Dose adulto (mg/Kg/die)	Numero dosi	Tassi plasmatici consigliati (μg/ml)
Carbamazepina	Sì	10-12	2*-3	5-12
Fenitoina	Sì	3-5	1-2	10-20
Lamotrigina	No	3-7	2-3	Non Verificati
Phenobarbital	Sì	2-3	1-2	15-30
Topiramato	No	3-15	2-3	Non Verificati
Valproato	No	15-20	1*-3	50-100

* Preparati a lento rilascio

Sicuramente importante è rilevare la riduzione della biodisponibilità degli steroidi, quando impiegati in associazione alla dintoina [21]. Ne consegue la necessità di somministrare dosi di steroidi molto superiori rispetto a quelle impiegate nei pazienti non sottoposti a terapia dintoinica.

I livelli plasmatici dei chemioterapici vengono ridotti dagli AED che hanno un metabolismo epatico [15].

La somministrazione contemporanea di AED, steroidi e chemioterapici rende meno stabili i livelli dei farmaci antiepilettici, che devono essere quindi dosati e aggiustati più spesso.

Gli effetti collaterali degli AED possono talora rendere più complesso il loro impiego nei pazienti con tumore. La possibile leucopenia indotta dalla carbamazepina e la piastrinopenia da acido valproico, anche se relativamente rare, possono sommarsi alla mielodepressione provocata dai chemioterapici.

L'indicazione all'uso del phenobarbital è molto ridotto, il farmaco non è infatti di prima scelta nel trattamento delle epilessie parziali; ha effetto sedativo spesso indesiderato in pazienti con tumore; può indurre, nel 10-20% dei casi [15], una dolorosa sindrome spalla-mano, in genere controlaterale al glioma.

Negli ultimi anni sono state fatte numerose segnalazioni di effetto sinergico tra AED e radioterapia nell'indurre la sindrome di Stevens-Johnson con frequenza aumentata rispetto a pazienti non sottoposti a radioterapia. Questo effetto appare più facilmente collegato alla terapia con fenitoina [22], ma è stato osservato anche durante trattamenti con carbamazepina e phenobarbital [23, 24]. L'incidenza di questo grave effetto collaterale degli AED non è, secondo altri Autori, aumentata dalla radioterapia associata che coinciderebbe, invece, con una più frequente occorrenza di rash cutanei più lievi [25].

Queste osservazioni hanno comunque suggerito ad alcuni di ridurre l'indicazione all'uso della fenitoina.

Profilassi

Una questione ancora aperta riguarda l'opportunità di un trattamento profilattico preventivo perioperatorio nei casi in cui non si siano verificate crisi prima dell'intervento.

Qualsiasi intervento neurochirurgico costituisce un rischio per il manifestarsi di crisi immediate, ossia nelle prime 24 ore postoperatorie, oppure precoci, nella prima settimana. La possibilità di crisi postoperatorie precoci in pazienti operati è elevata anche se essi sono in trattamento con AED per crisi preoperatorie [26].

In studi successivi i pazienti sono stati sottoposti a un carico con fenitoina, per stabilirne le opportune dosi di carico intra- e postoperatorie [27, 28]. I dati disponibili suggeriscono l'impiego di una dose di carico intraoperatoria di 15 mg/kg in infusione durante l'intervento, seguita da dosi di mantenimento di 250 mg i.v. ogni 8 ore nelle ore immediatamente successive, che dovrebbero garantire il rapido raggiungimento di livelli plasmatici adeguati a scongiurare il rischio di crisi immediate o precoci. Queste sono associate, in buona parte, a complicanze postoperatorie, quali emorragie intraparenchimali, infarti, edema cerebrale [29].

Sicuramente anche la presenza di crisi preoperatorie, la sede della lesione, i livelli plasmatici sub-terapeutici degli AED sono fattori che aumentano la possibile occorrenza di crisi postoperatorie.

In generale, nei pazienti in profilassi antiepilettica, viene segnalata una più bassa incidenza di crisi postoperatorie rispetto ai pazienti non trattati. Boarini e coll. [30] segnalano il 39% di crisi in pazienti non trattati rispetto al 21% in pazienti trattati.

L'opportunità di instaurare una profilassi con AED nei gliomi senza crisi preoperatorie resta comunque molto discussa. Il farmaco abitualmente scelto è la fenitoina, per la possibilità, unica tra gli AED, di effettuare carichi perioperatori per via endovenosa. La fenitoina provoca tuttavia molti effetti collaterali, specie quando associata ad altri farmaci impiegati nella terapia antitumorale, che spesso ne sconsigliano l'impiego.

Uno studio effettuato da Franceschetti e coll. [31] in pazienti senza crisi preoperatorie, conferma una differenza nell'occorrenza di crisi postoperatorie precoci tra pazienti in profilassi e non. La profilassi è stata effettuata con fenitoina o phenobarbital, in pazienti scelti in modo randomizzato. Le crisi si verificano nel 7% dei pazienti in terapia contro il 18% di pazienti non trattati, ma la differenza non raggiunge significatività statistica. Le percentuali sono in accordo con quanto riportato da altri studi [26, 32].

Per quanto riguarda le crisi tardive, lo studio ne conferma una frequenza molto più elevata nei pazienti con crisi preoperatorie, già in trattamento (34%); nei pazienti senza crisi preoperatorie, queste si sono verificate nel 15% della popolazione senza differenze significative tra pazienti in profilassi e non. La possibilità di comparsa di crisi postoperatorie è legata anche alla sede del tumore, alla radicalità dell'intervento, al grado di malignità (inversamente proporzionale rispetto alla malignità), alla compliance farmacologica e al livello plasmatico degli AED. Il tipo di farmaco usato non correla con gli effetti osservati. Gli instabili livelli di fenitoina osservati nella prima settimana dopo l'intervento pongono ulteriori problemi.

Questi dati consigliano una profilassi nell'immediato postoperatorio, da non mantenere a lungo termine [16]. A differenza di quanto presente in letteratura, il farmaco di prima scelta viene identificato con il barbiturico alla dose di 10 mg/kg per 5 giorni *per os*, poi ridotto a 5 mg/kg per altri 5 giorni. Questo protocollo, che consente di raggiungere livelli plasmatici adeguati al momento dell'intervento, richiede di essere iniziato almeno 7 giorni prima dell'atto chirurgico, mentre i carichi di fenitoina, riportati da altri Autori [27, 28], vengono effettuati durante l'intervento. Il vantaggio del barbiturico è legato alla minore incidenza di effetti collaterali nel suo uso a breve termine.

Alcuni Autori sconsigliano l'uso della profilassi farmacologica [17], sottolineando la mancanza di dati certi sulla sua opportunità, non differenziando tuttavia tra quella perioperatoria e quella a lungo termine.

Su quest'ultima, sembra giustificato astenersi dalla somministrazione di AED. Per quanto riguarda la profilassi perioperatoria, considerato, quale rischio, una crisi parziale, eventualmente secondariamente generalizzata, comporterebbe per il paziente in un momento critico come l'immediato periodo postoperatorio. Il bilancio di tutti questi fattori porterà a decidere se iniziare o meno una profilassi precoce e con quale farmaco.

Radioterapia ed epilessia nei tumori cerebrali

La radioterapia è efficace nel controllo delle crisi da tumore cerebrale maligno. La sua azione distruttiva è infatti comparabile a quella esercitata dalla chirurgia [33].

La radionecrosi è tuttavia epilettogena, il suo sviluppo può coincidere con la comparsa di crisi anche farmacoresistenti e si pone talvolta in diagnosi differenziale con la ripresa tumorale [34]. Crisi vengono segnalate nel 20-30% dei pazienti con radionecrosi [15].

Nell'encefalopatia acuta da radiazioni sono segnalate crisi esordite poche ore dopo l'inizio della terapia [35] che potrebbero essere provocate da rottura della barriera ematoencefalica. Tale effetto non si osserva in genere quando, all'inizio di un ciclo protratto, si somministrano basse dosi radianti [15].

Ricordiamo ancora da ultimo che i pazienti trattati con fenitoina o carbamazepina durante radioterapia, presentano un maggior rischio di gravi effetti collaterali cutanei.

Bibliografia

1. Beaumont A, Whittle IR (2000) The pathogenesis of tumour associated epilepsy. Acta Neurochir 142:1-15
2. Labrakakis C, Patt S, Weydt P et al (1997) Action potential generating cells in human glioblastoma. Neuropathal Exp 56:243-254
3. Patt S, Steenbeck J, Hochstetter A et al (2000) Source localization and possible causes of interictal epileptic activity in tumor-associated epilepsy. Neurobiol Dis 7:260-269
4. Penfield W, Erickson TC, Tarlov I (1940) Relation of intracranial tumours and symptomatic epilepsy. Arch Neurol Psychiatry 44:300-315
5. Echlin FA (1959) The supersensitivity of chronically "isolated" cerebral cortex as a mechanism in focal epilepsy. Clin Neurophysiol 11:697-732
6. Alger JR, Frank JA, Bizzi A et al (1990) Metabolism of human gliomas: assessment with H-1 MR spectroscopy and F-18 fluorodeoxyglucose PET. Radiology 177:633-641
7. Bancaud J, Sallou C (1969) Familial epilepsy and tumoral epilepsy. Epilepsia 10:83-86
8. Marco P, Sola RG, Ramon y Cajal S et al (1997) Loss of inhibitory synapses on the soma and axon initial segment of pyramidal cells in human epileptic peritumoural neocortex: implications for epilepsy. Brain Res Bull 44:47-66
9. Linn F, Seo K, Hossmann KA (1989) Experimental transplantation of gliomas in the adult cat brain. 3. Regional biochemistry. Acta Neurochir 99:85-93
10. Haglund MM, Berger MS, Kunkel DD et al (1992) Changes in gamma-aminobutyric acid and somatostatin in epileptic cortex associated with low-grade gliomas. J Neurosurg 77:209-216
11. Williamson JP Jr, Shepard GM, Spencer DD (1991) Evidence for hyperexcitability near neocortical lesions in epileptic patients. Epilepsia [Suppl 3]:S67-73
12. Cascino GD, Boon PAJM, Fish DR (1993) Surgically remediable lesional syndromes. In: Engel J Jr (ed) Surgical treatment of the epilepsies, 2nd edn. Raven Press, New York, pp 77-86
13. Tran TT, Spencer SS, Javidan M et al (1997) Significance of spikes recorded on intraoperative electrocorticography in patients with brain tumors and epilepsy. Epilepsia 38:1132-1139
14. Schwartz TH, Bazil CW, Forgione M et al (2000) Do reactive post-resection "injury" spikes exist? Epilepsia 41:1463-1468
15. Hildebrand J, Brada M (2001) Epileptic seizures. In: Hildebrand J, Brada M (eds) Differential diagnosis in neuro-oncology. Oxford University Press, Oxford pp 47-60
16. Moots PL, Maciunas RJ, Eisert DR et al (1995) The course of seizure disorders in patients with malignant gliomas. Arch Neurol 52:717-724
17. Ettinger AB (1994) Structural causes of epilepsy. Tumours, cysts, stroke, and vascular malformations. Neurol Clin 12:41-56
18. Ketz E (1974) Brain tumors and epilepsy. In: Vinken PJ, Bruyn GW (eds) Handbook of clinical neurology. Elsevier Science Publishing, New York, pp 254-269
19. Fried I, Cascino GD (1993) Lesional surgery. In: J Engel Jr (ed) Surgical treatment of the epilepsies, 2nd edn. Raven Press, New York, pp 501-509
20. Fried I, Kim JH, Spencer DD (1994) Limbic and neocortical gliomas associated with intractable seizures: a distinct clinicopathological group. Neurosurgery 34:815-824
21. Chalk JB, Ridgeway K, Brophy T et al (1984) Phenytoin impairs the bioavailability of dexamethasone in neurological and neurosurgical patients. J Neurol Neurosurg Psychiatry 47:1087-1090
22. Khafaga YM, Jamshed A, Allam AA et al (1999) Stevens-Johnson syndrome in patients on phenytoin and cranial radiotherapy. Acta Oncol 38:111-116

23. Micali G, Linthicum K, Han W, West DP (1999) Increased risk of erythema multiforme major with combination anticonvulsant and radiation therapy. Pharmacotherapy 2:223-227
24. Duncan KO, Tigelaar RE, Bolognia JL (1999) Stevens-Johnson syndrome limited to multiple sites of radiation therapy in a patient receiving phenobarbital. J Am Acad 3:493-496
25. Mamon HJ, Wen PY, Burns AC et al (1999) Allergic skin reactions to anticonvulsant medications in patients receiving cranial radiation therapy. Epilepsia 3:341-344
26. Matthew E, Sherwin AL, Welner SA et al (1980) Seizures following intracranial surgery: incidence in the first post-operative week. Can J Neurol Sci 4:285-290
27. Lee ST, Lui TN, Chang CN et al (1989) Prophylactic anticonvulsants for prevention of immediate and early postcraniotomy seizures. Surg Neurol 5:361-364
28. Levati A, Savoia G, Zoppi F, Boselli L, Tommasino C (1996) Peri-operative prophylaxis with phenytoin: dosage and therapeutic plasma levels. Acta Neurochir 138:274-278. Discussion 38:278-279
29. Fukamachi A, Koizumi H, Nukui H (1985) Immediate postoperative seizures: incidence and computed tomographic findings. Surg Neurol 24:671-676
30. Boarini DJ, Beck DW, vanGilder JC (1985) Postoperative prophylactic anticonvulsant therapy in cerebral gliomas. Neurosurgery 3:290-292
31. Franceschetti S, Binelli S, Casazza M et al (1990) Influence of surgery and antiepileptic drugs on seizures symptomatic of cerebral tumours. Acta Neurochir 103:47-51
32. Mahaley MS, Dudka L (1981) The role of anticonvulsant medication in the management of patients with anaplastic gliomas. Surg Neurol 16:399-401
33. Chalifoux R, Elisevich K (1996-97) Effects of ionizing radiation on partial seizures attributable to malignant cerebral tumors. Stereotact Funct Neurosurg 67:169-182
34. Sasaki M, Ichiya Y, Kuwabara Y et al (1996) Hyperperfusion and hypermetabolism in brain radiation necrosis with epileptic activity. J Nucl Med 7:1174-1176
35. Oliff A, Bleyer WA, Poplack DG (1978) Acute encephalopathy after iniziation of cranial irradiation for meningeal leukaemia. Lancet 2:13-15

Classificazione WHO dei tumori primitivi del sistema nervoso

G. Filippini

Classificazione dell'Organizzazione Mondiale della Sanità (WHO): tumori primitivi del sistema nervoso. Codici morfologici secondo la Classificazione Internazionale delle Malattie per l'Oncologia (CIM-O versione 3ª)

Codice	Istologia	Grado WHO
	Tumori astrocitari	
9400/3	Astrocitomi diffusi di basso grado	II
9420/3	Astrocitoma fibrillare	II
9411/3	Astrocitoma gemistocitico	II
9410/3	Astrocitoma protoplasmatico	II
9401/3	Astrocitoma anaplasico	III
9440/3	Glioblastoma	IV
9441/3	Glioblastoma a cellule giganti	IV
9442/3	Gliosarcoma	IV
9421/1	Astrocitoma pilocitico	I
9424/3	Xantoastrocitoma pleiomorfico	II o III
9384/1	Astrocitoma subependimale a cellule giganti	I
	Tumori oligodendrogliali	
9450/3	Oligodendroglioma	II
9451/3	Oligodendroglioma anaplasico	III
9460/3	Oligodendroblastoma	III
	Gliomi misti	
9382/3	Oligoastrocitoma	II
9382/3	Oligoastrocitoma anaplasico	III
	Tumori ependimali	
9391/3	Ependimoma	II
9391/3	Cellulare	II
9393/1	Papillare	I
9391/3	A cellule chiare	II
9391/3	Tanicitico	II
9392/3	Ependimoma anaplasico	III
9394/1	Ependimoma mixopapillare	I
9383/1	Subependimoma, astrocitoma subependimale	I
	Tumori dei plessi corioidei	
9390/0	Papilloma dei plessi corioidei	I
9390/3	Carcinoma dei plessi corioidei	III o IV
	Tumori gliali di origine incerta	
9430/3	Astroblastoma	?
9381/3	Gliomatosi cerebrale	III o IV
9444/1	Glioma cordoide del 3° ventricolo	I

Continua →

Continua Appendice

Codice	Istologia	Grado WHO
	Tumori neuronali e tumori misti neuronali-gliali	
9492/0	Gangliocitoma	I
9505/1	Ganglioglioma	I o II
9505/3	Ganglioglioma anaplasico	III
9493/0	Gangliocitoma displasico del cervelletto (Lhermitte-Duclos)	I
9412/1	Astrocitoma /ganglioglioma desmoplasico dell'infanzia	I
9413/0	Tumori neuroepiteliali disembrioplastici	I
9506/1	Neurocitoma centrale	I
9506/1	Neurolipocitoma cerebellare	I o II
8680/1	Paraganglioma del filum terminale	I
	Tumori parenchimali della pineale	
9362/3	Pineoblastoma	IV
9361/1	Pineocitoma	II
9362/3	Tumori parenchimali della pineale con differenziazione intermedia	III o IV
	Tumori embrionali	
9501/3	Medulloepitelioma	IV
9392/3	Ependimoblastoma, ependimoma anaplasico	IV
9470/3	Medulloblastoma	IV
9471/3	Medulloblastoma desmoplasico	IV
9474/3	Medulloblastoma a cellule larghe	IV
9472/3	Medullomioblastoma	IV
9470/3	Medulloblastoma melanotico	IV
9473/3	Tumore neuroectodermico primitivo sopratentoriale (PNET)	IV
9500/3	Neuroblastoma	IV
9490/3	Ganglioneuroblastoma	IV
9508/3	Tumore atipico teratoide/rabdoide	IV
	Tumori neuroblastici	
9522/3	Neuroblastoma olfattorio, estesioneuroblastoma	IV
9523/3	Neuroepitelioma olfattorio, estesioneuroepitelioma	III o IV
9500/3	Neuroblastoma del surrene e del sistema nervoso simpatico	IV
	Tumori dei nervi cranici e periferici	
9560/0	Schwannoma, neurilemmoma, neurinoma	I
9560/0	Cellulare	I
9560/0	Plessiforme	I
9560/0	Melanotico	I
9540/0	Neurofibroma	I
9550/0	Plessiforme	I
9571/0	Perineurioma	I
9571/0	Perineurioma intraneurale	I
9571/0	Perineurioma di tessuto molle	I
9540/3	Neurosarcoma, neurofibrosarcoma, schwannoma maligno	III o IV
9540/3	Epitelioide	III o IV
9540/3	Neurosarcoma con differenziazione mesenchimale e/o epiteliale	III o IV
9540/3	Melanotico	III o IV
9540/3	Melanotico psammomatoso	III o IV
	Tumori delle meningi	
9530/0	Meningioma	I
9531/0	Meningoteliale	I
9532/0	Fibroso, fibroblastico	I

Continua →

Continua Appendice

Codice	Istologia	Grado WHO
9537/0	Transizionale, misto	I
9533/0	Psammomatoso	I
9534/0	Angiomatoso	I
9530/0	Microcistico	I
9530/0	Secretorio	I
9530/0	Ricco in linfoplasmaciti	I
9530/0	Metaplastico	I
9538/1	A cellule chiare	II
9538/1	Cordoide	II
9539/1	Atipico	II
9538/3	Papillare	IIoIII
9538/3	Rabdoide	IIoIII
9530/3	Anaplasico	III
	Tumori mesenchimali, non-meningoteliali	
8850/0	Lipoma	I
8861/0	Angiolipoma	I
8880/0	Ibernoma	I
8850/3	Liposarcoma (intracranico)	IV
8815/0	Tumore solitario fibroso	I
8810/3	Fibrosarcoma	IV
8830/3	Istiocitoma fibroso maligno	IV
8890/0	Leiomioma	I
8890/3	Leiomiosarcoma	IV
8900/0	Rabdomioma	I
8900/3	Rabdomiosarcoma	IV
9220/0	Condroma	I
9220/3	Condrosarcoma	IV
9180/0	Osteoma	I
9180/3	Osteosarcoma	IV
9210/0	Osteocondroma	I
9120/0	Emangioma	I
9133/1	Emangioendotelioma epitelioide	II o III
9150/1	Emangiopericitoma	II o III
9120/3	Angiosarcoma	IV
9140/3	Sarcoma di Kaposi	IV
	Lesioni melanocitiche primarie	
8728/0	Melanocitosi diffusa	I
8728/1	Melanocitoma	II o III
8720/3	Melanoma maligno	IV
8728/3	Melanomatosi meningea	IV
	Tumori ad istogenesi incerta	
9161/1	Emangioblastoma	II o III
	Linfomi e tumori del sistema emopoietico	
9590/3	Linfomi maligni primitivi del sistema nervoso	IV
9731/3	Plasmocitoma	IV
9930/3	Sarcoma granulocitico	IV
	Tumori germinali	
9064/3	Germinoma	II o III
9084/3	Teratoma	II o III

Continua →

SCHEMA M-BACOD

Giorno 1

ore 16.00 Fisiologica 1500 ml + KCl 2 mEq/ml, 30 ml.

Giorno 2

ore 06.00 NaCl 500 ml + KCl 2 mEq/ml 10 ml + ALIZAPRIDE 100 mg + DESAMETAZONE 8 mg.
ore 08.00 Ringer lattato 500 ml;
Bolo:
BLEOMICINA (4 mg/m^2) .... mg portati a 10 ml di H_2O iniettabile;
ADRIBLASTINA (45 mg/m^2 .... mg portati a 60 ml di fisiologica in 5 minuti;
CICLOFOSFAMIDE (600 mg/m^2) .... mg portati a 60 mg glucosata;
VINCRISTINA (1 mg/m^2) ...... mg portati a 10 mg di H_2O iniettabile.
ore 10.00 Mannitolo 250 ml in 15 minuti.
ore 10.15 Glucos. 500 ml + METOTREXATE (3000 mg/m^2) .... 2 h.
ore 12.00 NaCl 500 ml + ALIZAPRIDE 100 mg + DESAMETAZONE 8 mg.
ore 12.00 Bolo: FUROSEMIDE 20 mg.
ore 14.00 NaCl 500 ml; bicarbonato di sodio100 ml; a partire da 24 ore dalla fine del METOTREXATE, CALCIO LEVOFOLINATO 25 mg, ogni 6 ore per 72 ore fino alle ore .... del giorno ....

Giorno 3

ore 08.00 Bicarbonato di sodio 100 ml; fisiologica 1000 ml + KCl 2mEq/ml, 30 ml.

Bibliografia

Boiardi A, Silvani A, Valentini S et al (1993) Chemotherapy as first treatment for primary malignant non-Hodgkin's lymphoma of the central nervous system preliminary data. J Neurol 241:96-100

SCHEMA TEMOZOLOMIDE

Paziente: .... m^2 ....
Ciclo ....

ore 09.00 ONDANSETRONE 4 mg 1 cp p. o.
ore 09.30 TEMODAL (Temodal 200 mg/m^2, Temodal 150 mg/m^2 p. o, se pretrattato) n. .... capsule dal giorno 1 del trattamento fino al giorno 5 compreso.

Bibliografia

Young WK, Albright RE, Olson J, Fredericks R et al (2000) A phase II study of temozolomide vs. procarbazine in patients with glioblastoma multiforme at first relapse. Br J Cancer 83: 588-593

APPENDICE 3

Schemi di radioterapia

L. Fariselli

GLIOBLASTOMI E ASTROCITOMI ANAPLASICI PRIMITIVI

- Pazienti di età inferiore ai 65 anni, KPS ≥70, indici di funzionalità renale ed epatica nei limiti
- Chemioterapia sistemica (BCNU, CDDP) IV ogni 6 settimane per 5 cicli

Radioterapia

Volume: gross tumor volume (GTV) come area iperdensa alla TC pre-operatoria o definito alla RMN post-operatoria sulle sequenze T2-pesate con 1 cm di margine in tessuto sano; ricostruzione 3D del plannig target volume (PTV) mediante l'acquisizione di sezioni TC dello spessore di 2-5 mm.

Tecnica: costruzione piano di terapia 3D con calcolo tridimensionale della distribuzione della dose. Immobilizzazione personalizzata ed eventuale costruzione di schermature personalizzate.

Dose totale e frazionamento: 60 Gy (ICRU 50), 2 Gy/frazione, 1 frazione al dì per 5 giorni la settimana.

GLIOBLASTOMI NON OPERABILI PRIMITIVI

- DI con biopsia a cielo aperto o stereotassica
- Chemioterapia concomitante a radioterapia
- Chemioterapia con Temodal 75 mg/m^2 p.o per 3 settimane

Radioterapia

Volume: gross tumor volume (GTV) come area ipererdensa alla TC pre-operatoria o definito alla RMN post-operatoria sulle sequenze T2-pesate con 1 cm di margine in tessuto sano; ricostruzione 3D del plannig target volume (PTV) mediante l'acquisizione di sezioni TC dello spessore di 5 mm.

Tecnica: costruzione piano di terapia 3D con calcolo tridimensionale della distribuzione della dose. Immobilizzazione personalizzata ed eventuale costruzione di schermature personalizzate.

Dose totale e frazionamento: 50 Gy, 2 Gy/frazione, 1 frazione al dì per 5 giorni la settimana.

GLIOBLASTOMA MULTIFORME

- Pazienti con età superiore a 65 anni, esclusione della chemioterapia adiuvante, KPS≤70

Radioterapia

Volume : gross tumor volume (GTV) come area ipererdensa alla TC pre-operatoria o definito alla RMN post-operatoria sulle sequenze T2-pesate con 1 cm di margine in tessuto sano; ricostruzione 3D del plannig target volume (PTV) mediante l'acquisizione di sezioni TC dello spessore di 2-5 mm.

Tecnica: costruzione piano di terapia 3D con calcolo tridimensionale della distribuzione della dose. Immobilizzazione personalizzata ed eventuale costruzione di schermature personalizzate.

Dose totale e frazionamento: 42 Gy erogati in 2 cicli (split 1 mese). 3 frazioni al dì con intervallo di 4 ore (2-2.5 Gy/frazione).

Bibliografia

Botturi M, Fariselli L (1998) Clinical results of unconventional fractionation radiotherapy in central nervous system tumors. Tumori 84(2):176-187

Indice analitico